Kerres • Falk • Seeberger (Hrsg.)
Lehrbuch Pflegemanagement

Springer

*Berlin
Heidelberg
New York
Barcelona
Hongkong
London
Mailand
Paris
Singapur
Tokio*

Kerres • Falk • Seeberger (Hrsg.)

Lehrbuch Pflegemanagement

Mit 87 Abbildungen
und 6 Tabellen

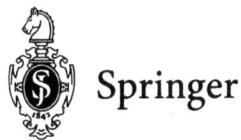 Springer

Professor Dr. Andrea Kerres
Buchenweg 2
D-86511 Schmiechen

Juliane Falk
Weg zum Poethen 48
D-58313 Herdecke

Professor Dr. Bernd Seeberger
Bayernring 119
D-91567 Herrieden

Die Deutsche Bibliothek – CIP-Einheitsaufnahme
Lehrbuch Pflegemanagement / Hrsg.: Andrea Kerres ... Mit Beitr.
von Juliane Falk ... – Berlin ; Heidelberg ; New York ; Barcelona ;
Hongkong ; London ; Mailand ; Paris ; Singapur ; Tokio :
Springer, 1999
ISBN-13: 978-3-540-64200-8

ISBN-13: 978-3-540-64200-8   e-ISBN-13: 978-3-642-60317-4
DOI: 10.1007/978-3-642-60317-4

Dieses Werk ist urheberrechtlich geschützt. Die dadurch begründeten Rechte, insbesondere die der Übersetzung, des Nachdrucks, des Vortrags, der Entnahme von Abbildungen und Tabellen, der Funksendung, der Mikroverfilmung oder der Vervielfältigung auf anderen Wegen und der Speicherung in Datenverarbeitungsanlagen, bleiben, auch bei nur auszugsweiser Verwertung, vorbehalten. Eine Vervielfältigung dieses Werkes oder von Teilen dieses Werkes ist auch im Einzelfall nur in den Grenzen der gesetzlichen Bestimmungen des Urheberrechtsgesetzes der Bundesrepublik Deutschland vom 9. September 1965 in der jeweils geltenden Fassung zulässig. Sie ist grundsätzlich vergütungspflichtig. Zuwiderhandlungen unterliegen den Strafbestimmungen des Urheberrechtsgesetzes.

© Springer-Verlag Berlin Heidelberg 1999

Die Wiedergabe von Gebrauchsnamen, Handelsnamen, Warenbezeichnungen usw. in diesem Werk berechtigt auch ohne besondere Kennzeichnungen nicht zu der Annahme, daß solche Namen im Sinne der Warenzeichen- und Markenschutz-Gesetzgebung als frei zu betrachten wären und daher von jedermann benutzt werden dürften.

Produkthaftung: Für Angaben über Dosierungsanweisungen und Applikationsformen kann vom Verlag keine Gewähr übernommen werden. Derartige Angaben müssen vom jeweiligen Anwender im Einzelfall anhand anderer Literaturstellen auf ihre Richtigkeit überprüft werden.

Herstellung: PRO EDIT GmbH, D-69126 Heidelberg
Umschlaggestaltung: de'blik Berlin
Satzherstellung: STORCH GmbH, D-97353 Wiesentheid
Zeichnungen: Peter Lübcke, Grafik für Wissenschaft und Technik, D-67157 Wachenheim
Druck: Konrad Triltsch, Druck- und Verlagsanstalt GmbH, D-97070 Würzburg

SPIN: 10640292   23/3134-5 4 3 2 1 0

Vorwort

Das Lehrbuch Pflegemanagement richtet sich an Lernende, Lehrende und Interessierte, die sowohl in der Akademisierung als auch in der Professionalisierung der Pflege eine Chance für die Weiterentwicklung und Differenzierung des Berufsbildes Pflege sehen.

Die Themenvielfalt des Lehrbuches zeigt jene Spannbreite auf, in der sich ein erfolgreiches Pflegemanagement künftig bewegen und bewähren wird. Es stellt Denkrichtungen, Methoden und Arbeitsansätze vor, die zum Repertoire einer Pflegemanagerin bzw. eines Pflegemanagers* gehören.

Pflegemanagement ist ein Begriff der beginnenden 90er Jahre, entstanden aus den gesetzlichen Vorgaben der Gesundheitsstrukturgesetze und des Pflegeversicherungsgesetzes. Vorgaben, die zu veränderten Rahmenbedingungen und Arbeitskonzepten im mittleren Management der Pflege führten: zunehmende Kunden- und Patientenorientierung, Verquickung von Pflege, Kosten und geplanter Personaleinsatz sind Eckpfeiler des neuen Berufsfeldes Pflegemanagement.

Der Begriff Pflegemanagement ist nicht eindeutig abgegrenzt. Vielmehr beinhaltet er als Überbegriff ein Arbeitsfeld, das von der Leistung eines ambulanten Pflegedienstes über Krankenhäuser und Reha-Einrichtungen bis zur Leitung einer Blutbank gesehen werden kann. Er transportiert jene Formen eines sozialen Dienstleistungsmanagements, die eine professionelle Arbeitsweise und Führung benötigen, um effektives und effizientes Management gestalten zu können. Zugleich zeigt der Begriff Pflegemanagement auf, daß es eine Grundannahme geworden ist, Pflege und Kosten als eine Einheit zu verstehen. Pflegemanagement heißt demnach: zielorientiert vorgehen und in vernetzten Bezügen denken und handeln.

Die im Lehrbuch dargestellen Themen zeigen jene Gebiete auf, die ein Pflegemanager beherrschen sollte, meinen jedoch auch, daß sich ein erfolgreicher Pflegemanager auf eines dieser Gebiete spezialisieren sollte. Dies kann entweder ein pflegewissenschaftliches bzw. kommunikationstheoretisches Hinwenden oder ein betriebswirtschaftliches Controlling oder ein qualitätsrelevantes Positionieren sein. Dienstleistungsmanagement heißt das Gestalten von Pflegediensten, Pflegeleistungen jeder Art. Soziale Dienstleistungen sind jedoch eine persönlich-interaktionsorientierte Dienstleistung. Diese Dienstleistungen bewegen sich in

---

* Im folgenden wird wegen besserer Lesbarkeit die männliche Form verwendet.
(Anm. des Verlags).

einem Spannungsfeld von sowohl ökonomischen Zielen, medizinischen Vorgaben, pflegerischen Strukturen als auch einer patienten- und mitarbeiterorientierten Zielsetzung.

Den Herausgebern ist deshalb eine Zusammenschau von relevanten Themen wichtig, um so Management in der Pflege- und Dienstleistungsbranche zum Erfolg zu führen. Die Artikel der Autoren stehen nicht isoliert nebeneinander, sondern wollen inhaltlich Bezug aufeinander nehmen. Jedes Kapitel schließt mit Wissens- und Transferfragen ab, so daß eine Lernkontrolle möglich ist.

Dank gilt den Autoren für ihre Mitarbeit. Den Leserinnen und Lesern wünschen wir viel Erfolg und Freude, denn Pflege und Pflegemanagement bleiben weiterhin „spannend".

Andrea Kerres   Im Oktober 1998
Juliane Falk
Bernd Seeberger

Inhaltsverzeichnis

1	Ethische Grundlagen für das berufliche Handeln im Pflegemanagement	1
	B. STÄDTLER-MACH	
1.1	Zur gesellschaftspolitischen Bedeutung von Ethik	1
1.2	Ethik als systematische Reflexion menschlichen Handelns	3
1.2.1	Normative Ethik	4
1.2.2	Deskriptive Ethik	5
1.2.3	Metaethik	5
1.3	Die Bedeutung verantworteter Ethik für das Pflegemanagement: Ethik als Führungsinstrument	6
1.4	Die Beziehung zwischen Ethik und Qualitätsmanagement	9
1.5	Konkrete Umsetzung: Themenspezifische Beispiele	10
1.5.1	Schlüsselqualifikationen	12
1.5.2	Personalführung	12
1.6	Forderungen für die Aus-, Fort- und Weiterbildung	13
	Literatur	15
2	Qualitätsmanagement	17
	M. SCHRÖDER, J. SCHULZE	
2.1	Rechtliche Rahmenbedingungen	18
2.2	Die Terminologie von Qualität und Qualitätsmanagement	19
2.3	Orientierung am Kunden	20

2.4	Qualitätssicherungs- und Qualitätsmanagementsysteme	22
2.4.1	Dr.-Donabedian-Konzept	23
2.4.2	Die Internationalen Normen der DIN-EN-ISO 9000 ff.	25
2.4.3	Total Quality Management	39
	Literatur	42

3 Aspekte der Gesprächsführung im Pflegemanagement ... 45
J. PLÜMPE

3.1	Gesprächsführung auf dem Hintergrund gesellschaftlicher Bedingungen	45
3.2	Bedeutung der Gesprächsführung für das Pflegemanagement	48
3.2.1	Von der Versorgung zu Interaktion und Begleitung	48
3.2.2	Betrachtung des Individuums und Beziehungsgestaltung	51
3.3	Qualitätsmanagement in der Pflege	52
3.4	Methoden und Techniken der Gesprächsführung	55
3.4.1	Einführung	55
3.4.2	Das Verstehen einer Nachricht	55
3.4.3	Drei Grundhaltungen für ein förderliches Gespräch	61
3.4.4	Die Dreiheit von Ich – Wir – Es in dynamischer Balance	72
3.5	Anforderungen an Bildungsmaßnahmen	73
	Literatur	78

4 Personalentwicklung und Mitarbeiterführung ... 79
K. HARMS, S. KÜHNAPFEL, J. KREHBIEL

4.1	Grundsätze zum Führungsverständnis	79
4.2	Die Führungskraft als Visionär	81
4.2.1	Wie entsteht eine Vision?	82
4.2.2	Zusammenhang von Vision und Strategie	83
4.3	Die Führungskraft als Personalentwickler	86
4.3.1	Personalauswahl als Führungsaufgabe	89
4.3.2	Personalförderung als Führungsaufgabe	89
4.3.3	Rahmenbedingungen gestalten als Führungsaufgabe	90

4.4	**Die Führungskraft als Manager**	92
4.4.1	Management, was heißt das?	92
4.4.2	Was meint Gestaltung von Strukturen und Prozessen?	92
4.4.3	Wie erkennt eine Führungskraft nun Veränderungsbedarf?	94
4.4.4	Management-Informations-System	94
4.4.5	Steuerung und Controlling	95
4.5	**Führung in der Pflege**	97
	Literatur	98
5	**Kommunikationssysteme im Pflegemanagement**	99
	A. KERRES	
5.1	**Theoretische Systeme der Kommunikation**	101
5.1.1	Das Sender-Empfänger-Modell	101
5.1.2	Die Transaktionsanalyse (TA)	103
5.1.3	Die Themenzentrierte Interaktion (TZI)	106
5.1.4	Zusammenfassung	110
5.2	**Multimediasysteme der Kommunikation**	111
5.3	**Praxisorientierte Systeme der Kommunikation**	116
5.3.1	Das Besprechungsmanagement	117
5.3.2	Die Pflegevisite	121
5.3.3	Das Zielvereinbarungsgespräch	123
5.3.4	Zusammenfassung	126
5.4	**Der Gesundheitsmarkt – ein Markt mit Zukunft?!**	127
	Literatur	128
6	**Selbstmanagement**	131
	H. KIRCHNER	
6.1	**Voraussetzungen für richtiges Selbstmanagement**	133
6.1.1	Selbstwahrnehmung	134
6.1.2	Angst und Streßverarbeitung	137
6.1.3	Erfolgs- oder Mißerfolgsorientierung	140
6.1.4	Persönliche Strategie	142
6.1.5	Selbstorganisation	142
6.1.6	Informationsmanagement	144
6.1.7	Motivation, Bestätigung und Kritik	145
6.2	**Anforderungen an Aus-, Fort- und Weiterbildung**	148

6.3	Überprüfung des Aus-, Fort- und Weiterbildungserfolgs	152
6.4	Selbstmanagement bei schriftlichen Arbeiten	158
	Literatur	166

7	**Organisationslehre**	**169**
	J. F. W. Müller	
7.1	Organisationslehre und Pflegemanagement	170
7.1.1	Ziele einer angemessenen Pflege	170
7.1.2	Der Organisationsbegriff	170
7.1.3	Bedeutung für Leitungskräfte im Pflegemanagement	171
7.2	Organisationslehre und Qualitätsmanagement	172
7.2.1	Organisationsentwicklung (OE) und Qualitätsmanagement	173
7.2.2	Qualitätsmanagement durch Qualitätssicherung und Qualitätskontrolle	174
7.3	Organisationslehre und Betriebsorganisation	176
7.3.1	Drei unterschiedliche Definitionen von Organisation	177
7.3.2	Aufbauorganisation	182
7.3.3	Ablauforganisation	189
7.3.4	Projektorganisation	191
7.3.5	Organisationsentwicklung (OE)	193
7.4	Themenspezifische Fallbeispiele für den Bereich Pflegemanagement	195
7.4.1	Aufbauorganisation in einem Pflegeheim	195
7.4.2	Ablauforganisation Beschaffung	198
7.4.3	Anforderungsprofil für eine Stelle im Pflegemanagement	198
7.4.4	Organisationsentwicklung in der stationären Altenpflege	199
	Literatur	203

8	**Projektmanagement**	**205**
	C. Guddat, B. Seeberger	
8.1	Projektmanagement als Führungskonzept	206
8.1.1	Gesellschaftspolitische Rahmenbedingungen	206
8.1.2	Umsetzung von Projekten und Projektmanagement in der Industrie	207
8.1.3	Anforderungen an Dienstleister aufgrund des Wettbewerbs	207

8.2	**Begriffsbestimmungen**	208
8.2.1	„Projektmanagement"	208
8.2.2	„Projekt"	209
8.3	**Projekt im Projektmanagement**	209
8.3.1	Einteilung von Projekten	209
8.3.2	Phasenmodell	210
8.3.3	Projektmanagement im Organigramm einer Organisation	211
8.3.4	Die Projektleitung	212
8.3.5	Rahmenbedingungen eines Projekts	214
8.3.6	Regel- und Kontrollinstrumente	218
8.4	**Projektmanagement in der Praxis**	220
8.4.1	Vorüberlegung	221
8.4.2	Verfahrensweise	222
8.4.3	Umsetzung	226
8.4.4	Pilotphase	226
8.4.5	Überprüfung	229
8.4.6	Nochmalige Testphase mit Änderungen	230
8.4.7	Zusammenfassung	233
8.5	**Bezug zum Gesundheitsmanagement**	233
8.5.1	Projektmanagement als Anforderung an künftige Pflegemanager	233
8.5.2	Das Team im Projektmanagement	234
8.6	**„Mythos Projektmanagement"**	237
8.7	**Projektmanagement ist erlernbar**	240
8.8	**Ausblick**	241
	Literatur	242

9	**Pflege als Dienstleistungsmanagement**	243
	J. FALK	
9.1	**Pflege und Dienstleistung – ein Widerspruch?**	245
9.2	**Kundenorientierung in der Pflege – ein umstrittenes Konzept**	246
9.3	**Customer Care Management – ein Marketinginstrument zum Erfolg**	248
9.3.1	Festlegen der Unique Selling Proposition	249
9.3.2	Kundenerwartungen kennenlernen	250

9.4	Pflege als Servicemanagement – ein Lernprozeß	252
9.5	Beschwerdemanagement – ein willkommenes Marktforschungsinstrument	253
9.6	Zusammenfassung	255
	Literatur	256

10 Public Relations (PR) und Management 257
J. FALK

10.1	Anforderungen an Public Relations	259
10.1.1	Public Relations und Human Relations	259
10.1.2	Aufgaben von PR-Arbeit	261
10.1.3	Verdeutlichung der PR-Aufgaben am Mülheimer Beispiel	263
10.1.4	Ethische Leitsätze zur PR-Arbeit	266
10.1.5	Grundlagen der PR-Kommunikation	268
10.1.6	Grundregeln für PR-Texte	269
10.2	PR-Arbeit und Corporate Identity	272
10.2.1	Die Bedeutung von Corporate Behavior, Corporate Design und Corporate Communications für das einheitliche Erscheinungsbild	274
10.2.2	Ist- und Soll-Image	275
10.2.3	Corporate Identity veranschaulicht am Evangelischen Krankenhaus in Mülheim	276
10.3.	Strategiekonzept zur PR-Arbeit	278
10.3.1	Das Fünf-Phasen-Modell als Handlungsgrundlage zur Erarbeitung eines Strategiekonzeptes	279
10.4	Zusammenfassung	285
	Literatur	287

11 Wirtschaftliche Aspekte des Pflegemanagements 289
A. MARRA

11.1	Die Leistungslehre als Ansatzpunkt des Pflegemanagements	293
11.1.1	Die Beschaffungssituation der Nachfrager als Ansatzpunkt des Managements	295
11.1.2	Das Blueprinting als Analyseinstrument der Leistungserstellung	298

11.2	Die Kundenintegration als Gestaltungsziel des Pflegemanagements	305
11.2.1	Die Bedeutung der Kundenprozesse bei Dienstleistern	305
11.2.2	Prozeßevidenz als Gestaltungsaufgabe bei integrativer Leistungserstellung	306
11.2.3	Die Qualität des Leistungsergebnisses als Ansatzpunkt des Managements	312
11.2.4	Prozeßorientierte Organsiation als Voraussetzung für das Prozeßmanagement	314
11.3	Zusammenfassung	317
	Literatur	319

12 Pflegemanagement – rechtliche Grundlagen 321
A. SCHNEIDER

12.1	Rechtliche Grundlagen	321
12.1.1	Haftungsrecht	322
12.1.2	Vertragliche Haftung	323
12.1.3	Dokumentation	342
12.2	Arbeitsrechtliche Grundzüge	346
	Literatur	357

13 Zukunftsvisionen im Pflegemanagement 359
B. HOPPE

13.1	Pflege/Management zwischen Geltungsanspruch und Realität	361
13.1.1	Ist sich Pflege des Grades ihrer Entwicklung bewußt?	361
13.1.2	Beruht der (akademische) Erfolg der Pflege vorrangig auf Fachlichkeit?	362
13.1.3	Kann und darf Pflege/Management Sinnstiftung und Heilung als Ziele definieren?	363
13.1.4	Ist Pflegemanagement ein Innovationsmodell für das Sozial- und Gesundheitswesen?	368
13.1.5	Macht ein originäres Pflegemanagement als akademischer Abschluß Sinn?	373
13.2	Was könnte passieren?	375
13.2.1	Optionen zwischen Wünschbarem, Machbarem und Denkbarem	375
	Literatur	379

Sachverzeichnis 381

Autorenverzeichnis

Falk, Juliane
Weg zum Poethen 48, D-58313 Herdecke

Guddat, Carsten
St.-Bonifatius-Straße 3, 81541 München

Harms, Käte
Klinikum der Stadt Ludwigshafen/Rhein, Bremserstraße 79,
D-67063 Ludwigshafen

Hoppe, Birgit, Dr.
SPI Berlin,
Hallesches Ufer 32–38, D-10963 Berlin

Kerres, Andrea, Prof. Dr.
Buchenweg 2, D-86511 Schmiechen

Kirchner, Helga, Dr.
Leostraße 22, D-40545 Düsseldorf

Krehbiel, Jacqueline
Klinikum der Stadt Ludwigshafen/Rhein, Bremserstraße 79,
D-67063 Ludwigshafen

Kühnapfel, Susanne
Klinikum der Stadt Ludwigshafen/Rhein, Bremserstraße 79,
D-67063 Ludwigshafen

Marra, Andreas, Dr.
Hölderlinstraße 5, D-81369 München

Müller, Joachim F. W.
Sommerhuder Straße 25, D-22769 Hamburg

Plümpe, Johannes, Dr.
Am Bennertor 4, D-44575 Castrop-Rauxel

Schneider, Alfred, Dr.
Lehrbeauftragter an der Fachhochschule Münster
Poststraße 1, D-75172 Pforzheim

Schröder, Monika
Eberhardshofstraße 14, D-90429 Nürnberg

Schulze, Joachim
Eberhardshofstraße 14, D-90429 Nürnberg

Seeberger, Bernd, Prof.
Bayernring 119, D-91567 Herrieden

Städtler-Mach, Barbara, Prof. Dr.
Evangelische Fachhochschule, Bärenschanzstraße 4, D-90429 Nürnberg

KAPITEL 1

Ethische Grundlagen für das berufliche Handeln im Pflegemanagement

B. STÄDTLER-MACH

Inhaltsverzeichnis

1.1 Zur gesellschaftspolitischen Bedeutung von Ethik   1
1.2 Ethik als systematische Reflexion menschlichen Handelns   3
1.3 Die Bedeutung verantworteter Ethik für das Pflegemanagement: Ethik als Führungsinstrument   6
1.4 Die Beziehung zwischen Ethik und Qualitätsmanagement   9
1.5 Konkrete Umsetzung: Themenspezifische Beispiele   10
1.6 Forderungen für die Aus-, Fort- und Weiterbildung   13
Literatur   15

Der Begriff „Ethik" erlebt in den vergangenen Jahren einen enormen Aufschwung. Kaum ein Teilsystem unserer Gesellschaft verzichtet auf eine Auseinandersetzung mit ethischen Fragestellungen. Ob Wirtschafts- oder Medizinethik, Ethik im Straßenverkehr oder in der Ökologie – Ethik ist zum aktuellen Thema geworden, und tendenziell läßt sich eher eine quantitative und qualitative Fortschreibung als ein Rückgang des Interesses an diesem Vorhaben erkennen (Leonhard 1993). Freilich ist bei dieser eher formalen Betrachtung zunächst noch nichts über die Inhalte gesagt. Darin liegt das Problem. Nicht die Notwendigkeit einer ethischen Reflexion ist die Frage, sondern deren inhaltliche Gestaltung: Was ist zu tun? Wer sagt uns, was richtig und gut ist?

1.1
Zur gesellschaftspolitischen Bedeutung von Ethik

An dieser allgemeingesellschaftlichen Entwicklung partizipieren auch die Pflege und das Pflegemanagement. Aus der Aus-, Fort- und Weiterbildung, aus Kongressen und Symposien, aus Pflegestudiengängen und sämtlichen Formen der Publikationen ist die Reflexion über ethische Grundlagen in der Pflege allgemein und über spezielle Themen im besonderen nicht mehr wegzudenken. Was den Vergleich mit der Beschäftigung mit ethischen Fragen anderer Disziplinen betrifft, ist jedoch zu allererst darauf hinzuweisen, daß sich Pflege und auch andere Professionen im Gesundheitswesen keineswegs erst neuerdings diesem Fragekomplex stellen. Vielmehr gehört es zur genuinen Ausrichtung der Pflegenden aller Zeiten und aller Herkunftssysteme, die ethischen Inhalte der Pflegetätigkeit zu sehen, zu benennen und immer wieder neu zu reflektieren. So läßt sich die Entstehung der Pflege und ihr Vollzug in vielen historischen Zusammenhängen geradezu als ein Ertrag ethischer Verantwortung klassifizieren. Hier ist beispielsweise auf die Entstehung und Entwicklung christlicher Krankenpflege zu verweisen, die sich seit ihrem Beginn im ersten nachchristlichen Jahrhundert als eine mögliche Antwort auf die Frage: *Was soll ich tun?* versteht. Auch der Neueinsatz christlicher Krankenpflege im 19. Jahrhundert entsteht – neben anderen Motivsträngen – aus dieser ethischen Ausrichtung. In aller gebotenen Kürze kann das Motiv charakterisiert werden als praktische Gestaltung der Nachfolge Christi, die ihren Auftrag darin sieht, den Kranken zu helfen und zu ihrer Heilung beizutragen (Möller u. Hasselbarth 1994).

Neben der christlichen Motivation zur Pflege, die über Jahrhunderte in Europa vorherrschend war, ist auch die zu nennen, deren ethische Ausrichtung in anderen gesellschaftlichen Zusammenhängen entstanden ist. Hier ist exemplarisch zu verweisen an die nationale Aufbruchstimmung des deutschen Bürgertums im 19. Jahrhundert wie auch an die Pflege der NS-Zeit, die von der damals herrschenden Ideologie und schließlich durch die Kriegseinsätze geprägt wird (Steppe 1989).

Mit diesen kurzen Hinweisen auf völlig unterschiedliche ethische Grundhaltungen wird – auch dem geschichtlich nur wenig Interessierten – deutlich, daß Pflege immer in engem Kontext zur vorherrschenden Ethik der Gesellschaft oder zumindest einer tragfähigen Gruppe dieser Gesellschaft steht.

Bevor auf die Zusammenhänge von Pflege, Pflegemanagement und gegenwärtiger Gesellschaft einzugehen ist, soll die Frage nach dem Ziel des Vorhabens einer ethischen Reflexion gestellt werden. Denn es erscheint für die wissenschaftliche Beschäftigung unerläßlich, die Notwendigkeit der Beschäftigung mit Ethik immer wieder neu zu diskutieren, unabhängig sowohl von geschichtlicher Überlieferung als auch von der gegenwärtigen Begeisterung für Ethik. Warum also beschäftigen sich Pflege und Pflegemanagement mit Ethik? Welchen Stellenwert besitzt Ethik in der gegenwärtigen Auseinandersetzung und eventuell der Neugestaltung von Pflege?

Hierauf sind natürlich viele verschiedene und individuell geprägte Antworten denkbar. Aus der Fülle möglicher Begründungen möchte ich zwei anführen, die für die folgenden Erörterungen den Ausgangspunkt bilden.

Zum einen fördert die Pflege durch die Teilnahme am ethischen Diskurs die interdisziplinäre Reflexion ethischer Fragestellungen. Im Rahmen des derzeitigen Gesundheitswesens ist dies dringend erforderlich, weil sich aus den vielen Möglichkeiten der Medizin und den begrenzten Möglichkeiten ihrer Finanzierung prinzipielle und im Alltag auch kasuistische ethische Fragestellungen höchster Dringlichkeit ergeben. Durch ihre Teilnahme an diesem ethischen Diskurs zeigt die Pflege, daß sie als Fach – wissenschaftlich gesprochen: als Disziplin – und als Profession nicht zu übergehen ist, wenn die an ethischen Problemen Beteiligten nach Antworten oder Lösungen suchen. Wo Pflegende qualifiziert Stellung zu ethischen Themen nehmen können, wird ihre Akzeptanz durch andere Berufsgruppen gefördert.

Zum anderen – und diese Antwort überwiegt in ihrer Bedeutung die berufspolitische bei weitem – gehört es zur Aufgabe derer, die pflegen, genauer: die das Leben pflegen, das zu betreiben, was dem Leben dient. Wenn Ethik – soviel sei einmal vorausgesetzt – dem Leben dienen soll, dann sind der Aufgabenbereich der Pflege und der der Ethik nicht voneinander zu trennen, in gewissem Sinn sogar identisch.

Das Problem dabei liegt auf der Hand: In vielen Fällen, in denen es um Leben und Tod oder um die Qualität des Lebens an und für sich geht, steht nicht von vornherein und gleichsam selbstverständlich fest, was dem Leben dient. Pflegende wie auch Ärzte und Gesundheitspolitiker stehen vor mehreren Alternativen, die hinsichtlich ihrer Wirksamkeit, ihrer Konsequenzen und ihrer Kosten unterschiedlich zu beurteilen sind. Im einen Fall geht es dabei um das Leben, Weiterleben oder Sterben eines Einzelnen, im anderen Fall oder besser: im grundsätzlich denkbaren Fall geht es um das Leben vieler Menschen, deren Krankheit gegen andere Kostenfaktoren aufgerechnet werden kann. Im Einzelfall am Kranken- und Pflegebett wie in den Fällen, wo grundsätzliche Weichenstellungen vorgenommen werden, muß die Pflege präsent sein, wenn sie ihren Grundauftrag und ihr Hauptvorhaben nicht verraten will.

1.2
Ethik als systematische Reflexion menschlichen Handelns

Für die gegenwärtige und erst recht für eine zukunftsorientierte Reflexion ethischer Grundlagen des pflegerischen Handelns einerseits und im Hinblick auf das Management von Pflegeeinrichtungen und auf Leitungspositionen im Gesundheitswesen andererseits ist zuerst die Frage zu klären, was denn mit Ethik überhaupt gemeint sei. Keineswegs ist nämlich vorauszusetzen, daß jeder, der von Ethik spricht, damit auch die gleichen Inhalte beschreibt. Das gilt sowohl in bezug auf den Gegenstand, mit dem es diese Disziplin zu tun hat, als auch in bezug auf die tatsächlich gemachten inhaltlichen Aussagen (Arndt 1996).

Für manche Pflegende ist Ethik bereits mit konkreten Themen besetzt, die denen der Medizinethik sehr nahestehen, z.B. die Frage des Hirntodes in Bezug zur Organtransplantation oder die interdisziplinär geführte Diskussion über Euthanasie. In diesen und anderen Fragestellungen entsteht die ethische Relevanz durch die Entscheidungssituation, die Eindeutigkeit erfordert.

Für andere Pflegende existieren ethische Fragen als Herausforderungen des beruflichen Alltags, ohne daß die jeweilige Situation nach einer zugespitzten Entscheidung, womöglich noch der über Leben und Tod, verlangt. Solche ethischen Fragen des Alltaghandelns betreffen beispielsweise die Maßstäbe der Zusammenarbeit im Team, die Kommunikation untereinander, insbesondere zwischen einer Leitungsperson und ihren nachgeordneten Pflegekräften, und speziell den Umgang mit den begrenzten Ressourcen.

Schließlich ist auch in Erwägung zu ziehen, inwiefern die konkrete Führung in Organisationen der Pflege und des Gesundheitswesens ethische Fragestellungen verursacht. Auf diese besondere Bedeutung der Ethik für das Pflegemanagement wird noch einzugehen sein.

Die Unterschiedlichkeit in den Vorstellungen darüber, was mit Ethik gemeint ist, stellt sich zuweilen als Unvereinbarkeit der Standpunkte heraus. Das Problem betrifft sowohl die persönlichen Spezifika der einzelnen Pflegepersonen als auch die Auffassung darüber, was Ethik wirklich ist. So mag es durchaus zu Kontroversen zwischen Pflegenden einer Station kommen, ob der Umgang mit der Kollegin, die wochenlang krank ist und die Dienstplangestaltung erheblich belastet, zu einem ethischen Thema wird oder nicht. Auch die Frage des Sprachstils – um ein Beispiel aus der Beziehung zwischen Pflege und Patienten zu wählen – zwischen der Krankenschwester und dem verwirrten Patienten ist für manche Pflegende bereits ein Thema der Ethik, während andere sie als Alltagslappalie abtun, der keinerlei Aufmerksamkeit beizumessen ist.

Was also ist gemeint, wenn von Ethik die Rede ist? Als wissenschaftliche Disziplin läßt sich Ethik definieren als systematische Reflexion über das menschliche Handeln und Verhalten im Hinblick auf die Frage: Was sollen wir tun?

Der Hintergrund, der diese Reflexion ermöglicht, ist die Haltung eines jeden einzelnen, die im allgemeinen als Ethos bezeichnet wird. Mit dem Ethos eines Menschen oder einer Gruppe ist die – häufig eher unbewußt entstandene – Summe von erworbenen und selbst entwickelten Wertvorstellungen gemeint. Solche Wertvorstellungen werden durch Regeln, Gesetze und Normen beeinflußt, ebenso durch Erziehung und die persönliche Lebenserfahrung. Die Summe der übernommenen Werte und der erworbenen Anschauungen und Erfahrungen setzen sich zu der sich wandelnden Instanz zusammen, die wir Gewissen nennen. Auch wenn einzelne Faktoren des Ethos klar benannt werden können – z.B. ein geschriebenes oder ein ungeschriebenes Gesetz -, so scheint das Gesamtbild des Ethos eines einzelnen oftmals unsystematisch und zuweilen nicht einmal bewußt zu sein.

Erkennbar wird diese Tatsache an Äußerungen wie z.B. der folgenden: „Ich weiß nicht, warum, aber so etwas (z.B. aktive Sterbehilfe) könnte ich nie mitmachen." – Auch Entscheidungen, die getroffen, aber nicht begründet werden können, gehören in diesen Bereich der eher diffusen ethischen Haltung.

Demgegenüber hat die Ethik eine klar umrissene Aufgabenstellung sowohl im persönlichen wie im wissenschaftlichen Bereich. Ihre Reflexion über die Richtigkeit von Tun und Lassen muß erklärbar, begründbar, nachvollziehbar und vermittelbar sein. Damit wird bereits deutlich, daß Ethik eine bewußte Auseinandersetzung anhand von Kriterien ist, die nicht der individuellen Beliebigkeit ausgesetzt sind.

In der Verwendung dieser Kriterien gibt es Unterschiede, die dann auch zu jeweils verschiedenen Formen der Ethik führen. Im Blick auf die verschiedenen möglichen Grundansätze von Ethik können zwei klassisch zu nennende Unterscheidungen gemacht werden.

1.2.1
Normative Ethik

Diese ethische Denkweise fragt danach, was allgemein richtig und gut ist, was folglich von jedermann zu tun ist. Von daher beansprucht normative Ethik die

Verbindlichkeit für alle Menschen innerhalb einer Lebenswelt oder Berufsgruppe.

Normative Ethik orientiert sich an Regeln, Gesetzen und Normen, die grundsätzlich beschreiben, was richtig und gut ist. Sie können wie ein Kodex, d.h. eine verbindliche Summe von Verhaltensweisen angesehen und verwendet werden. Im Fall von Konflikten, die ethische Entscheidungen provozieren, muß nicht jedes Mal von neuem gefragt werden, was zu tun ist. Vielmehr können die normativen ethischen Aussagen immer herangezogen und als verbindlich betrachtet werden. Die besonderen Umstände des jeweiligen Einzelfalls brauchen der Allgemeingültigkeit der normativen Ethik gegenüber nicht berücksichtigt zu werden.

1.2.2
Deskriptive Ethik

Die deskriptive Ethik beschreibt, welche Verhaltensweisen denkbar sind. Sie legt dabei durchaus auch moralische Prinzipien und Verhaltensregeln fest, aber sie erhebt nicht den Anspruch, die für alle Fälle gültige Verhaltensweise gleichsam im vorhinein zu kennen und benennen zu wollen.

Die deskriptive Ethik läßt sich mit einer Landkarte vergleichen. Mit ihrer Hilfe sehe ich, welche Wege möglich sind. Aufgrund des theoretischen Überblicks kann ich auch über die Konsequenzen vorausschauend nachdenken. In diesem Sinn fordert eine solche Ethik in der jeweils neuen Situation eigenständiges Denken, Entscheiden und vor allem Verantworten (Tödt 1987).

1.2.3
Metaethik

Sie stellt sich gewissermaßen über eine Situation und beschreibt deren ethische Implikationen. Ihre Frage lautet: Unter welchen Umständen kann eine Aussage für ethisch angesehen werden?

Die Metaethik besitzt verschiedene Charakteristika, die sie als über den konkreten Einzelfall hinaus geltend ausweisen. So ist sie zum einen präskriptiv, d.h. sie beinhaltet Handlungsdirektiven, die für die ethische Entscheidung oder Grundlegung anwendbar sind. Zum anderen verfährt eine Metaethik immer generalisierend, eben deshalb, weil sie nicht den einzelnen Fall, sondern die übergreifenden Zusammenhänge im Blick und zur Aufgabe hat. Schließlich ist die Metaethik als Folge ihres Ausgerichtetseins auf das Allgemeine stets auf Handlungen und Verantwortlichkeiten bezogen, die das Wohlergehen anderer betreffen.

Um die Kriterien einer metaethischen Betrachtung zu ermitteln, kann das bereits vollzogene Handeln einer ethischen Reflexion unterzogen werden. Folgende Fragen sind dabei hilfreich und ermitteln das, was als Haltung oder auch schon systematisierte Ethik dem Handeln vorausgeht:

- Welches Leitbild vom Menschen liegt vor?
- Welche anthropologischen Grundaussagen kommen immer wieder im Handeln zum Vorschein?
- Welche ethischen Grundüberzeugungen sind wirksam? Können sie benannt werden oder sind sie eher rückschließend zu erfassen?
- Welche ethischen Entscheidungsprozesse laufen ab? Besteht für die Tatsache, daß es sich hier um ethische Entscheidungen handelt, bereits ein Bewußtsein oder eher eine diffuse Haltung?

Diese Leitfragen weisen in verschiedene Richtungen. Sowohl die anthropologischen Grundvoraussetzungen müssen in den Blick genommen als auch die aktuellen Entscheidungen mit berücksichtigt werden.

Die Metaethik ermöglicht es, einem komplexen Handeln gegenüber Distanz zu entwickeln und sowohl bereits bestehende als auch noch zu erreichende ethische Richtlinien zu reflektieren.

1.3
Die Bedeutung verantworteter Ethik für das Pflegemanagement: Ethik als Führungsinstrument

Wie eingangs bereits skizziert wurde, stellt sich für die Führungspersonen in Pflegeeinrichtungen und im Gesundheitswesen allgemein die Frage nach einer verantworteten Ethik in besonderem Maße.

Die Themen, die im allgemeinen mit dem Komplex „Ethik in der Pflege" assoziiert werden, betreffen zunächst die Pflege am Bett bzw. in einer Einrichtung: Anfang und Ende des Lebens, Umgang mit Sterbenden, Sterbehilfe, Verhalten bei Schwangerschaftsabbrüchen, Verhalten bei Organtransplantationen, Verhalten im Team der Intensivstation. Bei den genannten Bereichen steht die einzelne Pflegekraft im Vordergrund. Verhaltensalternativen werden im Hinblick darauf diskutiert, wie sich der jeweils einzelne Mensch in der entsprechenden Situation verhält. Die Frage der strukturellen Bedingungen wird dabei höchstens im Hinblick auf die Zusammenarbeit mit den Ärztinnen und Ärzten gestellt. Die dabei typische Selbsteinschätzung der Pflegenden lautet ungefähr so, daß die entscheidenden Direktiven der Arzt zu geben und schließlich auch zu verantworten hat. Nach allem bisher Gesagten erscheint es selbstverständlich, daß eine solche Einstellung und eine entsprechende – womöglich als Begründung für Tun oder Lassen gegebene – Äußerung eine Pflegekraft nicht als Person qualifiziert, der eine ethische Bedeutung beigemessen werden kann. Diesem Problem – als „Nurse's Dilemma" in zahlreichen Publikationen hinreichend beschrieben – soll hier nicht weiter verfolgt werden (International Council of Nurses 1977).

Uns geht es vielmehr darum, die ethische Dimension im Handeln der Pflegemanagerin und des Pflegemanagers zu beschreiben und ihre Bedeutung angemessen zu würdigen. Zugespitzt lautet die Frage: Wie gehen Pflegedienstleitungen und Pflegepersonen mit Führungsaufgaben mit ethischen Problemen um?

Anhand eines fiktiven Szenarios läßt sich schildern, was im allgemeinen die gegenwärtige Praxis darstellt:

1.3 Die Bedeutung verantworteter Ethik für das Pflegemanagement

Szenario 1
Eine Pflegedienstleitung registriert bei ihren Mitarbeitenden steigende Berufsunzufriedenheit, was sie u.a. an den Fehlzeiten und den Ungenauigkeiten in der Einhaltung der Pausen festmacht.
Nach einer eigenen Fortbildung über Burn-out-Syndrom versteht sie es, diese Anzeichen bei ihren Mitarbeitenden als Symptome des Ausgebranntseins zu deuten.
Sie versucht, den Pflegenden ihrer Einrichtung zu helfen, indem sie sie auf ihre Ideale hin befragt. Das Ergebnis zeigt, daß eine große Diskrepanz zwischen den früheren Idealen und der heutigen Wirklichkeit besteht.
Die Pflegedienstleitung erkennt, daß hier ein Problem der persönlichen Ethik vorliegt. Ihre Konsequenz aus dieser Erkenntnis sieht folgendermaßen aus: Sie ermuntert die Pflegenden, weiterzuarbeiten. Gleichzeitig bittet sie den Psychologen des Psychosozialen Dienstes und den Klinikpfarrer um eine Fortbildung zum Thema „Lebenssinn".

Die Antwort auf die uns selbst gestellte Frage nach dem Umgang mit ethischen Fragen im Managementbereich ist hier: Die Pflegedienstleitung delegiert strukturell und inhaltlich das Problem an die ethische Kompetenz einer Instanz außerhalb ihrer Verantwortung: Sie reagiert damit auf die Verhältnisse mit allen ihren Konflikten, auch den ethischen. Mit den „irgendwie" vorhandenen ethischen Vorstellungen geht sie das Problem an, ohne sich dabei führend und prägend zu verhalten.

Eine Alternative – die Übernahme von ethisch relevanter Aktion – soll im folgenden beschrieben werden. In einem zukunftsorientierten Szenario verfügt die Pflegekraft über ethische Kenntnisse und vor allem über die Bereitschaft zur Verantwortung in dem Sinn, daß sie ihre Entscheidungskompetenzen so nutzt, daß sie in den bestehenden Verhältnissen agiert.

Szenario 2
Eine Pflegedienstleitung ist Ethikerin, sie versteht sich auch als Ethikerin. Sie besitzt Grundlagenkenntnisse der verschiedenen ethischen Entwürfe der Vergangenheit und Gegenwart, ebenso kennt sie die wichtigsten Konzepte von Menschenbildern. Konkret heißt das: Sie kennt die Bergpredigt des Neuen Testaments ebenso wie die wichtigsten Gedanken vom Immanuel Kant, sie hat Aufsätze von Peter Singer und Hans Jonas studiert. Sie ist infolgedessen in der Lage, Managementkonzepte auf ihre anthropologischen Aussagen hin zu befragen.
Wie sie an einem Qualitätszirkel teilnimmt, so auch an einem Ethikzirkel. Dort erarbeitet sie mit anderen Fachleuten konkrete Themen, beispielsweise den Umgang mit Mitarbeitenden als ethisches Problem. Sie entwirft stations- und abteilungsbezogene Entlastungsstrategien für den Umgang mit Belastung und Streß. Sie gewinnt und reflektiert ständig ihr Menschenbild für Pflegende und Gepflegte, und sie geht bewußt mit ihrer Sprache als Ausdruck dieses Menschenbildes um.

Die Herausforderungen, sich ethischen Problemen zu stellen, betreffen nicht nur die Haltung und das Verhalten einzelner Menschen. Zwar verhalten sich und prägen die Werte letzten Endes immer einzelne Menschen, doch ist die Gruppe, der Berufsstand, die Institution, in der sich das Verhalten abspielt, von entscheidender Bedeutung für die Entstehung von Ethos und der daraus abgeleiteten Ethik. Das bedeutet: Ethische Probleme entstehen auch durch

- das Verhalten von Institutionen sowie durch
- die Funktion von Institutionen überhaupt.

Da die Ethik – wie ausgeführt – nicht nur nach den Normen, Gesetzen und Regeln fragt, sondern nach dem Subjekt verantwortlichen Entscheidens, ist es ein logischer Schluß, wenn wir folgern: Das Subjekt der Verantwortung in der Führung einer Organisation oder Institution ist die Führungskraft selbst. Nicht die festgelegten Regeln, geschriebenen und ungeschriebenen Gesetze sind entscheidend für die ethische Ausrichtung. Entscheidend ist die Übernahme der ethischen Verantwortung durch die Führungskraft. Mit anderen Worten: Ethik ist ein Führungsinstrument.

Ethik als Führungsinstrument ermöglicht der Pflegedienstleitung und jeder Leitung in Einrichtungen des Gesundheitswesens, die Einrichtung in den grundlegenden Fragen von Menschenbild und bei den ethischen Konflikten in gleicher Weise zu führen wie Management-Konzepte oder gesetzliche Vorschriften.

Hinsichtlich der Methode gibt es verschiedene Möglichkeiten, diese Verantwortung zu übernehmen. Sie seien hier nur angesprochen und können in entsprechenden Publikationen nachgelesen werden (Denkbar ist hier z.B. ein Leitbilderstellungsprozeß und eine konzeptionelle Erarbeitung einer Corporate Identity). Die Leitung einer Einrichtung kann ihre Führungsaufgabe wahrnehmen, indem sie einen Leitbilderstellungsprozeß anstößt oder die Entwicklung der Corporate Identity ihrer Einrichtung in Gang setzt.

Die Grundvoraussetzung ist die bewußte Entscheidung der Führungskraft, Ethik als Führungsinstrument anzuerkennen und einzusetzen.

Wer Ethik als Führungsinstrument einsetzt, wird den dazu gehörenden zweiten Schritt vollziehen. Zur Funktion der Führung gehört das ethische Prinzip der Verantwortung.

Nicht nur die Fachlichkeit bestimmt die Kompetenz einer Führungsperson, sondern und gerade in hohem Maße die Bereitschaft, die ethische Verantwortung wahrzunehmen.

Diese ethische Verantwortung drückt sich in der eigenen Haltung und in der Bereitschaft zur Gestaltung der Abläufe und Entscheidungen aus.

Weiterhin gilt, daß in unserem Sinn bei ethischen Entscheidungen letzten Endes jede und jeder selbst verantwortlich ist. Eine Delegation der ethischen Verantwortung an andere widerspricht dem Wesen der Ethik, die sich nicht auf eine normative Dimension zurückziehen will. Insofern übernimmt natürlich auch eine Pflegedienstleitung nicht die Verantwortung für jede einzelne Entscheidung ihrer Mitarbeitenden. Sie hat allerdings die Verantwortung in ihrer Führung für das Bewußtsein von Ethik und für die Auseinandersetzung mit dem Menschenbild, die jeder ethischen Entscheidung vorgeordnet ist.

Konkret bedeutet das: Die Führungskraft trägt Verantwortung für andere – für ihr Personal und für die Patienten –, und sie trägt Verantwortung vor anderen – vor dem Träger, vor dem Gesetz, vor einer letzten Instanz, unabhängig davon, ob sie in dieser Instanz eine irgendwie geartete Macht oder Gott sieht, zu dem sie in einem persönlichen Verhältnis steht.

1.4
Die Beziehung zwischen Ethik und Qualitätsmanagement

Ethik als Führungsinstrument hat auch auf das Qualitätsmanagement sowohl in bezug auf die Theorie als auch hinsichtlich der Praxis entscheidenden Einfluß (s. auch Kap. 2).

Zusammenfassend läßt sich feststellen: Die Wandlung des Verkäufermarktes zum Käufermarkt ist längst vollzogen und macht auch vor den Non-Profit-Organisationen nicht Halt. So sind auch Dienstleistungsbetriebe wie Pflegeeinrichtungen bereits jetzt und erst recht zukünftig aufgefordert, sich dem Qualitätsbegriff zu stellen und – wichtiger noch – an ihrer Qualität zu arbeiten.

So wie die Entscheidung für Ethik als Führungsinstrument im Kopf der Leitung beginnt, trifft dies auch für die Qualität zu. Wer sich dafür entscheidet, Qualität zum Maßstab der Einrichtung zu machen, hat damit bereits auch eine ethische Entscheidung getroffen.

An zwei „Mißverständnissen" von Pflege kann diese ethische Relevanz deutlich gemacht werden. So entspricht es nicht den ethischen Grundsätzen von fachlicher Pflege, den Patienten oder Bewohner zu bevormunden, und sei diese Bevormundung noch so „gut gemeint". Ebenso zählt die Absicht, mit Hilfsbedürftigen schnelles Geld zu machen, nicht zu ethisch verantwortbaren Grundsätzen einer Führung von Einrichtungen im Gesundheitswesen.

Vielmehr ist die Einrichtung oder Organisation für den Kunden da, um diesen Begriff hier bewußt einzuführen. Die Beurteilung durch den Kunden wird zum Maßstab für die Qualität der Dienstleistung. Wer sich für eine Qualität in diesem Sinn entscheidet, wird sich zunächst dem Zielfindungsprozeß stellen müssen. Bei den Grundfragen dieses Prozesses wird schnell deutlich, inwiefern es sich bei Qualitätsmanagement um eine ethische Entscheidung handelt.

So haben die folgenden Grundfragen durchweg ethische bzw. anthropologische Grundüberlegungen im Blick:

- Welche Ziele verfolgen wir mit der Qualitätssicherung?
- Wo wollen wir hin?
- Wie wollen wir den Weg gehen?
- Welche Hilfsmöglichkeiten/Instrumente brauchen wir dazu?

Zu den inhaltlichen Aussagen dieser Fragen kommt ein weiteres hinzu. Zwar beginnt die Entscheidung für Qualität bei der Leitung, von ihrer Umsetzung sind jedoch alle Mitwirkenden der Organisation betroffen. Qualität als Methode zur Optimierung dienstleistender Prozeßabläufe (European Quality Award) erfordert die Beteiligung und Mitwirkung aller. Das Ziel, die Entscheidung, dorthin zu gelangen und die Bereitschaft, sich ständig zu überprüfen, um Qualität zu steigern, ist damit auch eine ethische Entscheidung aller Mitarbeitenden. An der Führungskraft liegt es also, die Überzeugungen anthropologischer und ethischer Art zu vermitteln.

Schließlich beeinflußt die Entscheidung für Qualitätsmanagement wesentliche Faktoren der Unternehmens- und Führungskultur. Qualitätsmanagement erfordert eine berechenbare und überprüfbare Führung. In der konkreten Umsetzung kommt sie durch einzelne Faktoren zum Tragen, die genuin ethischen Charakter besitzen: An erster Stelle ist hier die Kommunikation zu nennen. Sowohl die Inhalte der Kommunikation wie auch die Sprache, in der sie transportiert werden und ebenso die Strukturen, innerhalb derer die Kommunikation stattfindet, sind Ausweise der ethischen Einstellung einer Führungskraft und auch ihrer nachgeordneten Abteilungen.

Ein weiterer Faktor der Unternehmenskultur ist die bereits angesprochene bewußte Entscheidung zur Übernahme von Verantwortung, gerade auch im Bereich ethischer Entscheidungen.

> **! Merke**
> Deswegen sei hier nochmals bündig zusammengefaßt:
> Ethische Verantwortung wie auch Qualitätsmanagement erfordern
> - nicht nur gedachte Schritte, sondern konkrete Planung,
> - nicht nur zufällige oder punktuelle Beschäftigung mit dem Thema, sondern bewußte Auseinandersetzung,
> - die Akzeptanz der Notwendigkeit nicht nur von außen (von der Konkurrenz, von Kritikern, von den Medien), sondern von innen (Führung von Mitarbeitenden).

1.5
Konkrete Umsetzung: Themenspezifische Beispiele

Die Übernahme ethischer Verantwortung – so haben wir gesehen – ist eine Aufgabe der Führungskraft. Zukünftig wird es an den Pflegedienstleiterinnen und -leitern liegen, die notwendigen Strukturen für die Umsetzung dieser ethischen Verantwortung zu schaffen, vor allem jedoch, das Bewußtsein für diese ethische Verantwortung zu wecken und wachzuhalten. Immer wird es darum gehen, das eigene Grundverständnis vom Menschen und von Ethik zu reflektieren und auf die jeweils neuen Entwicklungen im Gesundheitswesen aktiv einzuwirken.

Ethik im Denken und konsequenterweise im Handeln muß gewollt werden. Sie entsteht nicht zufällig oder nebenbei – wer sich auf eine derartige „Ethik" stützt, muß damit rechnen, daß die Wirkung auch entsprechend unspezifisch bleibt. Ethik beansprucht einen festen Platz im Arbeitsablauf. Sie entsteht nicht für den Fall, daß alles getan ist und dann noch Zeit für ethische Überlegungen bleibt.

> **Merke**
> In der praktischen Umsetzung heißt das konkret:
> Es kommt für die Führungsperson darauf an,
>
> - die ethische Frage konsequent zu stellen,
> - ethische Einzelfragen im interdisziplinären Kontext beharrlich zu diskutieren,
> - sich für Realisierung ethischer Antworten und Vorgehensweisen bewußt einzusetzen und
> - Verantwortung für die Umsetzung ethischer Ansätze zu übernehmen.

Speziell der letztgenannte Punkt wird zunehmend von den Pflegedienstleiterinnen und -leitern zu gestalten sein. In Deutschland stehen wir heute am Ende des Jahrhunderts, ja des Jahrtausends, in dieser Entwicklung zur bewußten Konkretion der ethischen Kompetenz von Führungspersonen im Gesundheitswesen noch ganz am Anfang.

Zukünftig werden – im günstigsten Fall – die Pflegedienstleitungen es selbst sein, die sich die Strukturen und die Inhalte zur Wahrnehmung ethischer Kompetenzen ausdenken und umsetzen. Vorzustellen ist hier die Bildung von Ethikzirkeln, deren Bedeutung im Szenario 2 deutlich geworden ist. Idealtypisch würde solch ein Zirkel interdisziplinär besetzt sein, beispielsweise mit Vertretern der Pflege, der Pflegeethik, der Medizin, des Managements, mit Patientenvertretung und Vertretern aus dem Bereich der Fachpresse und der allgemein-öffentlichen Medien.

Die Präsentation in den Pflegeeinrichtungen und die Publikation in den entsprechenden Fachorganen und -büchern ist für die Umsetzung der ethischen Reflexion unerläßlich. Hier werden Pflegende und Pflegedienstleitungen auch einüben müssen, die Öffentlichkeit weniger zu schonen, als das vielfach bis zur Gegenwart der Fall gewesen ist. Daß Pflege und Pflegemanagement sich wandeln, ist der Gesellschaft – über den eher sporadischen Einzelfall von persönlichen Erfahrungen mit Krankenhaus und Altenpflegeeinrichtungen hinaus – zugänglich und verständlich zu machen. An erster Stelle ist hier an die weiteren Professionen im Gesundheitswesen zu denken, darüber hinaus an die gesamte Gesellschaft, deren Individuen letzten Endes alle von der Ausrichtung des Gesundheitswesens betroffen sind.

Aus dem Gesagten ergibt sich, daß im Hinblick sowohl auf die Kompetenz wie auch auf die Vermittlung ethischer Aussagen im Rahmen des Pflegemanagements die Pflegedienstleiterinnen und -leiter selbst es sein müssen, die Ethik in ihrem beruflichen Handeln deuten und umsetzen. Der immer wieder zu hörenden Forderung, Ethik für Pflegende und Ethik für Pflegedienstleitungen müsse von den Betroffenen selbst entwickelt, immer neu fortgeschrieben und umgesetzt werden, ist nur zuzustimmen. In unserer gegenwärtigen Realität läßt sich dieses Vorhaben allerdings noch nicht realisieren. Zu neu und zu wenig publiziert ist das, was unter Ethik für das Management zu verstehen ist, als daß es als Allgemeingut vorausgesetzt werden kann.

Anders gesagt: Die Pflegedienstleitungen haben die Aufgabe noch vor sich, die ethischen Grundlagen ihres Tuns zu reflektieren und zu publizieren.

Wenn im folgenden Vorschläge aus der Sicht einer anderen Profession als der der Pflegedienstleitungen zur Umsetzung von Ethik in Führungspositionen von

Pflegeeinrichtungen gemacht werden, dann geschieht dies gleichsam als zeitbedingte Möglichkeit.

Es steht zu hoffen, daß Ethikfragen, womöglich ganze Ethikentwürfe für Pflegende in Führungsaufgaben zukünftig von den Betroffenen selbst formuliert und bearbeitet werden können. Bis sich dies realisieren läßt, können die folgenden Ausführungen in aller gebotenen Kürze als Anregung dienen.

In diesem Sinn werde ich an einigen Beispielen aus dem Pflegemanagement aufzeigen, wo konkret die Wahrnehmung der ethischen Verantwortung wirksam wird.

1.5.1
Schlüsselqualifikationen

Die Schlüsselqualifikationen lassen sich bekanntermaßen in Selbstkompetenz, Sozialkompetenz und Methodenkompetenz unterteilen. Unter Selbstkompetenz wird dabei die reflektierte Identität in der Leitungsrolle verstanden. Dem gegenüber handelt es sich bei der Sozialkompetenz um die Fähigkeit zur Kooperation und bei der Methodenkompetenz um die Fähigkeit zum Management.

Aufgrund dieser Unterscheidung legt es sich nahe, daß insbesondere der Selbstkompetenz auch die ethische Kompetenz zuzurechnen ist. Ein Beispiel: Das Menschenbild, das die Pflegekraft in Führungspositionen von sich selbst und von anderen Menschen besitzt, prägt die Vorstellung von der eigenen Identität ebenso wie die Wertschätzung und Nichtwertschätzung der Identität der Menschen um sie herum.

In unserem Fall der Führungsaufgabe wirkt sich das Ethos der Führungskraft auf die nachgeordneten Mitarbeitenden aus. In manchen Bereichen ist das unmittelbar der Fall, wie beispielsweise in der Frage nach dem Verständnis von Arbeit und Freizeit. Das Menschenbild ist weiterhin bestimmend für das Umsetzen hierarchischer Strukturen in der Einrichtung, insbesondere bei stark wertegebundenen Institutionen wie z.B. kirchliche Krankenhäuser. Nicht zuletzt beeinflußt das Menschenbild das Verständnis der eigenen Biographie und ihrer Gestaltung, was im Fall der Führungsperson auch die Karriereplanung betrifft.

1.5.2
Personalführung

Wie eine Station, eine Abteilung, eine Schule oder eine gesamte Einrichtung geführt wird, ist neben der persönlichen und fachlichen Kompetenz auch eine Frage der ethischen Ausrichtung. Die Bedeutung der Ethik für die Zielvorstellung wurde bereits angesprochen. Welche Visionen und welche konkreten Umsetzungen die Führungskraft für sich selbst und für die Qualität der Einrichtung verfolgt, beeinflußt sowohl die Auswahl als auch die Förderung und Fortbildung ihrer Mitarbeiter. Wenn sie dabei auch die Übernahme ethischer Verantwortung als Zielvorstellung verfolgt, wird dies auch im Alltag und in der Personalführung erkennbar. Der wesentliche Faktor hierbei ist der Umgang mit der Macht. Die

Frage nach der Machtverteilung in einer Einrichtung ist die ethische Dimension des Vorgangs von Delegation. Diese These kann anhand von konkreten Entscheidungen verifiziert werden, die letzten Endes immer auch das vorherrschende Menschenbild offenlegen.

Zur Konkretion des Menschenbildes im Bereich der Personalführung zählt auch der Entschluß der Führungskraft zur Transparenz von Entscheidungen, das Benennen der Beurteilungskriterien von Mitarbeitenden sowie der persönliche Kommunikationsstil.

1.6 Forderungen für die Aus-, Fort- und Weiterbildung

Die Frage, welche Inhalte und Formen der Vermittlung die Aus-, Fort- und Weiterbildung bereitstellen muß, um die geforderte ethische Kompetenz zu ermöglichen, ist sehr komplex.

Zunächst erscheint die Klärung der Frage erforderlich: Was ist nötig, um ethische Kompetenz für Führungsaufgaben zu erwerben?

Wie schwierig die Beantwortung dieser Frage sich gestaltet, liegt auf der Hand: Ethische Kompetenz wird nur sehr begrenzt in Wissen dargestellt. Mindestens ebenso wichtig ist es, die gelernten Grundlagen in konkreten praktischen Vollzug umzusetzen und immer wieder neu angemessen auf die Herausforderungen des Alltags zu reagieren.

Die Ausbildung zu jedem Pflegeberuf hat – zumindest in Deutschland – die Arbeit „am Bett" auf der Station oder im Pflegeheim im Blick.

Für mindestens die ersten Jahre der Berufserfahrung ist dieser Arbeitsbereich dann auch entscheidend. Die Vorstellung und das Ziel, Pflegemanagement zu übernehmen, entsteht in der Regel erst nach einigen Berufsjahren.

Das bedeutet: Die Voraussetzung, ethische Kompetenz für Führungsaufgaben zu erwerben, ist an Berufs- und damit auch an Lebenserfahrung gebunden.

Gleichwohl wird die Grundvoraussetzung, Ethik reflektieren zu wollen, bereits mit der Ausbildungszeit gelegt. So gesehen ist der Erwerb von ethischer Kompetenz ein prozeßhaftes Geschehen. Dieser Prozeß kann in einzelne Schritte bzw. Phasen aufgeteilt erscheinen, in der Regel werden diese Schritte aber immer wieder auch in anderer Reihenfolge erfolgen.

> **Merke**
> - Folgende Grundfragen sind zu erörtern und – mindestens punktuell – zu beantworten:
>   - Was verstehe ich als meine berufliche Identität?
>   - Wo liegen meine Stärken, wo meine Schwächen?
>   - Wie beschreibe ich meinen Kommunikationsstil?
>   - Worauf beruht meine personale Autorität?
> - Zum zweiten ist danach zu fragen:
>   - Welche ethischen Kenntnisse besitzt die Führungsperson und welche kann oder muß sie noch erwerben?

Der rapide Wandel in Forschung, Diagnose, Therapie und Pflege läßt eine umfassende vergleichende Kenntnisnahme und kontinuierliche Reflexion kaum mehr zu.

Das bedeutet: Neben der Voraussetzung, Ethik als notwendig und eine zu denkende Disziplin anzuerkennen, ist die Kenntnis ethischer Entwürfe praktisch nur im Überblick vorauszusetzen.

Darauf aufbauend sollte jedoch fortlaufend die Auseinandersetzung mit neueren Entwürfen, Konventionen und auch Entwicklungen stattfinden. Solange die Disziplin Pflegeethik nicht konstituiert ist, werden Pflegende und Pflegedienstleitende sich dabei der Unterstützung allgemein ethischer Reflexionen bedienen müssen.

Die zukünftige Gestaltung der ethischen Reflexion wird sich interdisziplinär darstellen.

Da die Führungsperson im Pflegemanagement eine Tätigkeit im interdisziplinären Kontext ausübt, berücksichtigt sie das auch in ihrer Vermittlung ethischer Inhalte. Gegenüber Ärzten, der Verwaltung, den Kostenträgern, aber auch gegenüber Berufsverbänden und gesellschaftlichen Gruppen kann sie ihre Ethikstandpunkte einerseits pflegespezifisch, andererseits auch für andere Professionen sprachlich verständlich und nachvollziehbar darlegen.

> **! Merke**
>
> Aus dem Gesagten folgen konkrete Vorstellungen, die in der Regel durch ein Studium und kontinuierliche Fortbildung zu verwirklichen sind:
>
> - Kenntnis von mindestens vier ethischen Grundkonzeptionen der Vergangenheit und der Gegenwart (z.B. Ethik der Bibel, Immanuel Kant, Hans Jonas, Peter Singer),
> - Fähigkeit, ethische Probleme und Fragestellungen sprachlich zu artikulieren und zu vermitteln,
> - Fähigkeit, neu entstehende ethische Fragestellungen zu erkennen.
> - Fähigkeit, im interdisziplinären Kontext pflegespezifische Ethik darzustellen und zu vertreten.

> **? Wissens- und Transferfragen**
>
> Bevor Sie mit der Bearbeitung von allgemeinen und speziellen Fragen beginnen, bearbeiten Sie bitte folgende Aufgabe:
>
> 1) Vergegenwärtigen Sie sich Ihre eigene Vorstellung von Ethik. Hilfreich können dabei folgende Fragen sein:
>   - Welche Stichworte fallen mir zu dem Thema „Ethik in der Pflege" ein?
>   - Mit welchen Empfindungen sind die Situationen und Befindlichkeiten, die ich mit Ethik assoziiere, verbunden?
>   - Was beschreibe ich mit Ethik?
>   - Formulieren Sie Aussagen über Ethik in der Pflege, die mit folgenden Worten beginnen: „Ich verhalte mich ethisch, wenn ..." – „Ethik ist, wenn ..."
> 2) Welche Grundlagen bilden die je eigenen Vorstellungen von Ethik? Welche die allgemeinen?

3) Welche Bedeutung haben folgende Größen für die Entstehung der Ethik:
   - Regeln,
   - Gesetze,
   - Normen,
   - Werte.
4) Nennen Sie ein bis zwei exemplarische historische Situationen, an denen der Zusammenhang zwischen Ethik in der Pflege und der allgemeinen gesellschaftlichen Ethik deutlich wird.
5) Skizzieren sie folgende Grundkonzeptionen von Ethik:
   - normative Ethik,
   - deskriptive Ethik,
   - Metaethik.
6) Erläutern sie, inwiefern Ethik auch in Einrichtungen des Gesundheitswesens ein Führungsinstrument ist.
7) Was verstehen Sie unter der „Übernahme ethischer Verantwortung" für Führungspersonen im Gesundheitswesen?
8) Beschreiben Sie die Gemeinsamkeiten von Qualitätsmanagement und der Übernahme ethischer Verantwortung in Führungspositionen im Pflegemanagement.
9) Erläutern Sie die Bedeutung ethischer Reflexion für die Führungskompetenz anhand der Schlüsselqualifikation.
10) Erläutern Sie, welche Konsequenzen die ethische Kompetenz einer Führungsperson auf die Personalentwicklung hat.

Literatur

Anzenbacher A (1992) Einführung in die Ethik. Düsseldorf
Arndt M (1996) Ethik denken – Maßstäbe zum Handeln in der Pflege. Stuttgart New York
Fitzpatrick FJ (1988) Ethics in Nursing Practice. Basic Principles and their Application. London
Höffe O (Hrsg) (1992) Lexikon der Ethik, 4. Aufl. Stuttgart
International Council of Nurses (1977) The Nurse's Dilemma. Ethical Considerations in Nursing Practice. Genf
Jonas H (1979) Das Prinzip Verantwortung. Versuch einer Ethik für die technologische Zivilisation. Frankfurt
Jonas H (1985) Technik, Medizin, Ethik. Zur Praxis des Prinzips Verantwortung. Frankfurt
Klessling WR, Spannagl P (1996) Corporate Identity. Unternehmensleitbild – Organisations-Kultur. Alling
Lay R (1989) Ethik für Manager. Düsseldorf
Leonhard E (1993) Visionen: Entscheidender Impuls in Zeiten wirtschaftlicher Herausforderung. In: Sollmann U, Heinze R (Hrsg) Visionsmanagement. Erfolg als vorausgedachtes Ergebnis. Zürich, S 16 – 26
Möller U, Hesselbarth U (1994) Die geschichtliche Entwicklung der Krankenpflege. Hintergründe, Analysen, Perspektiven. Hagen
Schröck R (1995) Werkorientiertes Pflegemanagement. In: Borsi GM, Schröck R: Pflege im Wandel. Berlin Heidelberg
Steppe H (Hrsg.) (1989) Krankenpflege im Nationalsozialismus. Frankfurt
Tödt HE (1987) „Institution".TRE 16: 206-220
Tödt HE (1988) Versuch einer Theorie sittlicher Urteilsfindung. In: Tödt: Perspektiven theologischer Ethik. S 21–48
Tschudin V (1988) Ethik in der Krankenpflege. Basel

KAPITEL 2

Qualitätsmanagement

M. SCHRÖDER, J. SCHULZE

Inhaltsverzeichnis

2.1 Rechtliche Rahmenbedingungen 18
2.2 Die Terminologie von Qualität und Qualitätsmanagement 19
2.3 Orientierung am Kunden 20
2.4 Qualitätssicherungs- und Qualitätsmanagementsysteme 22
   Literatur 42

Qualität, Qualitätssicherung und Qualitätsmanagement sind Begriffe, mit denen im Gesundheitswesen derzeit lebhaft jongliert wird. Ausgelöst wurde die Diskussion um die objektive Güte der Tätigkeiten und Leistungen im Krankenhaus sicherlich Anfang der 8oer Jahre, als mit der geplanten Pflege, nach dem Pflegeprozeßmodell von Fiechter und Meier aus der Schweiz, das Bedürfnis nach einer Struktur und Transparenz für die Beteiligten im Pflegebereich stieg. Aber nicht nur die Prozeßqualität und das für den Patienten meßbare Ergebnis sind zu dokumentieren, sondern ebenso die Struktur einer Einrichtung im Gesundheitswesen. Der Wunsch nach einer einheitlichen, validen und überprüfbaren Leistung im Kranken- und Betreuungsbereich wurde durch den Gesetzgeber schon vor nun fast 10 Jahren sukzessive umgesetzt.

Bereits seit 1985, als sich die europäischen Mitgliedsländer der WHO gemeinsam verpflichteten bis 1990 effektive Verfahren zur Qualitätssicherung in ihren Krankenhäusern einzuführen, wird darüber nachgedacht, wie Qualitätsmanagement im Krankenhaus umgesetzt werden könnte. In zahlreichen Veranstaltungen wurde Qualitätssicherung und/oder Qualitätsmanagement zum Leitthema gewählt. Die Publikationen in den Fachzeitschriften stellten immer wieder die Theorien und Qualitätsphilosophien dar. Jedoch die praktische Umsetzung und die logische und konsequente Durchführung eines der Systeme, bis hin zur Zertifizierung nach einem anerkannten Institut, beginnt sich im Gesundheits- und Krankenhausbereich erst langsam durchzusetzen.

Dies liegt nach unserer Überzeugung darin begründet, daß die Notwendigkeit für ein modernes Krankenhaus- und vor allem Pflegemanagement erst erkannt wird. Durch die geschichtliche Tradition und die Sozialisierung der Pflegenden als Hilfsberuf wurde in den vergangenen Jahrzehnten auf endogene und exogene Faktoren, die das System Krankenhaus betrafen, eher reagiert als agiert. Zudem ist für die verzögerte Entwicklung eines neuen Blickwinkels zu sehen, daß aufgrund der Rechtsformen und Verwaltungsorganisationen die meisten Krankenhäuser und Pflegedienste eher verwaltet als geführt wurden.

Die Sichtweise von Soziologen, die sich mit der Problematik der Institution Krankenhaus, vorwiegend in den 70er Jahren, auseinandersetzten, gilt noch heute. Krankenhäuser werden als komplexe, streng hierarchisch gegliederte, wenig innovationsfreudige Institutionen beschrieben, in denen sich die verschiedenen Bereiche überlappen. Neben die zwei klassischen Rationalitäten, nämlich die medizinisch/pflegerische und die soziale, ist eine neue getreten: die ökonomische Rationalität. Die rechtlichen Rahmenbedingungen, die der Gesetzgeber den Leistungserbringern von Pflege und Gesundheit diktiert hat, beinhalten Begriffe, deren Definition jedoch den Mitarbeitern und Leitungen sowie den Empfängern von Leistungen überlassen bleibt.

2.1
Rechtliche Rahmenbedingungen

Die Haftungs- und Beweissituation ist neben den gesetzlichen Regelungen, die die Wirtschaftlichkeit in den Sozialgesetzbüchern regeln, eine wichtige Säule der rechtlichen Rahmenbedingungen.

> Bei der Produkthaftung haftet der Produzent für die Schäden, die durch Fehler des von ihm gelieferten Produktes verursacht werden. Bei der Dienstleistung geht es um die Sorgfaltspflicht. Der Paragraph 823 des Bürgerlichen Gesetzbuches regelt die Schadensersatzpflicht für den Fall, in welchem Leben oder Eigentum durch vorsätzlichen oder fahrlässigen widerrechtlichen Eingriff in Mitleidenschaft gezogen werden. § 831 BGB regelt den Schadensersatz für den Fall, daß ein Mitarbeiter in Ausführung der Verrichtung einem Dritten widerrechtlich Schaden zufügt.

Das seit dem Gesundheitsreformgesetz von 1988 gültige fünfte Sozialgesetzbuch (SGB V) verpflichtet in § 2 die Krankenkassen, Leistungserbringer und Versicherten, daß die medizinischen „Leistungen wirksam erbracht und nur im notwendigen Umfang in Anspruch genommen werden". § 12 präzisiert das unter dem Wirtschaftlichkeitsgebot: Leistungen müssen ausreichend, zweckmäßig und wirtschaftlich sein; sie dürfen das Maß des Notwendigen nicht überschreiten. Und im § 2 heißt es dann noch: Qualität und Wirksamkeit der Leistungen haben dem allgemein anerkannten Stand der medizinischen Erkenntnisse zu entsprechen und den medizinischen Fortschritt zu berücksichtigen.

Folgerichtig ist der Sicherung der Qualität der Leistungserbringer im SGB V ein eigener Abschnitt gewidmet (§§ 135–139), in dem der § 137 die Rahmenbedingungen für die Qualitätssicherung in der stationären Versorgung festlegt. Danach sind die Krankenhäuser verpflichtet, sich an Maßnahmen zur Qualitätssicherung zu beteiligen. Die Maßnahmen sind auf die Qualität der Behandlung, der Versorgungsabläufe und der Behandlungsergebnisse zu erstrecken. Sie sind so zu gestalten, daß vergleichende Prüfungen ermöglicht werden. Das nähere wird für Krankenhäuser in den Verträgen nach § 112 unter Beteiligung der Ärztekammern, soweit die Verträge Qualitätssicherungsmaßnahmen im Pflegebereich betreffen, auch unter Beteiligung der Berufsorganisationen der Krankenpflegeberufe, geregelt. Der § 112 enthält Bestimmungen für zweiseitige Verträge und Rahmenempfehlungen. Als eigener Regelpunkt werden dabei in Abs. 2, Nr. 3 Verfahrens- und Prüfungsgrundsätze für Wirtschaftlichkeits- und Qualitätsprüfungen genannt.

Der Begriff der zu sichernden bzw. zu prüfenden Qualität wird weder im SGB V noch in anderen, das Krankenhaus betreffenden Gesetzen, wie dem Krankenhausfinanzierungsgesetz (KHG) oder der Bundespflegesatzverordnung (BPflV), definiert.

2.2
Die Terminologie von Qualität und Qualitätsmanagement

Zunächst ist der Begriff Qualität näher zu betrachten. Etymologisch gesehen stammt er vom Lateinischen qualis ab, das Beschaffenheit, Wert eines Objektes oder Güte bedeutet. Skizziert diese semantische Betrachtung des Begriffes schon die grundsätzliche Richtung des Verständnisses, so läßt sich allerdings noch keine Aussage darüber ableiten, welche Instanz die Einschätzung der Qualität – der Güte – vornimmt. Und auch über diese Fragestellung hinaus ist die aktuelle Qualitätsdiskussion von Mißverständnissen und Fehldeutungen geprägt. Die heterogenen und diffusen Auffassungen über Qualität, die vielfach sowohl für Sach- als auch für Dienstleistungen gültig sind, machen deutlich, daß es bis heute nicht gelungen ist, ein tragfähiges und allgemein akzeptiertes Qualitätsverständnis zu schaffen. Die Ausführungen zum Verständnis der Qualität reichen von umgangssprachlichen Wortdeutungen bis hin zu sehr abstrakten Definitionen des Qualitätsbegriffes für die Praxis (Bruhn 1997, S. 23).

> → **Definition**
>
> Eine weltweit anerkannte Beschreibung von Qualität, wohl noch immer abstrakt, gibt die DIN EN ISO 9004 Teil 2/8402 (Deutsche Industrie Norm – Euro Norm – International Standard of Organisation):
> - *Qualität ist die Gesamtheit von Eigenschaften und Merkmalen eines Produktes oder einer Dienstleistung, die sich auf deren Eignung zur Erfüllung festgelegter oder vorausgesetzter Erfordernisse beziehen.*
>
> Auf den Krankenpflegebereich transponiert heißt dies:
> - *Pflegequalität ist die Übereinstimmung zwischen der tatsächlichen Pflege und den dafür vorher formulierten Kriterien.*

Die Vielzahl von Begriffen und Beschreibungen, die im Zuge der Qualitätsdiskussion gebraucht werden, ist unseres Erachtens zunächst einmal kritisch zu betrachten. Aufgrund der Spezifika von sozialen, pflegerischen und sozialpflegerischen Dienstleistungen ist die ungefilterte Übernahme von Bezeichnungen aus der technisierten und mechanistisch funktionierenden Industrie nur bedingt möglich. Um Dienstleistung und Qualität zusammen zu beschreiben, könnte man sagen:

> **Definition**
>
> „Dienstleistungsqualität ist die Fähigkeit eines Anbieters, die Beschaffenheit einer primär intangiblen und der Kundenbeteiligung bedürfenden Leistung gemäß den Kundenerwartungen auf einem bestimmten Anforderungsniveau zu erstellen. Sie bestimmt sich aus der Summe der Eigenschaften bzw. Merkmale der Dienstleistung, bestimmten Anforderungen gerecht zu werden." (Bruhn u. Strauss, S. 29; Meffert u. Bruhn 1995, S. 199)

Als Beispiel für die Verschiedenartigkeit und die damit verbundene Schwierigkeit, die das Übertragen von Definitionen vom betriebswirtschaftlichen Sprach- und Verständnisgebrauch auf das Pflege- und Gesundheitswesen darstellt, möchten wir am Beispiel des Begriffes Kunde veranschaulichen.

„Kunde heißt: (ahd. ‚Kundo', eigentlich ‚Kundiger', ‚Eingeweihter') der, potentielle Käufer von Waren oder Dienstleistungen. Der Kunde ist entweder Letztverbraucher (Konsument) oder gewerblicher Weiterverwender" (Brockhaus Enzyklopädie 1991).

Der Kunde ist der tatsächliche oder potentielle Nachfrager nach den angebotenen Leistungen eines Unternehmens. Er ist autonom und kauft sich auf dem Markt die Produkte und Leistungen, die seinen Bedürfnissen und Ansprüchen entsprechen (Theisinger 1997, S. 748). Bevor wir auf die Unterteilung Externe Kunden und Interne Kunden eingehen, ist bereits deutlich zu erkennen, daß im Gesundheitswesen zunehmend vom Patienten als Kunden gesprochen wird. Aber ist der Patient in seiner Entscheidung für eine Dienstleistung oder ein Produkt autonom? Kann er selbst kaufen? Bezahlt er für das Ergebnis selbst? Handelt er den Preis frei aus? Weder als externer Kunde, zu welchen Patienten neben Angehörigen, einweisenden Ärzten, Behörden, Alten- und Pflegeheimen, Sozialstationen und ambulante Pflegediensten als auch Krankenkassen gehören, noch als interner Kunde, zu denen die Mitarbeiter einer Einrichtung gerechnet werden, sind nach der obigen Bezeichnung Kunde im Gesundheitswesen. Sicherlich wird man dem Begriff Kunde gerecht, wenn man ihn unter dem Aspekt eines neuen, anderen Umgangs mit ihm sieht. Unter dem Stichwort Servicequalität ist zu verstehen, daß Kunden mehr gewürdigt werden müssen.

2.3
Orientierung am Kunden

Was ist unter dem Attribut „der Kunde ist König" zu verstehen? Als erstes, daß wir ihm mit dem ihm zustehenden Respekt begegnen. Er ist keine Unterbrechung unserer Arbeit, sondern ihr Sinn und Zweck. Ein Kunde ist jemand, der uns seine Wünsche bringt. Unsere Aufgabe ist es, diese Wünsche gewinnbringend für ihn und für uns zu erfüllen. Krankenhäuser sind Einrichtungen, in denen sich der Patient an den Gegebenheiten zu orientieren hat. Die Arbeit des Klinikpersonals richtet sich in der Regel nach der Diagnostik und an Behandlungsabläufen aus und nicht nach den Wünschen und Bedürfnissen der Patienten. In Zukunft kann sich ein Krankenhaus, das im Wettbewerb mit anderen steht, auch über einen Kunden- Dienstleistungsservice im Rahmen eines Qualitätsprogramms, Vorteile verschaffen. Ein zufriedener Patient teilt seine Zufriedenheit drei anderen mit. Ein Unzufriedener gibt seine Unzufriedenheit an 10 andere weiter. Die Mundpropaganda als Werbeinstrument gilt es zu erkennen. Nachfolgend die 14 wichtigsten Elemente eines königlichen Kundenservices, der sowohl für externe als auch für interne Kunden gilt:

> *Elemente des gelungenen Kundenservice*
> 1. Einhaltung der Service-Zusage:
>   Alle Absichtserklärungen, die vom Unternehmen oder von einzelnen Mitarbeitern geäußert und vom Kunden als Zusage verstanden werden, müssen eingehalten werden.
> 2. Telefonverbindungen innerhalb von 5 Sekunden:
>   Alle Telefonanrufe sollten innerhalb von 5 Sekunden angenommen werden.
> 3. Bearbeitung von Kundendokumenten innerhalb von zwei Tagen:
>   Auf jedes Schriftstück des Kunden, das eine Beantwortung erfordert, sollte innerhalb von zwei Tagen reagiert werden, unter Angabe eines Termins für die abschließende Bearbeitung.
> 4. Fünf Minuten maximale Wartezeit:
>   Unter keinen Umständen sollte ein Kunde länger als fünf Minuten warten, bis er bedient wird.
> 5. Positive Einstellung der Mitarbeiter:
>   Jede Interaktion zwischen einem Kunden und einem Vertreter des Unternehmens soll von einer höflichen, freundlichen und positiven Einstellung und einem aufrichtigen Interesse dem Kunden gegenüber getragen sein.
> 6. Proaktive Kommunikation:
>   Wenn etwas schief läuft, sprechen Sie den Kunden an, bevor er Sie anspricht.
> 7. Offenheit und Ehrlichkeit:
>   Jede Kommunikation eines Unternehmens gegenüber seinen Kunden soll auf Offenheit und Ehrlichkeit beruhen. Nichts sollte dem Kunden verheimlicht werden, noch sollte es fingierte Wahrheiten geben (Halbwahrheiten, Entschuldigungen, Einstellungen, Notlügen).
> 8. Zuverlässigkeit des Systems:
>   Das Service-System darf in höchstens einem von tausend Fällen versagen.
> 9. Schnelle Abhilfe:
>   Um einen Fehler oder Schwachstelle im Kundenservice wiedergutzumachen, muß unverzüglich gehandelt werden.
> 10. Kompetenz der Mitarbeiter
>   Alle Mitarbeiter sollten Bescheid wissen über
>   - die Leistungen,
>   - den Service,
>   - das Unternehmen,
>   - den Ablauf der Dienstleistungserstellung,

- das Verfahren zur Problemlösung,
- die Namen regelmäßiger Kunden.
11. Entscheidungsspielräume der Mitarbeiter:
Der Mitarbeiter, der direkten Kontakt mit dem Kunden hat, muß fähig und bereit sein(ohne Furcht vor Anschuldigungen seitens des Managements), einem Kunden verbindlich zu antworten. Es muß daher in seinem Ermessen stehen, Entscheidungen zugunsten dieses Kunden, wie auch immer die Umstände sein mögen, zu treffen.
12. Kleine Extras:
Die Erwartungen des Kunden sollten öfter durch die Gewährung kleiner freiwilliger Extras übertroffen werden.
13. Genauigkeit im Detail:
Der Kundenservice sollte bis ins kleinste Detail nahezu perfekt sein.
14. Tadelloser äußerer Eindruck:
Der Kunde sollte von allem, was er von einem Unternehmen sieht, einen tadellosen Eindruck haben.

Um diesem Leitfaden eines modernen Krankenhauses, hinsichtlich seiner Aufgabe, Patienten und Mitarbeiter zufriedenzustellen, gerecht zu werden, ist die Aufgabe der obersten Leitung ein Management über alle Fachbereiche hinaus zu pflegen, das den gestiegenen Erwartungen und Anforderungen entspricht. Mit welchem Medium könnte nun die Wartezeit eines Patienten in einer großen Unfallambulanz auf die Versorgung einer kleinen Schnittverletzung auf maximal fünf Minuten verkürzt werden, auch wenn es unterschiedliche Spitzenzeiten gibt? Dieses eine Beispiel soll veranschaulichen, daß ein Krankenhaus, ein Alten- und Pflegeheim, eine ambulante Sozialstation, ja ebenso ein privates Geburtshaus ein hochkomplexes System ist. Nach dem Schmetterlingseffekt wird sich eine kleine Veränderung in einem Bereich immer auch auf einen anderen auswirken. An oberster Stelle aber eines jeden Managements soll die Zufriedenheit der Kunden, ob Patient oder Mitarbeiter, stehen.

Das Erreichen der zuvor definierten Qualität verlangt die Verpflichtung und die Mitwirkung aller Mitarbeiter der Organisation, während die Verantwortung für das Qualitätsmanagement der obersten Leitung zukommt.

Qualitätsmanagement als Führungsinstrument zu nutzen, ist in Zukunft wichtigste Voraussetzung, um auf dem Gesundheitsmarkt, der sich entwickeln wird, zu bestehen.

2.4
Qualitätssicherungs- und Qualitätsmanagementsysteme

Derzeit gibt es eine Fülle von QS-/QM-Systemen, die alle den Anspruch erheben, Qualität zu sichern bzw. zu festigen. Wie in Kap. 12 aufgezeigt, schreibt der Gesetzgeber lediglich vor, daß die Wirtschaftlichkeit und Qualität gewährleistet sein muß. Wie und durch was dies geschieht, ist nicht definiert. Ebensowenig legt sich

2.4 Qualitätssicherungs- und Qualitätsmanagementsysteme

der Medizinische Dienst der Krankenkassen in seinen Vorschriften zur Prüfung von Pflegeeinrichtungen oder auch die Spitzenverbände der Pflegekassen und die Arbeitsgemeinschaften der Träger der Sozialhilfe und der Pflegeeinrichtungen auf Bundesebene fest. Die gemeinsam erarbeiteten Grundsätze und Maßstäbe zur Qualität und Qualitätssicherung, einschließlich des Verfahrens zur Durchführung von Qualitätsprüfungen nach § 80 SGB XI für ambulante Pflege beispielsweise, gliedern die Pflegequalität in drei Ebenen: Strukturqualität, Prozeßqualität und Ergebnisqualität.

Zudem wird bei der Qualitätsicherungsdiskussion von interner und externer Sicherung gesprochen.

Auf dem Qualitätsmarkt kursieren eine große Anzahl von Systemen, die zum einen hausspezifisch entwickelt wurden, zum anderen normierte Standards an die Gegebenheiten adaptieren.

Eine nicht vollständige Auflistung gängiger Sicherungs- und Festigungssysteme soll hier nur kurz benannt werden. Im Verlauf wird noch speziell auf die uns am wichtigsten erscheinenden eingegangen werden.

Die Reihenfolge zeigt keine Wertung oder Beurteilung, sondern ist alphabetisch geordnet:

- Dr.-Donabedian-Konzept,
- EQA,
- kybernetisches Qualitätssicherungsmodell,
- Marker Umbrella Model,
- modifizierter Regelkreis nach Norma Lang,
- Münchener Modell: „Vertrauen durch Qualität",
- QM nach DIN EN ISO 9000 ff,
- Qualitätsnormen für die Pflege und Betreuung von alten Menschen in der Schweiz,
- Total Quality Management.

2.4.1
Dr.-Donabedian-Konzept

Auf Donabedian geht die Untersuchung der Qualität in den drei Kategorien Struktur, Prozeß und Ergebnis zurück. Dieser Ansatz ist heute in der Qualitätssicherungsdiskussion im Sozial- und Gesundheitswesen sehr relevant. Die aktuelle Formulierung des § 80 SGB XI nimmt die Kategorisierung nach diesen Qualitätsdimensionen zwar nicht mehr auf, es läßt sich jedoch ersehen, wie aus § 80 im Abs. 2 die Verpflichtung zur Qualitätssicherung beabsichtigt ist. Dort heißt es: „Die zugelassenen Pflegeeinrichtungen werden verpflichtet, sich an den Maßnahmen der Qualitätssicherung zu beteiligen. Dazu gehört, dem medizinischen Dienst der Krankenversicherung die Prüfung der Qualität ihrer Leistungen (einschließlich der Prozeß- und Ergebnisqualität) durch Einzelprüfungen, Stichproben oder vergleichende Prüfungen zu ermöglichen." Dieses ist eine Qualitätssicherung nach einem Konzept von Teilqualitäten und soll dazu dienen, Qualität objektiv zu messen und Handlungsanweisungen zur Steuerung der Qualitätshöhe

KAPITEL 2 Qualitätsmanagement

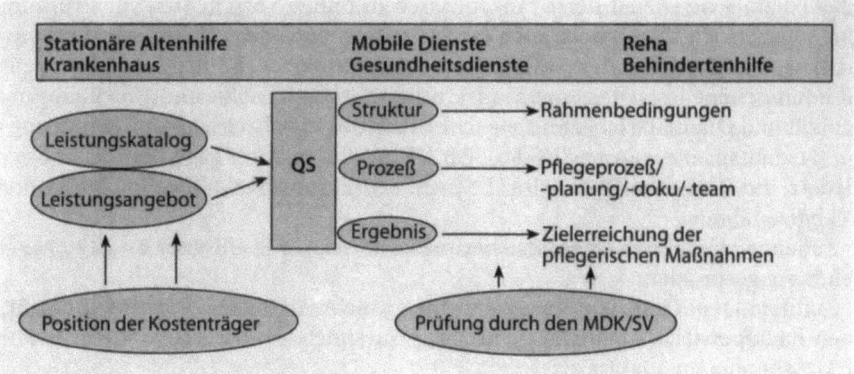

Abb. 2.1. Struktur, Prozeß, Ergebnis als Modell der Qualitätssicherung

zu ermöglichen durch die Nutzung der kausalen Zusammenhänge zwischen den Input-Faktoren wie der Qualifikationsstufe des Pflegepersonals (Struktur) und den Qualitätsdimensionen einer fachgerechten Pflege (Prozeß) und den Ausprägungen der Zufriedenheit der Betreuten (Ergebnis) s. Abb. 2.1.

Die *Strukturqualität* stellt auf die Rahmenbedingungen des Leistungserbringungsprozesses ab. Hierunter ist insbesondere die organisatorische, personelle und sachliche Ausstattung des Pflegedienstes zu subsumieren. Strukturqualität wird geprägt, unter anderem durch Organisationsziele, Anzahl, Qualifikation und Kompetenz des Personals sowie Aufbau- und Ablauforganisation. Strukturstandards beziehen sich auf die räumliche, ökologische und technische Ausstattung einer Einrichtung sowie auf ihre Organisationskultur. Auch die Interdependenzen mit anderen Berufsgruppen zu einem therapeutischen Team, als auch die Verteilung der Arbeitsaufgaben sind unter dem Begriff Struktur zu verstehen. Die Abb. 2.2 stellt die unterschiedlichen Professionen, die bei der Erbringung von Pflegedienstleistungen von Bedeutung sein können, dar. Die Vernetzung von Leistungen in diesem Zusammenhang wird im Prüfverfahren gem. § 80 Abs. 2 SGB XI nicht differenziert bewertet.

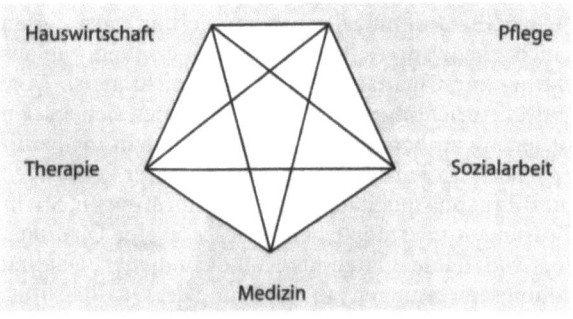

Abb. 2.2. Strukturnetz der Berufsgruppen im Pflegeprozeß

Für die Ablauforganisation sind Handlungsmodelle, Arbeitsabläufe, Einsatzpläne und generelle Maßnahmenpläne standardisierbar. Einen besonderen Stellenwert haben personelle Standards, die sich in Form von Qualifikationen und der notwendigen Fort- und Weiterbildung und ihrer Richtlinien beschreiben lassen.

Prozeßqualität bezieht sich auf die pflegerische Handlung an sich und orientiert sich an Art und Umfang der Interventionen. Diese werden durch ein pflegetheoretisches Modell geleitet, zum Beispiel durch das Modell der ganzheitlichfördernden Prozeßpflege mit den ATLs.

Die durch die individuelle Pflegeplanung festgelegten Pflegehandlungen basieren auf gültigen und überprüfbaren Handlungsnormen, beziehungsweise auf den Erkenntnissen der Pflegewissenschaft.

Die Beherrschung des pflegerischen Handwerks und die Gestaltung der Pflegesituation bestimmen die Qualität der Durchführung. Diese Aspekte werden durch Pflegestandards, d. h. Handlungsrichtlinien für den Bereich der direkten Pflege beschrieben. Auf dieser Grundlage wird die Dokumentation des Pflegeprozesses wichtig, die einerseits die Handlungen legitimiert und andererseits eine Reflexion ermöglicht.

Die *Ergebnisqualität* beschreibt den Gesundheits- und Zufriedenheitsgrad des betroffenen Menschen und das Erreichen der vorher gesteckten und beschriebenen Pflegeziele. Sie befaßt sich mit der Prüfung und Bewertung des Pflegeprozesses, vor allem unter dem Gesichtspunkt der Effektivität und Effizienz. Zunächst ist dabei die Effektivität der Pflegemaßnahmen mit Hilfe von Erfolgskriterien im Hinblick auf die Pflegeziele zu messen. Daneben steht die Überprüfung der Effizienz, die die Wirtschaftlichkeit immer in Relation zum erreichten Pflegeziel setzt, d.h. es ist zu beachten, ob die Grundsätze der Wirtschaftlichkeit, Zweckmäßigkeit und Notwendigkeit eingehalten sind.

Ob im Kinder- und Jugendhilferecht (KJHG), im Gesundheitswesen oder im Bundessozialhilferecht (BSHG), hier vor allem § 93 ff, überall ist der Trias-Ansatz von Donabedian (USA, 1965) vorzufinden. Ein einfach strukturiertes Qualitätskonzept, das einem umfassenden Qualitätsdenken nicht gerecht werden kann.

Von daher müssen die gesetzlichen Vorgaben zu Qualität als ein Qualitäts-Mindeststandard angesehen werden, den es gilt, in einer Einrichtung zu überbieten.

2.4.2
Die Internationalen Normen der DIN-EN-ISO 9000 ff.

Ein Vorgänger der Normengruppe DIN EN ISO 9000 ff., die BS 5750, entstand Mitte der 70er Jahre in Großbritannien, als die dortige Industrie mit Absatzproblemen auf dem Weltmarkt zu kämpfen hatte. Die Ursache der Probleme waren mangelhafte Produkte, die durch die Entwicklung einer Norm qualitativ aufgewertet werden sollten. Auch in der Schweiz entstand ein Vorläufer der DIN EN ISO 9000 ff., welche sich dann auf Europa und die ganze Welt übertrug. Die DIN EN ISO ist seit 1987 von weltweiter Bedeutung und Gültigkeit (vgl. Pfitzinger, 1995, S. 12)

Die Normen stammen genuin aus der Fertigungsindustrie, welchem die teilweise sehr technisch geprägten Ausdrücke Rechnung tragen. Innerhalb dieser Normen wird festgelegt, was im Rahmen eines Qualitätsmanagementsystems geregelt sein muß und mit welchen Elementen dies geschehen soll. Wie diese Bereiche im einzelnen aussehen, wird bewußt offen gelassen, damit sich jedes Unternehmen/Einrichtung ein individuelles System entwickeln kann.

Dies läßt einen großen Handlungsspielraum zu, bringt aber auch die Schwierigkeit mit sich, daß die Normen nicht explizit auf die Gegebenheiten jeder Branche ausgerichtet sind. (Seghezzi u. Caduff 1997, S. 18).

Worum geht es in den DIN-Normen? Sie verfolgen zweierlei Absichten:

1. die Einführung eines Qualitätsmanagements,
2. den Aufbau und die Umsetzung eines Qualitätsmanagementsystems nach bestimmten Erfordernissen.

Grundlegend befaßt sich die DIN ISO mit Führungselementen, der Struktur (Aufbauorganisation) eines Dienstleistungsunternehmens und mit der Organisation ihrer Prozesse (Ablauforganisation). Eine möglichst optimale Gestaltung und Beschreibung der betrieblichen Abläufe, wobei nur das dokumentiert und geregelt werden sollte, was für den Prozeß relevant ist, stellt einen Gesichtspunkt dieser Norm dar.

Eine Überdokumentation und extreme Reglements sollten vermieden werden, und ist auch von diesem QM-System nicht so gedacht, vielmehr wird beabsichtigt, daß ein einheitliches, vernetztes System entsteht, wo möglichst alle Mitarbeiter in sämtliche betriebliche Ablauf- und Entscheidungsprozesse einbezogen werden. Einige Vorgaben müssen jedoch zwingend eingehalten werden, damit die Implementierung des QM-System stattfinden kann. Die Norm bestimmt Mindestanforderungen an die Abläufe, welche dann im Qualitätsmanagementhandbuch dokumentiert werden.

Das Hauptgewicht der DIN EN ISO 9000 ff. liegt auf dem Prozeßmanagement, also der Beherrschung der Abläufe und deren Transparenz. In einer Organisation existieren viele verschiedene Prozesse und Funktionen, die Fehlerquellen sein können. Diese Schnittstellenproblematik läßt Qualitätsverluste und Kostenfallen entstehen: „Eine Organisation muß ihr Netzwerk von Prozessen und Schnittstellen feststellen, organisieren und handhaben. Die Organisation schafft, verbessert und liefert durch das Netzwerk von Prozessen gleichbleibende Qualität ihrer Angebotsprodukte. Dies ist eine fundamentale Konzeptbasis für die DIN ISO 9000-Familie. Prozesse und ihre Schnittstellen sollten einer Analyse und ständigen Verbesserung unterzogen werden" (Deutsches Institut für Normung e.V. 1995, S. 19).

Zusammenfassend ist zu sagen, daß die DIN EN ISO 9000 ff. vorwiegend die Schnittstellenproblematik zwischen Organisation und Kunden regelt. Die Betonung liegt eindeutig auf der Kundenzufriedenheit. Sie will ihre Abläufe optimieren, um schon im Vorfeld Fehler zu erkennen oder gar nicht entstehen zu lassen. Wenn sich eine Organisation auf den Weg macht, ein Qualitätsmanagementsystem zu implementieren, hat sie meist eine erfolgreiche Zertifizierung ihres Unternehmens im Blickfeld. Ein Zertifikat kann das Endprodukt einer erfolgreichen Implementierung sein, muß es aber nicht zwangsläufig, es kann aber auch der Wegbereiter für ein TQM-Konzept sein.

Aufbau der Normenreihe ISO 9000 ff.

Zuerst erfolgt ein grundlegender Überblick zum Aufbau der Normenreihe, um zu verstehen, wo wir uns als „Dienstleister im Gesundheits- und Pflegesektor" einordnen können. Im nachfolgenden Abschnitt gehe ich ausführlicher darauf ein.

> Die Ziele der ISO-Normen werden durch ihre genaue Bezeichnung ersichtlich:
>
> *Leitfadenreihe ISO 9000-X (Anwendung von Qualitätsmanagement)*
> - 9000-1   Auswahl und Anwendung,
> - 9000-2   Anwendung von ISO 9001, 9002, 9003,
> - 9000-3   Anwendung von ISO 9001 auf die Entwicklung, Lieferung und Wartung von Software,
> - 9000-4   Anwendung auf das Zuverlässigkeitsmanagement.
>   Die Leitfadenreihe gibt Unterstützung für die Auswahl und Anwendung.
>
> *Modelle mit Anforderungen an das QM-System*
> - ISO 9001   Qualitätssicherung in Design/Entwicklung, Produktion, Montage und Kundendienst.
>   „ISO 9001 sollte ausgewählt und angewendet werden, wenn die Fähigkeit des Lieferanten dargelegt werden muß, die Prozesse sowohl für Design als auch für Herstellung eines Produkts zu überwachen, das die Qualitätsforderungen erfüllt. Die spezifizierten Forderungen zielen in erster Linie auf Erreichen von Kundenzufriedenheit durch Fehlerverhütung in allen Stufen vom Design bis zur Wartung. ISO 9001 spezifiziert ein Modell zur Qualitätssicherung/QM-Darlegung für diesen Zweck" (Deutsches Institut für Normung e. V.(Hrsg.).: a.a.O., S 27).
> - ISO 9002   Darlegung des QM-Systems in Produktion, Montage und Kundendienst.
>   Dieses Modell enthält keine Anforderungen an die Gestaltung und Entwicklung von Produkten und Dienstleistungen. Es ist sonst identisch mit dem Modell 9001.
> - ISO 9003   QS bei der Endprüfung
>   Die Zahl der Normelemente ist bei diesem Modell stark eingeschränkt, da sie sich ausschließlich auf eine Endprüfung beschränkt.
>
> Eine Zertifizierung kann nur nach den Modellen ISO 9001, ISO 9002 oder ISO 9003 erfolgen. Eine Zertifikat nach ISO 9000 existiert nicht.

> **Leitfadenreihe ISO 9004-X**
> Konzept des Qualitätsmanagements und Elemente eines QM-Systems
> - 9004-1   Leitfaden zur Anwendung,
> - 9004-2   Dienstleistungen,
> - 9004-3   verfahrenstechnische Produkte,
> - 9004-4   Qualitätsverbesserung,
> - 9004-5   quality plans (Qualitätsmanagementpläne),
> - 9004-6   principles in project management (Projektmanagement),
> - 9004-7   configuration management (Konfigurationsmangement),
> - 9004-8   quality principles, application to management practices.
> (Nach Seghezzi u. Caduff, S. 17).
>
> Das Konzept der Leitfadenreihe 9004-X zeichnet sich durch folgende Merkmale aus:
>
> - „Transparenz über Kompetenzen und Verantwortung im Unternehmen (jeder weiß was er zu tun hat),
> - Beherrschung der Prozesse,
> - Erkennen von Risiken und vorbeugenden Maßnahmen,
> - Korrektur von Fehlern und Beseitigung von Fehlerursachen,
> - Dokumentation und Transparenz des Systems." (Seghezzi u. Caduff, S. 16)

Die DIN EN ISO 9001

Eine Organisation, die ein Qualitätsmanagement nach DIN ISO 9000 aufbauen will, muß sich für eines der drei obengenannten Modelle entscheiden. Dieses Modell dient als Basis für ein Qualitätsmanagement-Konzept und gilt als besonders umfassend, weshalb diese Norm auch auf Einrichtungen im Gesundheitswesen angewandt werden kann. Es beinhaltet Bestimmung sog. Normforderungen, die zwingend erfüllt werden müssen, wenn sich eine Einrichtung zertifizieren lassen möchte.

Um eine Eingliederung der einzelnen Bestandteile der 20 Elemente zu ermöglichen und ihre Anforderungen zu verstehen, werden diese in drei Hauptgruppen, in Klammern die dazugehörigen Elemente, eingeteilt:

1. Führungselemente (1, 18).
   Es betrifft Anforderungen, die von den Führungskräften der Organisation erfüllt werden müssen.
2. Phasenübergreifende Elemente (2, 5, 7, 8, 9, 10, 11, 12, 13, 14, 16, 17,).
   Sie beziehen sich auf mehrere oder alle Phase einer Dienstleistung.
3. Phasenspezifische Elemente (3, 4, 6, 15, 19).
   Dies sind Anforderungen die nur eine spezielle Phase betreffen (Pfitzinger, S. 19).

Übersicht über die 20 Elemente

1. Verantwortung der Leitung
   - Festlegen und dokumentieren der Qualitätspolitik und der Qualitätsziele,
   - Verfahren zur Bekanntmachung und Kontrolle auf allen Ebenen,
   - Kompetenzbereiche aller Mitarbeiter, die mit Qualitätsaufgaben betraut sind, festlegen,
   - Benennung eines Qualitätsbeauftragten als Mitglied der obersten Leitung,
   - Überprüfung der Wirksamkeit der Qualitätsfortschritte in bestimmten Zeitintervallen durch die Leitung (Review),
   - und deren Dokumentation.
2. Qualitätsmanagement-System
   - Dokumentiertes QM-Systems mittels eines Qualitätsmanagement-Handbuches und Verfahrensanweisungen,
   - Erstellung eines Qualitätsmanagement-Handbuches (QM-Handbuch) unter Einbeziehung der Mitarbeiter,
   - Sicherstellung der Qualität durch Bereitstellen von ausreichend Personal, Mittel und Material,
   - Qualitätsplanung festlegen und durchführen.
3. Vertragsprüfung
   - Regelungen zu Vertragsinhalten und -abschlüssen,
   - Verfahren für Vertragsvereinbarungen festlegen,
   - Prüfung der Einhaltung von Vertragsinhalten bzw. deren Übereinstimmung.
4. Designlenkung
   - Design und Entwicklung von Produkten/ Dienstleistung findet aufgrund gesicherter Anforderungen statt
   - Änderungen und Ergebnisse im Design dokumentieren und überprüfen
   - Festlegen der Projektverantwortlichkeiten
   - Schnittstellen zwischen einzelnen Designgruppen beschreiben, Informationen überprüfen
5. Lenkung der Dokumente und Daten
   - Befugnisse zur Freigabe und Prüfung von Dokumenten festlegen
   - Qualitätsrelevante Dokumente prüfen, freigeben und verteilen
   - Verfügbarkeit von aktuellen Dokumenten zur richtigen Zeit, am richtigen Ort, z.B. Dienstanweisungen, Richtlinien
6. Beschaffung
   - Sicherstellung der Qualität bei Zulieferern
   - Aufzeichnungen, Beurteilungen, Verfahrensanweisungen über Lieferanten
   - Überprüfung der Beschaffungsunterlagen
7. Lenkung der vom Kunden beigestellten Produkte
   - Verfahrensanweisungen zur Sicherstellung der Qualität beigestellter Produkte

- Norm nur zutreffend, wenn Kunden an das Unternehmen Produkte zur Weiterverarbeitung liefern
8. Kennzeichnung/Rückverfolgbarkeit von Produkten
    - Zuordbarkeit eines Produktes muß gewährleistet sein
    - Rückverfolgbarkeit der Herstellung eines Produktes bzw. bei der Erstellung einer Dienstleistung
    - Eindeutige Identifikation und Aufzeichnung einer Dienstleistung bis zum Anfang gewährleisten
9. Prozeßlenkung
    - Beschreibung aller qualitätsrelevanten Prozesse
    - Verfahrensanweisung erstellen, wo es nötig ist
    - Klare Arbeitsanweisungen
    - Überprüfung der Qualität der erbrachten Leistung vor ihrer Erbringung
    - Durchführung der speziellen Prozesse durch qualifiziertes Personal
10. Prüfungen
    - Überprüfung der Zulieferungen vor Weiterarbeitung
    - Zwischenprüfungen finden entsprechend den Verfahrensanweisungen statt
    - Endprodukte/-ergebnisse kontrollieren
    - Prüfaufzeichnungen führen und aufbewahren
11. Prüfmittelüberwachung
    - Sicherstellung der Verläßlichkeit von Prüfmittel, (können auch Checklisten, Fragebögen sein)
    - Verfahrensanweisungen zur Überwachung, Kalibrierung und Instandhaltung von Prüfmitteln erstellen
    - Überprüfung der Genauigkeit von Ergebnissen in vorgegebenen Intervallen
12. Prüfstatus
    - Erkennbarkeit des Prüfstatus eines Produktes/ Dienstleistung in allen Phasen
13. Lenkung fehlerhafter Produkte
    - Sicherstellung von fehlerhaften Produkten
    - Keine Weiterverarbeitung oder Versand von fehlerhaften Produkten
    - Benachrichtigung und Bewertung der Fehlerhaftigkeit
14. Korrektur- und Vorbeugungsmaßnahmen
    - Darlegung der Maßnahmen in Verfahrensanweisungen
    - Auslösen von Korrekturmaßnahmen bei Fehlern
    - Untersuchung und Analyse relevanter Informationen zur Ursachenaufklärung
    - Maßnahmen zur Verhinderung und Vorbeugung von potentiellen Fehlern
    - Behandlung von Kundenbeschwerden
    - Erfolgskontrolle bei Vorbeugungs- und Korrekturmaßnahmen

15. Handhabung, Lagerung, Verpackung, Konservierung und Versand
    - Regelungen durch Verfahrensanweisungen
    - Sichere Lagerhaltung
    - Geeignete Verpackung von Produkten
    - Ungefährdete Handhabung der Produkte
    - Versand der Produkte in geeigneter Form
16. Lenkung von Qualitätsaufzeichnungen
    - Verfahrensanweisung einführen
    - Aufbewahrung aller qualitätsrelevanten Aufzeichnung hinsichtlich Auffindbarkeit, Aufbewahrungsort und -dauer
    - Aufzeichnung für den Kunden zugänglich machen
    - Leserlichkeit und Zuordbarkeit von Qualitätsaufzeichnungen
17. Interne Qualitätsaudits
    - Überprüfung der Wirksamkeit des QMS in regelmäßigen Abständen
    - Verfahrensanweisung zur Planung und Durchführung von internen Qualitätsaudits
    - Dokumentieren der Durchführung
    - Zeitplan der Audits festlegen
    - Durchführung der Audits von unabhängigen Personal
    - Auditberichte an die Verantwortlichen der auditierten Bereiche weiterleiten (Auditbericht)
    - Umgehende Bereinigung der gefundenen Unzulänglichkeiten (Aktionsplan)
    - Folgeaudits zur Verwirklichung und Wirksamkeit von Korrekturmaßnahmen
18. Schulung
    - Verfahrensanweisung zur Ermittlung des Schulungsbedarfs für das Personal
    - Schulung in qualitätsrelevanten Themen, Förderung des Qualitätsbewußtseins
    - Personal entsprechend seinen Aufgaben qualifizieren
    - Teilnahmenachweise und Schulungsbedarfsplanung aufbewahren
19. Wartung
    - Verfahrensanweisungen zur Durchführung von Wartungen
    - Überprüfung, ob die Wartung die festgelegten Leistungen erbringt
20. Statistische Methoden
    - Angemessener Einsatz statistischer Methoden
    - Verfahrensanweisung für die Anwendung und Überwachung statistischer Methoden
    - Bedarf an statistischen Methoden zur Prozeß- und Produktüberwachung ermitteln. (Pfitzinger, S. 21–74)

Aufbau eines Qualitätsmanagementsystems nach DIN EN ISO 9004-2

Im Gesundheitsbereich wird auf das Modell ISO 9001 zurückgegriffen, welches die umfassendste Nachweisstufe ist und alle Phasen enthält, die gerade im Hinblick auf eine mögliche Zertifizierung, in der Organisation vorhanden sein müssen.

Zur Vereinfachung und besseren Adaption auf Einrichtungen im Gesundheitswesen wird das Normelement 9004-2 herangezogen, welches extra für Dienstleistungsunternehmen entwickelt wurde. Im Anhang A der Norm 9004-2 steht unter der Rubrik „Gesundheitswesen": medizinisches Personal/Ärzte, Krankenhäuser, Ambulanzen, medizinische Laboratorien, Zahnärzte, Optiker. (Vgl. Deutsches Institut für Normung e.V., S. 220). Es ist weitläufiger gestaltet, vor allem wenn eine Einrichtung keine Zertifikation zum Ziel hat und ein Qualitätsmanagementsystem einrichten möchte. Die Möglichkeit einer Zertifizierung ist jedoch nicht ausgeschlossen, da die Normen untereinander kompatibel sind und einer Zertifizierung nach ISO 9001/9002/9003 nichts im Wege steht.

Die Norm ISO 9004-1 dient ausschließlich als Anwendungshilfe für QM und QM-Elemente und findet im Hinblick auf einen Zertifizierungsprozeß keine Anwendung, da „ dieser Teil von ISo 9004 nicht vorgesehen ist für den Gebrauch in vertraglichen, gesetzlichen oder Zertifizierungs-Situationen und ist demzufolge auch keine Richtlinie zum Vollzug von ISO 9001, 9002, 9003." (Deutsches Institut für Normung e.V., S. 129)

Adaption der ISO 9001/9004-2 für Gesundheitseinrichtungen

Um einen Bezug der teilweise sehr abstrakt klingenden Normen für den Gesundheitsbereich herstellen, erfolgt eine Anpassung der Begriffe für das Krankenhaus oder Altenheim, wobei dies natürlich für jegliche Art von Gesundheitseinrichtung gelten kann.

Führungselemente zur Weiterentwicklung des QM-Systems
Verantwortung der Leitung. Die Leitung ist dafür zuständig, die Aufbau- und Ablauforganisation zu gestalten und zu verbessern. Sie legt die Qualitätsziele und Qualitätspolitik fest und hat dafür Sorge zu tragen, daß die Qualitätspolitik von allen Mitarbeitern verstanden und umgesetzt wird. Eine periodische Bewertung der Zielerreichung muß durch die Leitung erfolgen.

Die Leitung verpflichtet sich, das QM-System einzuführen, zu überwachen, Verantwortungen und Befugnisse hierfür festzulegen und Mittel sowie Personal für die Umsetzung bereitzustellen.

Ein Qualitätsbeauftragter wird durch die Leitung bestimmt.

Es muß von der Leitung sichergestellt sein, daß alle im Handbuch beschriebenen Abläufe von den Mitarbeitern eingehalten werden.

Die oberste Leitung sollte unbedingt das QM-System vorleben und dahinterstehen. (Analog ISO 9001/Punkt 1)

Qualitätsmanagementsystem. Die Dokumentation für das QM-System ist auszuarbeiten, einzuführen und zu aktualisieren.(ISo 9001/Punkt 2)

Internes Audit. Alle qualitätsrelevanten Prozesse und Abläufe müssen intermittierend in einem internen Audit hinsichtlich der Forderungen des QM-System überprüft werden.

Planung, Durchführung und Dokumentation des Audits muß durch kompetentes Personal, welches vom auditierten Bereich unabhängig ist, erfolgen.

Die Ergebnisse werden der Leitung vorgelegt, welche als Basis für die Bewertung (Review) des QM-System herangezogen werden.

Ständige Verbesserungsmaßnahmen des QM-Systems, sollten das Resultat der Audits sein. (ISO 9001/Punkt 17)

Personal/Schulung. Schulungen müssen sicherstellen, daß die Qualifikation des Personals in bezug auf die Qualität auf hohem Niveau bleibt und die Motivation der Mitarbeiter weiterhin gefördert wird.

Der Bedarf an Fort- und Weiterbildung wird strukturiert eruiert und eine methodische Durchführung der Schulungen festgelegt.

Alle Mitarbeiter werden einbezogen, vor allem bei Neueinstellungen sichern gezielte Qualitätsschulungen die Leistungen. (ISO 9001/Punkt 18)

Systematische Methoden. Statistische Methoden, die Regeln werden vorherbestimmt, sollten ihren Einsatz dort haben, wo ihre Zweckmäßigkeit nachgewiesen ist.

Die Ergebnisse dieser Aufzeichnung werden ausgewertet, und die daraus erkannten Qualitätsfehler können abgestellt werden. (ISO 9001/Punkt 20).

Korrektur- und Vorbeugemaßnahmen. Ein System, das die Ursachen von Fehlern erkennt, behebt, und eine erneute Wiederholung unterbindet, unterstützt durch Statistiken und Methoden, sollte eingeführt werden. (ISO 9001/Punkt 14)

Marketing. Der Bedarf und die Nachfrage einer Dienstleistung zu erfragen und weiterzuentwickeln, ist Aufgabe des Marketings. (ISo 9004-2)

Dienstleistungsentwicklung. Die notwendigen Schritte für die Entwicklung neuer Dienstleistungen werden im voraus geplant. Die Zuständigkeiten für die notwendigen Tätigkeiten werden festgelegt. Prüfung, Freigabe und Dokumentation der Ergebnisse erfolgt nach festgelegten Perioden.

Entwicklungsergebnisse müssen, vor allem bei Änderungen, den Mitarbeitern bekannt sein und alte Aufzeichnungen vernichtet werden. (ISO 9001/Punkt 4.)

Bestandteile mit direktem Bezug zum Patienten/Bewohner
Vertragsprüfung. Die Verträge werden überprüft, ob die Dienstleistung, wie sie vertraglich ausgehandelt ist, so erbracht werden kann. Ein Verfahren, welches dies überprüft und ggf. ändert, muß festgelegt werden. (ISO 9001/Punkt 3)

Fremdeigentum. Für die vom Patienten/Bewohner mitgebrachten Gegenstände müssen hinsichtlich Aufnahme, Umgang und Rückgabe, Kriterien und Regeln erstellt werden. (ISO 9001/Punkt 7)

Dienstleistungserbringung. Die Abläufe werden hier so geplant, daß die geforderte Qualität umgesetzt werden kann. Die Kundenwünsche finden vor allem hier ihre Umsetzung.

Es muß sichergestellt sein, daß alle beteiligten Personen, die festgelegten Anforderungen erfüllen können. Mittel, Geräte und Einrichtungen müssen ebenfalls darauf vorbereitet sein.

Alle notwendigen Anweisungen und Dokumente stehen rechtzeitig bereit, sind aktualisiert und werden auch angewendet. Die Regelungen für die Verrichtungen müssen klar festgelegt sein. (ISO 9001/Punkt 9)

Dienstleistungsstatus. Der Status macht eine Aussage darüber, welche Leistungen beim Patienten/Bewohner geplant sind oder auch schon erbracht wurden.

Der Dienstleistungsstatus dient als Kontrolle über die Tätigkeiten, die am Patienten/Bewohner schon erbracht wurden oder noch erbracht werden müssen. (ISO 9001/Punkt 12)

Identifikation und Rückverfolgbarkeit. Alle Dokumente und Mittel, wie z.B. Krankengeschichte, Medikamente, Befunde etc. müssen durch eine eindeutige, unverwechselbare Kennzeichnung dem jeweiligen Bewohner/Patienten zu zuordnen sein. (ISO 9001/Punkt 8)

Beurteilung der Dienstleistungsqualität. Verfahren müssen eingerichtet werden, um die wichtigsten Tätigkeiten zu beurteilen, und sofort, wenn Fehler auftreten oder Unzufriedenheit bei Patienten/Bewohner entstehen, entsprechende Maßnahmen einzuleiten. (ISO 9001/Punkt 10)

Behandlung von Fehlern. Treten Fehler auf, so muß die betroffene Stelle informiert werden. Es muß eine Regelung erfolgen, die den Patienten/Kunden zufriedenstellt. Außerdem sollen Regelungen für den Umgang mit Kundenbeschwerden getroffen werden. (ISO 9001/Punkt 13)

Nachbetreuung. Im Anschluß an den stationären Aufenthalt kann die Nachbetreuung eine konkrete medizinische Hilfe sein, es kann aber auch die Erfassung von Daten aus der Folgebetreuung oder Therapiekonzepten sein. (ISO 9001/Punkt 19)

Unterstützende Qualitätselemente
Beschaffung. Hier gilt, daß nur bei Lieferanten, die die optimale Qualität bieten, im Hinblick auf Material und Dienstleistung, beschafft werden darf. Es ist deshalb notwendig, daß bei der Auswahl der Zulieferer ein ständiges Überprüfen von Terminen, Preis, Qualität und Konditionen erfolgt.

Bereits bestehende Geschäftsverhältnisse werden ständig beurteilt und neue Lieferanten nach bestimmten Vorgaben ausgewählt. (ISO 9001/Punkt 6)

Handhabung und Lagerung von Medikamenten und Materialien. Beschädigungen, Beeinträchtigungen und Verwechslungen bis zum Gebrauch, müssen vermieden werden. Eine produktentsprechende Lagerung und zweckmäßige Handhabung sollen sichergestellt sein und bedarf einer Überwachung. Dies beinhaltet ebenso eine eindeutige Kennzeichnung, um die Rückverfolgbarkeit zu gewährleisten. (ISO 9001/Punkt 15)

Geräteüberwachung. Die Überwachung soll die Sicherheit verschaffen, daß keine defekten Geräte in Benutzung sind, nur so kann Vertrauen beim Kunden geschaffen werden. Wichtige Geräte, wie z. B. RR, BZ-Meßgeräte, Infusiomaten, müssen vor dem ersten Gebrauch mit einer Kennzeichnung versehen und kontrolliert sein. Eine periodische Kontrolle der Geräte ist unabdingbar. Die Ergebnisse der Geräteüberprüfung sind zu dokumentieren, ob eine Gerät verschrottet werden soll, reparaturbedürftig oder in Ordnung ist. Extern durchgeführte Überprüfungen orientieren sich an den gleichen Kriterien. (ISO 9001/Punkt 11)

Wartung und Instandhaltung von Einrichtungen und Geräten. Richtlinien zu Wartungs und Instandhaltungsmaßnahmen von Einrichtungen und Geräten sind da, wo es für nötig erachtet wird, festzulegen und zu beachten.(ISO 9001/Punkt 9)

Lenkung der Dokumente und Qualitätsaufzeichnungen. Hiervon sind alle Dokumente betroffen, die für die Normelemente und das QM-System relevant sind. Sie dokumentieren die Wirksamkeit des QM-Systems und den Beleg für die Qualitätsanforderungen. Das QM-Handbuch beinhaltet alle diese Dokumente, welche entsprechend archiviert werden. Jede Stelle, die mit diesen Dokumenten arbeitet, zeichnet sich für deren Aktualität, d.h. alte Dokumente werden vernichtet und ausgetauscht, verantwortlich.

Es muß geregelt sein, wo und wie Qualitätsaufzeichnungen angewendet und ausgewertet werden. Bei auftretenden Problemen müssen die Qualitätsaufzeichnungen jederzeit greifbar und zu zuordnen sein. Es erfolgt aus diesem Grund eine Festlegung darüber, wo und wie lange Qualitätsaufzeichnungen archiviert werden sollen. (ISO 9001/Punkt 5, 16)

Das Qualitätsmanagement-Handbuch

Die DIN EN ISO 9000 ff. fordert eine Dokumentation, die alle Abläufe und Strukturen einer Organisation beschreibt. Dies soll eine übersichtliche und transparente Darstellung der Organisation bzw. des Qualitätsmanagementsystems gewährleisten. Das QM-Handbuch dient als ständiges Nachschlagewerk für die Mitarbeiter und sollte den Kunden, auf Wunsch, auch zugänglich sein. Zudem gibt es die Absichten und Maßnahmen der Führung zur Qualitätsverbesserung, -aufrechterhaltung und -verwirklichung in der Organisation wieder. Das QM-Handbuch ist die Grundlage für die Audits.

Die Autoren des Handbuches sind die jeweiligen Prozeßteams, deren Schlüsseltätigkeiten im QM-System im Handbuch selbst oder in einer anderen Form von QM-Aufzeichnung festgelegt sind.

Was wird im QM-Handbuch dokumentiert?
Das Handbuch ist hierarchisch gegliedert und beschreibt, was und wie es getan wird.

Es zeigt auf, wie die Normforderungen der DIN ISO umgesetzt werden, deshalb orientiert sich die Gliederung im Handbuch nach der Gliederung der Normelementen der DIN ISO.

Den Prozeßeigner, der zuständig ist für das Handbuch und dessen Aktualität, benennt das Handbuch ebenfalls.

Das QM-Handbuch ist ein Dokument, welches nach seiner Fertigstellung durch Unterschrift der Geschäftsleitung in Kraft gesetzt wird und für das die Leitung die letztendliche Verantwortung besitzt.

Zuerst wird der Aufbau des QM-Systems aufgezeigt mit folgendem Inhalt:
- Aufbauorganisation,
- Qualitätspolitik,
- Qualitätsziele,
- Aufbauorganisation der Schlüsselprozesse in Darstellung von Ablaufdiagrammen (ohne Unternehmensinterna),
- Definition von Verantwortungen,
- Hinweise auf Durchführungsbestimmungen,
als sogenannte Variablen gelten die:
- Verfahrensanweisungen,
- Organisationsrichtlinien,

Durchführungsbestimmungen und Anschlußdokumente bilden den Unterbau:

- Pflegestandards,
- Gesetzliche Regelungen/Vorschriften,
- Richtlinien/Normen,
- weitere Anweisungen,
- Checklisten,
- Formulare,
- weitere Vorgabe- und Nachweisdokumente.

Die Verfahrensanweisungen werden von der Norm jedoch gefordert. Sie sind unternehmensweit gültige Beschreibungen der betrieblichen Abläufe und für jeden verpflichtend (Pfitzinger, S. 79).

Das Handbuch kann die Verfahrensanweisungen enthalten oder muß auf diese verweisen.

Die Arbeitsanweisungen bestimmen in der Regel die Abläufe für spezielle Arbeitsplätze, und stehen normalerweise auch direkt dem dort tätigem Mitarbeiter zur Verfügung (z.B. Standards, Pflegerichtlinien).

Es kommen immer wieder Diskussionen auf, was in das QM-Handbuch soll oder was nicht unbedingt im Handbuch stehen muß. Grundsätzlich kann man dazu sagen, daß außer den geforderten Normen, jede(s) Organisation/Krankenhaus/Altenheim dies für sich bestimmen kann.

Eine Organisation legt für sich fest, was wirklich notwendig für das Handbuch ist. Es muß nicht alles dokumentiert werden ohne Überprüfung der Zweckmäßigkeit.

Die DIN ISO beabsichtigt keineswegs eine Papierflut auszulösen, sondern versucht über Mindestanforderungen, das für die Sicherung und Verbesserung der Qualität in der Organisation, wirklich wichtigste aufzuzeichnen.

Das Qualitätsaudit

Das Audit im Rahmen eines Qualitätsmanagementsystems nach DIN ISO ist eine systematische und unabhängige Untersuchung, um festzustellen, ob die qualitätsbezogenen Tätigkeiten und die damit zusammenhängenden Ergebnisse den geplanten Anordnungen entsprechen und ob diese Anordnungen tatsächlich verwirklicht und geeignet sind, die Ziele zu erreichen (gemäß DIN ISO 8402). Die Basis für die Auditierung ist die DIN ISO 10011.

Hierbei wird zwischen drei Formen von Qualitätsaudits unterschieden:

- *Das interne Audit* (First Party Audit):
  Das Audit ist ein Element des QM-Systems und wird im Auftrag der obersten Leitung regelmäßig durchgeführt. Ausschlaggebend für die Beurteilung sind die Maßstäbe, die im QM-Handbuch dafür zuvor festgelegt wurden. Die Stabilisierung und Weiterentwicklung der eigenen Forderungen und Grundsätze hinsichtlich der Unternehmensqualität sind, neben dem Erkennen von noch zu verbessernden Prozessen, das Ziel.
- *Das Lieferantenaudit* (Second Party Audit):
  Bei Veränderungen der vertraglich festgelegten Qualität wird dieses Audit, beispielsweise auf der Grundlage der ISO 9001, beim Lieferanten durchgeführt.
- *Das Zertifizierungsaudit* (Third Party Audit):
  Aufgrund der Basis der ISO-Normen 9001, 9002 und 9003 begutachtet ein neutraler und akkreditierter Auditor das funktionierende QM-System und bescheinigt dies mit einem Zertifikat.

Das interne Audit dient als Pretest. Hierbei werden die definierten Prozesse und Qualitätsziele auf ihre Wirksamkeit und Zweckmäßigkeit hin überprüft. Für eine regelmäßige Bewertung des QM-Systems eignet sich das First-Party-Audit, um eine kontinuierliche Verbesserung des QM-Systems zu ermöglichen. Unter dem Begriff Management-Review soll hierbei das Verbesserungspotential aufgezeigt werden und es sollen entsprechende Maßnahmen ergriffen werden. Kommunikations- und Informationsdefizite werden durch einen gezielten Informationsfluß stetig verbessert.

Interne Audits sind ein fester Bestandteil eines jeden QM-Systems. Für eine adäquate Bewertung des Systems, neben entsprechenden Hinweisen für nötige Korrektur- und Verbesserungsmaßnahmen, geben sie die notwendigen Informationen.

Wenn vertraglich vereinbarte Bestimmungen Gegenstand der Überprüfung sind, werden Kundenaudits durch den Vertragspartner selbst oder in dessen Auftrag durchgeführt.

Die Zertifizierungsaudits werden durch akkreditierte Zertifizierungsstellen auf Verlangen des Auftraggebers durchgeführt, wenn der Auftraggeber anderen Vertragspartnern seine Qualitätsfähigkeit nachweisen will.

Zur Vorbereitung auf das Audit sollte ein Plan erstellt und alle Beteiligten verteilt werden. Die Ziele eines internen Audits werden vorab festgelegt und in einer Checkliste festgehalten, die als Formulare bereit liegen müssen. Neben der ausführlichen Information der Mitglieder des Teams gehört das eingehende Studium der Unterlagen, die das Managementsystem beschreiben, zur Vorbereitung. Vor Beginn des Audits muß sich das Auditorenteam mit den Funktionsweisen des QM-Systems beschäftigen und sich einen Eindruck von den Abläufen und wichtigen Tätigkeiten der Organisation verschaffen.

Das Audit beinhaltet die Prüfung der Unterlagen, Beobachtung von Abläufen und Verrichtungen von Zuständen auf den Ebenen der Organisation. Alle Fehler oder Abweichungen werden als Auditfeststellungen gesammelt, um herauszufinden, wo die Ursachen dafür sind und herauszufinden, warum das QM-System nicht mit den Anforderungen und Kriterien übereinstimmt. Die gefundenen Schwachstellen müssen mit der auditierten Stelle besprochen werden.

Berichterstattung

Noch vor dem Verfassen eines abschließenden Auditberichts sollte das Auditorenteam ein Gespräch mit der Unternehmensleitung und zuständigen Mitarbeitern führen. In diesem Abschlußgespräch können die sachlichen Grundlagen der beobachteten und fixierten Mängel der Leitung des zu auditierenden Unternehmens erörtert werden und so Mißverständnisse schon im vorab vermieden werden.

Der Auditbericht wird unter der Aufsicht des Lead-Auditors verfaßt, der für die Korrektheit und Vollständigkeit verantwortlich zeichnet. Der Auditbericht ist an die auditierten Ebenen und an die oberste Geschäftsleitung zu geben.

Anforderungen an Auditoren

In den internationalen Normen Qualitätskriterien für Qualitätsauditoren (EN 30 011-2) sind die anerkannten Mindestanforderungen festgelegt (vgl. Seghezzi u. Caduff 1997)

Die Zertifizierung

Zertifikate über ein Managementsystem bescheinigen einem Unternehmen oder einer Einrichtung, daß die Qualitätsziele erreicht wurden und die dazu erforderlichen Verfahren beherrscht werden. Dabei geht es um die Mindestvoraussetzungen, die zum kontinuierlichen Erreichen der Qualitätsnormen notwendig sind. Der dritte Aspekt ist, daß die Zertifizierungsstelle mit dem Zertifikat bescheinigt, daß das Unternehmen oder die Einrichtung über ein normkonformes Managementsystem verfügt.

Im 1. und 2. Jahr nach Erteilung des Zertifikates erfolgt eine Routineprüfung, in der festgestellt wird, ob das Managementsystem angewendet und vor allem weiterentwickelt wurde. Ein Wiederholungsaudit schließt sich im 3. Folgejahr an. In einem regelmäßigen Turnus kann eine Zertifikatserneuerung beantragt werden.

Das Vergeben von anerkannten Zertifikaten ist nur durch ein akkreditiertes Unternehmen möglich. Die Basis für die Zulassung von Zertifizierungsunternehmen ist die Erfüllung der Norm EN 45012. Die Organisation, die in Deutschland die Akkreditierung von Zertifizierungsgesellschaften durchführt, ist die Trägergemeinschaft für Akkreditierung, kurz TGA.

2.4.3
Total Quality Management

„TQM wird als der am weitesten reichende (Qualitäts-)Ansatz angesehen, der für ein Unternehmen denkbar ist" (Theisinger, S. 748). „T für Total, das heißt Einbeziehen aller MitarbeiterInnen, aber auch ganz besonders der Kunden und Lieferanten, weg vom isolierten Funktionsbereich, hin zum ganzheitlichen Denken. Q für Quality, Qualität der Arbeit, der Prozesse und des Unternehmens, aus denen heraus die Qualität der Produkte wie selbstverständlich erwächst. M für Management hebt schließlich die Führungsaufgabe und die Führungsqualität hervor" (a.a.O.). Bläsing interpretiert TQM folgendermaßen: „Total bedeutet einen gesamtheitlichen, umfassenden, alles einbeziehenden Ansatz zu finden. Quality steht für die Gesamtheit von Eigenschaften des Unternehmens, die es unverwechselbar, einmalig, typisch und damit erfolgreich machen. Management steht für das Umsetzen von Zielen und für die Führungskultur schlechthin" (Bläsing 1997, S. 7–8).

Der Duktus für ein Total, also ein umfassendes QM, ist, daß zur Sicherstellung und Verbesserung der Qualität, ob von Produkten oder Dienstleistungen, alle Ebenen eines Unternehmens gemeinsam die Verantwortung übernehmen. Die Leitungskräfte wie auch die Mitarbeiter in anderen Ebenen. Die offizielle Definition für TQM gibt der Lenkungsausschuß der Gemeinschaftsarbeit der Deutschen Gesellschaft für Qualität e.V. wie folgt:

> → **Definition**
>
> TQM ist eine auf der Mitwirkung aller ihrer Mitglieder beruhende Führungsmethode einer Organisation, die Qualität in den Mittelpunkt stellt und durch Zufriedenheit der Kunden auf langfristigen Geschäftserfolg sowie auf Nutzen für die Mitglieder der Organisation und für die Gesellschaft zielt.

Der aus Japan stammende Ansatz hat sich erst Anfang der 80er Jahre durch Masing auch in Deutschland etabliert, konnte sich aber nur zögerlich, vor allem in der Industrie, umsetzen lassen. Im Gesundheitswesen der BRD ist zu konstatieren, daß ein umfassendes QM noch in den Kinderschuhen steckt. „TQM ist somit nicht nur Bestandteil eines Unternehmensführungskonzeptes, sondern dominiert vielmehr sämtliche Managementaktivitäten. Da Qualität zum wichtigsten Erfolgsfaktor im Unternehmen wird, der von sämtlichen Mitarbeitern getragen werden sollte, handelt es sich beim Total Quality Management nicht einfach um ein Qualitätskonzept, sondern um eine das ganze Unternehmen einschließende Qualitätsphilosophie bzw. Qualitätskultur" (Döttinger u. Klaiber 1994).

KAPITEL 2 Qualitätsmanagement

Der Pionier des TQM im westlichen Kulturkreis, der die Ansätze aus Japan in den USA geprägt hat, ist W. Edwards Deming (1900-1993). Als Idee zur Veränderung hat er 14 Thesen für die Unternehmensleitungen entwickelt, die auch den konzeptionellen Rahmen der DIN EN ISO 9000, sowie des EQA darstellen

> - Aufbau der Zielsetzung einer ständigen Verbesserung der angebotenen Produkte und Serviceleistungen.
> - Übernahme der neuen Null-Fehler-Philosophie, die es ablehnt, Fehler zu akzeptieren.
> - Beseitigung der Abhängigkeit von Massenprüfungen und des Vertrauens in statistische Kontrollen.
> - Verpflichtung der Lieferanten, statistische Qualitätsnachweise zur Verfügung zu stellen.
> - Permanente Verbesserung von Produkten und Service.
> - Ständige Weiterbildung aller Angestellten.
> - Bereitstellung geeigneter Instrumente zur korrekten Aufgabenerfüllung für alle Angestellten.
> - Förderung der Kommunikation und Produktivität.
> - Förderung der Zusammenarbeit unterschiedlicher Abteilungen bei der Lösung von Problemen.
> - Beseitigung von Botschaften, die keine genau festgelegten Verbesserungen beinhalten.
> - Nutzung statistischer Verfahren, um Qualität und Produktivität laufend zu verbessern.
> - Beseitigung aller Hindernisse, hochwertige Leistungen zu erbringen.
> - Laufendes Angebot von Fortbildungsmaßnahmen, um mit den laufenden Marktveränderungen Schritt halten zu können.
> - Deutliche Verpflichtung des Topmanagements zur Qualität.

Bei Deming erfolgt eine Betrachtung von Prozessen. Gerade im Dienstleistungssektor ist dieser Aspekt elementar. Leider konzentriert sich Deming bei der Beurteilung von Qualität auf statistische Verfahren, die im Pflegebereich nur bedingt zu erbringen sind. Da die Serviceleistungen in der Krankenpflege und ebenso in der Betreuung alter und behinderter Menschen Beziehungsarbeit ist, und diese noch nicht statistisch zu messen und zu quantifizieren ist, kann das Modell nicht direkt übernommen werden. Juran beschreibt 1979 die sogenannte Trilogie, die Qualitätsplanung, -regelung und -verbesserung als einen umfassenden Prozeß darstellt. Der Mitarbeiter hat hierbei aber einen geringeren Stellenwert als bei Deming. Erst Feigenbaum verbindet die verschiedenen Elemente zu einem Ganzen, welches auch im Pflegebereich realisierbar scheint. Zur Qualitätssicherung werden Standards, Systemaudits und Soll-Ist-Vergleiche herangezogen sowie die Kosten für die Sicherung der Qualität mit einbezogen (vgl. Bruhn, S. 118-125).

Zusammenfassend ist zu sagen, daß der Begriff TQM von Namen und Inhalt her auf den 1961 entwickelten Total-Quality-Control-Ansatz (TQC) des Amerikaners Feigenbaum zurückgeht. Darauf aufbauend stellte der Japaner Ishikawa das

2.4 Qualitätssicherungs- und Qualitätsmanagementsysteme

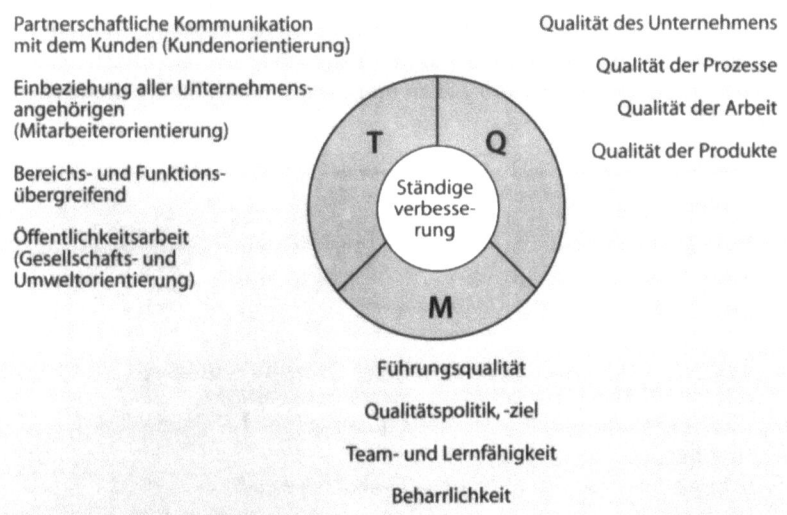

Abb. 2.3. Das Prinzip des TQM

Company-Wide Quality Control-Konzept (CWQC) vor, welches als Erweiterung von Total Quality Control im Hinblick auf eine verstärkte Einbeziehung der Mitarbeiter und der Gesellschaft auf allen Ebenen des Unternehmens angesehen werden kann. Die Total-Quality-Management-Strategie beinhaltet wiederum die Elemente von Company-Wide Quality Control und geht noch darüber hinaus, indem auch die übergeordnete Unternehmensphilosophie auf das Qualitätsziel ausgerichtet und sogar das Umfeld des Unternehmens einbezogen wird. Damit kann Total Quality Management als die umfassendste (Qualitäts-)Strategie angesehen werden, die für ein Unternehmen denkbar ist. Vom Kunden über die eigenen Mitarbeiter bis hin zum Lieferanten, werden alle Bereiche erfaßt und integriert. In diesem Sinne ergibt sich insbesondere aus dem unternehmerischen und wirtschaftlichen Erfolgspotential von Qualität sowie der Langfristigkeit und Reichweite eines qualitätsorientierten Ansatzes auch eine Unabweichbarkeit der Einbindung des Qualitätszieles in die gesamte Unternehmenspolitik und die Verknüpfung mit der Unternehmenskultur.

Zur praktischen Umsetzung von Total Quality Management müssen von der Unternehmensleitung organisatorische, personelle und technische Rahmenbedingungen geschaffen werden. Für die eigentliche Umsetzung werden dann die Methoden und Instrumente des Qualitätsmanagements angewendet (vgl. Kamiske 1996, S. 93-96).

TQM auf den Krankenhaus- und Pflegebereich zu übertragen ist das Ziel. Die Voraussetzungen dafür sind, daß ein QM-System bereits implementiert wurde und bereits mehrere Jahre gepflegt und gelebt wurde. Als Basis von TQM kann das Konzept DIN EN ISO 9000 gelten, da hier bereits die Grundlagen für prozeßhaftes Arbeiten gelegt wurden und mittels der Auditierung und Zertifizierung ein QM-Rahmen existiert. TQM baut auf die vorhandenen Strukturen auf, jedoch ist kritisch anzumerken, daß als Voraussetzung für ein flächendeckendes Denken und Handeln über die Berufsgrenzen hinaus Barrieren abgebaut werden müssen. Der Gedanke von Transdisziplinarität und Teamarbeit sind wichtigster Garant für das gemeinsame Definieren von Zielen und dies ist durch flache Hierarchien und Kooperation erreichbar.

Transferfragen

1. Welche Abteilung/Stelle einer Einrichtung trifft die Entscheidung, ob Qualitätsmanagement eingeführt und umgesetzt wird?
2. Welche Qualitätsnorm gilt als weltweit anerkannt und zertifizierbar?
3. Nennen Sie 3 Leitsätze von QM und erläutern Sie jeden Leitsatz kurz?
4. Entwerfen Sie die Qualitätspolitik für eine Einrichtung des Gesundheitswesens anhand von 5 pragmatischen Qualitätszielen.
5. Übertragen Sie eines der unter 4. aufgeführten Qualitätsziele auf die Handlungsebene.
6. Bringen Sie eine kurze Definition von Pflegequalität.
7. Die Rahmenbedingungen im Pflege- und Sozialwesen haben sich verändert. Stellen Sie stichpunktartig 3 Gründe dar.
8. Welche Grundvoraussetzungen sind notwendig, um ein Qualitätsmanagementsystem in einer Pflegeeinrichtung einzuführen?
9. Wie müssen Mitarbeiter überzeugt werden, sich dem Thema Qualitätssicherung in ihrer Abteilung zu stellen und wer soll dies tun?
10. Nennen Sie in 5 Sätzen das besondere eines von Ihnen gewählten Qualitätssicherungssystems.
11. Was heißt „zertifiziert nach ..." und was bedeutet dies?
12. Was bedeuten die Begriffe Struktur-, Prozeß-, Ergebnisqualität? Erläutern Sie diese kurz und führen je drei Beispiele für deren Verständnis an.
13. Sie werden beauftragt in Ihrer Einrichtung ein QM-System zu implementieren. Wie gehen Sie vor, was müssen Sie besonders beachten? Skizzieren Sie Ihr Vorgehen anhand von 5 Ablaufschritten.

Literatur

Bläsing JP (1997) Total Quality Management – Das qualitätsbewußte Unternehmen. Stuttgart
Brockhaus Enzyklopädie in 24 Bänden (1991). 19. Aufl., Band 12, Mannheim
Bruhn M (1997) Qualitätsmanagement für Dienstleistungen. Springer, Berlin-HeidelbergNew York
Bruhn M (1995) Qualitätssicherung im Dienstleistungsmarketing. Eine Einführung in die theoretischen und praktischen Probleme. In: Bruhn M, Strauss B. (Hrsg.) Dienstleistungsqualität. Grundlagen, Konzepte, Methoden. Wiesbaden
Deutsches Institut für Normung e. V. (Hrsg.) (1995) Qualitätsmanagement und Statistik. Verfahren 3: Qualitätsmanagementsysteme. Normen, DIN-Taschenbuch 226. Beuth, Berlin Wien Zürich
Döttinger K , Klaiber E (1994) Realisierung eines wirksamen Qualitätsmanagementsystems im Sinne des Total Quality Managements. In: Strauss B (Hrsg.) Qualitätsmanagement und Zertifizierung. Wiesbaden

Literatur

Greßler U, Göppel R (1996) Qualitätsmanagement. Eine Einführung. Stam, Köln
Kamiske, GF (1996) ABC des Qualitätsmanagements. Hanser, Wien
Masing, W (Hrsg) (1994) Handbuch Qualitätsmanagement. Hanser, München Wien
Meffert H, Bruhn M (1995) Dienstleistungsmarketing. Grundlagen, Konzepte, Methoden. Wiesbaden
Nagorny HO, Plocek M (Hrsg.) (1997) Praxishandbuch Qualitätsmanagement im Krankenhaus. Baumann, Kulmbach
Offermanns M (1998) Die Zertifizierung nach DIN EN ISO 9000 ff., Erfahrungen aus der Krankenhaus-Praxis. Schriftenreihe/ Wissenschaft und Praxis der Krankenhausökonomie Hrsg: Deutsches Krankenhausinstitut e. V. Band 6. Düsseldorf
Pfitzinger E (1995) DIN EN ISO 9000 für Dienstleistungsunternehmen. Hrsg: DIN, Deutsches Institut für Normung e. V., Beuth, Berlin Wien Zürich
Seghezzi HD, Caduff D (1997) Aufbau integrierter Führungssysteme. Schriftenreihe Orientierung, Nr. 106. Credit Suisse, Zürich
Theisinger J (1997) Qualität bedeutet, Anforderungen zu erfüllen. Pflegezeitschrift 12: 1997

# Kapitel 3

Aspekte der Gesprächsführung im Pflegemanagement

J. Plümpe

Inhaltsverzeichnis

3.1 Gesprächsführung auf dem Hintergrund gesellschaftlicher Bedingungen 45
3.2 Bedeutung der Gesprächsführung für das Pflegemanagement 48
3.3 Qualitätsmanagement in der Pflege 52
3.4 Methoden und Techniken der Gesprächsführung 55
3.5 Anforderungen an Bildungsmaßnahmen 73
Literatur 78

3.1 Gesprächsführung auf dem Hintergrund gesellschaftlicher Bedingungen

Die Gesellschaft – also *wir alle*, die gesamte Weltgesellschaft – befindet sich im Spannungsfeld zwischen Individualisierung und Globalisierung. Der einzelne ist ständig darum bemüht, sich gegen die von ihm beobachteten und/oder selbst erlebten Risiken verschiedenster Art und Herkunft zu schützen oder sich von ihnen zu emanzipieren (vgl. Beck 1986). Gleichzeitig ist er ihnen in einer neuartigen Dimension von systemischer Vernetzung – durch die von ihm mitentwickelten Einflüsse der Globalisierung – (schutzlos) ausgeliefert.

Beispielsweise erlebte die Welt in jüngster Zeit – „überrascht" vom Selbstläufermechanismus dieses Spannungsfeldes – die existentielle Bedrohung von Aktionären und Banken in Europa und den USA, ausgelöst durch Börsenirritationen in bisher nur am Rande wahrgenommenen Ländern Asiens. Als ein weiteres Beispiel dieser systemischen Vernetzung beschreibt Beck (1986) diesen Mechanismus eindrucksvoll am Beispiel des atomaren Unfalls in Tschernobyl: „Da ist zunächst der Zwitter der Atomwolke – jene zur Naturgewalt verkehrte und verwandelte Zivilisationsgewalt, in der Geschichte und Wetter eine ebenso paradoxe wie übermächtige Einheit eingegangen sind. Alle Welt starrt elektronisch vernetzt wie gebannt auf sie. Die Resthoffnung auf einen günstigen Wind (die Schweden, die armen!) offenbart dann mehr als viele Worte das ganze Ausmaß der Hilflosigkeit einer hochzivilisierten Welt, die Stacheldraht und Mauern, Militär und Polizei aufgeboten hat, um ihre Grenzen zu schützen" (Beck 1986, S. 9).

Beck (1986) beschreibt Individualisierung in drei Dimensionen:

- Freisetzungsdimension: Herauslösung aus historisch vorgegebenen Sozialformen und -bindungen im Sinne traditioneller Herrschafts- und Versorgungszusammenhänge;
- Entzauberungsdimension: Verlust von traditionalen Sicherheiten im Hinblick auf Handlungswissen, Glauben und leitende Normen;
- Kontroll- bzw. Reintegrationsdimension: eine neue Art der sozialen Einbindung (vgl. ebd., S. 206).

Das angestrebte Ziel, freier und unabhängiger zu werden, unterliegt nach Beck (1986) einem Hauptmißverständnis: Viele assoziieren mit „Individualisierung" die Formel:

Individuation = Personwerdung = Einmaligkeit = Emanzipation (vgl. ebd., S. 207).

Aber gerade mit der letzten Dimension ist diese Formel in Frage zu stellen. Individualisierung könnte gleichsam in ihr Gegenteil verkehrt werden. Beck weist darauf hin, daß Individualisierung zur fortgeschrittensten Form markt-, rechtsbildungs-, usw.-abhängiger Vergesellschaftung wird (vgl. ebd., S. 210). Dies sei an einigen Zitaten belegt:

„Die Familie als vorletzte Synthese generations- und geschlechtsübergreifender Lebenslagen und Lebensverläufe zerbricht, und die Individuen werden innerhalb und außerhalb der Familie zum Akteur ihrer marktvermittelten Existenzsicherung und ihrer Biographieplanung und -organisation" (ebd., S. 209).

„Eben die Medien, die eine Individualisierung bewirken, bewirken auch eine Standardisierung. Dies gilt für Markt, Geld, Recht, Mobilität, Bildung usw. in jeweils unterschiedlicher Weise. Die entstehenden Individuallagen sind durch und durch *(arbeits)marktabhängig.* Sie sind sozusagen die Perfektionierung der Marktabhängigkeit bis in alle Fasern der Existenz(sicherung) hinein, sie sind ihr spätes Ergebnis in der wohlfahrtsstaatlichen Phase" (ebd., S. 210).

„Sie (die Individuallagen; Anm. d. Verf.) haben das widersprüchliche Doppelgesicht institutionenabhängiger Individuallagen. ... Die freigesetzten Individuen werden arbeitsmarktabhängig und deshalb bildungsabhängig, konsumabhängig, abhängig von sozialrechtlichen Regelungen und Versorgungen, von Verkehrsplanungen, Konsumangeboten, Möglichkeiten und Moden in der medizinischen, psychologischen und pädagogischen Beratung und Betreuung. Dies alles verweist auf die institutionsabhängige Kontrollstruktur von Individuallagen ..." (ebd.).

Allerdings soll hier keine Resignation, i.S. einer unkontrollierbaren gesellschaftlichen Ausgeliefertheit, postuliert werden. Im Sinne einer neu verstandenen Individualisierung ist anzustreben, „daß die Biographie der Menschen aus vorgegebenen Fixierungen herausgelöst, offen, entscheidungsabhängig und als Aufgabe in das Handeln jedes einzelnen gelegt wird. Die Anteile der prinzipiellen entscheidungsverschlossenen Lebensmöglichkeiten nehmen ab, und die Anteile der entscheidungsoffenen, selbst herzustellenden Biographie nehmen zu. ... Biographien werden selbstreflexiv ; ..." (ebd., S. 216).

Wenn Lebensführung als biographische Auflösung von Systemwidersprüchen verstanden wird und das Individuum sich als aktiver Bestandteil einer Summe der Teilrationalitäten wahrnimmt (vgl. ebd., S. 219) ist im Zusammenhang dieses Kapitels zu reflektieren, „daß Pädagogik und Medizin, Sozialrecht und Verkehrsplanung ein aktives – wie es immer so schön heißt – mitdenkendes Individuum voraussetzen, das sich in diesem Dschungel von vorübergehenden Endgültigkeiten dank eigener Klarsicht zurechtfindet" (ebd., S. 219).

Aus diesem Zusammenhang ist die Frage abzuleiten: ob ein durch partnerschaftliche Beziehungen definierter Pflegeprozeß

- Ergebnis der Strategie der Experten ist, ihre Widersprüche und Streitigkeiten bei dem einzelnen abzuladen und ihn darüber hinaus auch noch mit der gutgemeinten Aufforderung zu entlassen, „dies alles kritisch auf eigene Vorstellungen hin zu beurteilen" (ebd., S. 219) oder
- ist es der Versuch aller Betroffenen, durch (selbst)reflexives Handeln zu einer in dem hier entwickelten Sinne größtmöglichen Individualisierung zu gelangen.

Und ein zweiter Gedankengang ist in diesem Zusammenhang zu entwickeln. Gehört die Kommunikation/Gesprächsführung überhaupt zu den originären Aufgaben der Pflege – oder anders gefragt: Hat Pflege einen kommunikativen Auftrag in der Begleitung pflegebedürftiger Menschen?

Kommunikation ist nicht aus dem Begriff der Pflegebedürftigkeit abzuleiten. § 14 (4) sowie dem Rundschreiben der Pflegekassen ist zu entnehmen, daß zur Feststellung der Pflegebedürftigkeit Verrichtungen aus folgenden Bereichen zu berücksichtigen sind:

- Bereich der Körperpflege,
- Bereich der Ernährung,
- Bereich der Mobilität,
- Bereich der hauswirtschaftlichen Versorgung,
  (in Klie 1996, S. 132).

Die Pflegekassen kommentieren dazu: „Andere Bedarfsbereiche – z.B. Maßnahmen zur Förderung der Kommunikation ... finden keine Berücksichtigung" (ebd., S. 131). Und weiter kommentieren die Pflegekassen das Kommunikationsbedürfnis im Zusammenhang des § 28 Leistungsarten, Grundsätze „Maßnahmen zur Förderung der Kommunikation stellen keine besonderen ... von der Pflegekasse zu gewährenden Leistungen dar. Allerdings ist bei der Pflege gleichzeitig auf das Kommunikationsbedürfnis des Pflegebedürftigen einzugehen. In Fällen, in denen eine Vereinsamungstendenz des Pflegebedürftigen beobachtet wird, soll sich die Pflegekraft deshalb auch um die Vermittlung von Gesprächsmöglichkeiten für den Pflegebedürftigen insbesondere mit ehrenamtlichen Kräften bemühen ..." (ebd., S. 176) Welches Verständnis von Qualität und Pflege steckt eigentlich hinter solchen Vorschriften? Zumindest stehen diese in krassem Widerspruch zu anerkannten pflegetheoretischen Ansätzen. Beispielsweise beschreibt Krohwinkel (1992) im Zusammenhang der „Aktivitäten und existentiellen Erfahrungen des Lebens" (AEDL) u.a. die Bereiche:

- kommunizieren,
- sich als Mann oder Frau fühlen und verhalten,
- soziale Bereiche des Lebens sichern,
- mit existentiellen Erfahrungen des Lebens umgehen,
  (in Kämmer 1994, S. 58).

Kämmer begründet diese Bereiche aus der Erkenntnis, „daß es eine zentrale Aufgabe von Pflegenden ist, Menschen in Krisen hilfreich zu begleiten. Die Art und Weise, wie sie das tun, beeinflußt stark, ob ein Mensch in der Krise im Gefühl des Gefährdetseins verharrt oder, angemessen (fördernd) begleitet, Vertrauen und vielleicht Zuversicht und Hoffnung wiedererlangen kann" (ebd. 1994, S. 58 f.)

Die Relevanz des kommunikativen Handelns ist also unbestritten, allerdings fehlt die politische und förderrechtliche Anerkennung. Dazu lohnt sich ein Blick in das europäische Ausland. Evers et al. fanden beispielsweise in der Gesetzgebung der skandinavischen Länder den Begriff und Leitwert der „Normalisierung" als „Ziel aller altenpolitischen und altenpflegerischen Bemühungen ... . Darin drückt sich die Absicht aus, Dienste und Einrichtungen so zu gestalten, daß die Differenz zu alltäglichen Lebensbedingungen anderer Bürger so gering als möglich wird. Dies schließt ein, Klienten und Nutzer zu befähigen, vorhandene Autonomieansprüche geltend zu machen oder sich subjektive und objektive Voraussetzungen für ein eigenes Leben (wieder) anzueignen" (ebd., S. 36). Daraus läßt sich eben nicht ableiten – wie es der deutsche Gesetzgeber gerne auslegen würde, daß Kommunikation eben zum „normalen" Umgang mit Menschen gehöre und deshalb nicht als besondere Leistung zu finanzieren sei. Im Gegenteil werden hierdurch „mit der Frage persönlicher Rechte nun auch Ansprüche auf mehr Freizügigkeit und Entscheidungsfreiheit verbunden, z.B. Anspruch auf den Zugang zu Information, Mitbestimmungsmöglichkeiten bei der Wahl eines Hilfearrangementes, den Abbau spezieller Reglementierungen in Heimen (oder in anderen Institutionen; Anm. d. Verf.) u.ä." (ebd., S. 36). Dies sind Dienstleistungen, die als feste Bestandteile in den Katalog der abrechenbaren Pflegeleistungen aufzunehmen und gesetzlich zu verankern sind. In Belgien bezieht sich beispielsweise die Kostenübernahme der Krankenkassen auch auf Leistungen für soziale Integration und Rehabilitation und Sprachtherapie (vgl. Mörgelin u. Schwochert, S. 12).

3.2
Bedeutung der Gesprächsführung für das Pflegemanagement

3.2.1
Von der Versorgung zu Interaktion und Begleitung

Die gesellschaftlichen, sozial- und gesundheitspolitischen Veränderungen beeinflussen die Pflege in ihren Struktur- und Handlungskonzepten unmittelbar. Ein verändertes individuelles und kollektives Gesundheitsbewußtsein, sich verändernde Menschenbilder sowie reformierte gesetzliche und strukturelle Rahmenbedingungen der Pflege fordern einen prozessualen und interaktiven Charakter der Pflege heraus.

> **! Merke**
> Die Ottawa Charta der WHO beschreibt die Bedingungen zur Gesundheitsförderung in Ableitung aus Vorstellungen von Ansätzen der positiven Lebensgestaltung:
> - gesundheitsbezogene Gemeinschaftsaktionen unterstützen,
> - persönliche Kompetenzen entwickeln,
> - befähigen und ermöglichen,
> - vermitteln und vernetzen,
> - Interessen vertreten,
> - gesundheitsförderliche Lebenswelten schaffen,
> - die Gesundheitsdienste neu orientieren
> (in Trojahn u. Stumm 1992, S. 85).

Die Idee, „Selbstbestimmung über gesundheitsförderliche Lebensumstände zu erlangen, ist nur in einem gemeinsamen, ‚kollektiven' Handeln zu verwirklichen, einem Handeln, das Selbstbestimmung und Verantwortung verbindet, Freiheit und Autonomie anerkennt" (Borsi 1997, S. 208). Die Verlagerung der Priorität von Krankheit auf Gesundheit basiert auf einem ganzheitlichen Menschenbild und auf einem Netzwerk der Gesundheitsförderung für alle Beteiligten und Betroffenen, in dem die Kontextgestaltung von Kooperation und Kommunikation im Vordergrund steht (vgl. ebd.). „Hier wird ein sehr dynamischer Begriff des Sozialen angesprochen, der den Menschen als Handelnden und Urheber seiner Lebenswirklichkeit begreift, ..., der aber gleichzeitig in die kollektive Dimension von Solidarität eingebunden wird" (ebd., S. 209).

In bezug auf das Pflegemanagement sind hier insbesondere folgende Aspekte von besonderer Relevanz:

1. Aus der Darstellung von Theorien über Gesundheit und Modellen der Gesundheitsförderung nach Seedhouse (1986, in Waller 1993, S. 11) sind im Zusammenhang dieses Kapitels insbesondere folgende Aspekte hervorzuheben:
   - Gesundheit ist zu definieren als persönliche (körperliche, seelische und geistige) Eigenschaft und Stärke.
   - Persönliche Stärken können weder gekauft noch zugeteilt werden. Sie stellen auch keinen Idealzustand dar. Sie entwickeln sich im Zusammenhang mit der persönlichen Lebensgeschichte. Sie können verloren gehen oder bestärkt werden.
   - In Vernachlässigung der soziologischen und medizinischen Betrachtung ist hier das humanistische (ganzheitliche) Modell der Gesundheitsförderung von besonderem Interesse.
   - Dieses Modell betrachtet Gesundheit als ein positives persönlich zu erreichendes Ziel. Krankheit, Leid und andere Probleme schließen Gesundheit nicht aus.
   - Es berücksichtigt, daß zwischen den Menschen und ihrer sich ständig wandelnden Umwelt komplexe Beziehungen bestehen.

- Es berücksichtigt, daß zwischen Körper, Seele und Geist vielfältige Beziehungen bestehen.
- Es berücksichtigt die Entwicklungsfähigkeit der Menschen durch bewußtes Handeln.

2. Daraus folgt, daß traditionelle Berufsdefinitionen von „Dienen" und „Helfen", durch die der Patient zum Objekt der Behandlung und Pflege wurde, nicht mehr bestehen können. Der Patient hat sich zum autonomen Subjekt der Gesundheitsversorgung entwickelt und gilt somit als eigenverantwortlicher Koproduzent in einer Systempartnerschaft (vgl. ebd., S. 214).
3. „Um dieser Aufgabe gerecht zu werden, müssen die Pflegenden Fähigkeiten entwickeln, die die Auseinandersetzung mit dem Patienten befördern. Die Pflegenden müssen aber auch die Möglichkeit erhalten, ihre Arbeitsbedingungen so zu gestalten, daß sie dem aus der Hinwendung zum Patienten resultierenden veränderten Leistungsanspruch gerecht werden können" (Ferenszkiewicz 1997, S. 190) Anzustreben sind i.S. einer Mitarbeiterpartizipation, als die Mitwirkung der Pflegenden bei der Gestaltung ihrer Arbeitsbedingungen und der sie betreffenden Organisationsstrukturen (vgl. ebd., S. 187), „... die Verlagerungen von Planungs- und Entscheidungs- und Kontrollkompetenzen ... und die Befähigung der Mitarbeiter zu Eigeninitiative und eigenverantwortlichem Handeln" (ebd., S. 188). Demnach sind auch die Pflegepersonen als „aktive" Mitarbeiter wahrzunehmen, die sich durch Eigenverantwortung und Autonomie auszeichnen, sowohl in bezug auf Patientenbedürfnisse und systemische Anforderungen als auch in bezug auf die persönliche Auseinandersetzung der Pflegeperson mit sich selbst. Denn Mitarbeiterpartizipation schließt auch ein, daß „... den Pflegenden Hilfestellungen bei der Bewältigung psychisch belastender Krankheitsverläufe und Patientenbeziehungen gegeben werden" (ebd., S. 189).
4. In einem Netzwerk von Innen- und Außensystemen der Gesundheitsversorgung sollen alle Beteiligten und Betroffenen Problemlösungen für Lebenslagen, Gesundheitsförderung und Gesundheitsversorgung diskutieren, erarbeiten und bewältigen (vgl. ebd.).

Den Prämissen eines Managementdenkens, die u.a. in der Unterstellung einfacher Ursache-Wirkungsbeziehungen, der Vorhersehbarkeit und damit Planungsfähigkeit, der prinzipiellen Beherrschbarkeit der Umwelt und der zeitlosen Gültigkeit von Managementrahmen bestehen, wird damit der Boden entzogen (Klimecki et al. 1994, S. 2). Diese Erkenntnisse aus der Perspektive der betriebswirtschaftlichen Managementlehre sind auf das Pflegemanagement übertragbar. Die sich ständig wandelnde Komplexität ist die eigentliche Herausforderung des Pflegemanagements. „Die pflegerische Managementlehre muß sich deshalb von den ihr liebgewordenen Vorstellungen der Machbarkeit und der exakten Planbarkeit lösen und die Fähigkeiten zu lernen und sich weiterzuentwickeln als zentrale Gestaltungsaufgabe ansehen" (Borsi, S. 237).

Die Einbeziehung der Betroffenen, als das wichtigste Potential für neues gestaltendes Handeln und für neue Verhaltensweisen (vgl. ebd., S. 239), ist in einer solchen systemischen Betrachtungsweise zentral. Aus diesem Ansatz läßt sich die Notwendigkeit der Aufhebung herkömmlicher Organisations- und Hierarchiestrukturen zu Gunsten einer größtmöglichen Flexibilität ableiten (vgl. ebd.). „Ein entwicklungsorientiertes Pflegemanagement hat deshalb die grundlegende Aufgabe, ... Kommunikations- und Kooperationsbeziehungen zu eröffnen, zu gestalten" (Borsi 1997, S. 239).

3.2.2
Betrachtung des Individuums und Beziehungsgestaltung

Aus der Komplexität der Aufgaben und Zielrichtungen des Pflegemanagement fokussiert der folgende Abschnitt auf die mikroperspektivische Betrachtung der Kommunikation, also auf die Kompetenz der Gesprächsführung in interpersonalen Bezügen. Dabei sind im Kern 3 Gruppen von Gesprächspartnern zu betrachten, die sich in der Qualität der Gesprächsführung unterscheiden.

Kundenorientierte Gesprächsführung

Am Beispiel der Klassifikation der Dienstleistungen im Pflegeheim macht Büse (1996, S. 21) deutlich, daß gerade im Pflege-, Therapie- und Behandlungsbereich die Leistungserbringung in besonderer Weise interaktions- und personenorientiert zu gewichten ist.

Die Dienstleistung wird dabei aber nicht allein durch den Dienstleistungserbringer definiert. Es geht darum, „... den Kunden als Pro-Sumer in den Dienstleistungsprozeß miteinzubeziehen ..." (ebd., S. 20). Der Begriff „Pro-Sumer" wird dabei nach Büse verstanden als „... eine Zusammenfügung aus den Begriffen ‚Producer' und ‚Consumer' und soll kennzeichnen, daß die Nutzung der Dienstleistung in der Pflegeeinrichtung den Kunden auch als Mitproduzenten der Leistung sieht und nicht nur als passiven Konsumenten" (ebd., S. 21). Die Definition des Führungsstils befindet sich im Spannungsfeld von zwischenmenschlicher Orientierung und Produktions- bzw. Ergebnisorientierung. Die Bedeutung der zwischenmenschlichen Beziehung für den Führungsstil wächst mit dem Grad der persönlichen Dienstleistungserbringung (vgl. Büse 1995, Abb. S. 20).

Mitarbeiterorientierte Gesprächsführung

Pflegemanagement soll in folgender Weise förderlich auf die Mitarbeiter einwirken:

- Die Mitarbeiter sollen sich mit ihrer Arbeit und ihrem Sozialbetrieb identifizieren.
- Die Mitarbeiter sollen Qualität und Qualitätsverständnis als eine sich ständig wandelnde Dimension begreifen.
- Die Mitarbeiter sollen in ihrer Arbeitszufriedenheit positiv beeinflußt werden.
- Die Mitarbeiter sollen Gelegenheit zu persönlicher Auseinandersetzung und Entwicklung erfahren.

In einer so verstandenen Qualitätskultur fällt dem Führungsverhalten eine besondere Bedeutung zu (vgl. Decker 1997, S. 574).

> Nach Knoblauch u. Schnabel (1992) wirken sich dabei folgende Maßnahmen von Führungspersonen förderlich aus:
> - eine Vision vermitteln,
> - klare Ziele formulieren,
> - Engagement ausstrahlen,
> - Mitarbeiter mit Erwartungen konfrontieren,
> - Wichtiges ständig wiederholen,
> - Situationen erklären, Zusammenhänge aufzeigen,
> - mithelfen bei der Festlegung der Ziele und der Meßgrößen,
> - vorangehen, nicht nur dahinterstehen,
> - Meßgrößen für die eigene Arbeit haben und Ergebnisse veröffentlichen,
> - Qualitätsverbesserungen sichtbar machen,
> - Fortschritte und auch Rückschläge persönlich mit Mitarbeitern einmal pro Woche besprechen,
> - Kommunikation fördern, gute Qualität anerkennen statt schlechte rügen,
> - sich für den Mitarbeiter Zeit nehmen,
> - Verbesserungsvorschläge anregen und fördern,
> - Voraussetzungen für fehlerfreie Arbeit der Mitarbeiter schaffen,
> - symbolische Handlungen vornehmen und auch Kleinigkeiten beachten.

Personen aus anderen Bereichen des Innen- und Außensystems

Die bisherigen Ausführungen haben auch gezeigt, daß die intra- und intersystemische Kommunikation innerhalb und außerhalb einer Institution einen immer größeren Raum einnehmen muß. Diese Kommunikation ist in Form von Besprechungen und Konferenzen institutionalisiert. Namokel (1996) weist darauf hin, „daß Führungskräfte in der deutschen Wirtschaft bis zu 70% ihrer Arbeitszeit mit Besprechungen verbringen. Dieser Trend wird eher noch zunehmen" (ebd., S. 7) Als ursächlich für diese Entwicklung sieht Namokel einerseits den zunehmenden Komplexitätsgrad der Aufgaben, der einen hohen Kooperationsaufwand zur Folge hat, andererseits die fortschreitende Spezialisierung der Mitarbeiter, mit ausgesuchten aber tiefgehenden Fachkenntnissen. „Diese Mitarbeiter müssen zu funktionsfähigen Arbeitsgruppen zusammengeführt werden, um die komplexen Aufgaben in angemessener Zeit erledigen zu können" (Ebd.).

3.3
Qualitätsmanagement in der Pflege

Qualitätssicherung hat sich in der Bundesrepublik Deutschland im Bereich der Dienste und Einrichtungen der Pflege noch nicht flächendeckend durchgesetzt. Qualitätssicherung in der Pflege wird erst seit Mitte der 80erJahre thematisiert.

3.3 Qualitätsmanagement in der Pflege

Auch haben sich die bisherigen Ansätze noch nicht als besonders tauglich erwiesen. Behrends (1997 in bezug auf Selbmann 1994; in Klein u. Borsi 1997) faßt die Kritik an dem bisherigen Stand zusammen:
- Die Qualitätssicherung beschränkt sich vorrangig auf den ärztlichen Bereich.
- Qualitätssicherung definiert sich im wesentlichen als eine statistische Qualitätskontrolle und konzentriert sich auf die Ergebnisse (nicht auf Strukturen und Prozesse).
- Qualitätssicherung ist retrospektiv angelegt („Suche nach faulen Äpfeln im Korb").
- Qualitätssicherung ist mit einem unverhältnismäßig hohen Aufwand (akribischer Statistik) verbunden (vgl. ebd., S. 51).

Behrends verweist darauf, daß die Industrie sich hier schon sehr weiterentwickelt hat. „Die Industrie hat sehr viel früher erkannt, daß eine statistische Ergebniskontrolle (Endkontrolle) nur sehr begrenzt geeignet ist, Qualitätssprünge herbeizuführen. Erst wenn man das Hauptaugenmerk auf die Strukturqualität und vor allen Dingen auf die Prozeßqualität richtet, lassen sich entscheidende Qualitätsverbesserungen erzielen" (ebd., S. 51 f.). Als Belege für die Erfolgsorientierung dieses Ansatzes verweist Behrends in diesem Zusammenhang auf die japanische Industrie und auf die Autoindustrie in der Bundesrepublik Deutschland, die so ihre internationale Wettbewerbsfähigkeit gesichert hat. „Qualitätsmanagement ist also keine mechanisch anwendbare Technik, kein reiner Sachvorgang, der sich ausschließlich auf Produkte und Dienstleistungen bezieht. ... Es ist ein prozeßhaftes Vorgehen, bei dem alle an Dienstleistungs- bzw. Produktherstellung Beteiligten (z.B. Mitarbeiter, Kunden) gefördert werden (Qualitätsentwicklung), um letztlich zur Zufriedenheit der Kunden zu gelangen" (Decker 1997, S. 554).

Dabei bezieht sich der Kundenbegriff auch auf das interne Kunden-Lieferanten-Verhältnis. Im Sinne eines Wechselverhältnisses von Leistungserbringung und Leistungsempfang innerhalb eines Unternehmens ist somit auch jeder Mitarbeiter (jedes Team) gleichzeitig Kunde (Empfänger) und Lieferant von Leistungen. (vgl. Behrends 1997, S. 62) Decker verdeutlicht den hier erkennbaren interaktiven Charakter des Qualitätsmanagements am Beispiel des Klientenbezugs:

In der Vergangenheit gerieten auch in Sozialbetrieben Patienten, Klienten oft zum Produkt. Der Bedarf wurde zwar befriedigt, ihre Bedürfnisse und ihre Ansprüche auf Wohlbefinden jedoch kaum berücksichtigt. Pflegebedarf und eigens entwickelte Pflegestandards waren bereits im Vorfeld einer Behandlung durch Pflegekräfte festgelegt. ... Gefragt sind integrierte Konzepte, die sowohl die Sach- wie die Personal- und Sozialqualität berücksichtigen und die ganzheitliche Qualität verbessern ... (Decker 1997, S. 554 f.).

Der prozessuale und interaktive Charakter der Qualitätsentwicklung wird insbesondere mit der Methode des „Total Quality Management" (TQM) wirksam.

Beim Total Quality Management geht es nicht nur um eine Qualitätssicherung, sondern um die Erzeugung von Qualitätsbewußtsein und eine Qualitätssicherung in allen Phasen der Wertschöpfungskette, also der Diensteproduktion, bei Führungskräften und allen Mitarbeitern. TQM ist also ein umfassender Denk-

und Handlungsansatz, der sich im ganzen Betrieb, in seiner Kultur niederschlägt. Alle müssen von dieser totalen Qualitätsorientierung überzeugt sein. Es geht also nicht um eine Detailoptimierung, z.B bei den zu erbringenden Dienstleistungen, sondern um eine Qualitätsorientierung in allen Bereichen (Zeit, Kosten, Organisation, Hilfsmittel, Arbeitsstil, Führung u.a.)" (ebd., S. 576 f.).

Die Schaffung einer Qualitätskultur kann als besondere Aufgabe der Führungspersonen angesehen werden. „Eine gelebte Kultur der Qualität, von der alle Mitarbeiter und Führungskräfte überzeugt sind, stellt die Voraussetzung für den Erfolg eines Betriebes dar. Erst müssen sich das Denken, das Verhalten, dann die Prozesse, die Abläufe, das Mitgestalten verbessern, dann verbessert sich auch die Qualität der Dienstleistungen, die Zufriedenheit der Kunden und der Mitarbeiter" (Decker 1997, S. 582).

Eine besondere Herausforderung der Einrichtungsleitung besteht deshalb darin, „die Kompetenzen der Mitarbeiter hinsichtlich ihrer Selbststeuerung, Dialogfähigkeit, Rückmeldungsmentalität, Kreativität, Selbständigkeit und Lern- und Konfliktfähigkeit weiterzuentwickeln. Das Ziel könnte auch heißen, Mitarbeiter ständig zu Mitunternehmern ... zu qualifizieren" (Büse 1996, S. 23 f.). Die hier notwendigen Prinzipien unterteilt Büse (ebd., S. 24) in 3 Bereiche. Die Darstellung der Prinzipien konzentriert sich hier auf die im Zusammenhang dieses Kapitels erforderlichen Relevanzen.

Vom Teil zum Ganzen. In bezug auf die Wahrnehmung und Begegnung des Mitarbeiters bedeutet dies, „von der Teilung des Menschen in eine Berufs- und Privatperson zum ganzheitlichen Bild vom Mitarbeiter zu gelangen" (ebd.).

„Im Verhaltenssektor sind unter Prozessen die sozialen Beziehungen der Mitarbeiter untereinander, zu verstehen" (ebd.).

Von Objekten zu Beziehungen. Diese Forderung heißt, „von den offiziellen Zuständigkeiten zu flexibleren informellen Abläufen, persönlichen Beziehungen und Zuständigkeiten zu kommen. Was das Leitbild dem Kunden verspricht, müssen auch alle Mitarbeiter tun. Und wie sie es tun, müssen sie auch sein" (ebd.).

Im Qualitätsmanagement für Einrichtungsleitungen geht es somit stärker um das Kultivieren einer Sinngemeinschaft und das Motivieren aller Mitarbeiter als um mehr Beherrschen und Kontrollen. ... Für ein erfolgreiches Qualitätsmanagement ist es daher notwendig, ein Umfeld zu schaffen, welches hinter jedem Kunden dessen besondere Individualität sieht und die Individualität der eigenen Mitarbeiter berücksichtigt (Büse 1996, S. 23).

Die für diese Aufgaben notwendige kommunikative Kompetenz faßt Renner so zusammen:

Allerdings verlangt ein Klima der Kreativität und Innovation, Offenheit, Toleranz, Aufnahmebereitschaft, Vertrauen und Respekt vor der Lebensleistung des anderen. Kreative Denkvorgänge sind äußerst sensibel gegenüber Störeinflüssen.

Konflikte, Spannungen und Rivalitäten ... müssen daher schnell beseitigt werden, und dazu braucht es gegenseitigen Mut, die Dinge offen anzusprechen, niemals zu verletzen und empfundene Probleme nicht unter den Tisch zu kehren, sondern schnell und fair zu lösen (Renner 1994, S. 141).

3.4 Methoden und Techniken der Gesprächsführung

3.4.1 Einführung

Personen in der Leitungs- und Managementebene befinden sich ständig in unterschiedlichsten Gesprächssituationen. Anders als im Privat- oder Alltagsgespräch sind die Anforderungen in diesen Gesprächen sehr komplex und erfordern deshalb ein Höchstmaß an variabler Kompetenz. Die Komplexität ergibt sich aus der Unterschiedlichkeit der Gesprächspartner und der Gesprächsthemen:

- helfende Gespräche mit Klienten,
- Mitarbeitergespräche in unterschiedlichsten Facetten (Bewerbungs-, Planungs-, Kritik-, Fördergespräch usw.),
- Gespräche mit Vorgesetzten,
- Behördengespräche,
- Verhandlungsgespräche mit Firmen.

Im folgenden soll versucht werden, einen Überblick über die bekanntesten Methoden und Techniken der Gesprächsführung zu geben. Dabei soll im Ergebnis nicht eine Methode favorisiert werden. Der Leser soll vielmehr die Möglichkeit erhalten, selbst eine Auswahl hinsichtlich einzelner methodischer Ansätze zu treffen. Gleichzeitig bleibt es dem Leser überlassen, sich in der Vertiefung dieses Themas auf eine Methode seiner Wahl zu konzentrieren.

3.4.2 Das Verstehen einer Nachricht

„Wir kommunizieren, seitdem wir sprechen können. Das haben wir also schon sehr lange geübt. Das brauchen Sie uns nicht mehr beibringen." So äußerten sich die Teilnehmer und Teilnehmerinnen eines Ausbildungslehrgangs in der Altenpflege – in sonst unüblicher Einstimmigkeit – gegenüber ihrem Dozenten im Fach Gesprächsführung. Dieser erwiderte, daß dies nicht richtig sei: „Sie haben auch schon kommuniziert, als Sie noch nicht sprechen konnten." Sichtlich genervt durch diese Antwort reagierte eine Teilnehmerin: „Sehen Sie, allein schon diese Antwort. Sie machen immer alles so kompliziert."

Schon allein dieser kleine Dialog bietet einem Dozenten der Kommunikation eine Vielzahl an Möglichkeiten, die Besonderheiten der zwischenmenschlichen Kommunikation ausführlich zu beschreiben. Der Leser dieses Dialogs wird möglicherweise Phantasien dazu entwickeln, wie sich dieser Dialog fortsetzen wird, und er wird Vorstellungen über die mitschwingenden Emotionen haben. Des weiteren bleibt unklar, welchen Tonfall und welche Körperhaltungen die Gesprächspartner einnehmen. Ein Außenstehender würde vielleicht sagen: „Ich kann diesen Dialog nicht einschätzen, denn ich bin ja nicht dabei gewesen." Dann meint er genau diese Vielfalt, die die zwischenmenschliche Kommunikation so vielschichtig – die Kursteilnehmer nennen dies „kompliziert" – macht.

Nun könnte angestrebt werden, Kommunikation, insbesondere, wenn sie kompliziert wird, zu vermeiden. Aber schon die erste von Watzlawick (1985a) formulierte Kommunikationsregel stellt klar, daß dieser Versuch zum Scheitern verurteilt wäre: „Man kann nicht nicht kommunizieren" (ebd., S. 53).

Wenn diese Regel vorausgesetzt wird, bleibt nichts anderes übrig, als zu versuchen, sich mit kommunikativem Handeln auseinanderzusetzen, es unter die Lupe zu nehmen, um sie zu verstehen und zu gestalten.

Die Unmöglichkeit, nicht zu kommunizieren

„Mit dem spreche ich nicht mehr!" Diese Reaktion auf eine Beleidigung oder ein Ärgernis oder eine Enttäuschung ist zwar verständlich, dennoch gelingt es nicht, Kommunikation zu vermeiden. „Der Mann im überfüllten Wartesaal, der vor sich auf den Boden starrt oder mit geschlossenen Augen dasitzt, teilt den anderen mit, daß er weder sprechen noch angesprochen werden will, und gewöhnlich reagieren seine Nachbarn richtig darauf, indem sie ihn in Ruhe lassen. Dies ist nicht weniger ein Kommunikationsaustausch als ein angeregtes Gespräch. (Watzlawick 1985a, S. 51) Dabei ist zu berücksichtigen, daß Kommunikation nicht durch sprachliche Elemente gestaltet wird, sondern das Gesagte oder das Nichtgesagte in verschiedener Art und Weise qualifiziert wird. Qualifizierungsmethoden sind:

- der Kontext/die Situation, in der die Kommunikation stattfindet,
- die Art der Formulierung,
- der Tonfall
- sowie Körperhaltungen und -bewegungen (vgl. Schulz v. Thun 1985, S. 36 ff.; Watzlawick 1985a, S. 51).

„Wenn man also akzeptiert, daß alles Verhalten in einer zwischenmenschlichen Situation Mitteilungscharakter hat, d.h. Kommunikation ist, so folgt daraus, daß man, wie immer man es auch versuchen mag, nicht nicht kommunizieren kann. Handeln oder Nichthandeln, Worte oder Schweigen haben alle Mitteilungscharakter ... „ (Watzlawick 1985a, S. 51). Diese Mitteilung, ob gewollt oder ungewollt, ob bewußt oder unbewußt, beeinflußt immer andere, die darauf ihrerseits nicht nicht reagieren können und somit direkt an diesem kommunikativen Geschehen beteiligt sind (vgl. ebd.). Der Hinweis auf die Vielfalt des Kommunikationsverhaltens und auf die Prozesse der Wechselwirkung zwischen den am Kommunikationsgeschehen Beteiligten deutet die Komplexität der zwischenmenschlichen Botschaften an.

Ein Modell der Kommunikation

Nicht nur die Gestaltungsmöglichkeiten einer Mitteilung ist vieldimensional, sondern auch die Mitteilung selbst enthält viele Dimensionen. Schulz v. Thun beschreibt die faszinierende Entdeckung, „daß ein und dieselbe Nachricht stets viele Botschaften enthält" (ebd. 1985, S. 26). Um diese Vielfalt der Botschaften erfassen und verstehen zu können, unterscheidet er vier Aspekte, die er als seelisch bedeutsam beschreibt (vgl. ebd.). Diese Aspekt sollen hier an einem berufsalltäglichen Beispiel erläutert werden.

Die Pflegedienstleiterin äußert am Donnerstag gegenüber Sr. Elke:
„Am Wochenende ist der Frühdienst noch nicht ausreichend abgedeckt."
In einer Analyse der Aussage der Pflegedienstleitung ist nun zu fragen:

- Was verbirgt sich alles in dieser Nachricht?
- Was hat der Sender, entweder bewußt oder unbewußt, in diese Nachricht hineingesteckt?
- Was kann der Empfänger ihr entnehmen?

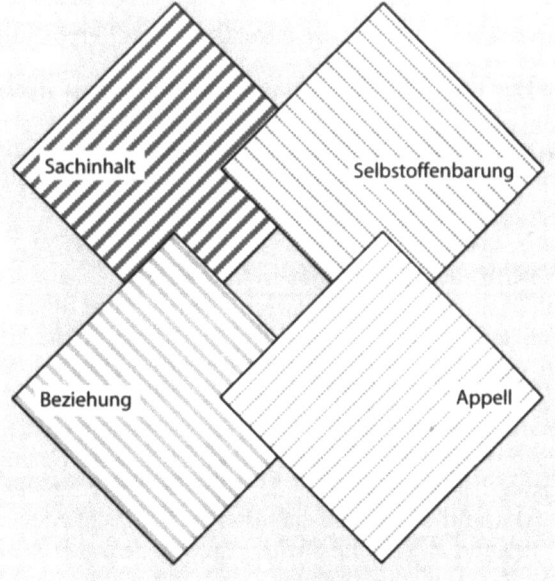

Abb. 3.1. Vier Seiten einer Nachricht. (Nach Schulz v. Thun)

Aspekte einer gesendeten Nachricht

Sachinhalt – Worüber ich informiere. Jede sprachlich gesendete Nachricht enthält eine Sachinformation. In dem Beispiel wird über den Sachstand der Dienstplangestaltung informiert. Aber nicht immer, wenn es um die Sache geht – oder gehen sollte – steht dieser Aspekt im Vordergrund.

Selbstoffenbarung – Was ich von mir selbst kundgebe (Ich-Botschaft). In jeder Nachricht stecken auch Informationen über die Person des Senders. Die Bezeichnung Selbstoffenbarung soll deutlich machen, daß es sich hierbei sowohl um eine gewollte Selbstdarstellung handeln kann, als auch um eine unfreiwillige Selbstenthüllung. Der Sender wird also immer, ob er will oder nicht, etwas von sich preisgeben. Die Selbstoffenbarung in dem Beispiel könnte lauten: „Ich bin verantwortlich" oder: „Ich kann das Problem nicht lösen" oder verstärkt: „Ich bin hilflos."

Beziehung – Was ich von dir halte und wie wir zueinander stehen (Du- und Wir-Botschaft). In Form einer Du-Botschaft bringt der Sender zum Ausdruck, was er von seinem Gesprächspartner hält, wie er ihn einschätzt, was er ihm zutraut.

Mit der Wir-Botschaft definiert der Sender aus seiner Sicht die Beziehung zwischen sich und seinem Gegenüber (so stehen wir zueinander). In dem Beispiel hieße die Botschaft: „Laß uns gemeinsam nach einer Lösung suchen" oder: „Du hast meinen Anordnungen Folge zu leisten" oder: „Jetzt ist es dein Problem."

Für diesen Aspekt der Nachricht ist der Empfänger besonders sensibel, weil ihn hierdurch die Nachricht ganz persönlich betrifft. Möglicherweise fühlt sich der Empfänger einer Du-Botschaft nicht richtig eingeschätzt, oder er ist mit der Art der Beziehungsdefinition nicht einverstanden. Insofern beinhaltet dieser Aspekt der Nachricht ein besonderes Konfliktpotential.

Appell – Wozu ich dich veranlassen möchte. Fast alle Nachrichten haben die Funktion, auf den Empfänger Einfluß zu nehmen. Die Nachricht dient also (auch) dazu, den Empfänger zu veranlassen, bestimmte Dinge zu tun oder zu unterlassen, zu denken oder zu fühlen. „Sorge dafür, daß der Dienst abgedeckt wird" oder verstärkt: „Übernimm du den Dienst."

Aspekte einer empfangenen Nachricht
Durch einen Perspektivenwechsel kommt erst die gesamte Komplexität des Kommunikationsvorgangs zur Geltung. Die Nachricht wird nicht nur durch den Sender qualifiziert, sondern der Empfänger der Nachricht qualifiziert diese seinerseits mit Hilfe seines Filtersystems. Während der Sender allein verantwortlich ist für die gesendete Nachricht, trägt der Empfänger allein die Verantwortung für die Auswertung derselben. „Der Empfänger einer Nachricht hat prinzipiell die freie Auswahl, auf welche Seite der Nachricht er reagieren will" (Schulz v. Thun 1985, S. 45). Dafür stehen die dargestellten Möglichkeiten zur Verfügung (s. Abb. 3.2).

Es kann zwar keine Musterlösung geben, aber dennoch soll hier eine Möglichkeit des Empfangsvorgangs dargestellt werden. Die Entscheidung darüber, welcher Aspekt im Vordergrund stehen wird, ist neben kontextuellen Bedingungen abhängig vom Individuum des Empfängers. Diese Bedingungen können kurzfristig situativ oder langfristig durch die Persönlichkeitsstruktur begründet sein (Abb. 3.3).

Aspekte des Feedback
Die Bedeutung, die der Empfänger einer Nachricht zuordnet, ist entscheidend für die anschließende Rückmeldung (Feedback) an den Sender.

3.4 Methoden und Techniken der Gesprächsführung 59

Abb. 3.2. Empfangsvorgang

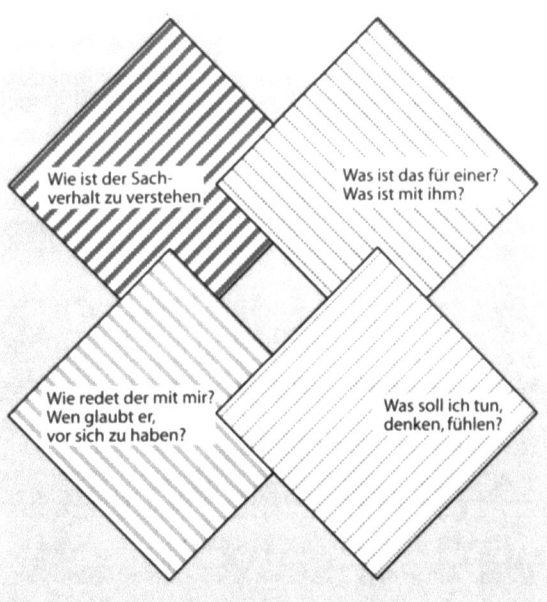

Abb. 3.3. Verschiedene Interpretationensmöglichkeiten

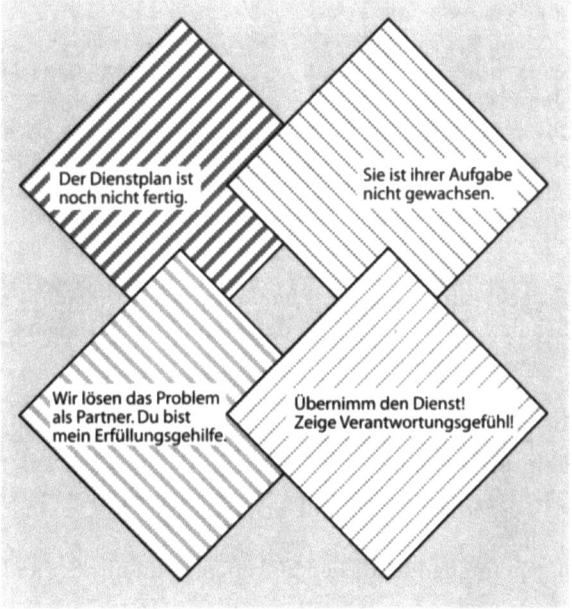

Zur Vermeidung von Mißverständnissen und Umdeutungen und zur Vorbereitung auf ein Feedback schlägt Schulz v. Thun drei Empfangsvorgänge vor:
- Wahrnehmen: Informationen mit den Sinnen aufnehmen,
- Interpretieren: dem Wahrgenommenen eine Bedeutung zuordnen,
- Fühlen: gefühlsmäßige Reaktion auf das Wahrgenommene und Interpretierte.

> **! Merke**
>
> Werden diese drei Schritte nicht auseinandergehalten, verschmelzen sie ineinander und es entsteht ein „Kuddelmuddel". Durch die Bewußtheit dieser Empfangsvorgänge wird dem Empfänger klar, „daß seine Reaktion immer seine Reaktion ist – mit starken eigenen Anteilen." (Schulz v. Thun 1985, S. 73) Dies ist auch gleichzeitig die Chance, diese eigenen Anteile überprüfen zu können (vgl. ebd.).
> „Weniger Maßnahmen eignen sich besser zur Erzeugung von Unglücklichkeit, als die Konfrontierung des ahnungslosen Partners mit dem letzten Glied einer langen, komplizierten Kette von Phantasien, in denen er eine entscheidende, negative Rolle spielt" (Watzlawick 1985b, S. 38). Das bekannteste Beispiel einer solchen Phantasiekette beschreibt Watzlawick (1985b) in seiner „Hammergeschichte":

Ein Mann will ein Bild aufhängen. Den Nagel hat er, nicht aber den Hammer. Der Nachbar hat einen. Also beschließt unser Mann, hinüberzugehen und ihn auszuborgen. Doch da kommt ihm ein Zweifel: Was, wenn der Nachbar mir den Hammer nicht leihen will? Gestern schon grüßte er mich so flüchtig. Vielleicht war er in Eile. Aber vielleicht war die Eile vorgeschützt, und er hat etwas gegen mich. Und was? Ich habe ihm nichts angetan; der bildet sich da etwas ein. Wenn jemand von mir ein Werkzeug borgen wollte, ich gäbe es ihm sofort. Und warum er nicht? Wie kann man einem Mitmenschen einen so einfachen Gefallen abschlagen? Leute wie dieser Kerl vergiften einem das Leben. Und dann bildet er sich noch ein, ich sei auf ihn angewiesen. Bloß weil er einen Hammer hat. Jetzt reicht's mir wirklich.– Und so stürmt er hinüber, läutet, der Nachbar öffnet, doch noch bevor er „Guten Tag" sagen kann, schreit ihn unser Mann an: „Behalten Sie sich Ihren Hammer, Sie Rüpel!" (Ebd., S. 37 f.)

Es geht nicht darum, Phantasien zu vermeiden, sondern sie auszusprechen. Schulz v. Thun (1985) faßt den empfohlenen Umgang mit Phantasien in folgenden Leitsätzen zusammen:

1. Das Unausgesprochene belastet die Kommunikation stärker.
2. Unausgedrückte Gefühle verwandeln sich in Gifte, die Leib und Seele von innen her angreifen.
3. Ausgedrückte Gefühle ermöglichen eine Veränderung der emotionalen Realität.
4. Ob meine Phantasien zutreffen, kann nur der andere entscheiden (ebd. S. 78).

Die Dialektik der Phantasien liegt darin, daß sie unausgesprochen zu Käfigen werden, die den Menschen gefangen halten und von anderen Menschen isolieren, ausgesprochen dagegen zu Kontaktbrücken werden, die eine große Nähe ermöglichen (vgl. ebd.).

Abb. 3.4. Nachricht und Feedback

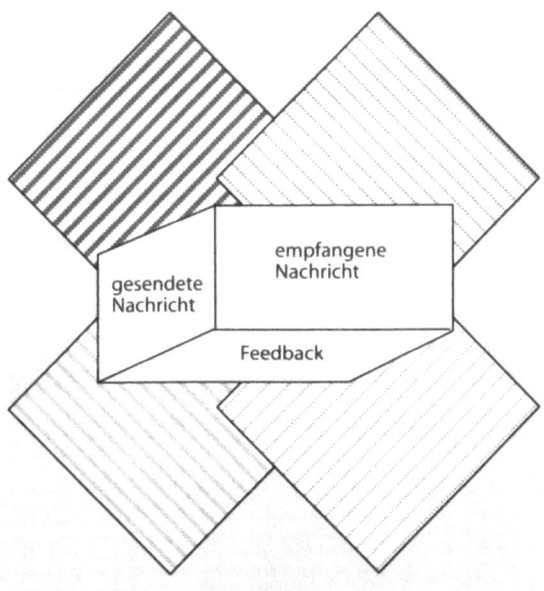

Um das Kommunikationsmodell zu vervollständigen, kommen wir zurück zu dem obigen Beispiel. Sr. Elke ist der Pflegedienstleitung noch eine Antwort schuldig – das Feedback. Auch das Feedback ist durch die hier beschriebenen vier Seiten der Nachricht gekennzeichnet:

Der Sender des Feedback

- gibt Hinweise zu einem Sachverhalt: „Ich habe die letzten beiden Wochenenden Dienst gehabt."
- sagt etwas über sich aus, wie reagiert er auf die Nachricht, welche Bedeutung mißt er ihr bei, welche Gefühle löst sie bei ihm aus. „Ich bin dafür nicht verantwortlich. Das geht mich nichts an."
- drückt seine Beziehung zum Sender aus: „Ich will dir gerne helfen."
- fordert den Gesprächspartner auf, etwas zu tun oder zu unterlassen: „Hilf dir selbst", bzw.: „Laß mich damit in Ruhe"
(Schulz v. Thun 1985, S. 80). S. auch Abb. 3.4.

3.4.3
Drei Grundhaltungen für ein förderliches Gespräch

In alltäglichen, privaten sowie in beruflichen Beziehungen erlebt man Gesprächspartner, die im Erleben psychischer Belastungen auf unterschiedliche Weise signalisieren: „Ich brauche deine Hilfe!" In der Situation, aufgefordert sein zu helfen, stellen sich für die helfende Person viele Fragen: „Welche Haltungen und Aktivitäten einer helfenden Person sind für die Gesprächspartner hilfreich? Wie kann ein Helfer in Gesprächen dem Partner 'heilende' Erfahrungen und Vorgänge ermöglichen? Wie kann er das persönliche Lernen und die Persönlichkeitsentwicklung des anderen fördern? Und zwar sowohl bei 'Klienten' mit deutlichen seelischen Schwierigkeiten als auch bei Mitmenschen im alltäglichen Zusammenleben? Wodurch kann eine helfende Person es einer anderen ermöglichen, sich seelisch mehr zu entfalten und sich mehr zu entwickeln?" (Tausch u. Tausch 1990, S. 29)

> **! Merke**
>
> Ausgehend von Carl R. Rogers sowie Anne-Marie und Reinhard Tausch lassen sich als Grundbedingungen für ein förderliches Gespräch drei Grundhaltungen beschreiben:
>
> - Empathie – einfühlendes nicht-wertendes Verstehen,
> - unbedingte Wertschätzung – Achten-Wärme-Sorgen,
> - Echtsein – Ohne-Fassade-Sein – Inneres Übereinstimmen (Tausch u. Tausch 1990).

„Wenn also eine helfende Person die innere Welt ihres Gesprächspartners nicht-wertend versteht und ihm gegenüber respektvoll-warm-sorgend sowie echt innerlich-übereinstimmend ist und so auch von ihm wahrgenommen wird, dann sind dies die wesentlichen im allgemeinen notwendigen und hinreichenden Qualitäten und Bedingungen im Helfer, um die seelischen Funktionen des Gesprächspartners wesentlich zu fördern" (ebd.).

Rogers stellt deutlich heraus, daß die beschriebenen Grundlagen einer „helfenden und fördernden Beziehung" nicht nur in therapeutischen Beziehungen zur Anwendung kommen können, sondern auf viele andere Gebiete übertragbar sind. So erklärt er in einem Interview über nicht-direktive und humanistische Ansätze in Therapie, Pädagogik und Organisationen: „Alles in allem sehe ich, daß der personen- und klientenzentrierte Ansatz für verschiedene Möglichkeiten oder Chancen in Beziehungen oder in der gesamten Gesellschaft steht. Er stellt einen im stillen revolutionären Ansatz für mich und für dich dar, irgendwie auch subversiv in seinen Auswirkungen auf Institutionen, ob dies nun Erziehungsinstitutionen oder andere sind." (Rogers; zit. nach Massarik 1980; in: Fatzer 1990, S. 238) Auch Tausch u. Tausch (1990) vertreten diese weite Anwendungsmöglichkeit: „Diese helfenden Personen können ein Psychologe gegenüber einem Klienten, eine Krankenschwester oder ein Arzt gegenüber einem Patienten oder ein Mitmensch gegenüber seinem Partner sein" (ebd., S. 29).

Im folgenden sollen die drei Grundhaltungen im Überblick dargestellt werden und die dazugehörenden Aktivitäten des Helfers auf ihre Wirkungen überprüft werden.

Definition der Grundhaltung

Einfühlendes Verstehen

„Jede Person lebt in ihrer eigenen inneren Erlebniswelt. ... Jede Person lebt ihr Fühlen und ihre Erfahrungen. ... Diese Erlebniswelt ist für sie ‚Realität'." (Tausch u. Tausch 1990, S. 31) Die Erlebniswelt des anderen als seine Realität zu begreifen, daran teilzuhaben, ihn zu verstehen und, wenn gewollt ihm zu helfen, seine Welt überschaubarer zu erleben sowie ihm bei der Änderung seines Erlebnisfeldes zu helfen, seine und die eigene innere Welt zu bereichern (vgl. Tausch u. Tausch 1990, S. 32). Darum geht es in der Methode des einfühlenden Verstehens. „Es bedeutet, die persönliche Wahrnehmung eines anderen zu betreten und völlig in ihr zu Hause zu sein. Es bedeutet, zeitweise in seinem/ihrem Leben zu leben, sich darin vorsichtig und ohne Urteile zu fällen zu bewegen und die Gefühlsbedeutungen, deren er/sie sich kaum bewußt ist, zu erfühlen. Ohne dabei jedoch zu versuchen, Gefühle aufzudecken, deren sich der andere völlig unbewußt ist, denn das wäre zu be-

Achten-Wärme-Sorgen

„Ein höchst wichtiger Punkt ist die Haltung des Psychotherapeuten gegenüber dem Wert und der Bedeutung des anderen. Blicken wir auf andere herab? Sehen wir jeden Menschen als jemanden an, der Selbstwert und Würde besitzt? Wenn wir das auch mit Worten bejahen, in welchem Ausmaß spiegelt es sich in unserem Verhalten wieder? Sehen wir wirklich die anderen als Menschen mit Wert an, oder werten wir sie etwa auf sehr feine Art durch unsere Haltung und durch unser Verhalten ab? Steht in unserer Weltanschauung die Achtung vor dem anderen ganz obenan? Achten wir sein Recht und seine Möglichkeiten auf Selbstbestimmung? Oder glauben wir im Grunde, daß er eigentlich ein Leben leben sollte, wie wir es für ihn am besten hielten? In welchem Ausmaß ist es unser Bedürfnis, unser Wunsch, über andere andere zu dominieren? Sind wir bereit, dem anderen zuzugestehen, seine eigenen Werte zu bestimmen und auszuwählen? Oder ist unser Verhalten ihm gegenüber von der Überzeugung bestimmt, die normalerweise unausgesprochen ist, daß er am

Echtsein – Ohne-Fassade-Sein

„Äußerungen, Verhalten, Maßnahmen, Gestik und Mimik einer helfenden Person stimmen weitgehend mit ihrem inneren Erleben, ihrem Fühlen, Einstellungen und Denken überein. Was sie sagt, wie sich verhält und handelt, entspricht ihrer inneren Welt, ihrem Fühlen und Denken, ihrem Selbst. Die helfende Person verstellt sich nicht, sie gibt nichts vor, sie verleugnet nicht Teile von sich selbst. ... Sie lebt die Gefühle, die sie empfindet. ... Sie ist bereit und einverstanden, daß das Fühlen und Denken, das hinter ihren Äußerungen steht, dem anderen gleichsam durchsichtig werden. ... Durch diese beiden Vorgänge – Offensein gegenüber dem eigenen Erleben sowie Selbstöffnung anderen gegenüber – wird das Echtsein einer Person vertieft und bereichert" (Tausch u. Tausch 1990, S. 86). „Ich habe herausgefunden, daß eine Beziehung um so hilfreicher sein wird, je ehrlicher ich mich verhalten kann. Es führt zu nichts, die äußerliche Fassade zu einer Einstellung zu

drohlich. Einfühlung schließt das Mitteilen der eigenen Gefühle des Helfers mit ein, zumal er die Elemente, denen der andere furchtsam gegenübersteht, unvoreingenommen und unerschrocken betrachtet. Es bedeutet, regelmäßig mit ihm/ihr die Genauigkeit der Wahrnehmungen des Helfers nachzuprüfen und sich durch die erhaltenen Antworten leiten zu lassen. Der Helfer ist für den anderen in seiner/ihrer inneren Welt ein vertrauensvoller Gefährte. Indem er die Gefühlsbedeutungen in dem Strom seines/ihres Erlebens aufzeigt, hilft er dem anderen, diese wertvolle Beziehung zum inneren Erleben aufzunehmen, die Gefühlsbedeutungen erlebnismäßig vollständiger zu erfahren und in seinem Erleben weiterzukommen. Mit einem anderen Menschen in dieser Weise zusammenzusein, bedeutet, daß der Helfer in dieser Zeit die Sichtweisen und Werthaltungen, an die er sich selbst hält, beiseite legt, um ohne Vorurteile die Erlebniswelt des anderen zu betreten. ... Und dies kann nur jemand, der in sich stabil genug ist, um zu wissen, daß er sich selbst nicht verlieren

glücklichsten wäre, wenn er uns gestattet, daß wir für ihn seine eigenen Werte, Maßstäbe und Ziele bestimmten?" (Rogers 1962, S. 420; zit. nach Tausch u. Tausch 1990, S. 67)
„Insgesamt fördert Achten-Wärme-Sorgen einer helfenden Person zusammen mit den beiden anderen hilfreichen Haltungen wesentliche seelische Funktionen des Gesprächspartners. Achtung-Wärme ist umgekehrt (invers) zu dem, was einst erheblich zu den Beeinträchtigungen einer Person beitrug: Erfahrene Geringschätzung-Kälte-Mißachtung durch andere Menschen. Achten-Wärme-Sorgen ist gleichsam das seelische Klima, in dem bei weiteren förderlichen Bedingungen persönliches Lernen, Gemütsbewegungen und günstige Wandlungen der Persönlichkeit sehr wahrscheinlich sind" (Tausch u. Tausch 1990, S. 76).

zeigen, die ich auf einer tieferen oder unbewußten Ebene gar nicht habe. Ehrlichkeit meint die Bereitschaft, sich in Worten und Verhalten zu den verschiedenen in mir vorhandenen Gefühlen und Einstellungen zu bekennen und sie auszudrücken. Nur auf diese Art und Weise kann die Beziehung Realität besitzen. Nur indem ich die authentische Person, die in mir ist, bin, kann der andere mit Erfolg nach der Realität in sich suchen. Ich habe entdeckt, daß dies sogar dann zutrifft, wenn meine Empfindungen keineswegs solche sind, die mir gefallen, oder solche, die einer guten Beziehung förderlich erscheinen. Dieses Stehen zur Realität scheint ungeheuer wichtig" (Rogers 1965; zit. nach Tausch u. Tausch 1990, S. 87).

> wird in der Erlebniswelt des anderen, die sich als fremd oder bizarr herausstellen kann, und daß er ohne Schwierigkeiten in seine eigene Welt zurückkehren kann, wann er will"
> (Rogers 1976, S. 36 f.).

Auswirkungen auf die Erlebniswelt des Gesprächspartners

In welcher Weise wirken sich die Haltungen des Helfers auf den Gesprächspartner aus? Was wird dabei bei dem anderen ausgelöst? Dies sind Fragen, die in der Psychotherapie im Hinblick auf den Entwicklungs- oder Heilungsprozeß gestellt werden müssen.

Auswirkungen

Einfühlendes Verstehen	Achten – Wärme – Sorgen	Echtsein Ohne-Fassade-Sein
Der andere fühlt sich in seiner inneren Welt und seinem Selbst tief verstanden. Er fühlt sich nicht allein gelassen, verkannt oder vergessen. Er fühlt Anteilnahme und Zuwendung. Er setzt sich mit seinem Selbst, mit seiner durch den Helfer angesprochenen inneren Welt auseinander. Er kommt sich selbst näher. Er lernt seine innere Welt und seine Erfahrungen mehr verstehen und kann sie erklären.	„Der Gesprächspartner faßt Vertrauen zur helfenden Person und wagt es, ohne Angst oder Furcht vor Nachteilen, seine persönlich bedeutsamen Erfahrungen auszusprechen, sich dem anderen zu öffnen. Die Selbstachtung, das Selbstwertgefühl, das Selbstvertrauen, die Selbstakzeptierung und das Selbstkonzept des Gesprächspartners – sämtlich bedeutsame Einstellungen und Vorgänge – werden erheblich gefördert. Er erfährt Achtung und Wärme, wenn er so ist, wie er ist; er braucht keine Anstrengungen machen, sich besonders darzustel-	Die Achtung-Wärme-Anteilnahme sowie das einfühlende Verstehen des Helfers werden erst durch Echtheit glaubwürdig und damit wirksam. Durch Echtsein und Durchsichtigkeit des Helfers erlebt der Gesprächspartner Sicherheit, er weiß, woran er beim Helfer ist und kann zu ihm Vertrauen fassen. Echtes fassadenfreies und durchschaubares Verhalten des Helfers fördert beim Gesprächspartner selbst die Tendenz, fassadenfreier, offener für sein Erleben leben zu sein, mit gerin-

len, Teile seiner Person zu verschweigen oder sich zu verteidigen.
Durch die Achtung-Wärme wird er ermutigt, seine persönlichen Schwierigkeiten trotz fehlender Ratschläge, Lenkungen und Empfehlungen in Angriff zu nehmen.
Er erlebt keine erniedrigende Abhängigkeit vom Helfer.
Er erfährt in der Beziehung zum Helfer, daß er eine Person von Wert ist; seine Furcht, sich anderen Menschen zu nähern, vermindert sich; er wird angeregt, ebenfalls zu anderen befriedigendere freie zwischenmenschliche Beziehungen zu leben" (Tausch u. Tausch 1990, S. 75 f.).

geren Verteidigungshaltungen und größeren ßerer Übereinstimmung zwischen seinem Fühlen und seinen Äußerungen.
Das Erleben und die Selbstauseinandersetzung des Gesprächspartners werden erheblich dadurch bereichert, daß die helfende Person ihr eigenes bedeutsames Fühlen und ihre bedeutsamen Wahrnehmungen in einfühlend verstehender und achtungsvoller Weise einbringt.
Bei größerem Echtsein, größerer Durchsichtigkeit einer helfenden Person wird bei gleichzeitiger Achtung und helfendem Verstehen die Begegnung mit dem Gesprächspartner tiefer, ehrlicher, realistischer und für dessen Selbstentwicklung förderlicher" (Tausch u. Tausch 1990, S. 96 f.).

Am Beispiel des partnerschaftlichen Gesprächsstils im Umgang mit Mitarbeitern lassen sich die drei Gesprächshaltungen gut verdeutlichen. Weisbach (1997, S. 74 ff.) hat dazu in einem Beispiel unterschiedliche Gesprächshaltungen beschrieben.

In einem Betrieb mit 60 Mitarbeitern wurde vor vier Monaten ein Buchhalter eingestellt, der sich bislang als ausgesprochen tüchtig und erfahren gezeigt hat. Dem Inhaber ist bereits wiederholt aufgefallen, daß es dieser Mitarbeiter mit der morgendlichen Pünktlichkeit nicht so genau nimmt. Zufällig begegnet er ihm knapp 20 Minuten nach dem vereinbarten Arbeitsbeginn auf dem Parkplatz. Der Mitarbeiter scheint den kritischen Blick seines Chefs zu sehen, kommt direkt auf ihn zu und sagt: „Ich hoffe, es macht Ihnen nichts aus, wenn ich gelegentlich etwas später komme."

Typische autoritäre Erwiderungen (der lenkende Einfluß wird mit Geringschätzung kombiniert) könnten so lauten:
„Auch für Sie beginnt um 8.00 die Arbeitszeit!"
„Wenn ich Sie noch einmal zu spät kommen sehe, dann muß ich Sie anmahnen, so leid es mir tut."
„Was erlauben Sie sich eigentlich, schon wieder zu spät zu kommen?"
Auch ironische oder sarkastische Bemerkungen gehören zum autoritären Stil:
„Es ist vielleicht Ihrer geschätzten Aufmerksamkeit entgangen, daß bei uns die Arbeitszeit bereits um 8.00 beginnt."
„Wenn es Ihnen nichts ausmacht, in Zukunft woanders zu arbeiten, habe ich überhaupt nichts dagegen."
„Wenn es Ihnen Mühe bereitet, pünktlich Ihre Arbeit aufzunehmen, habe ich Ihre Leistungsfähigkeit überschätzt!"
Laisser-faire-Äußerungen (Geringschätzung ohne lenkenden Einfluß) fallen beispielsweise so aus:
„Hier macht bald jeder, was er will."
„Wenn Sie meinen, daß Sie das brauchen."
„Wozu fragen Sie mich? Sie tun's ja so oder so!"
Eine antiautoritäre Antwort (Verzicht auf Lenkung bei gleichzeitiger Wertschätzung) könnte so lauten:
„Für mich ist das oberste Gebot, daß sich alle Mitarbeiter wohlfühlen. Wenn es Ihnen wichtig ist, gelegentlich später zu kommen, so will ich das gern akzeptieren, zumal ich sicher bin, daß Sie selbst am besten entscheiden können, wie Sie sich Ihre Arbeit einteilen."
Bei der partnerschaftlichen Erwiderung wird der Position des Mitarbeiters durchaus Verständnis entgegengebracht, doch gleichzeitig der eigene Standpunkt unmißverständlich dagegengesetzt. Zum partnerschaftlichen Stil gehört es, daß sich in der Auseinandersetzung ein längeres Gespräch ergibt und das Ergebnis nicht von vornherein feststeht:
Vorgesetzter: „Ich glaube gern, daß es für Sie geschickt sein mag, den Arbeitsbeginn individuell zu handhaben. Da Sie mich jedoch so direkt ansprechen, will ich Ihnen ganz offen sagen, daß mir daran gelegen ist, daß auch Sie um 8.00 mit Ihrer Arbeit beginnen."
Mitarbeiter: „Das kann ich grad' schwer nachvollziehen. Ihnen ist doch daran gelegen, daß ich alle meine Arbeiten korrekt und termingerecht erledige. Ob ich nun um acht oder erst um halb neun komme, spielt doch eigentlich keine Rolle, zumal ich ja oft genug noch abends nach sechs hier bin."
Vorgesetzter: „An Ihrer Arbeitsleistung habe ich überhaupt keinen Zweifel, ganz im Gegenteil. Ich tue mich lediglich schwer, eine Ausnahme zu machen. Ich befürchte, Ihre Kollegen nehmen sich an Ihnen ein Beispiel bzw. berufen sich womöglich darauf, daß ich bei Ihnen tatenlos zusehe, wie Sie zwanzig Minuten später kommen."
Mitarbeiter: „Okay, das kann ich verstehen. Wenn sich Kollegen darauf berufen, daß ich morgens später kommen kann, dann lege ich allerdings Wert darauf, daß sich dieselben Kollegen auch an meiner abendlichen Mehrarbeit ein Beispiel nehmen. Was halten Sie davon, wenn ich selbst einmal mit den Kollegen diesen Punkt bespreche? Ich kann mir nämlich kaum vorstellen, daß da

> *einer bereit ist, abends so lange zu arbeiten und deswegen alle lieber morgens pünktlich sind und ebenso pünktlich Feierabend machen können."*
> *Bei diesem Gesprächsverlauf ist zu erwarten, daß der Mitarbeiter seinen Standpunkt durchsetzt. Dies brächte auch keine weiteren Probleme bezüglich seiner Arbeitsleistung oder seiner Kollegen oder seiner Anerkennung im Betrieb. Durch einen anderen Argumentationsansatz des Vorgesetzten könnte das Ergebnis ein anderes sein:*
> *Vorgesetzter: „An Ihrer Arbeitsleistung habe ich überhaupt keinen Zweifel, ganz im Gegenteil. Wenn ich mich schwertue, bei Ihnen eine Ausnahme zu machen, dann hat das mit Ihrer Rolle als Buchhalter zu tun und damit, daß Sie Vorgesetzter von zwei Sachbearbeitern sind. Ich kann mir gut vorstellen, daß Sie die Arbeitszeiten intern geregelt kriegen. Gleichzeitig strahlt jedoch Ihre Vorbildfunktion auch auf andere Abteilungen aus, und da ist mir sehr daran gelegen, daß alle unsere Führungskräfte mit gutem Beispiel vorangehen. Darüber hinaus wissen Sie, daß wir in aller Frühe schon viel Publikumsverkehr haben und ich befürchte, daß Rückschlüsse von Ihrem späten Erscheinen auf die korrekte Abwicklung unserer Vorgänge gezogen werden. Im schlimmsten Fall denkt sich jemand: ‚Wenn der Buchhalter schon kommen kann, wann er will, wie sieht's wohl dann mit dem Rest der Mannschaft aus?' Wie sehr gerade unser Betrieb von einem guten Image abhängig ist, müssen Sie ja wissen"* (ebd.).

Der Gesprächsverlauf hat sicher einen anderen Charakter als in helfenden Gesprächen. Dies ist allerdings kein Mangel, sondern leitet sich aus der Unterschiedlichkeit der Beziehungsdefinitionen ab. Dennoch sind die drei beschriebenen Gesprächshaltungen in den Äußerungen des Vorgesetzten wiederzuerkennen.

- Einfühlung: durch Verständnis für die Handlungsmotivation des Mitarbeiters,
- Wertschätzung: durch Anerkennung und Bestätigung der guten Arbeitsleistung,
- Echtheit: durch Klarstellung des eigenen Standpunktes und der erlebten Befürchtungen und Ängste.

Der zunächst scheinbar höhere Aufwand des partnerschaftlichen Stils rechtfertigt sich durch die daraus folgende Zufriedenheit des Mitarbeiters. Weisbach (1990, S. 77) geht davon aus, daß der Mitarbeiter wahrscheinlich deshalb freiwillig sein Verhalten verändern wird, da er die Argumente seines Chefs nachvollziehen kann. Außerdem fühlt er sich gleichzeitig ernst genommen. Die Vorteile eines solchen partnerschaftlichen Stil faßt Weisbach wie folgt zusammen:

- weckt Interesse und erzeugt Engagement,
- zeigt auf, daß Ziele erstrebenswert sind,
- weckt Gefühle von Hoffnung auf Erfolg,
- erschließt Fähigkeiten für eine Sache und
- trägt dazu bei, daß sich der andere mit einem übergeordneten Ziel identifiziert,
- reduziert tägliche Reibungsverluste.

3.4 Methoden und Techniken der Gesprächsführung

Am Beispiel der Wertschätzung läßt sich allerdings auch verdeutlichen, wie weit die Kluft zwischen den Idealen und den Realitäten einer Gesprächsführung sein kann. Weisbach (1990, S. 86 ff.) vergleicht die möglichen Abstufungen der Wertschätzung (s. folgende Übersicht).

Abstufungen der Wertschätzung

Bedingungslose Wertschätzung	Bedingte Wertschätzung	Bedingte Geringschätzung	Bedingungslose Geringschätzung
Ist am schwersten zu verwirklichen.	Läßt sich leichter verwirklichen.	Kommt noch häufiger vor.	Nicht so außergewöhnlich, wie man sich das vielleicht erwünschen oder erhoffen würde.
Unabhängig vom jeweiligen Standpunkt des Gesprächspartners wird diesem offen gezeigt, daß er ein Recht auf seine Position hat und daß er genauso legitim für deren Verwirklichung kämpft, wie wir uns für unseren Standpunkt einsetzen. Unsere Zuwendung und Akzeptanz ist also an keine bestimmte Gegenleistung gebunden.	Unser Gegenüber bekommt unsere volle Akzeptanz und Zuwendung, soweit er sich in Übereinstimmung mit unseren Vorstellungen und Zielen befindet. Im Führungsalltag wird dies so zum Ausdruck gebracht: „Weil Sie sich so außerordentlich eingesetzt haben, möchte ich Ihnen ..." Sozialisiert in einem nahezu konstanten Klima bedingter Wertschätzung entwickelt sich das erwachsene Leistungsstreben im Sinne von: „Wenn ich mich gemäß den Erwartungen meines Vorgesetzten verhalte, bekomme ich am ehesten	Zum Ausdruck kommt die momentane Ablehnung des Gesprächspartners aufgrund seines „Fehlverhaltens". Tadel und Kritik sind mit Geringschätzung gekoppelt: „Aufgrund Ihres Versäumnisses muß ich Sie ... „ Menschen lernen in einem derartigen Klima, daß sie am ehesten durch Fehlervermeidung der schmerzlichen Geringschätzung entgehen können. Die Unterlassung von Fehlverhalten führt allerdings noch lange nicht zu wünschenswerten Leistungen. Zusätzlich wird die Gefahr des Vertuschens gefördert.	Dem Gegenüber wird unabhängig von seiner tatsächlichen Leistung zum Ausdruck gebracht, daß er keinen Anspruch auf einen eigenen Standpunkt hat. Er ist ein „Versager" und zählt nicht.

> Anerkennung."
> Weil es kaum möglich wäre, geht es auch nicht darum, eine an Leistung gekoppelte Wertschätzung abzuschaffen. Allerdings müssen hier die Folgen einer solchen Haltung – unreflektierte Anpassung bzw. Trotz – bewußt sein.

Gestaltung von Beziehungen

Der Erfolg eines Gespräches, einer Kommunikation ist maßgeblich davon abhängig, wie die Beziehung zwischen den Gesprächsteilnehmern definiert ist bzw. wie die Beziehung von den Gesprächsteilnehmern wahrgenommen wird. Die von

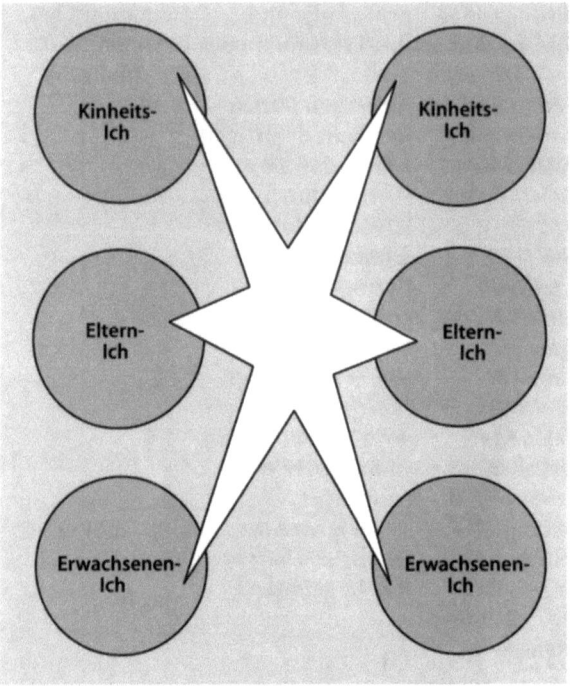

Abb. 3.5.
Persönlichkeitsinstanzen

Berne (1986) beschriebene Transaktionsanalyse (TA) gilt in der Kommunikationspsychologie als Instrument, mit dessen Hilfe kommunikative Abläufe besser verstanden, nachvollzogen und visualisiert werden können. Es bietet insbesondere den Vorteil, gleichzeitig Sender und Empfänger in die Betrachtungen einzubeziehen, und berücksichtigt somit die Wechselseitigkeit und -wirkung der Kommunikation. Die TA unterscheidet drei Persönlichkeitsinstanzen, die in jedem Mensch vorhanden und wirksam sind: das Eltern-Ich, das Kindheits-Ich und das Erwachsenen-Ich (zur Beschreibung dieser drei Ich-Zustände sei auf Kap. 5 verwiesen). Mit Hilfe dieser Ich-Zustände werden unterschiedliche Haltungen und Verhaltensweisen unterscheidbar.

Alle drei Ich-Zustände haben aber auch „Anspruch auf gleiche Berücksichtigung, und jedes von ihnen hat seinen legitimen Platz in einem erfüllten und produktiven Leben." (Berne 1986, S. 31) Es geht also nicht darum, einen Ich-Zustand im Vergleich zu anderen besonders zu idealisieren. Vielmehr ist in bezug auf das einzelne Individuum ein Gleichgewicht dieser Ich-Zustände anzustreben.

Bezogen auf kommunikative Abläufe hilft dieses Modell den Gesprächspartnern zu verstehen, auf welcher Ebene sie sich begegnen und wie es zu Störungen in der Kommunikation und der Beziehung gekommen ist. Im Prinzip kann sich eine Kommunikation dann unbegrenzt reibungslos vollziehen, wenn die beteiligten Ich-Zustände der Gesprächspartner komplementär zueinander ausgerichtet sind. Dabei kommt es nicht auf das Wesen und den Inhalt einer Transaktion an. „Solange es sich bei den Transaktionen um Komplementär-Transaktionen handelt, ist ... völlig irrelevant, ob zwei Menschen sich zu einem Klatsch treffen (Eltern-Ich – Eltern-Ich), gemeinsam ein Problem lösen (Erwachsenen-Ich – Erwachsenen-Ich), oder miteinander spielen (Kindheits-Ich – Kindheits-Ich oder Eltern-Ich – Kindheits-Ich)" (Berne 1986, S. 34). In beruflichen Beziehungen ist grundsätzlich die partnerschaftlich-gleichberechtigte Begegnung (Erwachsenen-Ich – Erwachsenen-Ich) anzustreben. Zu Störungen der Kommunikation kommt es besonders dann, wenn die Kommunikation durch ein Wechselverhältnis von Eltern-Ich – Kindheits-Ich gekennzeichnet ist. Wendet sich beispielsweise ein Vorgesetzter aus dem kritischen Eltern-Ich an einen Mitarbeiter, wird dieser sehr wahrscheinlich entweder aus dem angepaßten oder trotzigen Kind-Ich reagieren:
Vorgesetzter: „Beim nächsten Mal passen Sie aber besser auf!"
Mitarbeiter: „Ja, Chef. Es tut mir leid. Ich werde mich bessern" oder: „Sie glauben wohl, Sie könnten alles besser."
Eine ebenso häufige Störungsursache liegt in der Überkreuz-Transaktion (vgl. Berne 1986, S. 34). Eine Pflegedienstleitung wendet sich aus dem Erwachsenen-Ich an die Stationsleitung. Diese reagiert nicht komplementär, sondern antwortet aus dem Kindheits-Ich:
Pflegedienstleitung: „Ich würde gerne mit Ihnen gemeinsam die mögliche Ursache für den hohen Krankheitsstand auf Ihrer Station suchen."
Stationsleitung: „Jetzt wollen Sie mir auch noch die Schuld für das Verhalten meiner Mitarbeiter in die Schuhe schieben."
Auf zwei Dinge soll an dieser Stelle noch hingewiesen werden:

- Sollten mit Hilfe der TA Störungen in einzelnen Kommunikationsabläufen festgestellt werden, müssen über situative Ursachen hinaus auch längerfristige Beziehungsentwicklungen untersucht werden.

- Es soll hier nicht der Eindruck entstehen, in beruflichen Verhältnissen könnten nur Mitarbeiter – und nicht die Vorgesetzten – aus dem Kindheits-Ich reagieren. Allerdings ergibt sich hierfür aus der grundsätzlichen Beziehungsdefinition eine höhere Wahrscheinlichkeit.

3.4.4
Die Dreiheit von Ich – Wir – Es in dynamischer Balance

Abgeleitet aus gruppentherapeutischen Erfahrungen und psychoanalytischen Theorien hat Cohn (1977) bezogen auf diese Problemstellung eine thematische interaktionelle Methode entwickelt: die themenzentrierte Interaktion (vgl. ebd., S. 111). Da das berufliche Handeln grundsätzlich in Gruppen eingebunden ist, bietet sich die Betrachtung der Gesprächsabläufe auf der Grundlage dieses Modells in diesem Zusammenhang geradezu an. Das größte Problem der Kommunikation in Gruppen liegt in der jeweiligen Einseitigkeit der Themenauswahl. Entweder beschränkt sich die Gruppe auf die Sachthemen oder -konflikte und vernachlässigt dabei die Gefühle, Betroffenheit und Beziehungen der Gruppenmitglieder, oder die Anliegen der Gruppenmitglieder stehen im Vordergrund und lassen inhaltliche Problemlösungen nicht zu. Cohn (1977, S. 113 ff.) geht davon aus, daß jede Gruppeninteraktion drei Faktoren enthält (s. Abb. 3.6).

- das Ich: die Persönlichkeit mit seiner einzigartigen personalen und sozialen Identität;
- das Wir: die Gruppe als Gesamtheit aller Individuen und ihren Beziehungen zueinander;
- das Es: das Thema/die gemeinsame Aufgabe, die von der Gruppe bearbeitet werden soll.

Wesentlich ist, „die dynamische Balance der drei Beziehungspunkte durch ein Nicht-Zuviel und Nicht-Zuwenig zu erhalten. ... Die thematische interaktionelle

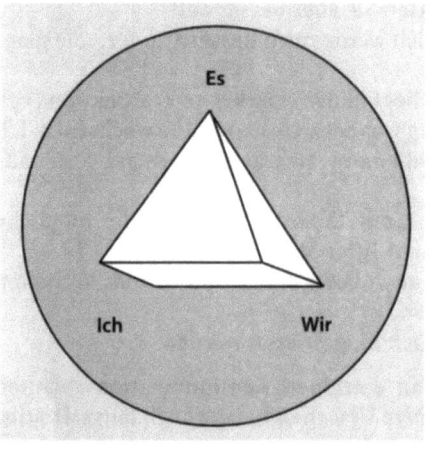

Abb. 3.6. Faktoren der Gruppeninteraktion

Gruppe versucht die Dreiheit von Ich-Wir-Es in dynamischer Balance zu halten" (ebd., S. 115).

Diese die Gruppe bestimmenden Eckpunkte, wirken nicht isoliert für sich, sondern sind eingebettet in die Bedingungen des sie umgebenden sozialen, historischen, politischen, ökonomischen, geographischen, zeitlichen, räumlichen usw. Umfelds.

Soll das Handeln in einer Gruppe entsprechend der TZI-Methode lebendig werden, sind für alle Teilnehmer verbindliche Kommunikationsregeln notwendig (vgl. dazu Kap. 5).

Die TZI-Methode verdeutlicht, daß thematische Auseinandersetzungen und Problemlösungsprozesse nicht allein rational bearbeitet werden können. „Die gegebenen Regeln und Richtlinien versuchen, den ganzen Menschen, Gefühle und Gedanken, Gegenwart, Vergangenheit und Zukunft miteinzubeziehen" (Cohn 1975, S. 116). Die Betroffenheit des einzelnen und der Gruppe sowie die daraus entstehenden Bezüge sind als eine eigene Dimension zu begreifen, die zusammen mit dem Thema erst lebendiges Lernen ermöglicht. Lebendiges Lernen als Hauptziel der TZI beinhaltet in diesem Zusammenhang:

- sich selbst und andere so zu leiten, daß wachstumsfreundliche und heilende statt gefährdende Tendenzen im Menschen angeregt werden;
- die Auseinandersetzung mit Themen/Problemen mit der Förderung der Persönlichkeit des einzelnen und der Einbeziehung der Gruppe insgesamt zu verbinden;
- Gruppen, Betriebe, Institutionen und Organisationen so zu leiten, daß Rivalitäten zugunsten von Kooperation vermindert werden. (vgl. Schütz, S. 131; in Hahn u.a. 1992).

3.5
Anforderungen an Bildungsmaßnahmen

Auf dem Hintergrund des TZI-Ansatzes beschreibt Cohn (1975, S. 114) die Anforderungen an die Persönlichkeit und Kompetenz eines Gruppenleiters, also einer Leitungsperson. Danach benötigt die Leitungsperson allgemeines Wissen vom Menschen, Erfahrung in Gruppendynamik, die Kenntnis vieler technischer Hilfsmittel und vor allem sog. „erzogene Gefühle". Sie geht dabei davon aus, „ daß nicht nur der Intellekt und das Wissen geschult werden können, sondern auch die Gefühlswelt, Intuition, Empathie, Takt und Mut sind nicht nur schicksalhaft an konstitutionelle Elemente gebunden oder von Kindheitserlebnissen bestimmt: Gefühle können erzogen und nacherzogen werden." (Cohn 1975, S. 116)

Die Notwendigkeit der sich in diesem Anforderungsprofil manifestierenden Kompetenzen einer Leitungsperson wird noch einmal deutlich, wenn die von Cohn als grundlegend für das System themenzentrierter Interaktion beschriebenen Axiome betrachtet werden:

1. Der Mensch ist eine psychobiologische Einheit. Er ist auch Teil des Universums. Er ist darum autonom und interdependent. Autonomie (Eigenständigkeit) wächst mit dem Bewußtsein der Interdependenz (Allverbundenheit).

2. Ehrfurcht gebührt allem Lebendigem und seinem Wachstum. Respekt vor dem Wachstum bedingt bewertende Entscheidungen. Das Humane ist wertvoller, Inhumanes ist wertbedrohend.
3. Freie Entscheidung geschieht innerhalb bedingender innerer und äußerer Grenzen. Erweiterung dieser Grenzen ist möglich. Bewußtsein unserer universellen Interdependenz ist die Grundlage humaner Verantwortung (ebd., S. 120 f.).

Tausch u. Tausch (1991) beschreiben die Folgen, die aus einem engen Kontakt mit dem eigenen Fühlen, mit der eigenen Innenwelt zu erwarten sind: „Die Handlungen einer Person sind angemessener. Die verschiedenen Seiten ihrer Person werden mehr berücksichtigt und miteinander integriert. Sie handelt mehr von der Innenseite ihres Erlebens heraus. Sie ist weniger getrennt in eine Person vom Kopf bis zum Hals und in eine Person unterhalb des Halses. Die verstandesmäßigen Vorgänge sind integrierter mit den gefühlsmäßigen. Die Person kann anderen mehr von dem Reichtum ihres inneren Erlebens mitteilen. Sie wird so für andere Personen bedeutungsvoller. Ein wesentlicher Teil ihres Erlebens ist nicht vernachlässigt. Viele Bedeutungen von Wahrnehmungen, Erfahrungen oder Ereignissen werden ihr bewußter. Sie verschenkt nicht wesentliche Informationen, sondern sie hört in sich selbst hinein und spürt die gefühlten Bedeutungen" (ebd., S. 73 f.).

Es reicht also nicht aus, mit Leitungspersonen Techniken der Gesprächsführung zu trainieren. Cohn (1975, S. 114) merkt dazu an: „Keine Methode ersetzt persönliche Wärme, Toleranz und positive Einstellung zum Menschen."

Wenn das Ziel ist, andere Menschen ganzheitlich wahrzunehmen und ihnen ganzheitlich begegnen zu können, müssen sich die Lernenden in einem Bildungsprozeß ebenfalls als ganzheitlich begreifen. Der Ansatz, Bildung als einen ganzheitlichen Vorgang zu gestalten, ist die Voraussetzung dafür. Dem Lernenden soll die Möglichkeit gegeben werden, seine Person in der Begegnung mit einer sich verändernden Umwelt und der sich verändernden eigenen Person weiterzuentwickeln (vgl. Plümpe 1997, S. 265).

Eine explizit ganzheitliche Definition des Lernens findet man bei Kossak (1992): „Unsere Gesamtperson ist eine umfassende Einheit aus Leib und Seele, die als Ganzheit tätig ist. Nur als diese Ganzheit können wir unter Einbeziehung all unserer Teilfunktionen sinnvolle Handlungen oder Denkleistungen vollziehen" (ebd., S. 35). Diese im Gesamtsystem zusammenwirkenden Teilfunktionen unterscheidet Kossak (vgl. ebd., S. 36 ff) wie folgt:

Kognitionen (Gedanken). Hier handelt es sich um einen Sammelbegriff für Gedächtnis- und Informationsverabeitungsmechanismen. Dabei spielen Prozesse der Wahrnehmung und Filterung der eingehenden Informationen eine große Rolle. Negative Gedanken (wie Sorgen, Ängste) können sich als Lernblockaden auswirken.

Motivation (Beweggründe). Unter Motivation(en) versteht man kurz- und langfristige Ziele, die man anstreben oder vermeiden möchte. Damit verbunden ist auch gleichzeitig die Intensität, mit der das Handeln auf diese Ziele hin erfolgt.

Durch angemessene oder unangemessene Motivation wird die Arbeitseffektivität beeinflußt.

Emotionen (Gefühle). Starke Gefühle (wie Trauer, Freude, Angst, Wut, Ärger) können sich auf die geistige Arbeit und deren Qualität auswirken. Bereits kleinere „negative" Gefühle wirken sich lernhemmend aus.

Attributionen (Einstellungen). Verhalten wird davon beeinflußt, daß man Ereignissen eine bestimmte Verursachung zuordnet. Aus diesen so enstandenen Erklärungsmodellen für sein Handeln, seinen Erfolg oder sein Versagen entwickeln sich (unbewußt aufgebaute) Glaubenssysteme, nach denen man handelt (z.B. „Leistung ist nur gut, wenn ... ", „Ich bin nur liebenswert, wenn meine Leistung ... "). Attributionen wirken sich je nach ihrer Ausprägung und Intensität fördernd oder hemmend auf die Lernleistung aus.

Imaginationen (Innenbilder). Laufend und nahezu zu jedem Zeitpunkt produziert man Innenbilder. Es sind szenische Vorstellungen unterschiedlichster Wahrnehmungsqualitäten, die man, durch innere oder äußere Anlässe beeinflußt, spontan wachruft. Je nach Intensität und Gefühlsfärbung können Imaginationen lernhemmend oder lernfördernd sein.

Physiologie (innere Körpervorgänge). Physiologische Vorgänge stehen in engem Wechselspiel mit Emotionen und Imaginationen und wirken sich dadurch deutlich auf das Lernverhalten aus.

Motorik (äußere Körperbewegung) Wer vor Wut zittert, aus Angst angespannt, körperlich ermattet ist, kann erklärlicherweise schlechter lernen als eine ausgeruhte und entspannte Person.

In den Ansätzen der Humanistischen Pädagogik steht die Idee der Prozeßhaftigkeit der Bildung im Mittelpunkt: „Einzig derjenige ist gebildet und erzogen, der gelernt hat, wie man lernt, der gelernt hat, wie man sich anpassen oder ändern kann, der gelernt hat, daß kein Wissen sicher ist, daß einzig der Prozeß des Suchens uns eine Basis für Sicherheit gibt. Wandel und Veränderung, ein Abstützen auf Prozeß statt auf statisches Wissen ist das einzig sinnvolle Ziel einer Erziehung in der modernen Welt" (Rogers 1967b, S. 2; in: Fatzer 1990, S. 22).

Wissens- und Transferfragen

1) Inwieweit wirkt sich nach Ihrer Meinung das Spannungsfeld zwischen Individualisierung und Globalisierung im Handlungsfeld Pflege aus?
2) Welche Rahmenbedingungen müssen gegeben sein, um zu einer größtmöglichen Ausbildung der Persönlichkeiten aller am Pflegeprozeß Beteiligten zu gelangen?
3) Entwickeln Sie Argumentationsstrukturen, die die förderungsrechtliche Relevanz von sozial-pflegerischen Maßnahmen und kommunikativen Angeboten rechtfertigen.
4) Stellen Sie – in Abgrenzung zu klassischen Managementtheorien – heraus, worin die eigentliche Herausforderung des Pflegemanagements besteht.
5) Belegen Sie anhand von Beispielen aus der Praxis die zentrale Bedeutung des Ansatzes eines entwicklungsorientierten Pflegemanagements.
6) Beschreiben Sie die unterschiedliche Qualität der Gesprächsführung in Unterscheidung der verschiedenen Gesprächspartner.
7) Fassen Sie die Kritik zu bisherigen Ansätzen der Qualitätssicherung in Diensten und Einrichtungen der Pflege zusammen.
8) Worin besteht die zentrale Erkenntnis des Qualitätsmanagements der Industrie, die sich auf Dienstleistungen der Pflege übertragen läßt?
9) Beschreiben Sie die praktische Relevanz einer Qualitätskultur (i.S. des TQM-Ansatzes) in Abgrenzung zu Maßnahmen reiner Qualitätssicherung.
10) Worin besteht die besondere Aufgabe einer Führungsperson in der Schaffung einer Qualitätskultur?
11) Überprüfen Sie die Rahmenbedingungen der Dienste und Einrichtungen in bezug auf die Absicherung der für die Qualitätsentwicklung notwendigen kommunikativen Kompetenz.
12) Entwickeln Sie eine Gegenüberstellung der Kriterien von Privat-/Alltagsgesprächen und professioneller Gesprächsführung.
13) Reflektieren Sie die unterschiedlichsten kommunikativen Bezüge einer Leitungsperson in einer pflegerischen Einrichtung.
14) „Man kann nicht nicht kommunizieren." Reflektieren Sie diese Kommunikationsregel anhand persönlicher Erfahrungen.
15) Beschreiben Sie die Aspekte einer Nachricht nach dem Kommunikationsmodell von Schulz v. Thun.
16) Besinnen Sie sich auf eine Gespräch, das Sie kürzlich geführt haben. Reflektieren Sie eine Botschaft dieses Gespräches anhand der Aspekte
    - einer gesendeten Nachricht: Was wurde explizit und implizit gesendet?
    - der empfangenen Nachricht: Wie wurde die Nachricht entschlüsselt?
17) Stellen Sie anhand eines Kommunikationsbeispiels die Anteile einer Nachricht in bezug auf
    - die gesendete Nachricht,
    - die empfangene Nachricht,
    - das Feedback,
    dar.

18) Stellen Sie die für ein förderliches Gespräch notwendigen Grundhaltungen dar.
19) Beschreiben Sie die Auswirkungen dieser vom Gesprächspartner erfahrenen Grundhaltungen für seine Erlebniswelt.
20) Stellen Sie anhand eines von Ihnen konstruierten Beispiels die Gesprächsstile
    - autoritär,
    - laisser-faire,
    - antiautoritär,
    - partnerschaftlich
    - vergleichend dar.
21) Diskutieren Sie die Vor- und Nachteile der verschiedenen Gesprächsstile und bewerten Sie diese in ihrer Relevanz für die Praxis.
22) Ordnen Sie den unterschiedlichen Abstufungen der Wertschätzung (nach Weisbach) Beispiele aus Ihrer persönlichen bzw. beruflichen Kommunikationserfahrung zu.
23) Stellen Sie die drei Persönlichkeitsinstanzen der Transaktionsanalyse (TA) dar.
24) Beschreiben Sie fiktive oder erlebte Beispiele von Komplementär-Transaktionen.
25) Stellen Sie mit Hilfe des TA-Modells Störungen der Kommunikation dar.
26) Beschreiben Sie die Elemente des TZI-Modells.
27) Beschreiben Sie anhand eines von Ihnen erlebten oder konstruierten Problemlösungsprozesses die Inhalte der Elemente des TZI-Modells.
28) Erläutern Sie die Notwendigkeit der dynamischen Balance der drei Beziehungspunkte des TZI-Dreiecks.
29) Beschreiben Sie die für das Gelingen der TZI-Methode notwendigen Kommunikationsregeln.
30) Überprüfen Sie diese Regeln in bezug auf die Umsetzung in Diensten und Einrichtungen der Pflege.
31) Zeigen Sie auf, welche Relevanz „lebendiges Lernen" i.S. des TZI-Ansatzes in Diensten und Einrichtungen und Diensten der Pflege hat.
32) Beschreiben Sie die Teilfunktionen ganzheitlichen Lernens n. Kossak.
33) Erläutern Sie den Stellenwert der Persönlichkeitsbildung innerhalb des Bildungsprozesses.
34) Leiten Sie aus dem Ansatz des ganzheitlichen Lernens Rahmenbedingungen von Angeboten und Einrichtungen der Bildung ab.

Literatur

Beck U (1986) Risikogesellschaft: Auf dem Weg in eine andere Moderne. Frankfurt a.M.
Behrends B (1977) Qualitätsmanagement in der Pflege als Unternehmensstrategie. In: Klein R, Borsi GM (Hrsg) Pflegemanagement als Gestaltungsauftrag. Frankfurt a.M. Berlin Bern New York Paris Wien
Berne E (1966) Spiele der Erwachsenen. Rowohlt, Reinbek
Borsi GM (1997) Zur reflexiven Modernisierung des Pflegemanagements: Neue Aufgaben und Anforderungen. In: Klein R, Borsi GM (Hrsg) Pflegemanagement als Gestaltungsauftrag. Frankfurt a.M. Berlin Bern New York Paris Wien
Büse F (1996) DIN ISO für Heime: Qualitätsmanagement für Altenpflegeeinrichtungen. Hannover
Cohn RC (1975) Von der Psychoanalyse zur themenzentrierten Interaktion. Stuttgart
Decker F (1997) Management für soziale Institutionen. Landsberg/Lech
Evers A, Leichsenring K, Pruckner P (1993) Alt genug, um selbst zu entscheiden: Internationale Modelle für mehr Demokratie in Altenhilfe und Altenpolitik. Freiburg i.B.
Fatzer G (1990) Ganzheitliches Lernen; Humanistische Pädagogik und Organisationsentwicklung. Paderborn
Ferenszkiewicz DC (1997) Fragen zur Mitarbeiterpartizipation. In: Klein R, Borsi GM (Hrsg) Pflegemanagement als Gestaltungsauftrag. Frankfurt a.M. Berlin Bern New York Paris Wien
Kämmer K (1994) Pflegemanagement. In: Kämmer K(Hrsg) Pflegemanagement in Altenheimen: Grundlagen für Konzeptentwicklung und Organisation. Hannover, S 53–118
Kerres A, Falk J Kommunikative Unterrichtsgestaltung für Dozenten an Schulen des Gesundheitswesens
Klein R, Borsi GM (Hrsg) (1997) Pflegemanagement als Gestaltungsauftrag. Frankfurt a.M. Berlin Bern New York Paris Wien
Klie T (1996) Pflegeversicherung; Einführung, Gesetzestexte, Materialien. Hannover
Klimecki R, Probst G, Eberl P (1994) Entwicklungsorientiertes Management. Stuttgart
Kossak HC (1992) Studium und Prüfung besser bewältigen. München
Krohwinkel M (1992) Der pflegerische Beitrag zur Gesundheit in Forschung und Praxis. In: Kämmer K (Hrsg) (1994) Pflegemanagement in Altenheimen: Grundlagen für Konzeptentwicklung und Organisation. Hannover, S. 53–118
Mörgelin K, Schwochert B Pflege in Europa von A bis Z. Eschborn
Namokel, H (1996) Die moderierte Besprechung. Offenbach
Plümpe J (1997) Altenpflege: Entwurf eines Berufsprofils. Hagen
Renner SG (1994) Quality culture: Unternehmenskultur für die Zukunft. Zürich
Rogers CR (1976) Eine neue Definition von Einfühlung. In: Jankowski P, Tscheulin D, Fietkau H, Mann F (Hrsg) Klientenzentrierte Psychotherapie heute. Göttingen, S 33–51
Rogers CR (1967) The Interpersonal Relationship in the facilitation of Learning. ASCD
Schulz von Thun F (1985) Miteinander reden: Störungen und Klärungen. Reinbek
Schütz K (1992) Kurzes Glossar zur TZI. In Hahn K, Schraut M, Schütz K, Wagner C (Hrsg) Auf dem Weg zur arbeitsfähigen Gruppe. Mainz
Tausch R, Tausch AM (1990) Gesprächspsychotherapie. Göttingen Toronto Zürich
Tausch R, Tausch AM (1991) Erziehungspsychologie: Begegnungen von Person zu Person. Zürich
Trojahn A, Stumm B (Hrsg.) (1992) Gesundheit fördern statt kontrollieren: Eine Absage an den Mustermenschen. Frankfurt a.M.
Watzlawick P et al (1985a) Menschliche Kommunikation: Formen, Störungen, Paradoxien. Bern Stuttgart Wien
Watzlawick P (1985b) Anleitung zum Unglücklichsein. München
Weisbach CR (1997) Professionelle Gesprächsführung. München

KAPITEL 4

Personalentwicklung und Mitarbeiterführung

K. HARMS, S. KÜHNAPFEL, J. KREHBIEL

> **Inhaltsverzeichnis**
>
> 4.1 Grundsätze zum Führungsverständnis 79
> 4.2 Die Führungskraft als Visionär 81
> 4.3 Die Führungskraft als Personalentwickler 86
> 4.4 Die Führungskraft als Manager 92
> 4.5 Führung in der Pflege 97
>   Literatur 98

Führung heißt mit und durch andere nachhaltig Leistung erzeugen. Führen heißt vorangehen. Damit verbindet sich die Vorstellung von einem Vorbild, aber auch von jemandem, der ein Ziel hat und den Weg dahin kennt. Führung ist auch der Prozeß des Überzeugens von Menschen, sich für die Erreichung eines gemeinsamen Ziels einzusetzen. Das heißt, neue Möglichkeiten zu entdecken, Probleme eigenständig und kreativ zu lösen.
Mitarbeiterführung im Total Quality Management lenkt den Fokus auf Beteiligung, Delegation und Transparenz. Die Führungskraft ist Moderator oder Coach der Mitarbeiter und Mitarbeiterinnen. Ihre Aufgabe besteht in der Gestaltung eines entsprechenden Rahmens, in dem die Mitarbeiter qualitativ hochwertige Leistungen erbringen können.

4.1
Grundsätze zum Führungsverständnis

Ende des 20. Jahrhunderts ist die Diskussion im Gesundheitswesen in der Bundesrepublik geprägt von Veränderungsthemen: Strukturveränderungen, Prozeßoptimierung, Effizienzsteigerung, etc. Veränderungen in der Gesellschaft sind Programm geworden, eine feste Konstante unserer Zeit. Veränderungen und Entwicklungen sind nicht mehr vorhersagbar. Sie treffen uns – scheinbar – unvorbereitet. Wollen wir uns von der Zukunft nicht mehr passiv überraschen lassen, so müssen wir sie aktiv gestalten. Um die Zukunftsentwicklung aktiv mitzugestalten, um in Zeiten des Wandels voranzugehen, benötigen Führungskräfte eine breite Palette von Fähigkeiten und sind in vielfältigen Rollen gefragt. Auf einige Facetten in diesem Rollenpuzzle (vgl. Abb. 4.1) gehen wir im folgenden ein.

Wir benötigen unternehmerische Visionen, die eine Richtung angeben, in die sich das Unternehmen entwickeln will und die den Menschen in diesem Unternehmen Sinn vermitteln. Eine Strategie kann nur zielführend sein, wenn eine Vision das große Ziel angibt.

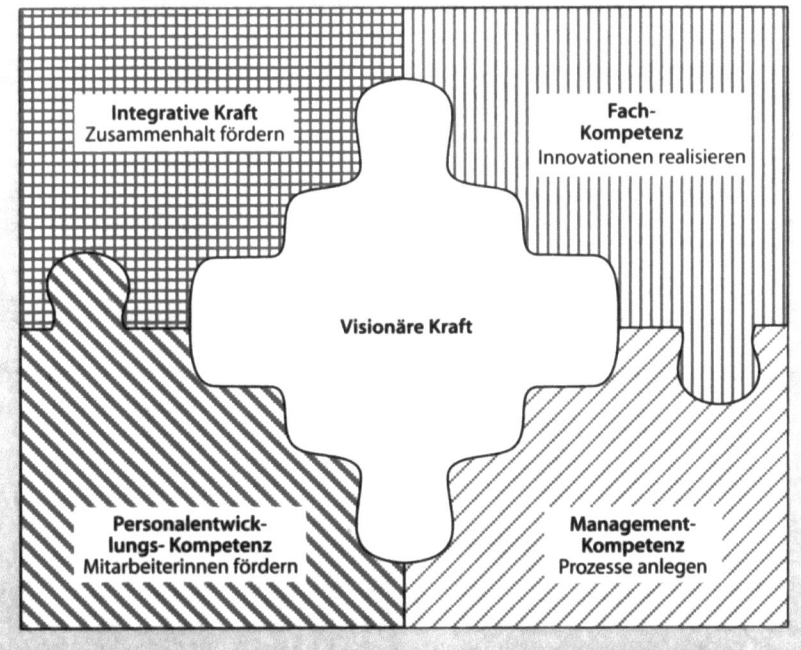

Abb. 4.1. Rollen einer Führungspersönlichkeit

Visionäre Kraft zu sein ist für uns der zentrale Puzzlestein. Ohne Visionen verliert die Führungspersönlichkeit an Glaubwürdigkeit. Deshalb zeigt die Abb. 4.1 auch diese visionäre Kraft als zentrale und damit wichtigste Rolle einer Führungspersönlichkeit.

Eine weitere Facette der Führungspersönlichkeit ist die Managementkompetenz. Management verstehen wir als Teil von Führung. Denn Management stellt die Frage, was zu tun ist, analysiert und steuert die Strukturen und Prozesse. Führung hingegen stellt die Frage, wie etwas zu tun ist, legt den Schwerpunkt auf die Beziehungsgestaltung mit den Menschen.

Aus der Aufgabe „Umgang mit Menschen" ergibt sich auch die integrative Kraft als Führungsfähigkeit. Eine große Zahl von Mitarbeitern erbringen gemeinsam Leistung. Im komplexen arbeitsteiligen Betrieb Krankenhaus müssen viele Menschen und Abteilungen sinnvoll zusammenarbeiten, um die gefragte Dienstleistung am Patienten erbringen zu können. Die Qualität der Zusammenarbeit beeinflußt ganz entscheidend die Qualität der erstellten Dienstleistung. Eine Führungskraft führt in der Regel mehrere Menschen, idealerweise ein Team von Mitarbeitern. Als Integrator Teamstrukturen und Teamprozesse zu fördern, ist eine Führungsfähigkeit, die besonders in Organisationen mit flachen Hierarchien relevant ist. Denn flache Hierarchien bedeuten Delegation von Verantwortung an den Ort der Leistungserbringung. Der einzelne Mitarbeiter ist selbständiger und hat mehr Verantwortung. Um dies zu realisieren, ist ein hohes Maß an Kommunikation und Transparenz notwendig. Dadurch gewinnt die Integrationskompetenz der Führungskraft sowohl im Team als auch an den Nahtstellen zu anderen Teams (optimierte Prozesse kennen keine Bereichs- oder Abteilungsgrenzen) eine besondere Bedeutung.

Führungskräfte haben die Aufgabe, Menschen bei der Leistungserbringung zu unterstützen und ihre Entwicklung entsprechend den zukünftigen Anforderungen zu fördern. Personalentwicklung ist eine originäre Aufgabe von Mitarbeiterführung. Dieses Verständnis erläutert die gemeinsame Erwähnung der beiden Begriffe im Beitrag.

Fachkompetenz ist eine Rolle in der Führung, die in der Vergangenheit (zu) stark herausgehoben wurde. Wer sich durch fachlich herausragende Leistungen ausgezeichnet hatte, konnte in der Regel Führungskraft werden. Die anderen Fähigkeiten spielten meist eine eher untergeordnete Rolle bei der Beförderung. Mit zunehmendem Anspruch an die Flexibilität und Schnelligkeit der Unternehmen treten jedoch die Führungsfähigkeiten in den Vordergrund, die die Menschen in den Veränderungsprozeß bewußt einbeziehen.

Auf die Aspekte visionäre Kraft, Personalentwicklungskompetenz und Managementkompetenz wird im folgenden mit Blick auf die Anforderungen der Zukunft – auch und vor allem im Pflegemanagement – ein besonderes Augenmerk gelegt. Im Schlußteil nehmen wir nochmals speziell auf die Führungsfähigkeiten, die in der Pflege wichtig sind, Bezug. Fachliche Kompetenz setzen wir Pflegenden zwar – bspw. in der Anforderung eines Pflegeexamens und entsprechender Weiterbildungen – voraus, sie tritt aber im Führungsalltag eher in den Hintergrund. Entscheidend ist im fachlichen Bereich, daß sich die Führungskräfte in der Pflege über neue Pflegemodelle und -methoden, den Stand der Kunst informieren, damit sie im Krankenhaus entsprechende visionäre Impulse geben zu können.

4.2
Die Führungskraft als Visionär

„Willst du ein Schiff bauen, rufe nicht Männer zusammen, um Holz zu beschaffen und Werkzeuge vorzubereiten – sondern lehre sie die Sehnsucht nach dem weiten, endlosen Meer!" (Antoine de Saint-Exupéry)

Visionen erzeugen Zukunft – sie stellen dar, was morgen sein soll. Damit haben sie eine große Sogwirkung, lassen Sehnsucht entstehen, das Morgen selbst zu erschaffen.

Visionen sind „ansteckend". Sie fördern den Aufbruch zu neuen Ufern. Die Macht einer Vision liegt darin, das Interesse innerhalb und außerhalb einer Organisation auf sich zu ziehen und Menschen für ein gültiges Ziel zu gewinnen, das Sinn macht und Sicherheit gibt. Visionen vermitteln zwischen den Möglichkeiten von heute und den Erfordernissen von morgen.

Gerade in einer Zeit der stetigen Veränderung, in der „schnell" langsam ist und „hyper" den Zeitgeist charakterisiert, verlieren Menschen leicht die Orientierung.

Visionen geben Orientierung und Richtung. Wenn Trends an einem Unternehmen vorbeizugehen scheinen – geben Visionen Innovationskraft. Wenn die Risikobereitschaft abnimmt – zeigen Visionen Chancen auf. Wenn sich Mitarbeiter nicht mehr mit dem Unternehmen identifizieren – erzeugen gemeinsam entwickelte Visionen ein Wir-Gefühl.

Visionen sind keine Träumereien oder Trugbilder, sondern „im Auftrag der Zukunft entworfene, durch kreative Höchstleitung entstandene innere Bilder einer ausstehenden, im Prinzip realisierbaren Wirklichkeit" (Magyar, S. 31). Visionen sind Voraussetzung für strategische Planung und zielgerichtete Steuerung. Visionen mobilisieren Menschen. Je weiter wir in der Hierarchie eines Unternehmens nach oben gehen, desto mehr gewinnt die visionäre Kraft einer Führungspersönlichkeit an Bedeutung. Eine Vision, entstanden unter „Druck von außen", kann innen einen Sog erzeugen – wenn es gelingt. Führungskräfte sollen dabei nicht „zwangsbeglücken", sondern Entscheidungen und Strategien transparent machen. Beteiligung der Betroffenen ist hier das Stichwort. Dies kann nur erfolgreich umgesetzt werden, wenn alle das Bild einer erstrebenswerten Zukunft klar vor Augen haben.

4.2.1
Wie entsteht eine Vision?

Zur Visionsentwicklung kann das Modell der Zukunftskonferenzen (nach zur Bonsen) genutzt werden. In der Pflege im Klinikum Ludwigshafen wurde wie in Abb. 4.2 dargestellt vorgegangen.

Die Mitarbeiter beginnen mit einem Rückblick, der die Vergangenheit würdigt. In der zweiten Phase haben wir uns mit den zukünftigen Entwicklungen im Umfeld der Pflege und in der Pflege selbst beschäftigt. Was geschieht auf Seiten der Kunden, der Gesetzgebung, der Technik, in der gesellschaftlichen Entwick-

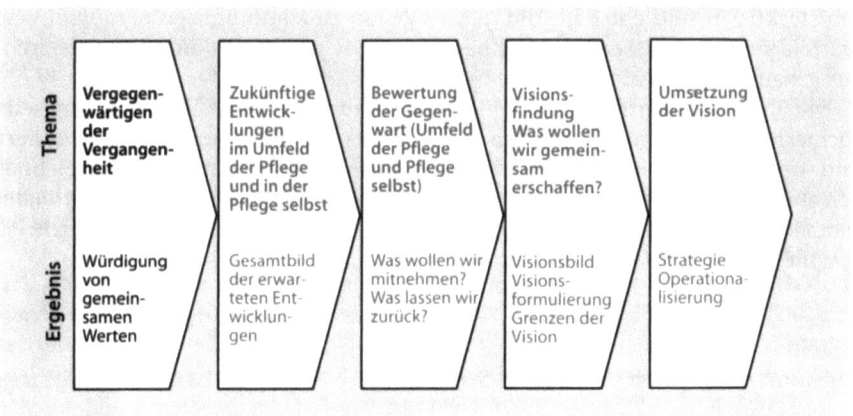

Abb. 4.2. Prozeß der Visionsfindung. (Nach zur Bonsen)

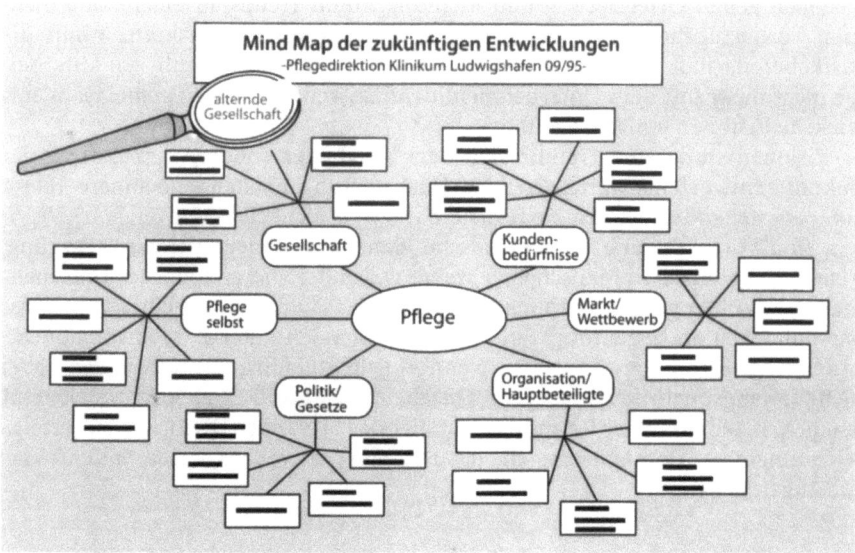

Abb. 4.3. Mindmap der zukünftigen Entwicklungen

lung? Ergebnis ist ein Gesamtbild der erwarteten Entwicklungen (vgl. Abb. 4.3), eine Landkarte der Kräfte, die die Zukunft der Pflege im Klinikum Ludwigshafen beeinflussen werden.

Als nächstes wurde die Gegenwart von den Workshop-Teilnehmern bewertet. Gemeinsam formulieren wir, auf was wir stolz sind und was wir bedauern. Nach diesen drei Phasen haben alle das Bedürfnis, den Wandel aktiv zu gestalten.

Die Visionsfindung im engeren Sinne wird geleitet von der Frage, was wir gemeinsam erschaffen wollen. Hierin drückt sich die Kreativität aus, die in Visionen steckt: Ein Bild entsteht. Um unsere Vision zu kommunizieren, müssen wir das Bild in Worte fassen. Hierbei begrenzen wir unsere Vision, konkretisieren, was genau gemeint ist.

Die Phase der Umsetzung ist im Gegensatz zur kreativen Visionsfindung sehr nüchtern. Langfristige Ziele zu den Schlüsselthemen, die in der Vision formuliert sind, werden erarbeitet, daraus dann Meilensteine abgeleitet. Ein Weg zeichnet sich ab. Abschließend gibt es einen Maßnahmenplan für die ersten zwölf Monate, in dem die Mitarbeiter verantwortlich zeichnen, bestimmte Themen voranzutreiben, um die gemeinsam vereinbarten Ziele zu erreichen.

4.2.2 Zusammenhang von Vision und Strategie

Vision und Strategie gehören zusammen und ergänzen sich. Dies wird in Abb. 4.4 dargestellt.

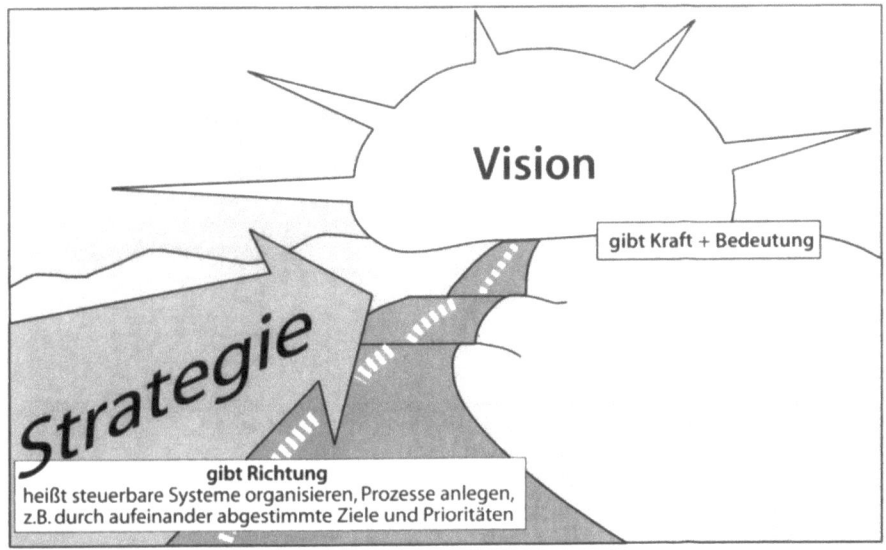

Abb. 4.4. Zusammenhang von Vision und Strategie

Visionen haben immer auch Zielcharakter. Aber nicht jedes Ziel ist eine Vision. Visionen implizieren langfristige, ambitionierte Werte und Emotionen. So werten Visionen die aus ihnen abgeleiteten strategischen Ziele auf, machen sie wichtiger und emotional verbindlicher. Visionen erhöhen auch die Geschwindigkeit im Unternehmen: Entscheidungen werden schnell getroffen, denn das große Ziel ist klar. Visionen geben Kraft und Bedeutung.

Die Strategie gibt Richtung. Sie ist ein Wegweiser, der das tägliche Handeln kanalisiert und lenkt. Mit einer Vision nehmen wir zukünftige Herausforderungen vorweg. Mit Innovationen an den Meilensteinen der Strategie bewältigen wir sie. Die Strategie beschreibt sozusagen die Marschroute, die unsere Vision Wirklichkeit werden läßt.

Zur Erarbeitung einer Strategie ein Beispiel aus der Vision der Pflege im Klinikum Ludwigshafen.

Im dort ausgearbeiteten Visionstext heißt es: „Als Impulsgeber setzen wir Maßstäbe für herausragende Qualität." Daraus haben die Mitarbeiter ein langfristiges strategisches Ziel abgeleitet und wie folgt formuliert: „Wir gestalten Strukturen und Arbeitsprozesse, die der Entwicklung des Klinikums als Ganzes dienen." Dieses Ziel markiert einen langfristigen Meilenstein auf dem Weg zur Verwirklichung der Vision. Dieser Meilenstein steht auf der Zeitachse im Jahr 2006, d.h. dann sollen Strukturen und Arbeitsprozesse existieren, die der Entwicklung des Klinikums als Ganzes dienen.

Vorher muß ein mittelfristiger Meilenstein im Jahr 2000 erreicht werden. Die konsequente Delegation von Verantwortung an den Ort der Leistungserbringung ist ein strategisches Ziel, das der Gestaltung von Strukturen und Arbeitsprozessen dient.

4.2 Die Führungskraft als Visionär

Abb. 4.5.
Strategie-Diamant

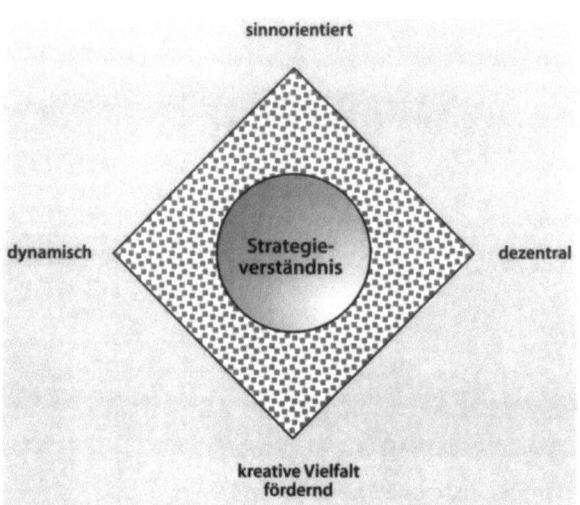

Damit im Jahr 2000 konsequent Delegation stattfindet, wird als erste Maßnahme 1997 die Dienstplangestaltung und Urlaubsplanung der Organisationseinheit in die Verantwortung der Stations- und Funktionsleitungen übertragen. Weitere Maßnahmen und Innovationen folgen in den Jahren 1998 und 1999.

Im Jahr 2000 wird dann überprüft, ob alle Innovationen zur konsequenten Delegation umgesetzt worden sind.

So wird mit allen anderen Zielen auch vorgegangen – zusammen ergeben sie die Strategie, die die Vision im Jahr 2006 Wirklichkeit werden läßt.

Eine Strategie leitet sich also direkt aus einer Vision ab. Das erläuterte Strategieverständnis wird in Abb. 4.5 dargestellt.

In Anlehnung an Dr. W. Hofbauer ist strategisches Denken und Handeln dynamisch. Strategieentwicklung ist immer im Fluß, sie ist dezentral, findet überall statt. Dadurch fördern wir die kreative Vielfalt in unserer Organisation. Unsere Vision weckt Sehnsucht, die Zukunft zu erschaffen, die Strategie gibt unserem täglichen Handeln Richtung – sie ist sinnorientiert. Wir schreiben mit unserer Strategie nicht eine einmal erarbeitete Zielrichtung fest, sondern leiten eine permanenten Prozeß ein. Dieser Prozeß läuft ab wie der Pflegeprozeß, ihm vorgelagert ist eine periodisch durchzuführende Umwelt- und Selbstanalyse (vgl. Abb. 4.6).

Umweltanalyse meint die Beobachtung und Bewertung der Entwicklungen im Markt, also für den Pflegebereich das Gesundheitswesen im allgemeinen und ganz besonders im jeweiligen Einzugsgebiet. Unter Selbstanalyse verstehen wir die Identifizierung der eigenen Stärken und Schwächen in bezug auf die Kundenanforderungen. Aus der Bewertung heraus werden strategische Ziele formuliert. Der planerische Teil ist vor allem gekennzeichnet durch die Festlegung von Verantwortlichen für bestimmte Teilaufgaben, die der Zielerreichung dienen.

Der Umsetzungsphase folgt der systematische Vergleich der Ergebnisse mit der Zielsetzung. Hier erhält man Hinweise für neue Ziele. Die periodische Analyse

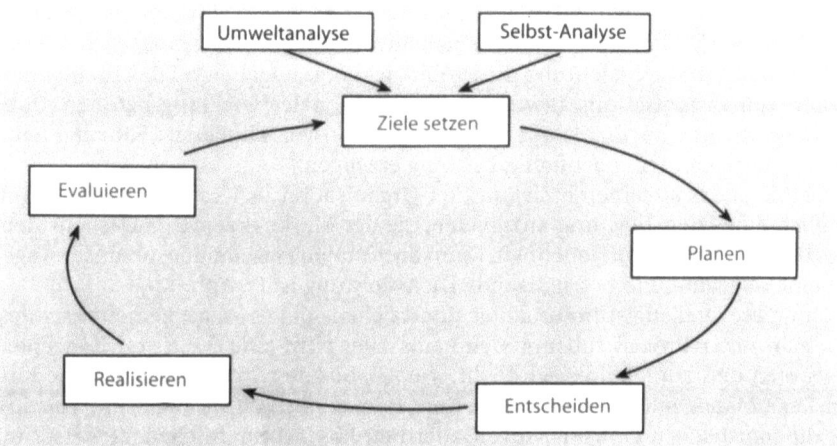

Abb. 4.6. Strategischer Planungsprozeß

der Rahmenbedingungen gibt weitere Inputs. Dieser Kreislauf drückt das Dynamische in der Strategieentwicklung aus.

Strategien werden aber, wie eben bereits erwähnt, nicht losgelöst entwickelt, sie bedürfen zwingend einer Vision, auf die sie ausgerichtet sind. Strategische Führung ist wichtig, denn sie gibt zusammen mit der visionären Führung den Mitarbeitern Sinn. Mit Sinngebung ist gemeint, den Mitarbeitern zu erklären, wozu Leistung, Einsatz und Engagement gefragt sind, aber auch beabsichtigt, der Arbeit einen Wert zu geben und eine Identifikation mit dem Unternehmen und der Berufsgruppe herzustellen.

Visionäre Führung ist situativ, offen und bezieht den Mitarbeiter mit ein. Mit situativer Führung ist kein festgefahrener Stil gemeint, sondern ein Führungsverhalten, das den verschiedenen Situationen und den individuellen Stärken und Schwächen unserer Mitarbeiter Rechnung trägt. Das kann, je nachdem, „Führung an der langen Leine" oder „Führung an der kurzen Leine" sein. Eine visionäre Führungskraft hält die Vision ständig im Gespräch, richtet jede Handlung nach ihr aus und kommuniziert dies entsprechend. Das Zukunftsbild ist klar, der Weg definiert und für die Kursbestimmung gibt es Instrumente, die Abweichungen anzeigen. Visionäre Führung ist in der Hauptsache zielführend, die Instrumente werden situations- und mitarbeiterabhängig gemixt.

4.3
Die Führungskraft als Personalentwickler

Wie im Teil „Führungskraft als Visionär" beschrieben, brauchen wir in Zeiten des Wandels ein Bild vor Augen, wohin die Reise gehen soll. Rasche Lern- und Entwicklungsfähigkeit wird im Krankenhausbereich immer wichtiger. Es gilt, sich mit neuen Technologien, neuen Krankheitsbildern oder auch sich wandelnden Kundenerwartungen auseinanderzusetzen. Die Veränderungen betreffen sowohl die Organisation als Ganzes (= Organisationsentwicklung) als auch die einzelnen Mitglieder der Organisation (= Personalentwicklung).

Wir möchten die Bedeutung dieser Entwicklungsaufgabe und das Ineinandergreifen von Organisationsentwicklung und Personalentwicklung betonen. Dazu beziehen wir uns nochmals auf unsere Definition von Führung: „Führung heißt mit und durch andere nachhaltig Leistung erzeugen!"

Damit ist das allgemeine Ziel unserer Organisation als Krankenhaus benannt, nämlich eine Dienstleistung anzubieten, die der Markt akzeptiert. Deshalb steht daneben die Kundenzufriedenheit. Denn die Kunden entscheiden, ob unser Angebot eine relevante und befriedigende Dienstleistung ist (s. Abb. 4.7).

Um diese Dienstleistungsqualität zu erreichen, gibt es Wege; gemeint ist alles, was man unter Prozeß subsumieren kann. Hier wird eine Fülle von Konzepten angeboten und zum Teil verwirklicht, wie z.B. Business Reengeneering, wie Kaizen, Lean Management. Wenn solche Konzepte, so nützlich sie auch sind, zu stark auf die logistischen Optimierungen oder betriebswirtschaftlichen Verbesserungen abheben und die Verhaltensaspekte und die Bedürfnisse des Menschen nicht oder zuwenig berücksichtigen, sind die Ergebnisse aller Anstrengungen stets teilweise unbefriedigend. Deshalb beziehen wir hier als Grundlage für Qualität noch das Verhalten der mitwirkenden Menschen mit ein.

Verhaltensqualität der Mitarbeiter stellt also keinen Selbstzweck dar, sondern ist entscheidende Grundlage für Qualität, wie die Abb. 4.7 verdeutlicht. Denn eine Pflegehandlung bezieht sich immer auf einen Menschen (Kunden), erfordert also immer neben pflegefachlichen Leistungen auch zwischenmenschliches Verhalten. Somit ist das Personal im Krankenhaus die bedeutendste Ressource, und übrigens auch die teuerste.

Es ist Aufgabe aller Mitarbeiter und Mitarbeiterinnen, ihren Beitrag zu leisten, eine hohe Verhaltensqualität aufzubauen und zu halten.

Führungskräfte haben hier eine besondere Verantwortung, die Anbindung an die strategische Ausrichtung und die Zielorientierung zu gewährleisten. Bei der Personalentwicklung als Führungsaufgabe geht es längst nicht mehr darum, die

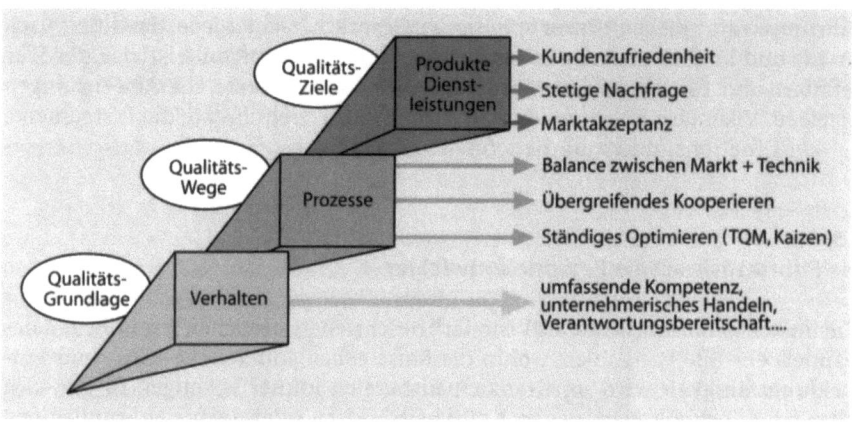

Abb. 4.7. Ganzheitliche Qualität im Unternehmen

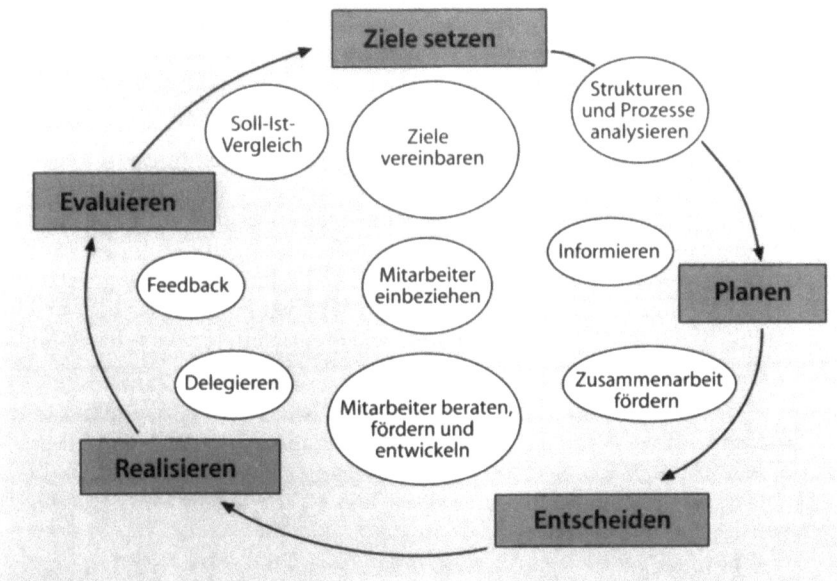

Abb. 4.8. Führungsinstrumente innerhalb des Managementregelkreises

administrativen Vorgänge der Personaleinstellung oder Fortbildungsfreistellung sauber abzuwickeln, sondern die Führungskraft sollte ein gutes „Witterungsvermögen" dafür haben, welche Kompetenzen Schlüssel für die Zukunft sein werden. Sie muß wissen, wohin die Reise geht und was wir an Hilfsmitteln und Fähigkeiten mitnehmen sollen.

Damit verdeutlichen wir unsere feste Überzeugung, daß Personalentwicklung originäre Führungsaufgabe ist.

Wenn wir diesem Grundsatz folgen, können Ressorts oder Institute für Personalentwicklung als zentrale interne Dienstleister zwar hilfreich sein, die Verantwortung der Führungskräfte für diesen elementaren Bereich ist aber nie delegierbar.

Um die Menschen in der Leistungserbringung zu unterstützen, haben Führungskräfte Aufgaben wie: Mitarbeiter informieren, Ziele vereinbaren, delegieren, Feedback geben, Kontrollieren... (s. Führungsinstrumente in Abb. 4.8).

Explizit benannt ist „Mitarbeiter beraten, fördern und entwickeln". Dazu gehört, die Entwicklungswünsche der eigenen Mitarbeiter zu erfragen, die Fördermöglichkeiten zu kennen und die Mitarbeiter entsprechend zu beraten. Damit übernimmt die Führungskraft die Rolle eines Moderators oder modern: eines „Coach".

Personalentwicklung gliedert sich in die drei klassischen Bereiche Auswahl, Förderung und Gestaltung von Rahmenbedingungen, auf die wir im folgenden eingehen.

4.3.1
Personalauswahl als Führungsaufgabe

Bei der Personalauswahl geht es zunächst darum, für eine vorhandene Aufgabe (die die Führungskraft in ihren Anforderungen übrigens gut kennen sollte) einen passenden Menschen zu finden, der in der Lage ist, die benötigte (Pflege-)Leistung zu erbringen.

Dienstleistung ist das Angebot des Krankenhauses, es müssen dafür die richtigen Leute ausgesucht werden! Hier ist auch deswegen besondere Sorgfalt gefragt, da gravierende Fehler bei der Auswahl nicht durch Förderung wettzumachen sind. Um ihre Entscheidung zu fundieren, haben Führungskräfte verschiedene Möglichkeiten wie Bewerbergespräche, Potentialinterviews oder Potentialbörsen für Führungskräftenachwuchs.

> **! Merke**
> Bereits bei der Personalauswahl sollte z.B. im Bewerbungsgespräch sowohl auf pflegefachliche als auch auf überfachliche Qualitäten geachtet werden. Bei den „idealen" Mitarbeitern sind alle Kompetenzbereiche gut entwickelt. Gerade im Dienstleistungssektor gestalten vor allem soziale Fähigkeiten neben den methodischen und fachlichen Fertigkeiten Qualität.

4.3.2
Personalförderung als Führungsaufgabe

Wie in der Einleitung festgestellt, verändern sich die Aufgaben und Anforderungen ständig – denken Sie an technische Neuerungen oder die strukturellen Veränderungen im Gesundheitswesen. Daher müssen auch die Fähigkeiten der Mitarbeiter fortlaufend weiterentwickelt werden.

Beim Fördern von Mitarbeitern geht es allgemein um Lernen, um das Üben neuer Methoden, neuer Fertigkeiten, neuer Haltungen und neuer Werte, die für das Leben in einer sich ändernden Welt notwendig sind. So verstanden ist Lernen ein Prozeß, in dem man sich darauf vorbereitet, neue Situationen zu meistern.

Die Verantwortung für diesen fortlaufenden Prozeß liegt zunächst bei jedem Menschen selbst. Je weiter jemand in der beruflichen Entwicklung ist, desto stärker wird in der Regel die Eigenverantwortung für die persönliche Personalentwicklung wahrgenommen. Weiterhin liegt die Förderung dieses Lernprozesses auch in der Hand des Teams und der Führung. Ein Team und eine Führungskraft sollten sich – im positiven Sinne – einmischen!

Mögliche Instrumente sind Fördern durch Fordern (Leistung einfordern anstatt schonen), Fördern durch Delegieren (bewußtes Übertragen bestimmter Aufgaben), durch Job-Enrichment, Job-Rotation und durch Seminare, Trainings usw.

Der Personalentwicklungsbereich Förderung ist von allen dreien am ehesten delegierbar. So können einzelne Fördermaßnahmen wie eine stationsinterne Fortbildung oder ein Verhaltenstraining von Führungskräften an Ressorts oder ein Institut oder an externe Anbieter delegiert werden. Wenn von dieser Aufgabenteilung Gebrauch gemacht wird, ist unserer Erfahrung nach jedoch die Verzahnung sehr wichtig.

Zum Beispiel legen wir als Pflegedirektion bei unseren Arbeitstagungen für Stationsleitungen Wert darauf, daß die Pflegedienstleitungen als deren Führungskräfte bei den Tagungen selbst beteiligt sind und sich in den anschließenden Führungsgesprächen auf die Inhalte beziehen.

Im Bereich der Fachkompetenz wird – ganz allgemein – der Lernprozeß von den internen Know-how-Trägern der jeweiligen Fachdisziplin unterstützt. Für das Fach der Pflege sind im Klinikum Ludwigshafen als Know-how-Träger die Pflegeexperten da. Sie sorgen dafür, daß die Mitarbeiter der Pflege fachlich „up to date" sind, kompetent pflegen und wissen, was Stand der Kunst ist. Mit ihren stationsinternen Seminaren (z.B. zum Thema „Basale Stimulation") leisten sie einen wesentlichen Beitrag zur arbeitsplatznahen Personalentwicklung.

Auch im Bereich der Methodenkompetenz können wir von Know-how-Trägern lernen. Diese Spezialisten kommen meist nicht aus dem eigenen Grundberuf, sondern haben sich spezialisiert auf Methoden, die in der Organisation verstärkt eingeführt werden. Zum Beispiel Methoden der elektronischen Datenverarbeitung oder Dokumentationsmethoden. Man denke bspw. an Präsentationsmethoden, an Moderation von Qualitätszirkeln oder Teamsitzungen, hier haben wir Beispiele für die Schnittmenge zwischen Methoden- und Sozialkompetenz.

Die soziale Kompetenz ist der Bereich des Verhaltens. Insofern sind die Sozialwissenschaften (Psychologen, Pädagogen) hier als Know-how-Träger zuständig. Soziale Kompetenzen definieren wir als Fähigkeiten und Fertigkeiten, zwischenmenschliche Beziehungen zieldienlich zu gestalten. In diesen Bereich fallen also Themen der patientenorientierten Gesprächsführung, Kundenfreundlichkeit, Integrations- und Teamfähigkeit, Konfliktlösung und auch Führung.

Eine Pflegende aus dem Bereich Neurologie, die sich um Entwicklung in allen drei Kompetenzbereichen bemüht, kann zunächst ihre fachliche Qualifikation im Seminar „Basale Stimulation" bei den Pflegeexperten erweitern. Das Gelernte ihren Kollegen weiterzuvermitteln wird im Methodenseminar „Präsentieren – die Pflege spricht für sich" geübt und ermutigt. Anschließend kann die Pflegende ihr berufliches Handeln in der Supervisionsgruppe kritisch reflektieren und daraus neue Handlungsimpulse gewinnen.

4.3.3
Rahmenbedingungen gestalten als Führungsaufgabe

Dies ist eine weitere nicht delegierbare Aufgabe der Führungskraft. Führung hat dafür zu sorgen, daß das System Möglichkeiten zur Leistung (zu Qualität, Initiative, Verantwortung, Karriere ...) schafft und das gewünschte Verhalten unterstützt.

Welches Verhalten gewünscht ist, ist wiederum strategiegeleitet. Führungskräfte müssen sich fragen: Welche Leistung kauft der Markt morgen? Welche Fähigkeiten erweisen sich als zieldienlich? Welche sichern nachhaltig Erfolg?

Rahmenbedingungen zu gestalten gehört zu den komplexen Aufgaben, die leicht im Alltagsgeschäft untergehen. Wir führen hier vier Beispiele für Rahmenthemen an, die nach unserer Einschätzung in nächster Zeit Aufmerksamkeit und neue Konzepte verlangen.

Verantwortung zuordnen. Bei „Umstrukturierungen", „Budgetieren" und anderen Veränderungen werden neue Verantwortlichkeiten geschaffen. So wurde im Klinikum Ludwigshafen z.B. die Verantwortung für die Urlaubsplanung und Dienstplangestaltung von der Pflegedienstleitung auf die Stationsleitung delegiert. Ein Ausweichen – „... die Aushilfen waren notwendig, weil so viele gleichzeitig Urlaub bekommen haben" – ist nicht mehr möglich. Das ganze Stationsteam muß sich überlegen, wie Personal sinnvoll und wirtschaftlich bereitgestellt werden kann.

Damit wird deutlich, daß wir es für entscheidend halten, Verantwortung auf möglichst kleine Wir-Einheiten (im Krankenhausbereich meist Stationen oder Funktionsbereiche) zu delegieren! Anders kann unternehmerisches Denken und Handeln nicht gefördert werden, nur so ist es möglich, einem Ausweichen entgegenzuwirken. Nach dem Motto: „... unsere Klinik hat Ziele nicht erreicht, weil Station x ...".

Die richtigen Steuerungsinformationen zur Verfügung stellen. Bei der Gruppenarbeit in Produktionsbetrieben werden den einzelnen Gruppen (kleine Verantwortungseinheiten) ihre Kennzahlen rückgemeldet (Stückzahlen, Fehler, Ausfallzeiten ...). Dies spricht die Managementkompetenz der Führungskraft an und ist im Krankenhausbereich noch ausbaufähig. Hierzu werden wir ausführlich unter 4.4 Stellung nehmen.

Flexiblere Vergütungssysteme entwickeln. Hierbei sind wir noch weit von einem wünschenswerten Zustand entfernt. Wir haben leider kaum Möglichkeiten, besondere Leistungen besonders zu honorieren und schlechte Leistung zu identifizieren und mit Konsequenzen zu belegen. Es gilt, finanzielle und ideelle Anreizsysteme zu schaffen, die das gewünschte Verhalten unterstützen. Dadurch wird Glaubwürdigkeit unterstützt.

Möglichkeiten zur Karriereplanung schaffen. Es geht darum, Karriere nicht nur im Sinne von hierarchischem Aufstieg zu verstehen. Sondern wir sollten auch horizontale Entwicklungsmöglichkeiten finden, um Bindung an das Haus zu schaffen und Know-how weiter zu nutzen. Bisher wird bei Karriere meist nur an Leitung gedacht, doch auch Spezialaufgaben können für einige Mitarbeiter und Mitarbeiterinnen interessante Entwicklungsperspektiven bieten. Solche Perspektiven können die Verantwortung für die Entwicklung der Pflegedokumentation, Spezialfertigkeiten in basaler Stimulation oder die klinikübergreifende Versorgung mit apparativer Atemtherapie sein.

Im Gestalten von Rahmenbedingungen überschneidet sich Personalentwicklung stark mit Organisationsentwicklung. Eine Führungskraft, die Leistungshindernisse erspürt, alte Sackgassen aufzeigt und neue Konzepte mitentwickelt, dient damit sowohl der Verhaltensqualität im einzelnen als auch der zukunftsträchtigen Entwicklung der Organisation als Ganzes.

> **Merke**
> Wir haben aufgezeigt, daß Personalentwicklung strategiegeleitet und zielorientiert sein muß und von hoher Bedeutung für Organisationen ist. Personalentwicklung ist eine nicht delegierbare Führungsaufgabe. Einzelne Fördermaßnahmen sind zwar delegierbar, aber Auswahl und Schaffung entsprechender Rahmenbedingungen bleiben immer Führungsaufgabe!

Führung ist eine „Dienst-Leistung", ein Dienst mit und durch andere. Daher muß sich Führung um eine Verhaltensqualität bemühen und auch selbst an Qualitätskriterien messen lassen.

4.4
Die Führungskraft als Manager

Management-Kompetenz als Rolle einer Führungskraft gewinnt in der Pflege immer mehr Bedeutung. Die zunehmende Ökonomisierung des Gesundheitswesens infolge der knappen Budgets macht den Umgang mit Controlling und Wirtschaftsberichten immer mehr zu einer originären Führungsaufgabe der primären Dienstleister.

4.4.1
Management, was heißt das?

In der betriebswirtschaftlichen Definition umfaßt Management alle Aufgaben, die die Leitung eines Unternehmens in allen ihren Bereichen mit sich bringt. Dies entspricht unserer Definition von Führung. Wir sehen Management in einem engeren Sinn als Gestaltung von Strukturen und Prozessen, die der Entwicklung des Unternehmens als Ganzes dienen.

4.4.2
Was meint Gestaltung von Strukturen und Prozessen?

Die Strukturen eines Unternehmens geben den Rahmen für die Mitarbeiter und ihre Handlungsfelder. Sie regeln die Zuständigkeiten für die arbeitsteilige Erfüllung der Unternehmensaufgabe. Prozesse bezeichnen die Verknüpfung verschiedener Handlungen und damit auch die Zusammenarbeit von Mitarbeitern. Sie gestalten den zeitlichen und räumlichen Ablauf mit dem Ziel der lückenlosen Abfolge der Arbeitsgänge. Ein Beispiel für einen Patientenprozeß ist der Ablauf in unseren Kurzliegereinheiten. Abbildung 4.9 zeigt, wie sich die pflegerischen Leistungen auf der Zeitachse in den Gesamtprozeß einer Koronarangiographie integrieren.

4.4 Die Führungskraft als Manager

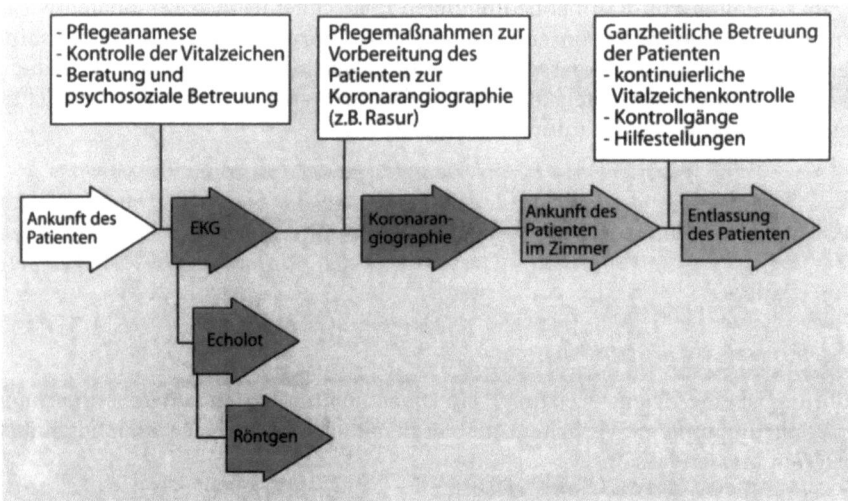

Abb. 4.9. Ablauf einer Koronarangiographie

Prozesse sollen aus Kundenbedürfnissen heraus entstehen – gerade in den pflegerischen Handlungsfeldern hat der Patient meist ein starkes Bedürfnis, Abfolge und Häufigkeit einzelner Tätigkeiten mitzubestimmen. Ändern sich die Bedürfnisse unserer Kunden – beispielsweise die Anforderungen an die Mahlzeiten im Krankenhaus – so ändern sich auch die Prozesse, die Mahlzeiten „erzeugen". Im oben dargestellten Koronarangiographieprozeß wurde beispielsweise das Zusammenspiel der einzelnen Leistungen so optimiert, daß der Patient bereits nur einen Tag und eine Nacht im Krankenhaus verbringen muß. Dies entspricht den Kundenwünschen.

Die Unterscheidung zwischen marginalen und tiefgreifenden Veränderungen der Prozesse ist im Hinblick auf deren strukturverändernde Auswirkung sehr wichtig. Tiefgreifende prozessuale Veränderungen sprengen in der Regel den aktuellen strukturellen Rahmen. Handlungen greifen nicht mehr ineinander, aus der prozessualen Optimierung heraus entsteht struktureller Veränderungsbedarf. Diesen Veränderungsbedarf zu antizipieren, ist visionäre Aufgabe der Führungskraft. Strukturen und Prozesse daran auszurichten, ist Managementaufgabe. Managerinnen und Manager in der Pflege gestalten den Rahmen und legen Prozesse an, in denen pflegerische Leistungen für den Patienten erbracht werden.

Soll eine Organisation von der Zukunft nicht passiv überrascht werden, wie eingangs schon erwähnt, so müssen die Manager aktiv zwischen den Möglichkeiten von heute und den Erfordernissen von morgen vermitteln.

4.4.3
Wie erkennt eine Führungskraft nun Veränderungsbedarf?

Die kontinuierliche Strategieentwicklung setzt eine periodische Umwelt- und Selbstanalyse voraus (vgl. Abb. 4.6). Dazu können wir mittels eines Brainstorming Beobachtungen und Erfahrungen des Führungsteams zusammentragen.

Daneben zeigen die Zahlen eines Unternehmens oft Trends an. Um diese leicht erkennen zu können, ist eine systematische Gestaltung der in der Regel großen Vielfalt und Menge von Zahlen, Daten und Fakten notwendig. Ein Management-Informations-System gibt der Managerin bzw. dem Manager die notwendigen Instrumente an die Hand, Veränderungsbedarf zu erkennen, sowie Strukturen und Prozesse zu optimieren.

4.4.4
Management-Informations-System

Unser Management-Informations-System ist pyramidenartig aufgebaut. Wie Abbildung 4.9 zeigt, stehen Steuerungsinstrumente an der Spitze einer Verdichtungspyramide, sind die schlankste Form eines Management-Informations-Systems. Steuerungsinstrumente geben den Zielerreichungsgrad einer definierten Kennzahl an. Sie haben damit einen höheren Aussagewert als eine Kennzahl an sich, denn sie bedingen Zielvereinbarungen, setzen also Ziele voraus. Diese Ziele werden in der Strategie festgelegt und damit letztlich von der Vision bestimmt. Das erklärt nochmals wie die Rollen einer Führungskraft ineinandergreifen, weshalb wir sie in Abb. 4.1 bewußt als Puzzle dargestellt haben. Fehlt ein Baustein, so fehlt den anderen Puzzlesteinen der Bezug.

Abbildung 4.10 stellt 4 Ebenen der Instrumentenpyramide dar.

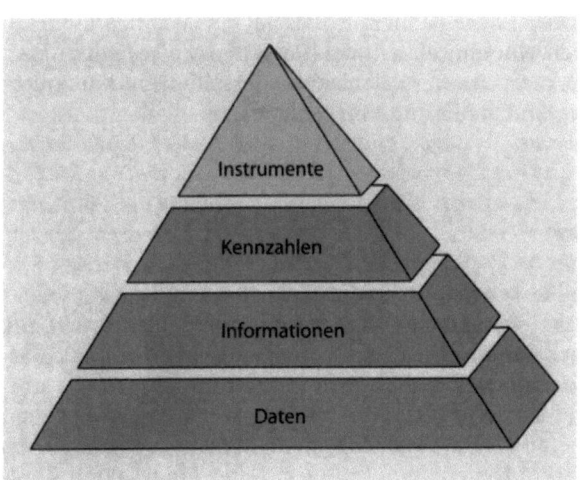

Abb. 4.10.
Steuerungsinstrumente

Kennzahlen bilden nach den Instrumenten die zweithöchste Ebene. Sie sind, wie eben erwähnt, die Basis für Steuerungsinstrumente, verstanden als Zielerreichungsgrad einer Kennzahl. Kennzahlen basieren ihrerseits auf Informationen. Sie setzen verschiedene Informationen in eine Beziehung zueinander. So wird die Fülle der in einem Unternehmen vorhandenen Informationen verdichtet und handhabbar gemacht. Mit Kennzahlen kann der Manager auch sehr gut arbeiten.

Informationen sind interpretierte Daten. Ein Beispiel aus der Pflege hierfür sind die Pflegeminuten nach PPR. Hinter diesen Minuten steht ein Konzept, das Tätigkeiten Zeiten zuordnet und diese zeitbewerteten Tätigkeiten in Kategorien zusammenfaßt.

Daten bilden den Boden der Pyramide. Die Fülle von Daten ist nahezu unbegrenzt. Eine Steuerung mit Daten ist selbst bei hoher Management-Kompetenz kaum möglich. Deshalb ist es erforderlich, in der Pyramide nach oben zu streben. Denn die Aufgabe des Managers ist nicht die Interpretation von Daten oder die Zusammenfassung von Informationen. Der Manager leitet aus Kennzahlen und Steuerungsinstrumenten Handlungsbedarf ab und optimiert dementsprechend die Strukturen und Prozesse.

Je höher die Führungskraft in der Hierarchie steht, desto weniger wird sie Daten, Informationen oder Kennzahlen benötigen. Auf die Steuerungsinstrumente ist ihr Augenmerk gerichtet. Sie befaßt sich mit dem strategischen Management. So sind beispielsweise für die Pflegedirektorin lediglich die Zielabweichungen eines gesamten Verantwortungsbereichs einer Pflegedienstleitung wichtig. Im operativen Tagesgeschäft hingegen können auch durchaus ausgewählte Informationen relevante Steuerungsgrößen sein. Beispielswiese geben die PPR-Ergebnisse einer Station (eine klassische Information) der Pflegedienstleitung wichtige Hinweise auf Veränderungen in der Leistungsstruktur.

Die Steuerungspyramide zeigt auch sehr deutlich, daß Managemententscheidungen letztlich auf Daten basieren. Damit wird die Qualität einer Entscheidung von der Qualität der Daten bestimmt. Hier ist die Personalentwicklungskompetenz der Führungkraft gefragt. Die Mitarbeiter und Mitarbeiterinnen, die Daten und Informationen liefern, müssen befähigt werden, dies richtig und qualitativ hochwertig zu tun. In der Pflege ist hier als Beispiel eine richtige Eingruppierung nach PPR anzuführen. Nur eine einheitliche Vorgehensweise in der Abteilung und im Haus insgesamt kann eine Vergleichbarkeit herstellen, und die Informationen so für die Führung und Steuerung wertvoll machen.

4.4.5
Steuerung und Controlling

Die steuernde Tätigkeit von Führungskräften wird in der Literatur auch als Controlling bezeichnet. Ziel eines Controlling ist es, die kurzfristigen Pläne – wie z.B. Budgets – einzuhalten, die aus der strategischen Planung abgeleitet wurden. Darüber hinaus soll strategisches Controlling die Führungskräfte befähigen, die strategische Planung realistisch fortzuschreiben. Controlling ist damit – in unserem oben dargestellten Sinne – eine originäre Management-Aufgabe, verstanden als Antriebs- und Innovationskraft, basierend auf Zahlen, Daten und Fakten. Con-

Informationen										
Med. Klinik B 1977	Vollkräfte		Personalkosten		PPR Minuten		VK nach PPR		Belegung	
	Plan	ist	Plan	ist	Plan	ist	Plan	ist	Plan	ist
Jan										
Feb										
Mär										
Apr										
Mai										
Jun										
Jul										
Aug										
Sep										
Okt										
Nov										
Dez										

Kennzahlen										
Med. Klinik B 1997	Kosten je Pflegeminute		Kosten je Fall		Verweildauer je Fall		Fallpauschalen		Sonderentgelte	
	Plan	ist	Plan	ist	Plan	ist	Plan	ist	Plan	ist
Jan										
Feb										
Mär										
Apr										
Mai										
Jun										
Jul										
Aug										
Sep										
Okt										
Nov										
Dez										
Schnitt p.a.										

Abb. 4.11. Führungsblatt Pflegemanagement

trolling soll nicht als Kontrolle verstanden werden, sondern als Steuerung. Daher die ausführliche Darstellung der Bedeutung von Steuerungsinstrumenten für die Managerin bzw. den Manager.

Im strategischen Management ist nicht nur ein Ex-post-Vergleich der Steuerungsinstrumente zur Standortbestimmung wichtig. Die Prognose der Trends auf Basis des aktuellen Standortes tritt in den Vordergrund.

Für das Pflegemanagement in Ludwigshafen wurde – mit Anspruch an schlanke Managementinformationen – ein Führungsblatt entwickelt, das der Pflegedienstleitung einen Überblick über ihren Bereich gibt, sowohl kumuliert als auch auf Kostenstellenebene. Abbildung 4.11 stellt den Aufbau exemplarisch dar.

Im ersten Schritt wählen wir eine Kombination aus Informationen und Kennzahlen. Mittelfristiges Ziel ist, nur Steuerungsinstrumente anzuzeigen, beispielsweise in Form einer Ziel-Ist-Abweichung, graphisch simpel aufbereitet als Ampel. Diese Darstellungsform wurde in der Pflege im Klinikum Ludwigshafen noch nicht in das Führungsblatt integriert. Sie wird aber schon bei der Einstellung von Mitarbeiterinnen genutzt. Eine grüne Ampel zeigt genügend freie Stellen an. Leuchtet die gelbe Ampel, so ist mit der Einstellung der Stellenplan besetzt. Das zeigt der Führungskraft, daß sie einerseits keine weiteren Einstellungen mehr tätigen darf und andererseits ab dem Einstellungszeitpunkt in diesem Bereich keine Aushilfen mehr beschäftigen kann. Eine rote Ampel markiert eine Übersetzung, die mit der geplanten Einstellung eintritt.

Entscheidend für die Managerin bzw. den Manager ist ein schneller Überblick über Trends und Entwicklungen in einem Bereich. Deshalb muß das Steuerungssystem (als Summe der Steuerungsinstrumente) so einfach wie möglich sein. Die Steuerung durch Interpretation und Ableitung von Planungs- und Handlungsschritten ist die eigentliche Managementaufgabe. Mit Steuerung ist im Management vor allem eine periodische Kursüberprüfung gemeint. Planänderungen sind als Kurskorrekturen zu interpretieren, wie ein Segler ganz selbstverständlich den Kurs ändert, wenn sich eine Änderung der Windrichtung am Mast anzeigt. Die Änderung der Windrichtung bedeutet auf die Organisation übertragen eine Änderung der Rahmenbedingungen.

Periodische Kursüberprüfung meint, daß sich der Manager an definierten Meilensteinen Zeit für eine Betrachtung der Zielerreichungsgrade nimmt. Als Manager vereinbart die Führungskraft mit ihren Mitarbeitern quantitative Ziele, die gemeinsam – entsprechend der Vorgehensweise im Managementregelkreis – überprüft werden. Als Personalentwickler befähigt die Führungskraft die Mitarbeiterin, den Mitarbeiter oder das Team, die quantitativen Ziele zu erreichen.

Neben den quantitativen Zielen haben – wie unter 4.3 beschrieben – qualitative Ziele eine gleichwertige Bedeutung. Diese stehen in der Rolle der Führungskraft als Integrator (s. unten) im Vordergrund. Die Fachkompetenz als Teil der Führungskompetenz gibt in bezug auf die Qualität der Leistungserstellung entscheidende Impulse.

4.5
Führung in der Pflege

Die Pflegenden sind die Berufsgruppe im Krankenhaus, die den häufigsten Kontakt zu den Patienten hat. Nahezu alle Prozesse finden unter Beteiligung von Pflegenden statt. Dieser zentralen, entscheidenden Rolle im Kundenkontakt gerecht zu werden, ist wichtigste Führungsaufgabe in der Pflege.

Daher sind die Kriterien an die Führungskompetenz weit über die Fachkompetenz hinaus zu definieren. Denn mit der Pflege eines Patienten ist eine Pflegedienstleitung oder Pflegedirektorin nicht mehr befaßt. Ihre Aufgabe ist es, den Rahmen für die Pflegenden optimal zu gestalten und die Berufsgruppe sowie ihren Bereich auf die Anforderungen der Zukunft auszurichten. Visionäre Führung ist ebenso eine grundlegende Führungskompetenz wie die Managementkompetenz. Mitarbeiterbeteiligung und Einbeziehung, Delegation von Verantwortung an den Ort der Leistungserbringung entspricht der Philosophie von Total Quality Management. Daher hat Personalentwicklungskompetenz einen hohen Stellenwert in der Führung. Die integrativen Fähigkeiten einer Führungskraft sind in der Pflege ganz besonders gefragt. Die Zusammenarbeit im therapeutischen Team entspricht einer konsequenten Patientenorientierung. Hier bedarf es einer ausgleichenden Führung, die Polarisierungstendenzen entgegenwirkt, Freund-Feind-Bilder abbaut und kooperativ handelt (Integrationskompetenz der Führungskraft).

Auch im Zeitalter von Lean Management, Total Quality Management und flachen Hierarchien wird es Führungsaufgaben geben. Es wird nicht ohne Hierarchien gehen, aber andere Grundhaltungen und Verhaltensweisen werden Qualität in der Führung anzeigen!

Insgesamt müssen wir Pflegenden an unsere Führungskräfte den Anspruch formulieren, alle Rollen zu nutzen. Nur so können wir unserer Verantwortung und Schlüsselstellung für den Patienten im Krankenhaus gerecht werden und uns als kompetenter Partner im Gesundheitswesen heute und in Zukunft erweisen.

> **? Wissens- und Transferfragen**
>
> 1) Wie definieren Sie Führung?
> 2) Wofür braucht eine Führungskraft die 5 Kompetenzen/Fähigkeiten des Rollenpuzzles?
> 3) Nennen Sie Beispielsituationen für jede Facette aus dem Führungsalltag in der Pflege!
> 4) Welche Eigenschaften definieren eine Vision?
> 5) Wie greifen Vision und Strategie ineinander?
> 6) Formulieren Sie eine persönliche Vision: Wo möchte ich in 10 Jahren beruflich stehen?
> 7) Welche Strategie leite ich daraus ab? Formulieren Sie hierzu mindestens 3 Meilensteine und 2 konkrete Maßnahmen für die nächsten 12 Monate!
> 8) Warum ist Personalentwicklung eine Führungsaufgabe?
> 9) Welche Führungsinstrumente sind für Sie persönlich besonders geeignet, Ihren Personalentwicklungsauftrag umzusetzen? Warum?
> 10) Geben Sie aus Ihrer beruflichen Erfahrung heraus ein Beispiel, wo die Organisation mit ihren Rahmenbedingungen Leistung verhindert hat.
> 11) Unterscheiden Sie Management und Führung!
> 12) Beschreiben Sie den Aufbau eines Managementinformationssystems!
> 13) Was bedeutet für Sie „Controlling"? Wie würde ein Management ohne Controlling funktionieren?
> 14) Welche quantitativen Planungen finden Sie für Ihre Einrichtung im Gesundheitswesen wichtig? Wozu benötigen Sie diese Planwerte?
> 15) Woran erkennen Sie eine gute Führungskraft in der Pflege?

Literatur

Magyar K, Prange P (1993) Zukunft im Kopf. Haufe, Freiburg
Peters S, Schär W (1994) Betriebswirtschaft und Management im Krankenhaus. Ullstein Mosby, Wiesbaden
Steinbuch P (1995) Organisation. Kiehl, Ludwigshafen
Schröder A (1996) Modernes Unternehmenscontrolling. Kiehl, Ludwigshafen
Spörkel H, Birner U, John T, Frommelt B (1995) Total Quality Management – Forderungen an Gesundheitseinrichtungen. Quintessenz, München

KAPITEL 5

Kommunikationssysteme im Pflegemanagement

A. KERRES

Inhaltsverzeichnis

5.1 Theoretische Systeme der Kommunikation 101
5.2 Multimediasysteme der Kommunikation 111
5.3 Praxisorientierte Systeme der Kommunikation 116
5.4 Der Gesundheitsmarkt – ein Markt mit Zukunft?! 127
Literatur 128

Das Reden tut dem Menschen gut, wenn man es nämlich selber tut. (W. Busch)

Jeder kann kommunizieren, jeder tut es, tagtäglich. Kommunikation ist ein menschliches Grundbedürfnis. Der Mensch ist ein soziales Wesen und will sich mitteilen und austauschen bzgl. seiner Gedanken und Gefühle. Kommunikation dient dem Selbstausdruck, der Selbstdarstellung. Kommunikation läßt Gruppen bilden, kommt dem menschlichen Bedürfnis nach Zuwendung, Nähe und Aufmerksamkeit nach. Gerade in Zeiten der Unsicherheit ist Kommunikation wichtig und notwendig für den einzelnen. Daneben ist ein Trend der Individualisierung erkennbar. Jeder ist sich selbst der Nächste, ist sein eigener Anwalt und wird somit zum Lobbyisten der eigenen Person. Es steigt die Verantwortlichkeit sich selbst gegenüber und gleichzeitig sinkt damit das Bewußtsein im Sinne einer Corporate Identity bzw. der Verantwortung für das Unternehmen. Wo die Kommunikation fehlt, tritt Isolierung auf.
In der Fort- und Weiterbildung gelten Kommunikationstrainings als „weiche" Angebote, da sie angeblich keine harten Fakten im Sinne betriebswirtschaftlicher Zahlen liefern. Diese viel geäußerte Meinung gilt es richtigzustellen.

Kommunikation kostet Geld – egal ob sie „richtig" oder „falsch", „gut" oder „schlecht" läuft. Experten zufolge lassen sich etwa 70% aller Fehler am Arbeitsplatz auf mangelhafte Kommunikation zurückführen. Abgesehen davon, daß dies sehr wohl eine teure Angelegenheit ist, sind die Folgeerscheinungen einer schlechten Kommunikation noch teurer, wie z.B. Mitarbeiterfluktuation, Streit oder ein angespanntes Betriebsklima. Das kann zu einer mangelhaften Motivation und einem entsprechend schlechten Arbeitseinsatz führen. Nach einer Trendanalyse des Deutschen Kommunikationsverbandes in Bonn sollen die Ausgaben für Kommunikation – Werbung bis hin zu elektronischen Informationsdiensten – bis ins Jahr 2000 auf 230 Mio. DM anwachsen. Das heißt, jede 16. Mark des Bruttoinlandproduktes wird in den Kommunikationsbereich investiert (Manager Seminare, 1997).

Kommunikation in der Pflege ist ein Basisbaustein für das tägliche Handeln vor Ort. Die Art der Kommunikation gilt als ein wesentlicher Bestandteil, der die Pflege ausmacht, der sie kennzeichnet. Auf übergeordneter Ebene bedeutet eine gelungene Kommunikation in einer Institution Anstieg der Kooperation, der Motivation und der Freude an der Arbeit. Betriebswirtschaftliche Kenngrößen wie Ausfallzeiten sinken, die Kosten reduzieren sich. Das heißt, eine gute Kommunikation schlägt sich auch in Zahlen nieder.

Darüber hinaus ist Kommunikation so individuell und vielfältig, wie es Menschen und Situationen gibt. Man muß feststellen, daß es für geglückte Kommunikation eigentlich keine Patentrezepte gibt, die man von einer Situation auf die nächste übertragen kann. Die Art der Kommunikation ist Ausdruck unseres Selbst. Kommunikationstrainings sind somit immer Trainings der eigenen, persönlichen Weiterbildung. Da, wo das Individuum an seine persönlichen Grenzen stößt, fängt Weiterbildung an.

Kommunikation ist deshalb auch schwierig zu lehren, da jede Kommunikation durch individuelle Erwartungen, Interpretationen und semantische Bedeutungen mitgeprägt wird. Der Ablauf sozialer Interaktionen wird durch Vermutungen und Erwartungen beeinflußt. So bleibt gesellschaftspolitisch manch ein Vorurteil hartnäckig bestehen, wie z.B. die vermeintlichen Liaisonswünsche der Schwester an einen Arzt, das schlechte und abwertende Verhältnis zwischen PDL und ärztlichem Direktor, die mangelnde Kooperationsbereitschaft der Ärzte usw.

Dabei muß zwischen Kommunikation und Information unterschieden werden. Die Information eines Gesprächspartners ist eher eine Einwegkommunikation, wogegen Kommunikation eher einen Zweiwegaustausch darstellt, der die Wahrnehmung des anderen beinhaltet. Man wird gehört, weil man zuhört. Man hört zu, weil man gehört wird (Ullrich u. Ullrich 1993). Diese Art der ausgewogenen sozialen Interaktion verstärkt das selbstsichere Verhalten und die Akzeptanz beider Interaktionspartner.

Kommunikation bedeutet Mitteilen bzw. den Austausch von Botschaften. Kommunikation findet neben dem Austausch von Information in vielfältiger Form in der Pflege statt. Es ist ein weites Feld, das es einzugrenzen gilt. Betrachtet man den Begriff Kommunikationssystem, dann stellt sich die Frage, was er in der Pflege bedeutet.

Im systemischen Ansatz lautet nach Ulrich u. Probst (1995, S. 27) die einfachste Definition eines Systems: „Ein System ist ein aus Teilen bestehendes Ganzes." Dabei werden die Begriffe System und Teil wie folgt (S. 27) beschrieben:

„Wenn wir von einem Ganzen sprechen, so meinen wir damit etwas, das nach außen abgrenzbar, von anderen ‚Dingen' unterscheidbar ist, aber gleichzeitig auch, daß es im Inneren aus unterschiedlichen Teilen besteht, also nicht eine nicht mehr analysierbare Einheit darstellt. Der Ausdruck Teil weist umgekehrt darauf hin, daß es sich beim so Bezeichneten nicht um das Ganze handelt, sondern um etwas, was zu einem größeren, umfassenderen Ganzen gehört."

Überträgt man diese Definition auf das Thema Kommunikation, ist der Mensch sowohl System als auch Teil eines Systems, z.B. des Systems Krankenhaus, in dem in unterschiedlichster Art und auf verschiedenen Wegen Kommunikation stattfindet.

Abb. 5.1. Kommunikationssysteme im Pflegemanagement

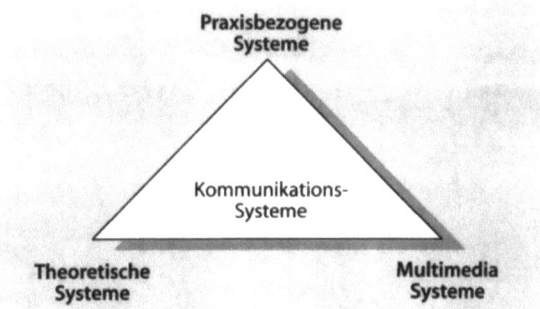

Kommunikation ist also ein aus Teilen bestehendes Ganzes, wobei die Teile und das Ganze vom Betrachter zu definieren sind. Das soll folgendermaßen (vgl. Abb. 5.1) geschehen:

(1) Theoretische Systeme bzw. Erklärungsmuster zum Thema „Kommunikation" wie z.b. das Sender-Empfänger-Modell von Schulz von Thun (1987), die Transaktionsanalyse (Berne 1993) oder die Regeln der themenzentrierten Interaktion von Cohn (1994).
(2) Multimediasysteme zur Kommunikation. Unter 5.2 werden Überlegungen zur Einführung multimedialer Kommunikationssysteme – hier im Schwerpunkt EDV-gestützte Innovationen – vorgestellt.
(3) Praxisbezogene Kommunikationssysteme (vgl. 5.3) des Alltags wie z.B. Aspekte der Personalführung, Besprechungen wie z.B. Pflegevisiten.

Die Aspekte der theoretischen Kommunikation werden im folgenden vorgestellt und diskutiert.

5.1
Theoretische Systeme der Kommunikation

Zum Thema theoretische Kommunikationssysteme werden überblicksartig folgende drei Modelle vorgestellt: das Sender-Empfänger-Modell (5.1.1), die Transaktionsanalyse (5.1.2) und die Inhalte der themenzentrierten Interaktion (5.1.3). Dabei handelt es sich um Modelle der Kommunikation, die zum Verständnis von Interaktionssystemen beitragen sollen.

5.1.1
Das Sender-Empfänger-Modell

Das Axiom von Watzlawick „Man kann nicht nicht kommunizieren" ist wahrscheinlich der verbreitetste und häufigst zitierte Satz in der Kommunikationswissenschaft, denn er beschreibt die zentrale Bedeutung der Kommunikation für das menschliche Dasein. Wir kommunizieren immer, egal ob mündlich, symbolisch,

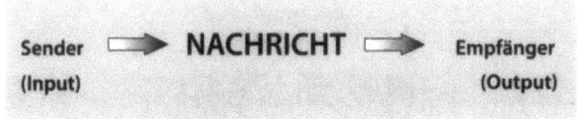

Abb. 5.2. Input-Output-System in der Kommunikation

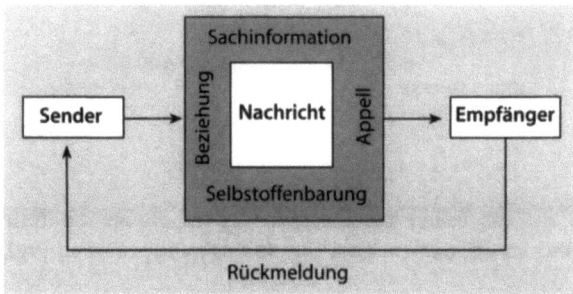

Abb. 5.3. Das Sender-Empfänger-Modell

schriftlich, passiv, oder aktiv, verbal oder durch Gestik und Mimik. Die Art, wie in Besprechungen gesessen wird, die Art, in der Studenten Vorlesungen besuchen (essend, strickend, zeitunglesend), ist Kommunikation und somit Ausdruck ihres Selbst.

Versucht man dieses Phänomen der Kommunikation in einem Erklärungsmodell zu erfassen, dann stellt man fest, daß gängigerweise zwei Menschen an einer Kommunikation (vgl. Abb. 5.2) beteiligt sind. Nämlich ein Sender und ein Empfänger, im Sinne eines Input-Output-Systems. Die Behaviouristen beschrieben dies als eine Reiz-Reaktions-Folge. Daß Kommunikation mehr ist, wird durch das Modell von Schulz von Thun (1987) deutlich (vgl. Abb. 5.3) beschrieben.

Kommunikation wird hier als ein aktiver Prozeß verstanden, der eine kontinuierliche Rückmeldung von beiden Gesprächspartnern erfordert, denn nur dann können die Gesprächspartner sicher sein, was das Gegenüber verstanden hat. Die Ebenen der Mißverständnisse können leichter behoben werden bzw. auch leichter verstanden werden, wenn man mögliche Fehlerquellen betrachtet, die durch die Vielfältigkeit der zu übermittelnden Nachricht entstehen können.

Kommunikation vermittelt dabei nicht nur einen Inhalt (Sachebene), sondern sagt auch etwas über die Beziehung (Beziehungsebene) aus, in der Sender und Empfänger zueinander stehen. Ist es eine freundschaftliche Beziehung, dann ist Ton und Wortwahl anders als zwischen Vorgesetzten und Mitarbeitern. Darüber hinaus verdeutlicht jede Kommunikation auch etwas über den Sender, seine Art, Inhalte auszuwählen und vorzutragen, ist eine Selbstoffenbarung. Da Kommunikation nicht zweckfrei ist, steckt in jeder Äußerung auch ein Appell an den Empfänger, was dieser zu tun oder zu lassen hat.

Die unterschiedlichen Seiten einer Nachricht (vgl. Abb. 5.4) sollen an Hand folgender Äußerung einer Stationsleitung: *„Sie sind eine fleißige Schwester, pünktlich, ordentlich und zuverlässig"* verdeutlicht werden.

Die verschiedenen Arten, eine Nachricht zu senden bzw. zu empfangen, zeigen die Vielfältigkeit der möglichen Kommunikationsprobleme auf. Rein mathema-

Was der Vorgesetzte meint:	Was der Mitarbeiter verstehen könnte:	Was der Mitarbeiter auch verstehen könnte:
Inhalt **Wie lautet die Nachricht?**		
Sie sind eine fleißige Schwester, pünktlich, ordentlich und zuverlässig.	Ich bin eine wirklich gute Mitarbeiterin, die vom Vorgesetzten geachtet wird.	Ich mache lediglich Dienst nach Vorschrift.
Selbstoffenbarung: **Was sagt der Vorgesetzte (Sender) über sich selbst aus?**		
Ich bin enttäuscht. Ich hätte mehr als dies erwartet.	Ich freue mich über die Anerkennung.	Vorsicht - der will mich schon wieder für den Wochenenddienst einplanen.
Beziehung **Wie stehen die Gesprächspartner zueinander?**		
Ich halte sie für überfordert mit den neuen Inhalten.	Der Chef weiß meine Leistungen zu würdigen.	Ich könnte seinen Job auch tun, wenn man mich nur ließe.
Appell **Was will der Vorgesetzte beim Mitarbeiter erreichen?**		

Abb. 5.4. Beispiel für eine Gesprächsanalyse anhand des Sender-Empfänger-Modells

tisch gesehen kann es bei einer Kommunikationseinheit von einem Satz vom Sender zum Empfänger und einer entsprechenden Antwort zu 16 verschiedenen Kommunikationsmustern bzw. Kommunikationsproblemen kommen. Dabei ist nicht berücksichtigt, daß jedes Wort für sich bereits eine Kommunikations„falle" darstellen kann.

5.1.2
Die Transaktionsanalyse (TA)

Eric Berne (1985) entwickelte die Transaktionsanalyse in Anlehnung an das Strukturmodell von Freud. Ausgehend von unterschiedlichen Ich-Zuständen (vgl. Abb. 5.5), aus denen heraus der Mensch interagiert und beim Gegenüber einen entsprechenden Ich-Zustand anspricht, lassen sich gelungene und mißlungene Interaktionen beschreiben und erklären.

Das Eltern-Ich hat einen stützenden, fürsorglichen Aspekt und einen kritischen Aspekt. Das Kind-Ich hat analog dazu einen rebellischen und einen angepaßten Anteil, ebenso wie einen natürlichen kindlichen Aspekt der Kreativität, Neugierde und Intuition. Das Erwachsenen-Ich ist realitätsorientiert und aufgabenbezogen.

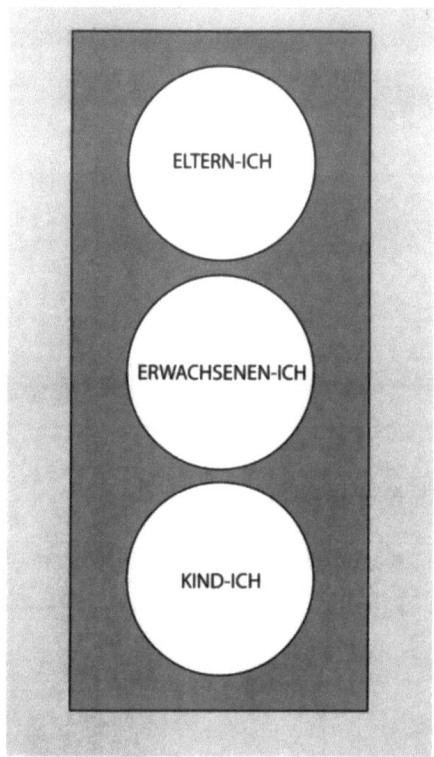

Abb. 5.5. Das Strukturmodell der Transaktionsanalyse (TA)

- Eltern-Ich: Verhalten, Denken und Fühlen, das von den Eltern übernommen wurde.
- Erwachsenen-Ich: Verhalten, Denken und Fühlen, das eine direkte Reaktion auf das aktuelle Geschehen darstellt.
- Kind-Ich: Verhalten, Denken und Fühlen, das aus der Kindheit stammt und jetzt aktualisiert wird.

Von einer gelungenen Kommunikation wird dann gesprochen, wenn sie auf der gleichen Ebene stattfindet, d.h. von Kind-Ich zu Kind-Ich, von Eltern-Ich zu Eltern-Ich bzw. von Erwachsenen-Ich zu Erwachsenen-Ich.

Interaktionen lassen sich anhand solcher Diagramme (vgl. Abb. 5.5) graphisch veranschaulichen. Dabei zeigt sich, daß gelungene Interaktionen eher horizontal verlaufen, Interaktionen, bei denen eine Mißstimmung bei einem der Gesprächspartner vorliegt, eher diagonal (vgl. Abb. 5.6).

Der Vorgesetzte sagt zum Mitarbeiter: „Sie kommen schon wieder zu spät. Sie wissen doch, daß das nicht gut für das Betriebsklima ist. Sie sollten wirklich mehr Ihre Vorbildfunktion annehmen."

Der Mitarbeiter zum Vorgesetzten: „Ja, Sie haben ja recht. Mir tut es auch sehr leid, dabei habe ich mich so sehr beeilt. Ich bitte Sie um Verständnis."

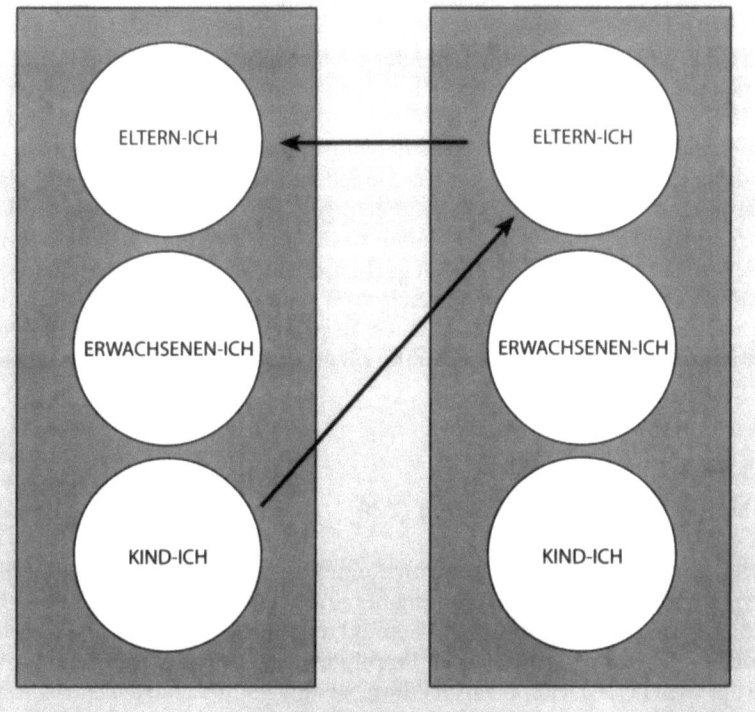

Abb. 5.6. Beispiel für eine diagonale Interaktion

Der Vorteil der TA liegt in der Analyse solcher Interaktionen, an denen zwei Personen beteiligt sind. Diese werden als Transaktionen bezeichnet. Dabei sendet eine Person aus einem bestimmten Ich-Zustand heraus eine verbale oder nonverbale Botschaft an einen Ich-Zustand des Interaktionspartners. Dieser kann aus dem angesprochenen Ich-Zustand antworten oder auch aus einem anderen Ich-Zustand. Dadurch entstehen horizontale und diagonale Interaktionen, die zu einem entsprechenden emotionalen Erleben führen. Neben diesen offenen Interaktionen gibt es verdeckte Interaktionen, die als „Spiele der Erwachsenen" bezeichnet werden. Dabei kommen in der Kindheit unterdrückte echte Gefühle als verdeckte Interaktionen hervor, wie z.B. der nach Beifall heischende Manager, der in der Kindheit nicht genug Zuwendung bekommen hat, oder die sich stets überfordernde Schwester, die zuhause im Schatten des Bruders stand.

Welche Ich-Zustände der einzelne bevorzugt, soll durch die Analyse der individuellen Lebensskripte geklärt werden. Entsprechend den frühen kindlichen Erfahrungen in Eltern-Kind-Interaktionen haben sich entsprechende Überlebensstrategien gebildet, die meistens unkritisch angewendet werden, auch wenn sie heute nicht mehr adäquat sind. Ein Prozeß mit therapeutischem Wert, der ohne eine entsprechende Ausbildung nicht aktiviert werden sollte.

Der Vorteil der TA liegt in ihrer leichten Verständlichkeit. Welcher Leser kennt nicht die inneren Dialoge, wenn es z.B. um die Frage geht: Soll man heute zur Hochschule gehen oder nicht? Das Eltern-Ich mahnt zum Aufstehen, zum Nachkommen der Pflichten, das Kind-Ich will eher im Bett bleiben und bietet Kompromisse an, wie zu spät kommen oder krank werden. Das Erwachsenen-Ich hat hier genau wie bei Freud eine Vermittlerrolle und entscheidet letztendlich, was zu tun oder zu lassen ist. Das heißt, das Modell läßt sich sowohl auf inter- als auch auf intrapersonale Kommunikation übertragen. Dabei entspricht die humanistische Grundanschauung, die dem Modell zu Grunde liegt, den pflegetheoretischen Überlegungen. Im pflegerischen Alltag ebenso wie bei Managemententscheidungen kann ein solches Modell hilfreich sein, Interaktionen zu analysieren auch ohne weiteres theoretisches Wissen. Es kann helfen, sein eigenes Handeln zu reflektieren und seine eigenen Gefühle, z.B. in Verhandlungen oder Teamsitzungen, zu lenken und zu steuern.

5.1.3
Die Themenzentrierte Interaktion (TZI)

Weniger ein Modell zur Analyse von Kommunikationssystemen, sondern eher eine Art Unterstützung oder Anleitung für eine gelungene Kommunikation bieten die Überlegungen von Ruth Cohen. Geprägt durch psychoanalytische Überlegungen, den Ansatz von Grindler, das Empfinden des Körpers mit einzubeziehen, sowie der Idee Perls, Gruppen als Medium zu nutzen und auch gestalttheoretische Überlegungen zu berücksichtigen, entwickelte Cohn (1994) ihr Konzept. Die Grundannahmen sind in ihren drei Axiomen festgeschrieben:

1. Der Mensch ist eine psychobiologische Einheit. Er ist auch Teil des Universums. Er ist darum autonom und interdependent. Autonomie wächst mit dem Bewußtsein der Interdependenz.
2. Ehrfurcht gebührt allem Lebendigem und seinem Wachstum. Respekt vor dem Wachstum bedingt bewertende Entscheidungen. Das Humane ist wertvoll, inhumanes ist wertbedrohend.
3. Freie Entscheidung geschieht innerhalb bedingender innerer und äußerer Grenzen. Erweiterung dieser Grenzen ist möglich.

Diese Axiome finden sich in ihrem Strukturmodell (vgl. Abb. 5.7) wieder. Cohn (1994) beschreibt die Faktoren wie folgt:

Die Axiome der TZI

Ich: Daß wir uns selbst als Person wahrnehmen und achten; daß wir uns unserer Wünsche, Fähigkeiten und Möglichkeiten, ihres Lichtes und ihres Schattens in Verantwortung uns selbst und anderen gegenüber bewußter werden, um persönlich und ganzheitlich entscheiden und handeln zu können.

Gruppe: Daß wir dieselbe Wichtigkeit der Selbsterfüllung jedem anderen zuerkennen und uns dementsprechend zu verhalten suchen.

Thema/Ziel:	Daß wir die Gemeinschaftlichkeit einer Gruppe als Zuwendung zu unseren gemeinsamen relevanten Aufgaben ansehen.
Globe:	Daß unsere Bewußtseinsfähigkeit und Verantwortlichkeit erweiterungsfähig ist und sich über die jeweiligen interaktionelle Gruppe hinaus auf Nachbarschaft, Nation, Völker, das Leben auf der Erde – transpersonal und transzendental – erstreckt.

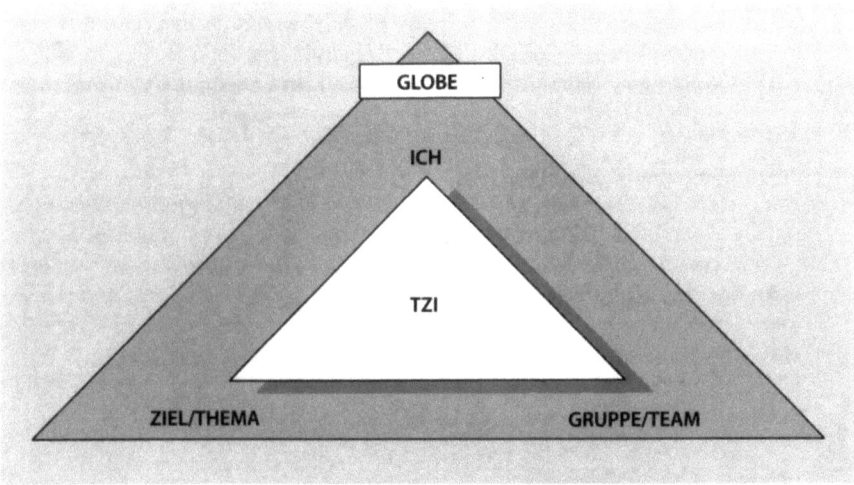

Abb. 5.7. Das Strukturmodell der TZI

Sie geht davon aus, daß eine optimale Zusammenarbeit in einer Gruppe am ehesten dann möglich ist, wenn die Bedürfnisse des einzelnen und der Gruppe unter Berücksichtigung des Ziels (Thema) geachtet werden. Nur bei einem ausgewogenen Verhältnis zwischen diesen drei Variablen kann ein befriedigendes Ergebnis erzielt werden. Als Moderator einer Gruppe ist es wichtig, hier eine dynamische Balance der drei Faktoren herzustellen. Um diesen Prozeß optimal gestalten zu können, werden Kommunikationsregeln (s. folgende Übersicht) vorgeschlagen (zit. nach Kerres u. Falk 1996). Mit ihrer Hilfe können verdeckte Kommunikationen offengelegt werden, mit dem Ziel, Mißverständnissen vorzubeugen und Wachstum zu fördern.

Kommunikationsregeln der TZI

1. Sei deine eigene Chairperson!
   Bestimme selbst, was du sagen willst. Sprich oder schweig, wann du es willst. Versuche, in dieser Stunde das zu geben und zu empfangen, was du selbst geben und erhalten willst. Sei deine eigene Chairperson (Vorsitzender) – und richte dich nach deinen Bedürfnissen im Hinblick auf das Thema und auf das, was immer für dich sonst wichtig sein mag. Diese Regel soll dir zwei Dinge besonders deutlich machen:
   - Du hast die Verantwortung dafür, was du aus dieser Stunde für dich machst.
   - Du brauchst dich nicht zu fragen, ob das, was du willst, den anderen Gruppenmitgliedern gefällt oder nicht gefällt. Sag einfach, was du willst. Die anderen Gruppenmitglieder sind auch ihre eigenen Chairpersonen und werden es dir schon mitteilen, wenn sie etwas anderes wollen als du.

2. Störungen haben Vorrang!
   Unterbrich das Gespräch, wenn du nicht wirklich teilnehmen kannst, zum Beispiel, wenn du gelangweilt, ärgerlich oder aus einem anderen Grund unkonzentriert bist. Ein „Abwesender" oder eine „Abwesende" verliert nicht nur die Möglichkeit der Selbsterfüllung in der Gruppe, sondern er oder sie bedeutet auch einen Verlust für die ganze Gruppe. Wenn eine solche Störung behoben ist, wird das unterbrochene Gespräch entweder wieder aufgenommen werden oder einem momentan wichtigeren Platz machen.

3. Beachte deine Körpersignale!
   Um besser herauszubekommen, was du im Augenblick fühlst und willst, horche in deinen Körper hinein. Er kann dir oft mehr über deine Gefühle und Bedürfnisse erzählen als dein Kopf. Wenn du willst, bitte um ein Blitzlicht. Wenn dir die Situation in der Gruppe nicht mehr transparent ist, dann äußere zunächst deine Störung und bitte dann die anderen Gruppenmitglieder in Form eines Blitzlichts auch kurz, ihre Gefühle im Moment zu schildern.

4. Es kann immer nur eine Person sprechen!
   Es darf nie mehr als eine Person sprechen. Wenn mehrere Personen auf einmal sprechen wollen, muß eine Lösung für diese Situation gefunden werden. „Seitengespräche" sind zwar wichtig, aber sie stören, und der Inhalt ist als Störung in die Gruppendiskussion einzubringen.

5. „Ich" statt „Man" oder „Wir"!
   Sprich nicht per „Man" oder „Wir", weil du dich hinter diesen Sätzen zu gut verstecken kannst und nicht die Verantwortung für das zu tragen brauchst, was du sagst. Zeige dich als Person und sprich per „Ich". Außerdem sprichst du in „Man"- oder „Wir"-Sätzen für andere mit, von denen du gar nicht weißt, ob sie das wünschen.

6. Eigene Meinungen statt Fragen!
   Wenn du eine Frage stellst – sage, warum du sie stellst. Auch Fragen sind oft eine Methode, sich und die eigene Meinung nicht zu zeigen. Außerdem können Fragen oft inquisitorisch wirken und den anderen in die Enge treiben. Äußerst du aber deine Meinung, haben andere es viel leichter, dir zu widersprechen oder sich deiner Meinung anzuschließen.

7. Sprich direkt!
   Wenn du jemandem aus der Gruppe etwas mitteilen willst, sprich ihn direkt an und zeige durch Blickkontakt, daß du ihn meinst. Sprich nicht über Dritte zu anderen und sprich nicht zur Gruppe, wenn du eigentlich einen bestimmten Menschen meinst.

8. Gib „Feedback" (Rückmeldung), wenn du das Bedürfnis hast!
   Löst das Verhalten eines Gruppenmitgliedes angenehme oder unangenehme Gefühle bei dir aus, teile es ihr oder ihm sofort mit und nicht später einer oder einem Dritten. Wenn du Feedback gibst, sprich nicht über das Verhalten anderer, denn du kannst nicht wissen, ob du es objektiv und realistisch wahrgenommen hast. Sprich nicht in einer bewertenden und normativen Weise. Vermeide Interpretationen und Spekulationen über andere. Sprich zunächst einfach von den Gefühlen, die durch das Verhalten anderer bei dir ausgelöst werden. Danach kannst du versuchen, deren Verhalten so genau und korrekt wie möglich zu beschreiben, damit sie begreifen können, welches Verhalten deine Gefühle ausgelöst hat. Laß dabei offen, wer „schuld" an deinen Gefühlen ist. Du benötigst dabei keine objektiven Tatsachen oder Beweise – deine subjektiven Gefühle genügen, denn auf diese hast du ein unbedingtes Recht. Versuche, vor deinem Feedback die Einwilligung deines Gesprächspartners einzuholen, ihm dieses zu geben.

9. Wenn du Feedback erhältst, höre ruhig zu!
   Wenn du Feedback erhältst, versuche nicht gleich, dich zu verteidigen oder die Sache „klarzustellen". Denk daran, daß hier keine objektiven Tatsachen mitgeteilt werden können, sondern subjektive Gefühle und Wahrnehmungen deines Gegenübers. Versuche, zunächst nur zu schweigen und zuzuhören, dann von deinen Gefühlen zu sprechen, die durch das Feedback ausgelöst worden sind, und erst dann gehe auf den Inhalt ein.

10. Experimentiere mit dir!
    Frage dich, ob du dich auf deine Art verhältst, weil du es wirklich willst. Oder möchtest du dich eigentlich anders verhalten – tust es aber nicht, weil dir das Angst macht. Prüfe dich, ob dein Verhalten Annäherungs- oder Vermeidungsverhalten ist. Versuche, öfters neues Verhalten auszuprobieren, und riskiere das kleine, aufgeregte körperliche Kribbeln dabei. Dieses Kribbeln ist ein guter Anzeiger dafür, daß du ein für dich ungewohntes und neues Verhalten ausprobierst.

TZI versteht sich als eine Synthese aus Persönlichkeitsentwicklung und Sachlernen. Aufgrund der leichten Verständlichkeit der Kommunikationsregeln findet das Modell guten Anklang und eine hohe Einsatzbereitschaft. Allerdings muß angemerkt werden, daß Cohn ursprünglich für die Anwendung der Methodik Ausbildungskurse angeboten hat. Zum anderen wird über die Regeln der Kommunikation vielfach diskutiert. Bei einem strikten Einhalten der Regel „Störungen haben Vorrang" kann es passieren, daß das Ziel bzw. das Thema außer Sicht gerät. Der Gruppenprozeß kann dabei eine Eigendynamik entwickeln und zum Selbstläufer werden.

5.1.4
Zusammenfassung

Die vorgestellten Modelle zur Erklärung von Kommunikation können diese auf einer Metaebene erklären und analysieren. Insofern sind sie zur Analyse und Klärung von Kommunikationsproblemen hilfreich. Sie stehen dabei nicht unabhängig nebeneinander, sondern ergänzen sich.

Die Kommunikationspartner des Sender-Empfänger-Modells werden durch die Inhalte der TA weiter ausdifferenziert. Danach wird die Kommunikation nicht nur durch einen Ich-Zustand bestimmt, sondern durch mehrere. Durch die Integration der Modelle ist zwar immer noch nicht eine vollständige Wiedergabe der Realität erzielt, aber es gelingt annähernd, die Vielfältigkeit und Einmaligkeit von Kommunikation darzustellen. TZI erstellt einen Rahmen, in dem sich Kommunikation bewegen kann. Die Kommunikationsregeln können dabei zu Ritualen entwickelt werden, so daß sie den an der Kommunikation Beteiligten sowohl Sicherheit als auch Bewegungsfreiraum geben. Allerdings müssen sich die einzelnen Regeln einer kritischen Reflexion unterziehen. Eine zeitgemäße Überarbeitung könnte dabei für einige Regeln notwendig sein. So muß überdacht werden, ob es zu jeder Zeit, bei jedem Thema richtig ist, die Regel „Störungen haben Vorrang" zu beherzigen.

Der Schonraum Gesundheitssystem, in dem finanzielle Aspekte lange Zeit untergeordnete Bedeutung hatten, kann sich dies in voller Ausprägung des Inhaltes nicht leisten. Statt dessen gilt es, eine strukturierte und zielorientierte Kommunikation in den Mittelpunkt zu stellen. Insofern könnte diese Regel dahingehend verändert werden: „Zielorientiertes Reden hat Vorrang", d.h., Störungen haben nur dann Vorrang, wenn ein zielorientiertes Handeln der Gruppe, bedingt durch unterschwellige und ungeklärte Beziehungsprobleme innerhalb der Gruppe, nicht mehr möglich ist.

Im folgenden sollen multimediale Systeme der Kommunikation vorgestellt werden. Auch hier kann es vergleichbar mit dem kybernetischen Ansatz von Schulz von Thun zu Problemen kommen. Denn auch hier spielt die Kommunikationsumgebung ebenso eine Rolle wie das Interaktionsgeschehen zwischen Benutzer (Sender) und dem EDV-System (Empfänger).

5.2
Multimediasysteme der Kommunikation

Multimedia ist ein Sammelbegriff für Medien der Übertragungstechnik, der Displaytechnik, der Mikroprozessortechnik und Speichertechnik basierend auf mehreren Mediendarstellungsformen wie z.B. Text, Video oder Audio. Multimedia ist u.a. durch die Eigenschaft der Individualität, der Interaktivität und Multifunktionalität charakterisiert. Multimedia schafft dabei zwischen allen Kommunikationsformen von intrapersonalen bis zu massenmedialen ein Kontinuum (Issing u. Klimsa 1997).

Die Entwicklung der Multimedia ist rasant. Allein die elektronischen Publikationen auf CD ROM, wie z.B. Bücher, Spielfilme oder Lernprogramme, wurden 1993 in der BRD auf 136 Mio. DM veranschlagt. Multimedia ist nicht nur eine relativ neue Technologie mit wachsender wirtschaftlicher Bedeutung. Multimedia ist auch eine neue Art und Weise der Medienbenutzung in Informations- und Lernprozessen.

Das Feld der Multimedia ist weit. Es soll im folgenden auf die Einführung von EDV-Systemen in der Pflege begrenzt werden. Die Gründe für die Einführung neuer Technologien sind dabei vielfältig.

- Die Einführung neuer Gesetze hat den Wettbewerbsdruck erhöht. Die Globalisierung der Märkte als Folge der Entwicklung neuer Kommunikationstechniken verlangt, daß mehr Information in kürzerer Zeit übermittelt wird. Sie fordert eine schnelle Reaktion auf kurzfristige Veränderungen auf dem Wettbewerbsmarkt.
- Im Rahmen der Einführung von Qualitätsmanagementsystemen hat sich die Bedeutung des „Kunden" verändert. Darüber hinaus hat sich der „Kunde" zu einem „mündigen Kunden" entwickelt, der deutlicher sagt, was er will. Dadurch entsteht eine Vielzahl von notwendigen Informationen, auf die im System zugegriffen und individuell reagiert werden sollte.
- Sowohl die Entwicklung neuer Dienstleistungen als auch die Umsetzung von wissenschaftlichen Forschungsergebnissen, z.B. aus der Pflege oder dem Bereich der Medizintechnik, erfordert eine hohe Flexibilität des Systems. Zur Unterstützung können dabei neue Technologien herangezogen werden.

In einer vom Agnes Karll Institut durchgeführten Befragung 1994 über die Verbreitung von EDV-Systemen in Krankenhäusern konnten u.a. folgende Ergebnisse herausgestellt werden (zit. nach Höhmann u. Schulz 1996):

- In 40% der befragten 104 Krankenhäuser gibt es eine institutionalisierte EDV-Arbeitsgruppe. In circa 29% der Häuser ist die Pflege personell in den Arbeitsgruppen vertreten. Dabei ist auffallend, daß insbesondere in kleinen Häusern (100-300 Betten) die Pflege personell geringer vertreten ist.
- Rund 83% der befragten PDLs sind der Ansicht, daß die Einführung von EDV im Pflegebereich dringend notwendig ist.
- Etwa 43% der PDLs haben das Gefühl, ausreichend über Fragen der EDV in der Krankenpflege informiert zu sein. Die meisten der PDLs geben jedoch an, nicht ausreichend über die Möglichkeiten der EDV informiert zu sein.

Höhmann u. Schulz weisen darauf hin, daß die hohe Akzeptanz des Pflegemanagements nichts mit der Akzeptanz der Benutzer, also der Pflegenden zu tun haben muß. Die Studie gibt dazu nur indirekt Auskunft, nämlich über die Befragung der Betriebsräte, die mit etwa 70% der Meinung sind, daß die Einführung der EDV in der Pflege notwendig ist.

Bei der Einführung eines EDV-gestützten Systems gilt es, zwei Problemebenen zu unterscheiden. Einmal die Ebene der Entscheider, in dem Fall das Management, das sich u.a. mit der prinzipiellen Frage der Entscheidung EDV-gestützter Systeme befassen muß. Auf der anderen Seite die Probleme der Benutzer (User) bei der Anwendung der EDV-Systeme.

Zahlreiche Publikationen (u.a. Michel 1996; Rahmsdorf 1996) in den letzten zwei Jahren haben Wege und Projektstrukturen bei der Einführung von EDV-gestützten Systemen beschrieben. Dabei spielte in erster Linie die Auswahl und die Einführung des Systems eine Rolle, weniger die systemischen Auswirkungen auf den Benutzer. Ebenso wurde der Entscheidungsfindungsprozeß des Managements selten aus subjektiver Sicht des Entscheiders aufgezeigt. Im folgenden sollen schwerpunktmäßig diese Aspekte betrachtet werden.

Die Diskussion über Gründe des Medieneinsatzes sind von unterschiedlicher Sichtweise geprägt. Die Entscheider – sogenannte Promotoren (Kerres M. 1998) – gemeint sind damit Personen, die die Produkte oder den Einsatz eines didaktischen Mediums beauftragen bzw. verantworten, weisen unterschiedliche Begründungsmuster auf.

Die ökonomische Argumentation. Durch die Einführung neuer Systeme wird eine Kostenreduktion erhofft. Diese Ansicht kann in den seltensten Fällen durch konkrete Zahlen belegt werden. Die Argumentation wirkt vordergründig und diskussionswürdig. Es erscheint eher so, daß durch die erhoffte Personalkürzung auch der „Personalärger" verringert werden soll.

Das steigende Image als Argumentation. Durch die Einführung neuer Medien als Ergänzung zum personalen Unterricht im Bereich der IBF z.B. erhofft man sich eine Erweiterung der Möglichkeiten. Dabei bleiben didaktische Überlegungen bzw. Konzepte zur Integration der neuen Medien bzw. eine Reflexion der Dozentenrolle außen vor. Der erhoffte Imageeffekt nach innen und außen kann durch Studien nur unbefriedigend untermauert werden (Kerres M. 1998). Der Gedanke: „Das Neue um des Neuen willen", im Sinne eines „Spielzeugs" für den Verantwortlichen, kann dabei aufkommen.

Die Qualitätssteigerung als Argumentation. Die subjektive Theorie des Entscheiders lautet vielfach, daß die Einführung eines EDV-gestützten Systems an sich schon eine Verbesserung der Qualität darstellt. Diese Fehleinschätzung führt in der Realität oft zu einer Überschätzung des Systems und somit zur Frustration bei den Entscheidern und den Benutzern.

Oftmals wird auch „alte" gegen „neue" Technik ausgewechselt, ohne das entsprechende Umfeld zu analysieren und entsprechend mitzuverändern. Somit ist es möglich, durch den Einsatz von Informationstechnik alte Strukturen zu verfestigen, statt, wie ursprünglich meistens geplant, zu verändern. Denn ein besserer

Informationszugang sowie eine erhöhte Transparenz kann auch eine hierarchisch orientierte Führung stärken. Eine schnellere Informationsverarbeitung kann die Einführung von administrativen Tätigkeiten erleichtern und kontrollierbar machen. Ebenso kann der Einsatz neuer Technologien die Spezialisierung unterstützen anstatt die Kooperation zu fördern (Schneevoigt u. Scheuten 1994).

Damit eine Entscheidung wirklich im Sinne des Management und der Benutzer ausfällt, gilt es, sich konkret zu fragen: Mit welchem Ziel will ich ein EDV-System im Bereich der Pflege einführen? Antworten wie „das braucht man jetzt", „man darf die Entwicklung nicht verschlafen" oder „das sichert uns die Qualität" sind überdenkenswert.

Keck u. Pröschild (1995, S. 208) unterscheiden u.a. zwischen patientennahen und patientenfernen Einsatzfeldern (vgl. folgende Übersicht).

Auszug aus den Einsatzfeldern der EDV in der Krankenpflege.
(In Anlehnung an Keck u. Pröschild 1995, S. 208-209)

Patientennahe Einsatzfelder	Patientenferne Einsatzfelder
Pflegeprozeß und Pflegequalität Pflegestandards, Pflegeanamnese, Pflegeplanung, Pflegedokumentation.	• Kommunikation mit Leistungsstellen Leistungsanforderungen, Ergebnisübermittlung, Materialwirtschaft, Essensversorgung, Reparaturanforderungen, Entsorgung. • Personal Personaleinsatzplanung, Personalbedarfsplanung, Urlaubsplanung, Personalstatistik. • Administration Patientenaufnahme,- verlegung und -entlassung, Verwaltung der Patientendaten, Patienteneinbestellung, Vor- und Nachbereitung der Visiten, Leistungsabrechnung.

Auf der anderen Seite müssen die Probleme der Einführung eines EDV-gestützten Systems auf der Benutzerseite betrachtet und reflektiert werden. Dazu zählen:

Die Akzeptanz eines technischen Systems. Die Akzeptanz eines technischen Systems in einer sozialen Interaktion ist oftmals schwierig. Es werden Fragen gestellt wie: Stellt sich der PC zwischen Schwester und Patient? Hält dadurch die Technologisierung und Funktionalisierung nicht noch mehr Einzug in einer sowieso schon immer inhumaner werdenden pflegerischen Situation? Werden der Pflege dadurch nicht noch mehr pflegefremde Tätigkeiten auferlegt?

Diesbezüglich sind besonders ältere Benutzer zu erwähnen, die die Probleme im Umgang mit einem EDV-gestützte System überschätzen. Oftmals vorgeschobene Gründe – im Sinne einer Rationalisierung – wie z.b. mangelnder Datenschutz werden geäußert.

Die Akzeptanz des Systems wird darüber hinaus durch die Angst vor einer möglichen Kontrolle vermindert. Auch hier spielen subjektive Theorien der Benutzer eine zentrale Rolle. Es kommt z.b. zu Äußerungen wie: „Ja dann kann der Chefarzt meine Dokumentation jederzeit über seinen PC abrufen."

Qualifizierungsprobleme der Benutzer. Neben den subjektiven Ängsten spielt das Qualifizierungsproblem der Mitarbeiter eine große Rolle. Da dies auch einen Kostenfaktor darstellt, wird dieser Bereich oft zuwenig und nicht lang genug aufrechterhalten. Eine einmalige Unterweisung in die Benutzung von einem System bzw. einem Programm reicht vielfach nicht aus, gerade dann, wenn die subjektiven Theorien bezgl. der Benutzung eines solchen Systems sehr stark ausgeprägt (s. oben) sind.

Mögliche Interventionsschritte, die zum Gelingen bei der Umsetzung eines EDV-gestützten Systems beitragen, sind in der folgenden Übersicht aufgezeigt.

Interventionsmöglichkeiten bei der Einführung von EDV-gestützten Systemen

Probleme bei der Einführung eines EDV-gestützten Systems	Interventionsmöglichkeiten
• Akzeptanzprobleme der Mitarbeiter Qualifizierungsprobleme.	• Aufklärung durch Information, • Reflexion des Rollenverständnisses – Frauen und Technik, • praxisorientierte Weiterbildungen durch den Hersteller des EDV-Systems, • Ausbildung von Multiplikatoren für die Inhalte, so daß diese als ständige Ansprechpartner für aufkommende Probleme da sind, • Besuch von Institutionen, die bereits ein EDV-gestütztes System eingeführt haben, • Einführung, Einstellung und Integration neuer Berufsgruppen, wie z.B. die Stationssekretärin oder Stationsassistentin bzw. die Implementierung einer EDV-Abteilung.

Mögliche Auswirkungen auf das Management werden in der folgenden Übersicht aufgeführt.

Mögliche Auswirkungen nach der Einführung computergestützter Datenverarbeitungssysteme

Rationalisierung der Aufbau- und Ablaufstruktur	Wegfall einer hierarchischen Ebene, Rückgang der Routinetätigkeit, Vereinheitlichung von Abläufen, Unterstützung bei wesentlichen pflegerischen Planungstätigkeiten z.B. Pflegeplanung durch eine „lernende" Software.
Führung – Mitarbeiter	Übernahme von mehr Verantwortung durch den Mitarbeiter; Flexibilität der Arbeitszeiten möglich; Schaffung von Home-office-Plätzen, wodurch sich allerdings die Mitarbeiterstruktur verändert.
Arbeitsinhalte	Die Schaffung von ganzheitlichen Arbeitsinhalten kann zu erhöhter Mitarbeiterzufriedenheit führen, ebenso wie die stetige Abrufbereitschaft aller notwendigen Informationen.
Qualifikationsanforderungen	Das Profil verändert sich dahingehend, daß neben der direkten Fachlichkeit die Schlüsselqualifikation der sozialen Kompetenz eine noch höhere Bedeutung bekommt, da ein direkter Austausch unter Kollegen möglicherweise geringer wird.
Kommunikation	Die Form der Kommunikationsformen, z.B. durch die Einführung von Telekonferenztechniken, wird sich verändern.
Zunahme an Belastung	Da das Anforderungsprofil der Stellen eher zunimmt, kann die nervliche Belastung bei nicht ausreichender Vorbereitung auf die Aufgabe zunehmen.

Dem mittleren Management wird bei der Einführung EDV-gestützter Systeme eine große Aufgabe zukommen. Sie stellen die Informationsknotenpunkte dar. Neben der Entlastung des Topmanagements werden Sonderaufgaben wie vergleichbare Projekttätigkeiten erwartet. Die Abflachung der Hierarchien wird zwar die Anzahl der Mitarbeiter reduzieren, allerdings wird der Tätigkeitsbereich verantwortungsvoller (vgl. Non-Profit-Center) und interessanter werden. Ihnen wird die Aufgabe zukommen, Veränderungsprozesse wie die Einführung der EDV zu begleiten und die dafür notwendige Akzeptanz bei den Mitarbeitern herzustellen.

Eine weitere wichtige Aufgabe bei der Umsetzung solcher Veränderungsprozesse ist das Konfliktmanagement. Die Einführung neuer Technologien wird selbst bei bester Planung zu vielfältigen Problemen führen. Bei der Umsetzung solcher Projekte gibt es immer Gewinner und Verlierer z.B. bezogen auf Einkommen, Arbeitsinhalte, Arbeitsbelastung, Status oder Macht. Sicherlich muß es Ziel sein, den Prozeß so zu gestalten, daß möglichst wenig Verlierer den Prozeß beenden, denn dadurch verringern sich die Widerstände im Umsetzungsprozeß. Im Vorfeld gilt es daher, mögliche Konfliktfelder zu eruieren und einen entsprechenden Umgang damit zu reflektieren.

Für das obere Management gilt es, diesen Veränderungsprozeß explizit zu unterstützen. „Der Fisch stinkt am Kopf", d.h., wenn hier nicht die Unterstützung augenscheinlich erfolgt, dann sind entsprechende Veränderungsprozesse nur schwer umzusetzen. Ein entsprechender Organisationsentwicklungsprozeß sollte gerade bei einer so einschneidenden Veränderung den Prozeß zumindestens begleiten, wenn nicht schon vorbereiten und auch nach Abschluß der Implementierung über einen längeren Zeitraum unterstützen. Das oberste Management muß darüber hinaus die Qualifizierung in der Breite unterstützen ebenso wie ein Führungsverständnis im Sinne von Führung von Menschen und nicht im Sinne von Führung von Systemen. Dazu gehört es, eine vertrauensvolle Kultur zu schaffen, in der es erlaubt und erwünscht ist, sowohl aus Fehlern als auch aus Erfolgen zu lernen.

Im folgenden sollen praxisorientierte Kommunikationssysteme vorgestellt werden, die zur Förderung einer entsprechenden Kultur beitragen können.

5.3
Praxisorientierte Systeme der Kommunikation

Praxisorientierte Kommunikationssysteme in der Pflege finden sich auf jeder hierarchischen Ebene, sei es im Bereich des Managements oder im pflegerischen Alltag, sowohl im stationären als auch im ambulanten Bereich (vgl. folgende Übersicht).

Beispiele für praxisorientierte Kommunikationssystem	
Besprechungsmanagement	Direktoriumssitzung, Stationsleitungssitzung, Pflegevisiten.
Personalführung	Einstellungsgespräche, Zielvereinbarungsgespräche, Beurteilungsgespräche, Coaching usw.

Im folgenden sollen die Themen Besprechungen mit dem konkreten Beispiel Pflegevisite und aus dem Bereich der Personalführung das Zielvereinbarungsgespräch stellvertretend für praxisorientierte Kommunikationssysteme vorgestellt werden.

5.3.1
Das Besprechungsmanagement

Ein ganz ausgezeichnetes Mittel, Probleme so lange zu diskutieren, bis sie unaktuell geworden sind. (Anonym)

Entsprechend einer Studie von Schreyögg (zit. nach Hofmann 1995, S. 379) verwenden Führungskräfte etwa 75% ihrer Arbeitszeit mit mündlicher Kommunikation. Die damit verbundenen Kosten, wie Personal- oder Raumkosten, nehmen damit einen erheblichen Platz ein. Insofern trägt ein gelungenes Besprechungsmanagement sowohl zur Qualitätssicherung als auch zu Kostenersparnis bei.

Die Fähigkeit zur Leitung von Konferenzen und Besprechungen (Hofmann 1995, S. 378) ist eine wichtige Führungstechnik zur Vermeidung von Konflikten. Sie ist vor allem im Zusammenhang mit den Bemühungen um die Realisierung eines kooperativen Führungsverhaltens von großer Bedeutung, da sie eine gemeinsame Lösung von Problemen durch die Koordination der Bemühungen mehrerer Personen ermöglicht.

Unter einer Besprechung versteht man eine geplante Kommunikation in einer Gruppe von Menschen, die eine gemeinsame Aufgabe zu bewältigen haben und die dazu unter der Leitung einer Führungskraft zusammenkommen. (Die Konferenzmethode „Open Space" steht dazu im Widerspruch. Sie propagiert eine ein- bis dreitägige Veranstaltung mit bis zu 1000 Mitarbeitern, die ohne Vorgabe ihr Wissen und ihre Motivation zur Bearbeitung heikler innerbetrieblicher Probleme aktivieren; vgl. Bonsen 1998).

In Anlehnung an eine Untersuchung von Hofmann (1995) werden Besprechungen von Führungskräften als notwendiges Übel akzeptiert. Die häufigsten Aussagen dazu:

- Besprechungen seien eher zu häufig, zu lang, schlecht organisiert.
- Die Kommunikation sei selten offen und ehrlich, eher diskutiere man am Thema vorbei, werde zur Profilierung von Teilnehmern mißbraucht.

- Beschlüsse werden selten umgesetzt, ständig seien einzelne Leute unpünktlich.

Zum Gelingen bzw. Mißlingen einer Besprechung tragen nach Hirzel (zit. nach Hofmann, 1995, S. 378) folgende Faktoren bei:

- Je weniger Teilnehmer da sind, desto geringer ist der Zeitaufwand.
- Rund ein Drittel der Teilnehmer ist überflüssig, sie haben weder Fach- noch Entscheidungskompetenz.
- Die Zufriedenheit der Teilnehmer sinkt mit der Dauer der Besprechung.
- Nach ca. 45 Minuten nimmt die Konzentration der Teilnehmer ab.
- Etwa ein Drittel der Teilnehmer geht gut vorbereitet in Besprechungen.
- Bei etwa 45% aller Sitzungen wird die Zeit überschritten.
- Protokolle wurden nur in jeder zweiten Sitzung angefertigt.

In Anlehnung an diese Untersuchungsergebnisse werden im folgenden Leitfragen vorgestellt.

> **Leitfragen zur Strukturierung einer Besprechung**
> 1. Persönliche Fragen
>   - Verfüge ich über alle Informationen zum Thema?
>   - Habe ich eine Strukturierungsidee zum Thema?
>   - Mit welchen Medien möchte ich arbeiten?
>   - Verfüge ich über ausreichende Moderationsmaterialien?
>   - Ist ein Hand-out notwendig?
>   - Brauche ich zusätzliche Experten, die ich zur Unterstützung einladen könnte?
>   - Welches Ziel wird vom Unternehmen angestrebt?
>   - Welches Teilziel möchte ich auf jeden Fall erreichen?
>   - Welche Erwartungen habe ich an die Teilnehmer?
>   - Was darf auf keinen Fall bei der Sitzung passieren?
>   - Welchen Verlauf wünsche ich mir für die Sitzung?
> 2. Fragen für die Planung/Vorbereitung einer Besprechung
>   - Wäre es möglich, die Entscheidung auch alleine zu treffen? Würde die Motivation der Mitarbeiter darunter leiden?
>   - Rechtfertigt das angestrebte Ergebnis die geschätzten Kosten?
> 3. Fragen zu den Teilnehmern:
>   - Eignet sich die Fragestellung für eine Besprechung?
>   - Wer sind die Beteiligten?
>   - Welche Funktionen bekleiden die Personen?
>   - Welche Ziele verfolgen diese aufgrund dessen?
>   - Wie gut sind die Teilnehmer informiert?
>   - Gibt es Konflikte zwischen den Personen?
>   - Welche Zeitplanung ist möglich? Was sind die Teilnehmer gewöhnt diesbezüglich?
>   - Welchen Entscheidungsspielraum hat die Gruppe?
> 4. Organisatorische Fragen
>   - Welche Ausstattung braucht der Raum bzw. brauchen Sie zur Moderation der Sitzung?
>   - Soll es Essen geben?
>   - Wird Protokoll geschrieben und wenn ja, durch wen?
>   - Wer lädt wie ein?

Eine allgemeine Zielsetzung sollte es sein, den Leistungsvorteil der Gruppe zum Tragen kommen zu lassen. Das geht am besten, wenn viele Informationen zur Problemstellung vorgetragen werden. Viele Beiträge erhält man:

- wenn alle Mitglieder einen Beitrag leisten, da jeder eine andere Wahrnehmung des Problems hat;
- wenn sachlich gearbeitet wird, d.h. wenn keine verdeckten oder offenbare emotionale Reaktionen wie Aggressionen usw. wirksam bzw. vorhanden sind (vgl. TZI);
- wenn man sich kooperativ im Sinne einer Gewinner-Gewinner-Strategie um eine Lösung bemüht.

Zur Umsetzung dieses Vorhabens tragen Visualisierungs- und Moderationstechniken bei (Kerres u. Falk 1997). Dadurch wird sowohl das Vorgehen strukturiert, entsprechende Methodenvielfalt sorgt für Aufmerksamkeit und Eingebundenheit aller Teilnehmer, und es dient als Grundlage eines Protokolls. Das Protokoll wiederum kann als Kontrollmechanismus eingesetzt werden.

Beispiel für die Einführung neuer Besprechungsgremien
Im Rahmen von Organisationsentwicklungsprozessen bzw. bei der Einführung neuer Strukturen durch Qualitätsmanagementmaßnahmen werden häufig neue Besprechungsgremien eingeführt. Zum Beispiel wird in einem Krankenhaus eine tägliche morgendliche Besprechung zum besseren und schnelleren Informationsfluß implementiert. Die Führungskraft setzt sich für diese Idee ein, verhält sich aber in der Besprechung autoritär und hält lediglich Monologe. (Im Sinne der Transaktionsanalyse kann hier von einer gekreuzten Kommunikation vom Eltern-Ich zum Kind-Ich gesprochen werden.) Das heißt, die Einführung neuer Strukturen sollte von flankierenden Maßnahmen begleitet werden, wenn diese auch innerbetrieblich etwas bewirken sollen.

Ein häufig genanntes Problem ist die Unpünktlichkeit der Teilnehmer. Trotz der Bitte um pünktlichen Beginn passiert es vielerorts, daß die Teilnehmer kommen, wann sie wollen – mit den obskursten Ausreden. Wenn auf unpünktliches Verhalten von der Leitung nicht reagiert wird, dann stellt dies eine Erlaubnis für das Verhalten dar. Es gibt dann für das Verhalten „Zuspätkommen" der betreffenden Person keinen Grund zur Veränderung.

Aus verhaltenstheoretischer Sicht gibt es für die Führungskraft zwei wesentliche Reaktionen:

- Die Sitzung beginnen. Nicht durch Warten die Zuspätkommenden belohnen. Nichtbeachten der Zuspätkommenden in der Sitzung – erst danach Ursachen, Interventionen und Konsequenzen besprechen.
- Erzeugen von Gruppendruck, indem der Zuspätkommende direkt angesprochen wird und auch die Reaktionen der Teilnehmenden erfährt. Das Regulat wird durch die Gruppe erzeugt.

Eine Analyse der Situation im Sinne der Transaktionsanalyse kann ebenfalls klärend wirken.

Im folgenden werden einige Hinweise zur Gesprächsführung und zu einem möglichen Ablauf einer Besprechung vorgestellt.

Hinweise zur Gesprächsführung bei Besprechungen
Unerläßliche Voraussetzung in interpersonellen Beziehungen ist die Echtheit und die positive Wertschätzung. Die Verwirklichung einer effizienten Kooperation ist nur unter der Bedingung der „Reversibilität" der verbalen Formulierungen möglich. Gemeint ist damit die Verwendung von sprachlichen Formulierungen, die in gleicher Weise von Mitarbeitern und Vorgesetzten verwendet werden können. Diese Bedingungen sind Grundvoraussetzung für ein gelungenes Besprechungsmanagement.

1. Gesprächseröffnung. Darstellung des Problems – noch besser vor Besprechungsbeginn auf der Einladung kurze Problemformulierung. Spezielle Aufgaben klar beschreiben und formulieren. Die Fixierung einer gemeinsamen Aufgabe als Ziel einer Besprechung ist eine wesentliche Voraussetzung für die Effizienz eines Gesprächs.

Falls sich die Teilnehmer nicht kennen sollten, kurze Vorstellung und das Vorgehen (Protokoll, Pause usw.) erläutern.

2. Gesprächsverlauf. Grundsätzlich nach der Formulierung der Aufgabe die Teilnehmer zu Wort kommen lassen. Für die Leitung ist die Aufgabe oftmals nicht so neu wie für die Mitarbeiter. Es kann dabei wichtig sein, eine Art Ist-Analyse durch kurze Statements der Teilnehmer zu bekommen. Selbst wenn dadurch längere Pausen entstehen, gilt es, diese auszuhalten und zu respektieren. Oftmals erwarten die Mitarbeiter nach der Darstellung des Problems sofort einen Lösungsvorschlag von der Leitung – dieser Besprechungskultur sollte entgegengewirkt werden.

Keinen aus der Runde mit Namen persönlich aufrufen, das kann zu emotionalen Reaktionen wie Scham führen. Wenn der Teilnehmer im Moment nichts weiß und meint, er muß aus Prestigegründen jetzt reagieren, ist keinem damit geholfen, wenn die Antwort sachlich flach wird. Außerdem wird dadurch das Verhaltensmuster, daß man aufgefordert wird, wenn man etwas sagen soll, unterstützt. Dagegen spricht das eigentliche Ziel, daß Mitarbeiter sich von sich aus äußern und beteiligen sollen. Dieses Vorhaben wird dadurch unterstützt, daß man zunächst alle Beiträge aufgreift und ernstnimmt. Selbst wenn die erste Frage lautet, „ob das Fenster geschlossen werden darf", sollte auch diese Frage ernst genommen werden. Langfristig werden dadurch auch schüchterne Teilnehmer aktiviert. Wichtig ist, daß die Leitung die Beiträge ernst nimmt, bei der Formulierung hilft und positive Rückmeldung gibt, und somit dem Teilnehmer zeigt, daß er etwas zum Thema beigesteuert hat. Wenn es möglich sein sollte, sollten alle Beiträge gehört werden. Dazu gehört, die Stillen zu ermutigen und die Aktiven vorsichtig zu bremsen.

Unsachliche Äußerungen sollten in sachliche Äußerungen umformuliert werden. Emotionale Äußerungen zeigen häufig, wo das Problem liegt und sollten bei Bedarf entsprechend aufgegriffen werden (vgl. TZI).

Für die Entwicklung von Teamgeist ist es wichtig, die Bewertung von einzelnen Beiträgen zurückzustellen. Es soll in einem angenehmen Klima erst einmal für alle möglich sein, bezogen auf das Ziel bzw. das Problem, alles sagen zu können. Wichtig in diesem Zusammenhang ist auch, daß die Standpunkte unabhängig von der Person diskutiert werden, die den Vorschlag gemacht hat. Es geht nicht um einen Prestigekampf der Mitglieder, sondern um die Sache an sich. Unterstützend können dafür die Regeln der TZI eingesetzt werden.

Gerade in länger andauernden Sitzungen ist es hilfreich, immer wieder Zwischenergebnisse zu formulieren und auch schriftlich zu fixieren. Dadurch bleibt der Überblick und somit die Motivation erhalten.

Der Gesprächsabschluß einer Sitzung ist besonders wichtig. Nichts ist schlimmer, als wenn Teilnehmer am Ende einer Veranstaltung das Gefühl haben, das Treffen war sinnlos. Dadurch sinkt die Bereitschaft, wieder zu kommen. Es gilt, ein positives Ergebnis zu formulieren. Im Minimalfall könnte das heißen, daß es sich gezeigt hat, daß mehrere Treffen notwendig sein werden, um z.B. das Problem stärker zu fassen und zu klären.

Dieses Vorgehen kann auch für Zweiergespräche gewählt werden. Es unterstützt ein sachliches Vorgehen, trotz aller Schärfe der Argumente, unter Wahrung der Wertschätzung und Anerkennung der Person.

Führungskräfte müssen diese Aufgabe der Leitung, auch im Sinne einer Moderation von Gruppen, übernehmen lernen. Besprechungen dienen als Möglichkeiten, Gemeinsamkeiten herzustellen, sich kennenzulernen, Vorurteile abzubauen. Es ist eine zeitsparende Möglichkeit, effektiv viele Ideen zur Problemlösung zu erhalten, Ressourcen optimal zu nutzen und einzusetzen. Gerade auch die Moderationsmethode ermöglicht es, kreative und auch selbstgesteuerte Prozesse zu initiieren.

Als eine besondere Form der Besprechung wird im folgenden die Pflegevisite thematisiert.

5.3.2
Die Pflegevisite

Im Rahmen der Professionalisierung der Pflege und der Entwicklung eines beruflichen Selbstverständnisses findet man in der Fachpresse immer häufiger das Beispiel der Pflegevisite als Element der Pflegeplanung im Rahmen der Qualitätssicherung. Die Pflegevisite entsteht dabei als „Gegenstück" zur medizinischen Visite. Dabei ist auffallend, daß es eine Vielzahl von Definitionen gibt (vgl. u.a. Uhde 1996; Galler 1996; Fischer 1997; Bleses 1998).

> → *Definitionsvorschläge zum Thema Pflegevisite*
>
> Pflegevisiten sind der regelmäßige Besuch bei den Patienten (Abb. 5.8) mit Gesprächen über ihren Pflegeverlauf (Uhde 1996).
> Pflegevisite *ist* (Ergänzung der Verf.) die Übergabe der Patienten von Schicht zu Schicht durch eine examinierte Pflegekraft, für andere die Übergabe aller Patienten durch alle Pflegekräfte der Station im jeweiligen Patientenzimmer, für wieder andere der „Besuch"einzelner Patienten durch die Stationsleitung und/oder die Pflegedienstleitung (Mogendorf 1998).

Neben der Definition der Pflegevisite unterscheidet sich diese

1. in der Zusammensetzung der Teilnehmer,
2. in der Anzahl der beteiligten Patienten,
3. in der Struktur.

Allen vorgestellten Modellen ist gleich, daß die Pflegevisite eine zusätzliche Maßnahme zur ärztlichen Visite im Alltag darstellt. Diese künstliche Trennung kann Ausdruck einer beidseitigen Mißachtung sein, denn letztendlich sollten beide Visiten kollegial miteinander durchgeführt werden. Dann könnte der Aspekt der

122　Kapitel 5　Kommunikationssysteme im Pflegemanagement

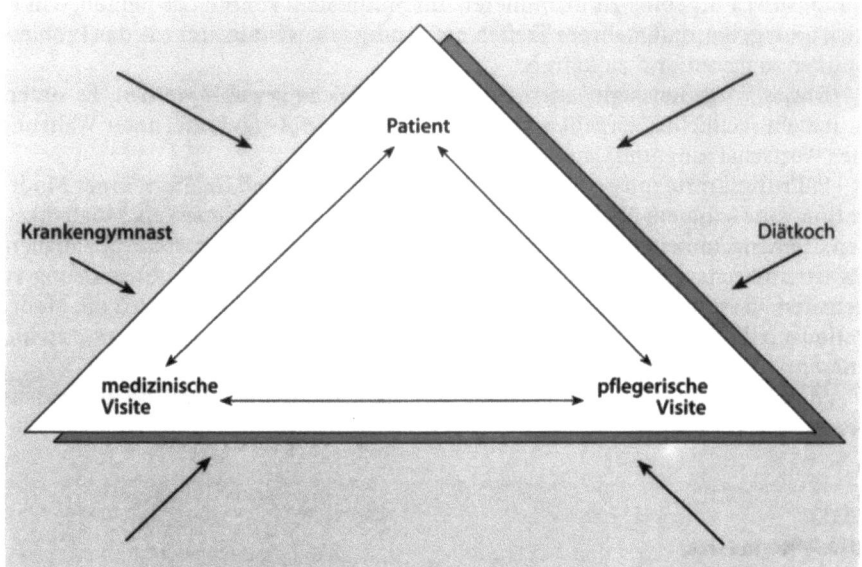

Abb. 5.8. Der systemische Ansatz in der Visite

Ganzheitlichkeit eine neue Dimension bekommen und der Austausch innerhalb des Systems verbessert werden. Dazu ist es von pflegerischer Seite notwendig, die Abgrenzungsbestrebungen zu Gunsten eines integrierten Ansatzes aufzugeben. Von ärztlicher Seite gilt es, Akzeptanz zu zeigen und die Wichtigkeit der pflegerischen Maßnahmen zu bekunden.

Zum Ablauf einer möglichen systemischen Visite kann gesagt werden, daß sie weiterhin in der üblichen Zusammensetzung durchgeführt werden kann. Für gewöhnlich ist die Pflege bei der ärztlichen Visite anwesend, so daß hier kein zusätzlicher Aufwand betrieben werden muß. Die Alltagsroutine zeigt, daß vielerorts entweder vor der Tür der Patienten bei Bedarf eine kurze Vorbesprechung stattfindet oder im Schwesternzimmer. Hierbei ist die Pflege in den alten Strukturen der medizinischen Visite immer anwesend gewesen und könnte jetzt darüber hinaus zusätzliche pflegerelevante Themen besprechen. Die Visite am Krankenbett verläuft auf ärztlicher Seite wie gewohnt, die pflegerischen Aspekte werden zusätzlich erörtert. Dazu kann gehören, daß beim Patienten z.B. mehr Bewußtsein für die körperliche Pflege geschaffen werden soll oder prinzipiell die Aktivierung erhöht werden sollte. Eine Nachbesprechung der Inhalte kann entweder im Anschluß an das Gespräch mit dem Patienten erfolgen oder bei der klassischen „Übergabe" des Patienten von Schicht zu Schicht (s. Tabelle 5.1).

Eine integrierte Visite, die medizinische und pflegerische Aspekte vereinigt, gilt es zu fördern. Denn hier liegt die Chance, über den Heilungs- und Genesungsprozeß des Patienten eine Basis zwischen Ärzteschaft und Pflege herzustellen. Nicht in der Abgrenzung der Berufsgruppen, sondern in einem zielorientierten gemeinsamen Arbeiten wird die Zukunft liegen. Es sollten daher Strukturen

Tabelle 5.1. Vorschlag für eine systemische Visite

	Medizinische Tätigkeit	Pflegerische Tätigkeit
Basis	Erhebung des medizinischen Befundes, Erstellen einer Diagnose,	Erstellen einer Pflegeanamnese falls möglich Ableitung der Pflegediagnose auf der Basis der ärztlichen Diagnose und den Daten der Pflegeanamnese (Kerres u. Hollick 1998).
Maßnahmen	Ableitung entsprechender medizinischer Maßnahmen.	Ableitung der pflegerischen Interventionen.
Visite	Evaluierung der Maßnahmen bei der täglichen Visite.	Evaluierung der Maßnahmen bei der täglichen Visite.

geschaffen werden, die Raum für einen systemischen Ansatz ermöglichen (vgl. Abb. 5.8). Die Professionalisierung der Pflege – z.B. durch die Einführung von Pflegevisiten – darf nicht um ihrer selbst willen passieren. Es gilt hier zu fragen: „Was hat der Patient davon? Wünscht er es überhaupt? Welches Ziel soll diese Aktion haben? Ist eine patientenbezogene Besprechung im Sinne einer Balint-Arbeit nicht sinnvoller?" Fragen, die in Zukunft zu klären sind.

Im folgenden sollen praxisorientierte Kommunikationssysteme aus dem Bereich der Personalführung vorgestellt werden.

5.3.3
Das Zielvereinbarungsgespräch

Nachdem wir das Ziel endgültig aus den Augen verloren hatten, verdoppelten wir unsere Anstrengungen. (Mark Twain)

Die Grundlage für ein erfolgreiches Unternehmen liegt neben der Auswahl der Mitarbeiter in einer adäquaten Führung derselben. Erfolgreiche Unternehmensführung „lebt" nicht zuletzt davon, daß auch Mitarbeiter entsprechend in die Zielsetzung des Unternehmens eingebunden werden. Damit werden sie zu einem wesentlichen Baustein in der Gestaltung des Unternehmenserfolges. Nur wer zufriedene Mitarbeiter hat, wird auch qualitativ hochwertige Produkte für den Kunden hervorbringen; dies wiederum ist die Grundvoraussetzung für ein wirtschaftlich effektives und effizientes Unternehmen (vgl. Abb. 5.9).

Um dieses Ziel zu erreichen, sind nicht nur Leistungs-, sondern auch Entwicklungsaufgaben innerhalb der Führung wahrzunehmen. Die Förderung der intellektuellen und persönlichen Entwicklung setzt den Maßstab dafür, daß der beschriebene Kreislauf als Prozeß und nicht als Zustand verstanden wird (Kerres 1997). Ein Führungsinstrument kann dabei das Kommunikationssystem der Zielvereinbarung sein. Erfolgreich wird dieses Instrument dann, wenn es in einer entsprechenden Unternehmenskultur eingebettet wird.

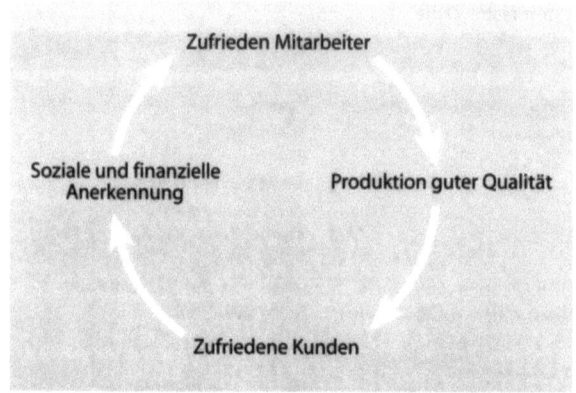

Abb. 5.9. Kreislauf der Personalführung. (Nach Kerres 1997)

Ziele hat jeder von uns. Am bekanntesten sind wohl jene Ziele, die man sich Silvester für das neue Jahr vornimmt – mit dem Erfolg, daß man diese selten erreicht. Ziele haben sehr individuellen Charakter, sowohl was den Inhalt, als auch die Höhe und die Häufigkeit der Festlegung betrifft. Dabei spielt die individuelle Erfahrung im Umgang mit Zielen und Zielerreichung eine wesentliche Rolle (vgl. Abb. 5.10).

Das zu bearbeitende Ziel muß ein angemessenes Schwierigkeitsniveau aufweisen, um das Ergebnis als Erfolg der eigenen Person interpretieren zu können. Allerdings existieren interindividuelle Unterschiede zwischen Personen, welche Ziele sie typischerweise bevorzugen.

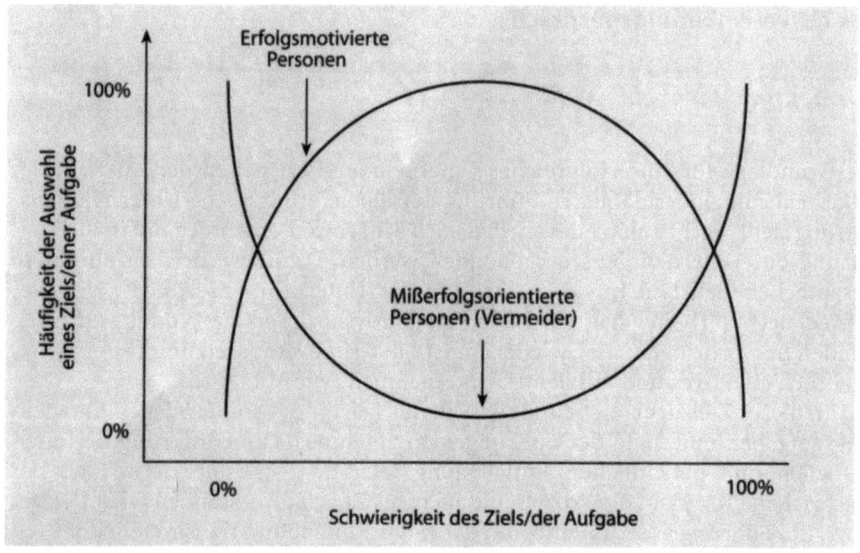

Abb. 5.10. Die Auswahl des Ziels in Abhängigkeit von der Leistungsmotivation

Erfolgsmotivierte Führungskräfte wählen ihre Ziele im mittleren Bereich der Zielschwierigkeit aus. Immer noch gerade so, daß sie mit Anstrengung ihr Ziel erreichen können und somit nur wenig Frustration erfahren. Mißerfolgsorientierte Vermeider suchen ihre Ziele dagegen im sehr leichten bzw. extrem schweren Bereich aus. Die Erfolgswahrscheinlichkeit liegt entweder unter 20% oder über 80%. Das heißt, die Wahrscheinlichkeit, daß sie ein leichtes Ziel erreichen, ist sehr hoch, ebenso wie ein zu hohes Ziel nicht zu erreichen. Wählt man besonders schwere Aufgaben aus, läßt sich ein Nichterreichen des Ziels bzw. ein Nichtlösen der Aufgabe auf die Schwierigkeit der Aufgabe zurückführen. Ein Erfolg bei einem sehr leichten Ziel kann dann allerdings auch nicht auf die Fähigkeiten der Person attribuiert werden.

Die Wahl des Ziels bzw. der Aufgabe zusammen mit dem beschriebenen ungünstigen motivationalen Attributionsmuster, mit dem man sich die Zielerreichung bzw. Nichterreichung erklärt, wirkt sich negativ – im Sinne von Frustration und Demotivation – auf die Person aus.

Daraus ergibt sich u.a. folgendes für die Zielformulierung:

1. Zielformulierungen müssen konkret und eindeutig den Zustand, der erreicht werden soll, beschreiben.
2. Ziele müssen kontrollierbar bzw. meßbar sein.
3. Zielformulierungen enthalten einen Termin für die Zielerreichung.
4. Zielformulierungen erhalten einen Verantwortlichen.

Die zu Silvester formulierten Ziele wie z.B.: „Nächstes Jahr will ich weniger rauchen", enthalten zwar Angaben über die Verantwortlichkeit und den Zeitraum, aber weder die Kontrollierbarkeit noch eine eindeutige Zielformulierung sind gegeben. Vergleichbares gilt für Äußerungen wie z.B.:

- „Wir brauchen dringend mehr Mitarbeiter."
- „Das Betriebsklima sollte verbessert werden."
- „Wir werden Maßnahmen zur Qualitätssicherung einführen."

Bei der Zielformulierung sollte darauf geachtet werden, daß das Ziel realistisch und anspruchsvoll ist, d.h., daß es mit Anstrengung erreicht werden kann. Zielformulierungen müssen mit den Unternehmenszielen kompatibel sein und dürfen nicht mit der Zielerreichung anderer Mitarbeiter in Widerspruch stehen. Wichtig ist, daß Zielformulierungen keine Handlungen oder Interventionen erhalten. Diese liegen einzig im Handlungsraum des Mitarbeiters, der dafür verantwortlich zeichnet. Zielvereinbarungsgespräche sollten schriftlich fixiert werden und je nach Vereinbarung etwa einmal im Jahr stattfinden.

Bei der Zielvereinbarung (s. folgende Übersicht) kann zwischen aktionalen, persönlichen, qualitativen und quantitativen Zielen unterschieden werden (Oberberg 1998).

> **Beispiele für unterschiedliche Zielinhalte**
>
> | Zielvereinbarung | Inhalt |
> |---|---|
> | Quantitative Ziele | Kosten, Anzahl der belegten Betten, Anzahl der Patienten, Wartezeiten. |
> | Qualitative Ziele | Mitarbeiterzufriedenheit, Führungsverhalten, Ablaufprozesse. |
> | Aktionale Ziele | Fertigstellung von Berichten, Anschaffung von Materialien, Organisation von neuen Abläufen. |
> | Persönliche Ziele | Hier wird zwischen fachlichen und sozialen Zielen unterschieden. Fachliche Ziele: Erlernen einer pflegerischen Tätigkeit wie z.B. basale Stimulation. Soziale Ziele: Konfliktmanagement. |

Die Nutzen eines Zielvereinbarungsgesprächs können wie folgt sein:

- Das Miteinander wird verstärkt. Alle Mitarbeiter ziehen an einem Strang bzw. sitzen in einem Boot. Dadurch kann es möglich werden, den Wert der eigenen Arbeit wieder zu erkennen und Leistung nicht als Zwang zu erleben bzw. als Zweck, um seine Freizeit finanzieren zu können.
- Es wird eine Orientierungshilfe gegeben, da die Arbeitsschwerpunkte festgelegt werden.
- Die Selbstverpflichtung steigt. Die Verbindlichkeit von Maßnahmen und Interventionen wird erhöht. Der Gebrauch der fachlichen Ressourcen und das Engagement steigen.
- Die Freiräume der Mitarbeiter werden größer, da die Ziele und nicht die Maßnahmen festgelegt wurden. Dadurch steigt die Motivation der Mitarbeiter. Das zeigt sich auch im Miteinander von Führungskraft und Mitarbeiter.
- Berufliche Perspektiven werden frühzeitig geregelt.

Für die Durchführung eines Zielvereinbarungsgesprächs kann es hilfreich sein, einen Gesprächsleitfaden zu entwickeln, der alle wesentlichen Punkte für das Unternehmen abfragt. Dadurch wird für den Mitarbeiter eine Transparenz hergestellt. Beide Seiten können mit der gleichen Vorbereitung in ein entsprechendes Gespräch gehen. Es gilt als Dokument, das zum Ist-Soll-Vergleich herangezogen werden kann. Gleichzeitig wird durch eine schriftliche Vereinbarung, die von beiden Seiten unterschrieben wird, eine gewisse Verbindlichkeit hergestellt.

5.3.4 Zusammenfassung

Die praxisorientierten Kommunikationssysteme sind vielfältig – entsprechend groß sind die Tücken im Alltag. Die Auseinandersetzung mit den Menschen in einer Institution ist sicherlich eine der größten Herausforderung im Management. Eine gute Führungskraft zeichnet sich durch ihre sozialen Kompetenzen im Umgang mit den Mitarbeitern aus. Dabei gilt es, seinen eigenen Stil zu finden, der verläßlich und einschätzbar für die Mitarbeiter ist. Management bedeutet, eine Kommunikationskultur zu etablieren und zu leben, die es ermöglicht, Erfolge und Fehler zu kommunizieren.

5.4
Der Gesundheitsmarkt – ein Markt der Zukunft?!

Gesellschaftspolitische Veränderungen verlaufen phasisch. In der Volkswirtschaft spricht man von Konjunkturzyklen, die abhängig sind von gesamtwirtschaftlichen Rahmenbedingungen. Für den Gesundheitsmarkt haben sich diese Rahmenbedingungen deutlich in den letzten Jahren verändert. Dazu zählt die Bevökerungszunahme ebenso wie die gesetzlichen Rahmenbedingungen oder der Trend hin zur Dienstleistungsgesellschaft (vgl. Kap. 11). Diese tiefgreifenden gesellschaftspolitischen Veränderungsprozesse werden durch Innovationsschübe, d.h. durch Neuerungen ausgelöst und – nach dem russischen Entdecker – Kondratieff-Zyklen genannt. Durch z.B. die verbesserten Kompetenzen im Bereich Entwicklung, Herstellung und Anwendung von Informationstechniken wird dabei ein Wirtschaftswachstum ausgelöst. Diese Innovationsschübe können auch durch die Entwicklung neuer Dienstleistungen, und als solches gilt es z.B. das Pflegemanagement zu betrachten, ausgelöst werden.

Nach Nefiodow (1997) wird der nächste Innovationsschub durch das Streben nach „Gesundheit im ganzheitlichen Sinne", erfolgen. Dieser Trend wird sich also im wesentlichen auf den Gesundheitsmarkt im positiven Sinne auswirken. Das heißt, das Wirtschaftswachstum wird abhängig von den Fortschritten im Menschlichen sein.

Zu einer der wesentlichsten Kompetenzen für diese Fortschritte im Menschlichen gehört nach Nefiodow die psychosoziale Kompetenz. Die Erschließung dieser psychosozialen Potentiale steht dabei für Wachstum.

„Die eigentlichen, wachstumsbedingten 'weichen' Faktoren' erscheinen in keiner Bilanz, in keiner Gewinn- und Verlustrechnung und auch nicht in der volkswirtschaftlichen Gesamtrechnung ..." (S. 134), dennoch sind es nach Nefiodow diese Faktoren, von denen die Wettbewerbsfähigkeit der Unternehmen in Zukunft abhängen wird. Basis für diese „weichen" Faktoren ist die Kommunikation.

Betrachtet man sich nun das Pflegemanagement, dann werden genau diese Grundvoraussetzungen bereits in der Ausbildung gelegt und in den entsprechenden Fort- und Weiterbildungen sowie an Hochschulen weiter ausgebildet. Auch im Vergleich zu anderen Berufsgruppen wie z.B. den Ärzten liegt hier für die Pflege ein Wettbewerbsvorteil. Das Pflegemanagement hat daher die Chance und die Möglichkeit, mit ihrer Einsatzbereitschaft, ihrer Kooperationsfähigkeit und ihrer Fachkompetenz im wesentlichen zum wirtschaftlichen Erfolg ihres Unternehmens beizutragen.

> **? Wissens- und Transferfragen**
> 1) Erläutern Sie die wesentlichen Aspekte der theoretischen Kommunikationssysteme.
> 2) Beschreiben Sie Ihre eigenen Kommunikationsmuster in Anlehnung an eines der in Kap. 5.1 vorgestellten theoretischen Kommunikationssysteme.
> 3) Beschreiben Sie wichtige Aspekte einer Zielvereinbarung zwischen Führungskraft und Mitarbeiter.
> 4) Welche Entscheidungsmuster gibt es bei der Einführung neuer Technologien?
> 5) Welche Folgen kann die Umsetzung von EDV-gestützten Kommunikationssystemen in einer Institution haben? Wie reagieren Sie darauf?
> 6) Wie entsteht eine Corporate Identity bei „Home-office"-Mitarbeitern?
> 7) Welche wesentlichen Aspekte sollten Fort- und Weiterbildungsprogramme Ihrer Meinung nach enthalten und warum?
> 8) Welche Unterschiede gibt es zwischen einer Stellenbeschreibung und einer Zielvereinbarung?
> 9) Welches Führungsverständnis liegt einem Zielvereinbarungsgespräch zu Grunde?
> 10) Welche Bedeutung hat die Zielvereinbarung im Kontext der Unternehmenskultur?
> 11) Beschreiben Sie die Besprechungskultur in Ihrer Institution. Wo sehen Sie Verbesserungsmöglichkeiten?
> 12) Welche Bedeutung hat die Pflegevisite für Sie? Ist die Implementierung der Pflegevisite für Sie ein Zeichen von Professionalisierung? Begründen Sie Ihre Entscheidung.
> 13) Welche Chance geben Sie dem Markt der Pflege?

Literatur

Berne E (1985) Was sagen Sie, nachdem Sie Guten Tag gesagt haben. Fischer, Frankfurt am Main
Bonsen zur M (1998) Mit der Konferenzmethode Open Space zu neuen Ideen. Harvard Business manager 3: 19–26.
Cohn R (1994) Von der Psychoanalyse zur Themenzentrierten Interaktion. Von der Behandlung einzelner zu einer Pädagogik für alle. Stuttgart
Fischer H (1997) Pflegevisiten im Intensivbereich: Der Patient steht im Mittelpunkt. Pflegezeitschrift 6:321–324
Galler R. (1996) Pflegevisite: Der Patient wird aktiv an der Pflege beteiligt. Pflegezeitschrift 7: 457–459
Hofmann LM (1995) Besprechungsmanagement. In: Rosenstiel L von et al. (Hrsg.) Führung von Mitarbeitern. Schäffer Poeschel, Stuttgart
Höhmann U, Schulz B (1996) EDV in der Krankenpflege: Eine Herausforderung des Pflegemanagements. PflegeManagement 3: 17-20
Issing J, Klimsa P (1997) Information und Lernen mit Multimedia. Beltz Psychologie Verlags Union, Weinheim
Keck A, Pröschild L (1995) Grundlagen des Pflegemanagements im Krankenhaus. B. Kunz, Hagen
Kerres A (1997) Personalführung. In: A Kerres, B Seeberger (Hrsg.) Pflegedienste und Sozialstationen erfolgreich führen. Spitta, Balingen

Kerres M (1998) Multimediale und telemediale Lernumgebungen. Oldenbourg, München
Kerres A, Falk J (1996) Kommunikative Unterrichtsdidaktik. B. Kunz, Hagen
Kerres A, Falk J (1997) Der Einsatz von Moderationstechniken zur Förderung der Kreativität. PflegeManagement 4: 10–14
Kerres A, Hollick J (im Druck) Medizinische Fachinformation für die Pflege. Spitta, Balingen
ManagerSeminare (1997) Störfall Kommunikation. S. 82–110. Bonn
Michel R (1996) EDV-Management im Krankenhaus – Wo steht die Pflege? PflegeManagement 3: 14–16
Mogendorf J (1998) Pflegevisiten. In: Bleses H (Hrsg) Das Pflegekonzept des St. Elisabeth Krankenhauses Mayen GmbH. Pflege-Dokumentation. Pflegezeitschrift 2
Nefiodow LA (1997) Der sechste Kondratieff. Rhein-Sieg Verlag, Bonn
Oberberg C (1998) Zielvereinbarungen als Instrument der Personalentwicklung. Unveröffentl. Manuskript
Rahmsdorf P (1996) Krankenhauskommunikationssysteme. Erfahrungen bei der Einführung. führen & wirtschaften im Krankenhaus 4: 362–366
Schneevoigt I, Scheuten W (1994) Neue Informationstechnik und Personalführung. In: Kienbaum J (Hrsg) Visionäres Personalmanagement. Schäffer-Poeschel, Stuttgart
Schulz von Thun F(1987) Miteinander reden. Rowohlt, Reinbek
Uhde A (1996) Die Pflegevisite als Instrument des Pflegemanagements. PflegeManagement 1: 8–11
Ulrich P, Probst G (1995) Anleitung zum ganzheitlichen Denken und Handeln. Paul Haupt, Bern
Ullrich R, Ullrich R (1993) Das Assertiveness-Programm ATP. J. Pfeiffer, München

KAPITEL 6

Selbstmanagement

H. KIRCHNER

Inhaltsverzeichnis

6.1 Voraussetzungen für richtiges Selbstmanagement   133
6.2 Anforderungen an Aus-, Fort- und Weiterbildung   148
6.3 Überprüfung des Aus-, Fort- und Weiterbildungserfolgs   152
6.4 Selbstmanagement bei schriftlichen Arbeiten   158
Literatur   166

Im ausgehenden 20. Jahrhundert gibt es zahlreiche Publikationen (de Bono 1984; Garfield 1987; Nagel 1990; Selye 1974), die sich mit der Thematik Selbstmanagement befassen. Hierbei fällt auf, daß in diesem Zusammenhang oft die Persönlichkeit von erfolgreichen Managern beschrieben wird. Bei ihnen scheint das Selbstmanagement sehr gut zu sein, weil sie ihren Arbeitsalltag gut organisieren, sie priorisieren und delegieren ihre Arbeit, nehmen Mißgeschicke mit Humor und haben anscheinend ausgezeichnete Mechanismen entwickelt, mit ihrem Alltagsstreß fertig zu werden.

Besonders für die Führungskräfte im Gesundheitswesen gewinnt das Thema Selbstmanagement in zunehmenden Maße an Bedeutung, da die Anforderungen im Krankenhaus durch das neue Gesundheitsstrukturgesetz in vielfältiger Weise gewachsen sind. Im 21. Jahrhundert wird neben der fachlichen Qualifikation gefordert, daß die Führungskräfte der Zukunft die organisatorischen Prozesse steuern können. Betriebswirtschaftliche Kenntnisse, medizinisches und pflegerisches Fachwissen müssen verknüpft werden mit Führungstechniken, die helfen, Veränderungsprozesse zu begleiten. Durch die Informationsmenge wird es zunehmend schwieriger, das einmal erlernte Wissen dem aktuellen Stand anzupassen. Hierfür brauchen wir Techniken, die uns helfen, diese komplexen Zusammenhänge zu erfassen, zu ordnen und in den Arbeitsalltag zu integrieren.

Für die Ausbildung, das Studium und den Beruf müssen wir daher über Techniken verfügen, mit denen das vorhandene Wissen systematisiert werden kann. Beispielhaft können folgende Problemfelder benannt werden, die von erfolgreichen Führungskräften beachtet werden müssen:

- Die Komplexität unserer Welt nimmt zu.
- Die Informationsflut ist nur durch Selektion und Organisation zu bewältigen.
- Die Ausrichtung von Non-Profit-Unternehmen auf strategische Gegebenheiten des Marktes führt zu neuen Denk- und Handlungsstrukturen.
- Die Managementkonzepte müssen dynamisch auf die Unternehmenssteuerung durch Zahlen angepaßt werden.
- Die vielen Möglichkeiten der Informationsverarbeitung führen zu einer Wissensexplosion, die Spezialistentum und Einseitigkeit zur Folge hat.

Diese Liste zeigt nur einige der Probleme, die in der Zukunft zu lösen sind. Die Manager der Zukunft müssen daher über neue Methoden des Selbstmanagements verfügen, damit sie nicht handlungsunfähig werden. Dies erfordert ein diszipliniertes Vorgehen bei der Organisation der eigenen Aufgaben im Hinblick auf Auswahl und Verarbeitung von Informationen.

Im Zentrum des Interesses vieler Autoren liegt denn auch die Frage, welche Persönlichkeitsfaktoren vorhanden sein müssen, damit man die Vielfalt von komplexen Aufgaben lösen kann. Nagel (1990) stellt eine Synopse von persönlichen Erfolgskonzepten vor, die jeweils Ziel, Inhalt und Voraussetzungen benennen (Tabelle 6.1).

Die genannten Erfolgskonzepte haben in der Zielkomponente alle etwas gemeinsam: Erfolgreiche Manager haben eine klare Vorstellung von ihren Leitzielen und planen die Erreichung dieser Ziele durch Strategien, nehmen Chancen wahr, haben einen hohen Grad an Selbstorganisation und können in spezifischer Weise mit Streßsituationen umgehen. Eine positive Grundhaltung, die Konzentration auf den eigenen Erfolg und Vertrauen in die eigenen Fähigkeiten sind neben Selbstdisziplin und Willenskraft entscheidend. Zur Zielerreichung ist ein diszipliniertes Selbstmanagement notwendig, denn wer sich nicht selbst organisieren kann, wird an der Komplexität der Probleme und der Informationsmenge scheitern.

Im folgenden Beitrag sollen daher einige Theorien zum Selbstkonzept, zur Selbstaufmerksamkeit, Streßverarbeitung und Informationsaufbereitung und

Tabelle 6.1. Persönliche Erfolgskonzepte. (Nach Nagel 1990)

Erfolgskonzept von	Ziel	Inhalt	Voraussetzungen
de Bono (1984)	Die Realisierung eines geplanten Ziels	Strategien und Taktiken erfolgreicher Menschen	Erfolg durch Prinzipien und positive Grundhaltung verursachen
Garfield (1987)	Ein Spitzenkönner hat die Meisterschaft und nicht nur das nächste Spiel im Auge	Erfolgsmenschen haben einen untrüglichen Riecher für Möglichkeiten, Chancen zu ihren Gunsten zu beeinflussen	Vorliebe vor Sachkenntnisse stellen und sich keine unnötigen Grenzen setzen
Nagel (1990)	Das Unternehmen bzw. die eigene Persönlichkeit flexibler, innovativer und erfolgreicher machen	Realisierung der harten (Strategie, Organisation, Information) und der weichen (Führung, Kommunikation, externe Orientierung) Erfolgsfaktoren	Notwendigkeit einer vernetzten Denkweise, da sich alle Erfolgsfaktoren gegenseitig beeinflussen
Selye (1974)	Streßfreie Lebensbewältigung	Ursachen und Entstehung von Streßfaktoren und deren effiziente Bekämpfung	Umwandeln von negativem Distreß in positiven Eustreß durch Ändern der eigenen Denkweisen

-verarbeitung dargestellt werden, mit denen Führungskräfte im Gesundheitswesen ihr persönliches Selbstmanagement überprüfen und gegebenenfalls verändern können.

6.1 Voraussetzungen für richtiges Selbstmanagement

In der neueren Persönlichkeitsforschung wird der Begriff Ich durch Selbst ersetzt. Hiermit sind Einstellungen über sich selbst gemeint, die durch die Umwelt beeinflußt werden und das Selbstkonzept oder die Vorstellung von sich selbst beinhalten. Erkenntnisse über die eigene Persönlichkeit sind Voraussetzungen für eine Entwicklung des persönlichen Selbst.

Erfolgreiche Menschen haben es geschafft, ihre Aktivitäten so in den Griff zu bekommen, daß sie Zeit für das Wesentliche haben und nicht über Zeitnot und Arbeitsüberlastung klagen müssen. Das Bewußtsein, die verfügbare Zeit zu nutzen, beeinflußt das eigene Leben positiv.

In der folgenden Fallstudie ist eine symptomatische Situation einer jungen Führungskraft beschrieben. Ihr Zeitproblem soll als Fallbeispiel helfen, die folgenden theoretischen Grundlagen zur Verarbeitung von Anforderungssituationen im beruflichen Alltag zu verstehen.

> *Frau Hilflos kommt mit ihrer Arbeitseinteilung nicht zurecht.*
> *Frau Hilflos ist 36 Jahre alt, Krankenschwester von Beruf und arbeitet seit fünf Jahren im Krankenhaus „Reginenhaus". Sie ist seit einem Jahr Stationsleiterin. Das Krankenhaus hat insgesamt 300 Betten. Es gehört zu den älteren Krankenhäusern, und die Renovierungsarbeiten für dieses Haus sind von einem Jahr auf das andere verschoben worden. Das heißt, daß die räumlichen Bedingungen nicht so optimal sind.*
> *Die Mitarbeiter von Frau Hilflos haben bei der Pflege ihrer Patienten weite Wege zu laufen, da der Schmutzraum am Ende des Ganges liegt. Auch um Pflegematerial abzulegen oder zu holen, sind weite Wege erforderlich.*
> *Frau Hilflos hat Gruppenpflege eingeführt und betreut daher zwei Teams auf ihrer Station. Viele der Patienten auf ihrer „Inneren Station" sind schwerstpflegebedürftig, einige sind psychisch verändert und brauchen intensive Zuwendung und Unterstützung. Da in diesem Haus die Gruppenpflege sehr groß geschrieben wird, fühlt sich Frau Hilflos für ihre Patienten und deren Versorgung verantwortlich. Da die einzelnen Teams jeweils eine getrennte Übergabe vornehmen, ist sie jeden Tag bei einem Team bei der Dienstübergabe dabei. Außerdem hilft sie immer, wenn krankheitsbedingte Engpässe auftreten.*
> *Durch die starke Arbeitsbelastung kommt sie jedoch nie mit ihrer Arbeitszeit aus. Viele Dinge nimmt sie dann mit nach Hause, um in Ruhe „Dienstpläne" zu schreiben oder sonstige Verwaltungsarbeiten zu erledigen. Frau Hilflos lehnt es wegen ihrer Arbeitsbelastung ab, an Arbeitsgruppen, Qualitätszirkelarbeit oder Fortbildungsveranstaltungen teilzunehmen, da sonst ihr „Laden ja nicht läuft".*

> Sie als Pflegedienstleiterin haben beobachtet, daß die Arbeitseinteilung von Frau Hilflos einfach chaotisch ist. Frau Hilflos greift ständig in den Arbeitsprozeß der beiden Teams ein. Bei aktuellen Problempatienten überzeugt sie sich persönlich, ob alles Notwendige getan wurde. Darüber hinaus ist Ihnen aufgefallen, daß die Arbeitsergebnisse von Frau Hilflos in bestimmten Bereichen mangelhaft sind. Die Dienstpläne weisen ständig Rechenfehler auf. Diese Liste ließe sich beliebig fortsetzen.
>
> Einerseits ist Frau Hilflos bei den Mitarbeitern sehr beliebt, weil sie stets ein offenes Ohr für die Probleme und Nöte der Mitarbeiter hat, andererseits gibt es laufend Ärger, weil bestimmte Tätigkeiten von Frau Hilflos einfach nicht korrekt ausgeführt worden sind.
>
> *Analyse:*
> - Welche Gründe können Sie nennen, die das Selbstmanagement von Frau Hilflos charakterisieren?
> - Wie könnte eine erfolgreiche Führungskraft ihre Zeit in den Griff bekommen?

6.1.1 Selbstwahrnehmung

Einen Analyseansatz bietet die Theorie der Selbstwahrnehmung von Bem (1959). Er geht davon aus, daß Menschen sich ihrer eigenen Einstellungen, Emotionen und inneren Zustände dadurch bewußt werden, daß sie ihr Verhalten kommentieren und damit zu plausiblen Erklärungen für ihre Handlungen kommen. Diese Einstellungen werden im Selbstkonzept der Personen gespeichert und immer wieder neuen Prüfungen unterzogen.

Ein Beispiel soll diesen Prozeß verdeutlichen: Frau Hilflos läßt sich in der Regel nicht leicht beeinflussen. Daher hat sie sich die Leitung der beiden Teams auch zugetraut. Sie möchte in diesem Jahr noch die Gruppenpflege auf ihrer Station verwirklichen und ist deshalb auch bereit, die Teams in jeder erdenklichen Weise zu unterstützen. Die Pflegedienstleiterin möchte jetzt ein Gespräch mit ihr führen und hat ihr schon gesagt, daß ihre Arbeitsergebnisse (Dienstpläne, Fortbildung, Reorganisation der Station) nicht sehr zufriedenstellend sind. Diese Aussage der Pflegedienstleitung löst selbstaufmerksame Gedanken bei Frau Hilflos aus. Sie beobachtet nun ihre Arbeit und ihr Verhalten in verschiedenen Arbeitssituationen. Sie überprüft ihre Handlungsweise und ordnet sie als veränderte Einstellung in ihre Vorstellung von sich selbst ein.

Diese kritische Würdigung der eigenen Verhaltensweisen kann auf zwei Annahmen beruhen: hohe oder geringe subjektive Selbstaufmerksamkeit. Liegt eine **geringe subjektive Selbstaufmerksamkeit** vor, so werden die Ursachen des Verhaltens wie von einem außenstehenden Beobachter gesehen und kommentiert. Die Rechtfertigung des eigenen Handelns kann auf die aktuellen Umstände (Arbeitsüberlastung durch Einführung von Gruppenpflege) zurückgeführt werden. Eine Korrektur der Einstellung ist daher eher von Personen zu erwarten, die eine geringe subjektive Selbstaufmerksamkeit haben (vgl. auch Forgas 1992).

Bei **hoher subjektiver Selbstaufmerksamkeit** werden eher interne Prozesse wahrgenommen, die mit einer guten Kenntnis der eigenen Stärken und Schwächen der Personen einhergeht. In diesem Falle könnten sie bei Frau Hilflos mit Unfähigkeitsattributionen assoziiert sein. Die Ursachen für die negative Rückmeldung der Pflegedienstleitung werden dann eher in der eigenen Unfähigkeit gesehen, komplexe Aufgaben zu lösen.

Zur Dissonanzreduktion ergeben sich zwei Möglichkeiten: Personen mit hoher subjektiver Selbstaufmerksamkeit führen die Ursachen für die mangelhaften Arbeitsergebnisse auf die Unkenntnis der Pflegedienstleitung zurück (situative Attribution) und ärgern sich (Affektintensivierung) oder sie fühlen sich unfähig (Unfähigkeitsattribution), die Station weiterhin zu leiten. Dies führt zu einem Selbstwertverlust, der eher zur Abgabe der Leitungsfunktion führt. Das Verhalten wird damit nicht verändert, sondern durch Vermeidung der Situation korrigiert. Würde die Führungskraft sich mit den Rückmeldungen auseinandersetzen, müßte sie ihren Arbeitsstil verändern. Diese Veränderungsbereitschaft zeichnet erfolgreiche Führungskräfte aus, während wenig erfolgreiche Führungskräfte diese Situation meiden und eher die Stelle wechseln. Die Abgabe der Leitungssituation führt nach Bem (1959) zu einer Affektintensivierung sowie zu einem Widerstand gegen Beeinflussungs- und Veränderungsversuche von außen.

Unter dem Aspekt von Selbstmanagement in Führungssituationen wäre es nun für die Analyse des eigenen Verhaltens von Bedeutung, die eigene Attributionsneigung zu kennen. Nehmen wir einmal an, Frau Hilflos hat eine hohe subjektive Selbstaufmerksamkeit, die mit starken Emotionen einhergeht, dann verursacht die Rückmeldung der Pflegedienstleiterin selbstaufmerksame Gedanken, die die Stärken und Schwächen der eigenen Fähigkeiten in den Mittelpunkt der Selbstaufmerksamkeit rücken. Glaubt Frau Hilflos an ihre persönliche Unfähigkeit, die Aufgaben auf der Station in den Griff zu bekommen, dann entscheidet die Art und Weise, wie Frau Hilflos die Rückmeldungen verarbeitet, darüber, ob eine Bedrohung für das Selbstkonzept gegeben ist oder nicht.

Liegt bei Frau Hilflos eine **geringe subjektive Selbstaufmerksamkeit** vor, dann werden die Ursachen des Verhaltens eher aus einer Fremdperspektive beobachtet und neu bewertet. Hierbei spielt die konsequente Umsetzung der eigenen Ziele (Umsetzung der Gruppenpflege) eine wesentliche Rolle. Im Mittelpunkt der Selbstaufmerksamkeit stehen neue Handlungsstrategien, mit denen die Ziele besser zu realisieren sind. Das bedingt jedoch eine Veränderungsbereitschaft, die sowohl eine kritische Selbstwahrnehmung beinhaltet als auch die Fähigkeit, eine realistische Einschätzung der geforderten Aufgabenbewältigung vorzunehmen. In diesem Falle wird die Realisierung der Aufgabe in den Mittelpunkt gerückt und die Aufgabe eher als Herausforderung gesehen. Es findet eine Korrektur und Anpassung an die neuen Gegebenheiten statt, ohne daß dies Einfluß auf das Selbstkonzept hat. Frau Hilflos wird in diesem Falle sich weiterhin als fähig empfinden und neue Wege zur Realisierung ihrer Vorstellungen suchen.

Als Beispiel für die Selbstwertbeeinträchtigung, die durch **objektive Selbstaufmerksamkeit** (von außen initiierte Selbstaufmerksamkeit) ausgelöst wurde, kann ein Experiment von Fenigstein (1975) dienen. Er prüfte die Wirkung von Nichtbeachtung, indem er 80 Studentinnen in folgender Weise untersuchte: Die Versuchsperson sollte im Wartezimmer der Versuchsleiterin Platz nehmen, bis das angebliche Experiment stattfinden sollte. Die Situation im Wartezimmer war aber schon das eigentliche Experiment. Zwei ins Vertrauen gezogene Versuchspersonen kamen ebenfalls nacheinander in das Zimmer und begannen nach einer Weile miteinander zu sprechen, ohne dabei den Eindruck zu erwecken, daß sie sich jemals vorher gesehen hätten.

Immer dann, wenn die Versuchsperson ein Gespräch mit den beiden anzuknüpfen versuchte, waren sie nur kurz angebunden. Dabei brachten sie nicht etwa Feindseligkeit, sondern nur Desinteresse gegenüber der Versuchsperson zum Ausdruck. In der Kontrollgruppe dagegen wurden normale Gesprächssequenzen geführt. Im Anschluß an die Versuchsphase kam die Versuchsleiterin in das Zimmer und fragte die Versuchsperson, ob sie bei den beiden Kommilitonen bleiben oder das Experiment mit neuen Partnern beginnen wollte.

In der Kontrollgruppe wollten 29 der 40 Personen bleiben, während in der **Versuchsgruppe nur 13 Personen** von den 40 Versuchspersonen bleiben wollten. Schwarzer (1981, S. 60 ff.) schreibt hierzu, daß die experimentell herbeigeführte Nichtbeachtung der Versuchspersonen zu einer hohen subjektiven Selbstaufmerksamkeit führt, aber Personen mit einer hohen subjektiven Selbstaufmerksamkeit diese Situation künftig eher meiden, während Personen mit geringer subjektiver Selbstaufmerksamkeit ihre Einstellung und ihr Verhalten auf die neue Situation hin verändern.

Hohe subjektive Selbstaufmerksamkeit führt immer dann zu einem Selbstwertverlust, wenn die Situation wichtige **selbstrelevante Aspekte** beinhaltet. Objektiv ausgelöste Selbstaufmerksamkeit – wie beispielsweise die Rückmeldungen der Pflegedienstleitung an Frau Hilflos – kann zu hoher subjektiver Selbstaufmerksamkeit führen, wobei je nach Persönlichkeitsdisposition eine Veränderung und Anpassung an die neue Situation vorgenommen wird (geringe subjektive Selbstaufmerksamkeit) oder eine Umdefinition der Situation (hohe subjektive Selbstaufmerksamkeit) mit einhergehenden Unfähigkeitsattributionen stattfindet.

Erfolgreiche Persönlichkeiten besitzen die Tendenz, etwas zu tun, was aus ihrer Perspektive nützlich ist. Sie tun etwas, was auch für andere wichtig ist. Sie stellen aber stets ihre innere Überzeugung über den Wert ihrer Aufgaben und über ihre Fähigkeiten. Begeisterungsfähigkeit für Aufgabenfelder, die ihnen liegen, Optimismus auch bei schwierigen Problemen und eine imponierende innere Einsatzbereitschaft, die eng verbunden ist mit einer sozialen Komponente und ethischem Empfinden, zeichnen die erfolgreiche Führungskraft aus. Diese Menschen haben eine niedrige subjektive Selbstaufmerksamkeit, die eher mit Fähigkeitsattributionen verbunden ist. Sie glauben an sich und verändern ihr Handeln und ihre Strategien im Hinblick auf das Ziel.

Diese Erkenntnis führt zu einer Handlungskette, die als **Selbsterkenntnis** die persönlichen Stärken und Schwächen, eigene Begabungen, Fähigkeiten und Fertigkeiten sehr genau analysiert. Die Konzentration auf die eigenen Stärken verbunden mit einer persönlichen **Werthierarchie** bildet die Grundlage zur **Selbstentwicklung.** In Abb. 6.1 ist der Zusammenhang zwischen Persönlichkeitstheorien und Selbstmanagement in den einzelnen Schritten abgebildet (vgl. auch Nagel 1990).

Abb. 6.1. Persönlichkeitstheorien und Selbstmanagement

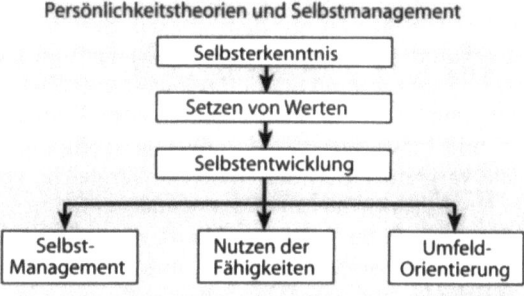

Selbstmanagement setzt Selbsterkenntnis voraus. Menschen mit geringer subjektiver Selbstaufmerksamkeit haben eine Lebensstrategie entwickelt, die einerseits Kritik an den eigenen personalen Fähigkeiten zuläßt; andererseits haben sie jedoch eine positive Lebenseinstellung, indem sie sich nicht so leicht von ihren persönlichen Wertvorstellungen trennen. Diese kritische Interaktion zwischen persönlichen Wertvorstellungen und Selbsterkenntnis läßt eine Weiterentwicklung von Möglichkeiten zu, die an den Stärken und Grenzen des eigenen Könnens orientiert ist.

Diese Form, sich selbst zu führen, vorhandene Fähigkeiten zu nutzen und diese Fähig- und Fertigkeiten im eigenen Umfeld optimal einzusetzen, ist bei erfolgreichen Managern zu beobachten.

6.1.2
Angst und Streßverarbeitung

Eine weitere wichtige Selbstmanagementfähigkeit scheint der Umgang mit **Streßsituationen** zu sein. Für berufliche Leistungsprozesse bedeutet das, daß soziale Vergleiche vorgenommen werden, die an persönlichen, innerhalb der beruflichen Bezugsgruppe gebildeten Standards orientiert sind. Darüber hinaus können jedoch auch solche Standards wirksam werden, die aufgrund anderer Einstellungs- und Wertstrukturen entstanden sind, die mit der beruflichen Bezugsgruppe nicht zusammenhängen. Von Merton (1968, 1949, 1950) wurde dieser Prozeß als antizipatorische Sozialisation bezeichnet, weil nach dem soziologischen Konzept eine Person zwar einer Bezugsgruppe angehören kann, sich jedoch gleichzeitig an den Wertmaßstäben einer anderen Bezugsgruppe orientieren kann.

Legt man diese Theorie zugrunde, so kann man feststellen, daß Selbstbewertungen stattfinden, die Personen zum großen Teil in Relation zu ihrer sozialen Umwelt vornehmen. Diese Bewertungen werden nicht nur durch punktuelle Prüfungen, wie z.B. Tests, vorgenommen, sie finden in jeder Interaktion zwischen Personen statt. Wie Personen mit Rückmeldungen über ihre Leistung fertig werden, hängt von der Art und Weise ab, wie sie diese Situationen verarbeiten. Eine

Reihe von empirischen Untersuchungen (Krohne 1980a, 1980b, 1980c, 1981, 1982, 1985) beschäftigt sich mit dem Konzept der Streßbewältigung, auch Copingstrategie genannt, wobei Krohne (1985, S. 3) darauf hinweist, daß sich Coping auf den Prozeß bezieht und nicht auf das angestrebte Ziel.

Aus den vorgenannten Theorien geht hervor, daß im Rahmen beruflicher Lern- und Leistungsprozesse Führungskräfte ihre Leistung überwiegend durch soziale Vergleiche definieren. Solche Vergleiche können Ängste auslösen, da in jeder Organisation leistungsstarke und -schwache Führungskräfte zu finden sind. Erfolge und Mißerfolge werden in alltäglichen Arbeitsprozessen erlebt und führen je nach Selbstkonzept zu unterschiedlichen Angstreaktionen, die intrapsychische Prozesse auslösen können.

Vor allem Theorien über kognitive Aspekte der Angst haben sich damit beschäftigt, welchen Einfluß z.B. das Selbstkonzept (Beck 1981; Meichenbaum 1979) bei der Auslösung und Bewältigung von Angst in einer Anforderungssituation hat. Der theoretische Ansatz von Lazarus (1966) beschäftigt sich mit Angstentstehung und Angstbewältigung und ist für die subjektive Wahrnehmung und Verarbeitung der Situation von Bedeutung. Die Aspekte Angst und Streß als Bestandteile des intrapsychischen Prozesses werden von Lazarus (1968) und Lazarus, Averill und Opton (1973) betrachtet, wobei die Erfassung von Situations- und Personenvariablen im Vordergrund steht. Die transaktionale Sichtweise bei der Erfassung und Beschreibung von Angstprozessen liefert die theoretische Grundlage, die für eine dynamische Betrachtung des Phänomens Angst notwendig ist.

Die Theorie von Spielberger (1966a) ermöglicht eine prozeßhafte Betrachtung der Angst, weil die hierfür entwickelten Fragebogen, wie beispielsweise die State-Skala (State = Messung der Angst als Zustand) des STAI eine erste Darstellung der zeitlichen Veränderung der aktuellen Angst zuläßt. Nicht gelöst ist hierbei aber das Problem, zu welchem Zeitpunkt einer Transaktionskette eine State-Messung vorgenommen werden muß. Ein weiteres Problem bei der Erfassung der State-Angst ist durch die Untersuchungen von Schwenkmezger (1985) deutlich geworden, in denen gezeigt werden konnte, daß eine generelle Vorhersage der Angst für **spezifische Situationen** mit der Trait-Skala (Trait = stabile Persönlichkeitsmerkmale im Hinblick auf Angst) des STAI nicht möglich ist.

Die **interaktionistische Position** ist dadurch gekennzeichnet, daß eine relative Konsistenz von Verhalten für bestimmte kleinere Situationsbereiche angenommen werden kann und grenzt sich daher von dem Trait-Modell ab, in dem eine generelle transsituationale Konsistenz von Verhalten unterstellt wird. Hiermit wird gleichzeitig die Konstanz-Variabilitäts-Problematik angesprochen, die bei der Diagnostik von beruflichen Anforderungssituationen zunehmend an Bedeutung gewinnt.

Kennzeichnend für den aktuellen Stand der Diskussion ist, daß Zustände Momentaufnahmen sind, die oftmals nicht reliabel beschrieben werden können. In der klassischen Testtheorie (Lienert 1969) geht man davon aus, daß bei der Wiederholung eines Meßvorgangs gleiche Meßwerte bei gleichen Sachverhalten festgestellt werden können. Wenn man aber von der Annahme ausgeht, daß eine Variabilität des Verhaltens vorliegt, dann reicht es nicht aus, einen bestimmten Zustand zu erfassen, man muß vielmehr einen Prozeß beschreiben, in dem es zur

Veränderung von Einstellungen und Verhaltensweisen kommen kann. Treten bei einer Zustandsangstmessung zu verschiedenen Zeitpunkten Unterschiede auf, so wird nach der klassischen Testtheorie (Lienert 1969) die Variabilität des Verhaltens nicht auf wirkliche Veränderungen zurückgeführt, sondern auf die nicht genügende Reliabilität der Meßinstrumente.

Der Grad der Ängstlichkeit ist ein weiterer Indikator für ein erfolgreiches Selbstmanagement. Für berufliche Anforderungssituationen ist das Merkmal hohe versus niedrige Angst ein Indikator dafür, wie die erlebte Situation bewältigt wird und welchen Einfluß dies auf die Selbstorganisation hat.

Im Bereich der Angstforschung liegen hier umfassende Ergebnisse vor, die unter dem Aspekt von Selbstmanagement und Kompetenzerwartung (Meichenbaum 1977; Schwarzer 1981) in beruflichen Leistungssituationen einen kurzen Überblick über die Einflußfaktoren geben sollen. Als Indikatoren zur Erfassung von Angst in beruflichen Anforderungssituationen lassen sich nach Krohne (1975, S. 23) drei verschiedene Hauptquellen nennen: Verbale Indikatoren, in denen die subjektive Komponente der Leistungsangst thematisiert wird, physiologische Indikatoren, wie beispielsweise die Schlagfrequenz des Herzens, die Aktivität der kortikalen Nervenzellen oder die Atemfrequenz, und verhaltensmäßig-motorische Indikatoren, beispielsweise das Zittern der Stimme, allgemeine motorische Unruhe oder verkrampfte Körperhaltung.

Als am weitesten verbreitete Methode zur Angstmessung werden Fragebögen verwendet, mit denen beispielsweise Leistungsangst als überdauernde Persönlichkeitseigenschaft erfaßt werden kann. Als Grundlage für die Erstellung von Skalen zur Messung der Leistungsangst werden Leistungssituationen gewählt, die frühere subjektive Erfahrungen der Befragten wiedergeben. Ein typisches Beispiel für eine solche Vorgehensweise ist die Entwicklung des Test-Anxiety-Questionnaire (= TAQ) von Mandler und Sarason (1952). Nach Krohne (1975, S. 26) ist diese Skala ein guter Prädikator für angstrelevante Prüfungssituationen. Gärtner-Harnach (1972, S. 25) kritisiert jedoch, daß mit dieser Skala lediglich Aussagen über die Intensität der empfundenen Leistungsangst in allgemeinen Leistungssituationen möglich sind. Eine Differenzierung der Leistungsangst in verschiedene bereichsspezifische Aspekte wie Besorgtheit und Emotionalität im Hinblick auf Leistungssituationen ist mit dieser Skala nicht möglich.

Neue Testverfahren, in denen Aspekte wie Prüfungsangst, manifeste Angst, Schulunlust oder soziale Erwünschtheit berücksichtigt werden, wurden von Wieczerkowski, Nickel, Janowski, Fittkau und Rauer (1974) durch den „Angstfragebogen für Schüler" (AFS) entwickelt. Nach Rost und Haferkamp (1979, S. 184) ist dieser Fragebogen einer der meistverwendeten Angsttests, der in Schule und Forschung eingesetzt worden ist.

Endler und Hunt (1968) kritisieren die mehr trait-orientierten Ansätze zur Messung der Leistungsangst, indem sie zu bedenken geben, daß Verhaltensunterschiede aus der Interaktion zwischen Person und Situation resultieren. In ihrer Untersuchung können sie Befunde vorlegen, in denen 33% der Gesamtvarianz nicht nur auf Personenfaktoren zurückzuführen sind, sondern auf habituelle Reaktionsweisen und situative Faktoren.

Einen anderen Weg zur Messung von aktueller Angst ist Zuckermann (1960) gegangen. Er hat einen Test entwickelt, die „Affect Adjective Check List" (AACL), in dem Eigenschaftswörter aufgeführt sind, die Angst als aktuellen Zustand benennen. Diese Adjektivliste beinhaltet Begriffe wie ängstlich, verzweifelt, gespannt als angstbesetzte Items und Begriffe wie ruhig, vergnügt und zufrieden als angstfreie Items. Die diskriminante Validität der Skala ist als zufriedenstellend bezeichnet worden, obwohl Korrelationsanalysen beispielsweise mit der Skala „Manifest Anxiety Scale" (MAS) von Taylor (1953) nicht einheitlich hoch ausgefallen sind.

6.1.3
Erfolgs- oder Mißerfolgsorientierung

Zur Erfassung der State-Angst in einer Prüfungssituation hat Heckhausen (1980, 246) versucht, die Störeinflüsse selbstwertbezogener Kognitionsinhalte bei Prüfungskandidaten kurz nach dem Examen festzuhalten. Der Fragebogen enthielt Fragen zur Ursachenanalyse von Erfolg und Mißerfolg im Leistungsverlauf, das waren Fragen nach Gedanken, die nicht unmittelbar mit dem geforderten Prüfungsstoff zusammenhingen (irrelevante Gedanken).

Weitere Fragen konzentrierten sich auf Gedanken an die Folgen des Prüfungsergebnisses, auf affektive Befindlichkeiten und auf Erfolgs- und Mißerfolgserwartungen. Heckhausen (1980) geht davon aus, daß häufige Kognitionsinhalte, die sich mit Mißerfolg befassen, einen störenderen Einfluß auf den Prüfungsverlauf haben, als dies beispielsweise bei Kognitionen der Fall ist, die sich mit Ausführungsintentionen oder Normsetzungen befassen. Diese Ergebnisse sind für das Selbstmanagement von Personen sehr wichtig, da Kognitionsinhalte, wie im Fallbeispiel von Frau Hilflos aufgezeigt, dazu führen können, daß die Aufgabe als zu schwierig empfunden wird. Personen mit hohen Angstwerten auf der STAI-Trait-Skala neigen dazu, ihre Handlungsmöglichkeiten zu unterschätzen.

Darüber hinaus ist noch die Erfolgs- und Mißerfolgszuversicht der Prüfungskandidaten im Hinblick auf die Prüfung erfaßt worden. Eine Faktorenanalyse ergab insgesamt sechs Faktoren, die den Motivationszustand der Prüfungskandidaten wiedergeben. Jeweils drei Faktoren beinhalten kognitive und emotionale Aspekte, die der Unterscheidung von Liebert und Morris (1967) sehr nahekommen. Die Kognitionsinhalte bei mißerfolgsorientierten Prüfungskandidaten kreisten nach dieser Untersuchung eher um negative Selbstbewertungen, während **erfolgsorientierte Prüfungskandidaten** eher Kognitionsinhalte angaben, die sich auf **aufgabenbezogene Informationsbearbeitung** bezogen. Die Gruppe der Mißerfolgsorientierten gab an, sich in der aktuellen Leistungsfähigkeit eingeschränkt zu fühlen, während dies für die Erfolgsorientierten nicht zutraf.

Erfolgsorientierte Personen scheinen daher eher eine Umdefinition der Aufgaben vorzunehmen und neue Handlungsstrategien zur Realisierung ihrer Ziele zu entwickeln, während Mißerfolgsorientierte dazu neigen, sich mit sich selber zu beschäftigen und sich subjektiv als unfähig zu empfinden.

Selbstmanagement heißt in diesem Sinne also auch, die Selbsteffizienz des eigenen Handelns als zentrale Fähigkeit in das Selbstkonzept zu integrieren.

Heckhausen (1980, S. 249) faßt die vorgenannten Aufmerksamkeitshypothesen zusammen, indem er Leistungsängstlichkeit als eine Persönlichkeitsdisposition im Sinne eines Motivs bezeichnet. Situationen der Leistungsbeurteilung werden als **selbstwertbedrohlich erlebt** und rufen einen Motivationszustand hervor, der durch Aufgeregtheit und Selbstzweifelgedanken gekennzeichnet ist. Die selbstwertbezogenen Gedankeninhalte ziehen einen Teil der für die Aufgabenlösung notwendigen Aufmerksamkeit ab und beeinträchtigen den Lösungsablauf. Heckhausen (1980) schließt hieraus, daß niedrigängstliche Personen erst unter herausfordernden Bedingungen Leistungseinbußen haben, während sich bei **Hochängstlichen diese Störeinflüsse** schon früher bemerkbar machen.

Nach Heckhausen (1980) sind Selbstzweifelgedanken eine Ursache dafür, daß hochängstliche Personen ihre Gedanken nicht auf die Aufgabe lenken, sondern auf innerpsychische Prozesse. Da beide Prozesse Aufmerksamkeit beanspruchen, ist die Aufgabenlösung erschwert. Da in beruflichen Leistungssituationen ein ähnlicher Prozeß abläuft, müßte geprüft werden, ob hochängstliche Personen durch vermehrte Anstrengung diesen Effekt ausgleichen oder ob nach einer gewissen Zeit diese Selbstzweifelgedanken die Aufgabenbearbeitung derartig behindern, daß von den Betroffenen ein Kontrollverlust erlebt wird, der als Hilflosigkeit bezeichnet werden kann.

Mit Hilfe der Prozeßdiagnostik könnten solche Fragestellungen untersucht werden, da beispielsweise durch Mehrzeitpunktanalysen Selbstzweifelgedanken erfaßt werden können, die im zeitlichen Verlauf auftreten. Hierbei sind nach Petermann (1978) jedoch auch eine Reihe von Störfaktoren zu beachten, die einerseits durch die Meßinstrumente bedingt sein können (Reihenfolge-Effekt) und andererseits als Halo- und Regressionseffekte bei den Personen auftreten können.

Wiederholte Erhebungen bei den gleichen Personen führen auch zu einer selektiven Stichprobenveränderung, die die Ergebnisse der Untersuchungsbefunde beeinflussen kann. Die hieraus resultierenden Probleme sind zwar erkannt worden (Petermann 1978, S. 17), ein Verzicht auf derartige Veränderungsmessungen würde jedoch die Forschungsperspektiven stark einschränken. Erste Ansätze zur Lösung dieser methodischen Probleme finden sich bei den von Hodapp (1984) entwickelten non-rekursiven Modellen.

Geht man davon aus, daß bei der Erforschung der Leistungsangst in beruflichen Arbeitsfeldern situative und individuelle Determinanten in ihrem Wechselspiel berücksichtigt werden sollen, ist es notwendig, das Leistungsergebnis als eine Folge vieler aufeinander bezogener Transaktionen zu verstehen. Die Variable Zeit kann ein wesentlicher Faktor für die Veränderung der subjektiven Einschätzung der Kompetenz, der Selbstwirksamkeit und der aktuellen Angst sein. In diesem Zusammenhang sind Zeitreihenanalysen, bei denen zu mehreren Meßzeitpunkten das aktuelle Empfinden gemessen wird, von ganz besonderer Bedeutung und finden nach Treiber und Weinert (1982, S. 255) ein zunehmendes Forschungsinteresse.

Für den Bereich der **Leistungsangstforschung im beruflichen Umfeld** liegen jedoch vergleichsweise wenige empirische Untersuchungen vor, die erste Hinweise auf mögliche Strategien zu Verbesserung des Selbstmanagements geben.

6.1.4
Persönliche Strategie

Ziele und Strategien zur Bewältung von Anforderungen im beruflichen Arbeitsfeld verhelfen dazu, Erfolg nicht dem Zufall zu überlassen, sondern den eigenen Erfolg zu planen und sich in vollem Umfang hierfür verantwortlich zu fühlen. Personen, die auf Situationen reagieren, lassen sich lenken, Personen, die agieren, nehmen das Steuer selbst in die Hand.

Die persönliche Strategie (Nagel, 1990, 36 ff.) beginnt bei den meisten erfolgreichen Personen mit einer Situationsanalyse der eigenen Persönlichkeit. Hier werden Fähigkeiten, Vorstellungen und Wünsche analysiert und klar definiert. Spitzenleistungen werden erst dann möglich, wenn die Aufgabenstellung und die Zielvorgaben mit den persönlichen Neigungen, Fähigkeiten und Fertigkeiten übereinstimmen. Darüber hinaus sollte der eigene Wert und der Nutzen für die Umwelt klar erkennbar sein. Je höher der Nutzen für die Umwelt ist, desto höher ist auch der eigene Wert, den man in einer Gesellschaft hiermit verbindet. Folgende Fragen können dabei helfen, eine persönliche Strategie für sich zu entwickeln:

Persönliche Strategien

Strategische Fragen	Antworten
1. Welche kurz-, mittel- und langfristigen Ziele möchten Sie im Beruf (...) erreichen?	
2. Welche Rahmenbedingungen unterstützen Ihre Ziele? (Vorgesetzte, Mitarbeiter, Kunden, Gesetz ...)	
3. Welche Grundeinstellung haben Sie? (Optimistisch, handlungsorientiert, Selbstbewußtsein ...)	
4. Welche Fähigkeiten haben Sie bezogen auf ihre Ziele? (fachliches Können, Ideen, Überzeugungskraft ...)	
5. Mit welcher Begeisterung führen Sie ihre Aufgaben durch?	
6. Welche Selbstkontrollmechanismen haben Sie für sich entwickelt?	

6.1.5
Selbstorganisation

Effizientes Selbstmanagement ist ohne ein gutes **Zeitmanagement** nicht möglich. Schließlich hat der Tag nur 24 Stunden und man kann die Zeit weder ein- noch ausschalten oder auf Vorrat ansparen.

Der beste Ausgangspunkt zur Optimierung der Zeiteinteilung ist eine **Ist-Analyse,** bei der in einem ersten Schritt zunächst die Aufgaben und Aktivitäten mit ihrem Zeitpunkt des Beginns und mit ihrem Zeitbedarf (= Dauer) insgesamt oder in mehreren Teilschritten erfaßt werden.

Ist-Analyse: Tages- und Wochenplan

Zeit	Mo	Di	Mi	Do	Fr	Sa	So
7.00	Frühstück	Frühstück	Frühstück	Frühstück	Frühstück		
8.00							
9.00							
10.00							
11.00							
12.00	Mittagessen	Mittagessen	Mittagessen	Mittagessen	Mittagessen		
13.00							
14.00							
15.00							
16.00							
17.00							
18.00							
19.00	Abendessen	Abendessen	Abendessen	Abendessen	Abendessen		
20.00							
21.00							
22.00							
23.00					▨ = fremdbestimmt		

Eine zutreffende Einschätzung der zur Verfügung stehenden und für die einzelnen Aufgaben benötigten Zeit vermeidet eine mögliche eigene Überforderung (vgl. auch Haynes 1991), dabei sollte weder eine zu optimistische noch eine zu pessimistische Einschätzung des Zeitbedarfs vorgenommen werden, sondern eine möglichst realistische.

Im nächsten Schritt sollten die Aufgaben und Aktivitäten im Hinblick auf Notwendigkeit, Zuständigkeit und Effizienz überprüft werden.

Checkliste zur Aufgabenüberprüfung

Ist überhaupt eine Tätigkeit nötig?
Ja ↓ ─────────────────────────→ Nein   Eliminieren
Muß **ich** die Tätigkeit tun?
Ja ↓ ─────────────────────────→ Nein   Delegieren
Kommt die Tätigkeit selten vor?
Ja ↓ ─────────────────────────→ Nein   Standardisieren
Ist Tätigkeit dringlich? ────────→ Nein   Terminieren
Führe ich die Tätigkeit optimal durch? → Nein   Optimieren
Ja ──────────────────────────→ =   Arbeit erledigen

Die Analyse der Art und Weise, wie mit der Zeit umgegangen wird, ist der erste Schritt zum Selbstmanagement. Das Bewußtsein, die Zeit richtig zu nutzen, beeinflußt das Zufriedenheitsgefühl positiv. Lakein (zitiert nach Nagel 1990, 39) hat gesagt: „Wer seine Zeit aus der Hand gleiten läßt, läßt sein Leben aus der Hand gleiten; wer seine Zeit in der Hand hat, hat sein Leben in der Hand."

Selbstmanagement in diesem Sinne bedeutet daher, die zur Verfügung stehende Zeit optimal zu nutzen und sich realistische Zeitziele zu setzen, damit nicht ständig das Gefühl vorhanden ist: „Eigentlich müßte noch ... gemacht werden." Dieses Gefühl erzeugt eher negative Selbstaufmerksamkeit und hilft in keiner Weise dabei, die vorliegenden Arbeiten zu strukturieren und in einem realistischen Zeitplan abzuarbeiten.

6.1.6
Informationsmanagement

Damit man die eigene Arbeitszeit gut nutzen kann, ist es erforderlich, sich jeweils über den neuesten Wissensstand in einem Fachgebiet zu informieren. Dazu sind auch Kenntnisse darüber erforderlich, wie die Informationsflut in einem Fachgebiet sortiert, geordnet und abgerufen werden kann. Einige Unternehmen haben zu diesem Zweck damit begonnen, ein eigenes Kommunikations-, Dokumentations- und Informationsnetzwerk im Internet oder als Intranet aufzubauen. Das **Internet** ist ein weltumspannendes Netzwerk von Computern, die über Telefonleitungen, Richtfunk oder Satelliten miteinander verbunden sind. Ein **Intranet** ist Teil des Internet für einen definierten und berechtigten Benutzerkreis, beispielsweise eine weltweit oder regional tätige Organisation, deren Mitglieder/Mitarbeiter zur Nutzung des Netzes berechtigt sind.

Bei herkömmlichen Ablage- und Archivierungssystemen entstehen in der Regel hohe Kosten für eine Organisation. Daher sind verschiedene Gesellschaften dazu übergegangen, z.B. die Gesellschaft für Multiple Sklerose, ihre Informationsmaterialien im Internet anzubieten. Patienten, Mitarbeiter von Selbsthilfeorganisationen, Ärzte und Psychologen können diesen Informationsdienst nutzen und sich über einen Suchindex die Informationen auf den Bildschirm holen und bei Bedarf ausdrucken lassen. Kostenintensive Verfahren, wie Briefeschreiben, Materialanfordern, -versenden usw., sind bei dieser Nutzungsform nicht mehr notwendig.

Diese Art der Informationsverarbeitung wird besonders für kleine Organisationen zunehmend an Bedeutung gewinnen, da sie in der Regel nicht genügend Kapazität – qualitativ und quantitativ – vorhalten können, um beispielsweise eine systematische Erfassung neuer Methoden und Techniken selbst vorzunehmen. Auch der Zugang zu neuen rechtlichen Bestimmungen und Verordnungen wird durch die neuen Medien leichter, schneller und kostengünstiger möglich. Wissenschaftliche Studien über Diagnose und Behandlungserfolge können über das Internet nach Fällen erfaßt und durch einen Suchindex schnell gefunden werden. Viele Nutzer können auf diese Art und Weise gleichzeitig auf die Informationen aus den dort verfügbaren Datenbanken zugreifen. Nicht jede Organisation muß nun Vorschriften oder Änderungen in den Umlauf für die Mitarbeiter geben, sondern kann hierfür das Internet oder ein Intranet nutzen.

Einige große Organisationen haben bereits begonnen, ein firmeninternes Datennetz aufzubauen. Dieses Intranet-System verbindet einzelne Betriebsteile miteinander. So können z.b. Träger, die mehrere Häuser innerhalb von Deutschland haben, auf standardisierte Informationen zugreifen, die im Intranet hinterlegt werden. Die Geschwindigkeit der Nachrichtenübermittlung ist um ein vielfaches schneller, weil jeder Mitarbeiter über den Rechner sofort Mitteilungen, Dateien, Grafiken abrufen oder einstellen kann. Durch die zentrale Informationsspeicherung ist das Auffinden von Dokumenten standardisiert. D.h. bei einem Wechsel von Haus A zu Haus B kann von den berechtigten Stellen immer auf die gleichen Informationen zugegriffen werden.

Die zukünftige systematische und intensive Nutzung solcher Datenbanken wird für viele soziale Organisationen ein Instrument zur Sicherung der eigenen Marktposition werden.

6.1.7
Motivation, Anerkennung, Bestätigung und Kritik

Lob ist laut Brockhaus (1970, 540) „die anerkennende Beurteilung einer Gesinnung, eines Verhaltens oder einer Leistung. Als erzieherisches Mittel bietet das Lob neben dem Tadel eine bedeutende Möglichkeit, die sittliche Entscheidung eines Menschen zu leiten und zu verselbstständigen." Bezogen auf den betrieblichen Alltag stellt danach Lob eine Möglichkeit dar, besondere Leistungen von Mitarbeitern anzuerkennen und damit gleichzeitig ein erwünschtes Verhalten zu verstärken oder jemanden zu tadeln, um eine Korrektur unerwünschter Verhaltensweisen zu erreichen.

Lob als Ermutigung setzt eine entsprechende innere Überzeugung voraus, daß das, was eine Person gemacht hat, von einer anderen Person auch anerkannt wird. Ein rein schematisches Lob oder eine Äußerung wie „Das schaffen Sie schon!" kann, wenn sie überhaupt hilfreich sein soll, sehr verschiedene Effekte haben. So kann Frau Meyer denken, Herr Schmidt will mich abwimmeln, er setzt sich mit meinem Problem überhaupt nicht auseinander; umgekehrt ist aber auch denkbar, daß mit dieser Äußerung eine Erwartungshaltung erzeugt wird, wie: „Wenn ich diese Arbeit jetzt nicht schaffe ... dann habe ich in Zukunft schlechte Karten." Wenn ein und dieselbe Äußerung jedoch ganz unterschiedliche Wirkungen haben kann, muß zunächst einmal klargestellt werden, was Lob als Anerkennung und Bestätigung in Bezug auf Leistungsverhalten denn bewirken kann.

Im betrieblichen Alltag ist die Anerkennung von besonderen Leistungen durch Belohnungen unterschiedlicher Art gekennzeichnet. Wird Lob als Beeinflussungsinstrument benutzt, dann soll ein bestimmtes Verhalten oder eine ganz spezifische Leistung belohnt werden und damit eine Leistungssteigerung erzielt werden. Es gibt verschiedene Möglichkeiten für Führungskräfte, Anerkennung, Bestätigung oder Kritik an die Mitarbeiter (Becker 1991, S. 101 ff.) weiterzugeben. Abbildung 6.2 soll den Zusammenhang zwischen Anerkennung, Bestätigung und Kritik verdeutlichen:

KAPITEL 6 Selbstmanagement

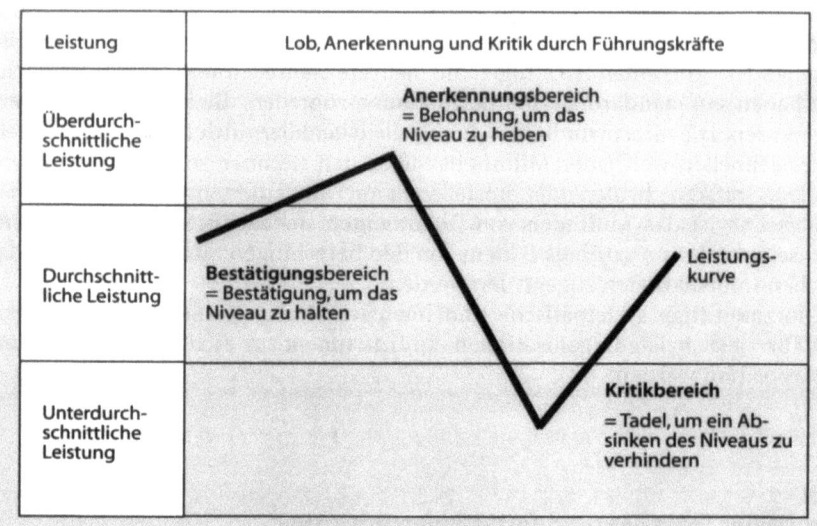

Abb. 6.2. Lob, Anerkennung und Kritik

Überdurchschnittliche Leistungen

Überdurchschnittliche Leistungen von Mitarbeitern sind dann im Anerkennungsbereich, wenn der Vorgesetzte sowohl den Einsatz als auch die erfolgreiche Arbeit des Mitarbeiters zur Kenntnis nimmt und sie durch Worte oder Taten zurückmeldet. Bei einem guten Verhältnis zwischen Vorgesetztem und Mitarbeiter könnten verbale Rückmeldungen, die im Anerkennungsbereich liegen, wie folgt formuliert werden: „Ich bin sehr erleichtert, daß Sie das geschafft haben!" oder „Ihr Vorschlag, in diesem Projekt so vorzugehen, ist doch sehr gut. Ich dachte erst, daß das zu umständlich ist, aber das war falsch." Beide Äußerungen beinhalten eine **Ermutigung und Bestätigung der Leistung** oder des Vorgehens, verbunden mit eigenen Vorstellungen und Gefühlen, die die eigene ursprünglich vielleicht abweichende innere Haltung zu diesem Sachverhalt verdeutlichen.

Anerkennung auszusprechen gehört schließlich zu den Führungsaufgaben, die ein Vorgesetzter ganz bewußt lernen und einsetzen soll. Anerkennung bezieht sich auf den Einzelfall, wobei der **Maßstab** hierfür der **Betriebserfolg** sein sollte. Lob und Anerkennung bedeutet Ermutigung des Mitarbeiters, im betrieblichen Alltag den richtigen Weg eingeschlagen zu haben. Auftretende Schwierigkeiten können so besser und selbstsicherer bewältigt werden, weil der Mitarbeiter weiß, daß sich Leistung in Anerkennung und Wertschätzung der Person äußert.

Durchschnittliche Leistungen

Durchschnittliche Leistungen von Mitarbeitern werden aus der Sicht von Vorgesetzten als Selbstverständlichkeit abgetan, die keiner Rückmeldung bedürfen.

Wenn Menschen jedoch längere Zeit keinerlei Rückmeldungen über ihre Arbeitsleistung erhalten, kann dies zu Passivität und Resignation führen. Dies wird noch verstärkt, wenn Personen längere Zeit unverständlichen Rückmeldungen (Seligman 1986) ausgesetzt sind; dann stellen sie schließlich alle Versuche ein, die Situation in den Griff zu bekommen. Ein Beispiel soll dies verdeutlichen.

> *Eine Krankenschwester, Schwester Karin, mobilisiert einen Patienten und beginnt mit dem Toilettentraining. Die Stationsleitung kommt hinzu und kritisiert. „Dieser Patient wird ins Heim verlegt ... Wir haben andere wichtige Arbeiten zu erledigen!". Ein paar Tage später ist ein anderer Patient mit ähnlicher Diagnostik auf der Station. Diesmal mobilisiert Schwester Karin den Patienten nicht. Doch diesmal kritisiert die Stationsleitung, warum sie denn kein Toilettentraining mit dem Patienten macht. Schwester Karin denkt: „Egal, wie ich es mache, ist es verkehrt."*
>
> *Diese unklaren Rückmeldungen führen zu einer Beeinträchtigung der Arbeit, weil es so oder so nicht richtig ist. Schwester Karin wird mit einem Ergebnis (Tadel) konfrontiert, das von ihren Reaktionen unabhängig ist. Sie lernt, daß das Ergebnis „Tadel" unabhängig von ihren Aufgaben und Reaktionen ist und gibt nach einiger Zeit jeglichen Versuch auf, das Ergebnis zu kontrollieren.*
>
> ***Für die Praxis bedeutet das**, daß gerade bei durchschnittlichen Leistungen eine Bestätigung und Rückmeldung an den Mitarbeiter erfolgen sollte, daß das, was er macht, in Ordnung ist. Hier in diesem Fall wäre eine kontinuierliche Rückmeldung notwendig, damit Schwester Karin erkennen kann, warum im einen Falle eine Mobilisierung und ein Toilettentraining notwendig ist und in dem anderen Fall nicht.*
>
> *Anders würde die Rückmeldung aussehen, wenn Schwester Karin eine Mobilisierung vorgenommen hätte, die für den Patienten noch zu früh wäre. Die Rückmeldungen beziehen sich in beiden Fällen auf die **sachliche Entscheidung**, wobei es hier vorrangig um eine Korrektur oder eine Bestätigung der Arbeit des Mitarbeiters geht.*

Mit Bestätigung und Rückmeldung ist gemeint, daß Personen eine Arbeit leisten, die im großen und ganzen in Ordnung ist. Ohne Rückmeldungen durch den Vorgesetzten weiß der Mitarbeiter jedoch nicht, ob seine geleistete Arbeit in Ordnung, verbesserungsbedürftig oder ausgezeichnet ist. Mangelnde Bestätigung der Leistung führt daher zu einem Absinken des Niveaus der gezeigten Leistungen, wobei besonders bei unverständlichen Rückmeldungen (einmal so, einmal anders) beim Mitarbeiter eher Hilflosigkeit und Demotivation erzeugt wird.

Unterdurchschnittliche Leistungen

Unterdurchschnittliche Leistungen fallen in den Bereich der Kritik. Ein Kritikgespräch über die unzureichenden Leistungen ist dann notwendig, wenn ein Mitarbeiter trotz vermehrter Korrekturversuche durch seinen Vorgesetzten keine Veränderung seines Arbeitsverhaltens vornimmt. In diesem Fall muß der Vorgesetzte einschreiten und das Fehlverhalten des Mitarbeiters ansprechen.

Kline u. Saunders (1996) schlagen vor, eine Kultur des positiven Denkens zu schaffen. Das kann bereits damit beginnen, anderen Menschen mit einem Lächeln zu begegnen, statt Gleichgültigkeit oder Ärger durch Stirnrunzeln zu vermitteln. Selbstmotivation bei Ausbleiben von Lob und Anerkennung ist auch dann möglich, wenn man sich auf die positiven Ergebnisse seiner Arbeit konzentriert. So schildern Kline und Saunders (1996, 65) die Möglichkeit, sich selbst positiv zu konditionieren, indem man sich die persönlichen Höchstleistungen notiert und die Situation vor dem eigenen geistigen Auge ablaufen läßt. Die geistige Einstellung zu einer Tätigkeit und die hiermit verbundenen Gefühle können positive oder negative Motivationslagen erzeugen. Positives Denken fördert die Selbstmotivation und mobilisiert Kräfte, die gestellten Aufgaben zu erledigen.

6.2
Anforderungen an Aus-, Fort- und Weiterbildung

Für die künftigen Pflegemanager ist es von Bedeutung, neben der fachlich-pflegerischen Aus- und Weiterbildung (Kirchner 1997a; 1997b) Kenntnisse auf weiteren verschiedenen Gebieten zu erwerben. Dazu gehören beispielsweise **Kenntnisse in Organisation** (Aufgaben, Grundsätze, Methoden und Mittel). Betrachtet man z.B. die Ablauforganisation, in der die Aufgaben nicht auf Funktionen (Stationsleitung) verteilt, sondern vielmehr nach den notwendigen Arbeitsprozessen organisiert werden, könnten sich **Kernprozesse** (Kirchner 1998) definieren lassen, wie beispielsweise

- Leistungsplanung,
- Patientenaufnahme,
- Untersuchung,
- Operation,
- Therapie,
- Entlassung,
- Erlös- und Kostensteuerung,
- Angehörigenaufklärung,
- Fortbildung etc.

Diese verschiedenen Kernprozesse müssen berufsübergreifend gesehen werden, wobei die Verantwortung für den Prozeß bei einem **Prozeßmanager** liegt, der das Team verantwortlich führt. Die **Prozeßteams** müssen temporär oder dauerhaft mehrere Mitarbeiter haben, die die verschiedenen fachlichen Inhalte einbringen (Ärztlicher Dienst, Pflegedienst, Funktionsdienste, Verwaltungsdienst, Wirtschafts- und Versorgungsdienst, Technischer Dienst). Eine intensive Schulung ist für die einzelnen Mitglieder des Teams sowohl fachlich als auch methodisch notwendig. Prozeßmanager der Zukunft müssen darüber hinaus weitere Kernkompetenzen haben, die in der folgenden Übersicht kurz zusammengefaßt aufgeführt werden.

Zukünftig notwendige Kernkompetenzen des Prozeßmanagers

Bewertung auf einer Skala von 1–6	1	2	3	4	5	6

1. Unternehmerische und Strategiekompetenz
Patientenorientierung
Markt- und Wettbewerbsorientierung
Strategisches Denken und Handeln
Unternehmens- bzw. Organisationssteuerung
Kosten- und Ertragsorientierung

2. Führungskompetenz
Führungserfahrung
Coaching von Teams
Führen mit Zielen
Leistungsbeurteilung
Stellen- und Aufgabengestaltung
Steuern von Arbeitsprozessen
Informations- und Entscheidungsstrukturen
Delegation
Veränderungsprozesse managen
Nach oben führen
Fachliche Führung

3. Sozialkompetenz
Vertrauensklima schaffen
Kommunikationsfähigkeit
Empathie
Teamfähigkeit
Überzeugungskraft
Integrationsfähigkeit
Feedback
Konfliktfähigkeit
Beratungsfähigkeit

4. Persönliche Kompetenz
Leistungsfähigkeit
Belastbarkeit/Streßresistenz
Innovationsbereitschaft und Lernfähigkeit
Entscheidungsfähigkeit
Integrität und Zivilcourage
Emotionale Stabilität
Resultatorientierung
Strukturiertes Arbeiten
Zuverlässigkeit

5. Methodenkompetenz
Leiten von Besprechungen
Führung von Verhandlungen
Gruppen moderieren
Problemlösung und Entscheidung

	1 2 3 4 5 6
Projektmanagement	
Time-Management, Arbeitsmethodik	
Delegationsverhalten	
Rhetorik und Präsentation	
Gesprächsführung	
Prozeßmanagement	
6. Fachkompetenz	
Fach- und Spezialistenwissen	
Betriebswirtschaftliches Basiswissen	
DV-technisches Wissen	
Auslandserfahrung	
etc. ...	

Für die Ausbildung zukünftiger Prozeßmanager aus dem Bereich der Pflege sind die vorgenannten **Kernkompetenzen für die Zukunft** wichtig. Hierbei sind insbesondere unter dem Aspekt des Selbstmanagements die Methodenkompetenz von Bedeutung, da die Steuerung der Arbeitsabläufe unter betriebswirtschaftlichen Gesichtspunkten zunehmen wird. Damit die fachlich-pflegerische und medizinische Betreuung der Patienten gewährleistet ist, sollten Mediziner und Pflegepersonen ihre Kernkompetenzen in diesen Gebieten verstärkt erweitern, damit nicht allein fachfremde Betriebswirte und Organisatoren eine Umstrukturierung ausschließlich unter Effizienzgesichtspunkten vornehmen (Kirchner 1998).

Die Prozeßteams der Zukunft könnten so aus verschiedenen Spezialisten bestehen, die rund um den Kunden verschiedene Aufgaben wahrnehmen und diese kompetent, fachlich auf dem neuesten Stand und wirtschaftlich vertretbar erfüllen.

Innerhalb der Organisation müßte eine **dezentrale Organisationsform** gewählt werden, in der die Prozeßmanager auch die volle Verantwortung für ihren Kernprozeß erhalten. Alle notwendigen Tätigkeiten müssen von den Mitarbeitern der Prozeßteams im Rahmen des Kosten- und Leistungsmanagements vorgenommen werden. Sämtliche Aktivitäten, die zur Kostendeckung notwendig sind, sollten mit den Mitarbeitern selbstbestimmt und verantwortet im Rahmen eines hierfür vereinbarten Budgets erfolgen. Damit könnten auch Marketingaktivitäten entfaltet werden, z.B. eine Kommunikations- und Informationspolitik des Prozeßteams nach innen zu anderen Organisationseinheiten und nach außen zum Markt und zu den Kunden über die Arbeitsergebnisse des Prozeßteams.

Wie aus einer empirischen Untersuchung bei Ärzten in akademischen Lehrkrankenhäusern deutlich wurde, schicken niedergelassene Ärzte später ihre Patienten häufiger in ihr „Ausbildungskrankenhaus", weil sie dort die Fachlichkeit der Kollegen kennen (vgl. Beumers u. Borges, S. 221-223). Marketing nach innen bedeutet also auch, die internen Kunden (Ärzte, MTA, Pflegepersonen, Verwaltung etc.) so zu pflegen, daß eine längerfristige positive Grundstimmung erzeugt wird, in der Leistung und Miteinanderarbeiten konstruktiv möglich ist.

Für die Mitarbeiter der Prozeßteams ist es darüber hinaus notwendig, daß sie genaue Kenntnisse über ihren regionalen Markt und die hiermit verbundenen Anforderungen erhalten. Dies ist jedoch nur möglich, wenn einige Mitarbeiter profunde Kenntnisse aus dem Bereich des **Marketings** mitbringen. Durch den Leistungsvergleich mit anderen Kliniken im Umfeld wird der Wettbewerb um die Patienten stärker. Daher müssen die Mitarbeiter hier Methoden entwickeln, ihren Standort im Vergleich zu den Mitbewerbern zu bestimmen, um gegebenenfalls hier eine verbesserte Leistung zu erbringen und diese auch zu kommunizieren (vgl. auch Raasch u. Coy 1997, S. 338–341)

Bei den **betriebswirtschaftlichen Inhalten** sollten einige Mitarbeiter über Kenntnisse verfügen, wie man ein internes **Controlling** (losgelöst von den buchhalterischen Vorschriften) für die Klinik aufbaut. Hierzu gehören neben den Inhalten und Methoden der Controllerarbeit selbst auch grundlegende moderne EDV-Kenntnisse über die Systeme und deren Arbeitsweise. Ein Management-Informations-System ist zur Unterstützung des Managements zu entwickeln, mit dem Analyse-, Planungs- und Kontroll-Informationen (Kirchner W. 1994) zur Steuerung aller Aktivitäten, deren Kosten und Leistungen und deren Ergebnisbeitrag am wirtschaftlichen Erfolg des Hauses bereitgestellt werden können.

Für diese oben genannten Aktivitäten ist es jedoch erforderlich, daß die Mitarbeiter nicht nur die Aufgaben übertragen bekommen, sondern auch die Verantwortung. Damit ergeben sich Möglichkeiten, im Prozeßteam unterschiedliche Formen der internen und externen Zusammenarbeit zu erproben. Eine solche Änderung der Aufbauorganisation hätte zur Folge, daß die Prozeßteams als Quasi-Profit-Centers arbeiten können. Die Leistungserbringer innerhalb einer größeren Organisation müßten sich dann als interne Dienstleister verstehen, die von der Leistung und den Kosten her durchaus im Wettbewerb zu anderen Organisationen stehen können (zum Beispiel externer Preis-Leistungs-Vergleich).

Eine Aufbauorganisation, die eher hierarchisch gegliedert ist, beinhaltet in der Regel lange Entscheidungswege. Kleine private Krankenhäuser sind hier bei der Marktbearbeitung oft schneller und flexibler und können so eher individuelle Schwerpunkte setzen und spezielle Behandlungs- und Pflegeleistungen oft preiswerter erbringen. Die soziale Absicherung der Mitarbeiter in kleineren Betrieben ist hier in der Regel jedoch nicht so umfassend wie in größeren Organisationen. Was für die Mitarbeiter in einer größeren Organisation durch die Mitarbeitervertretungen geregelt wird und für die Mitarbeiter positiv gedacht ist, wirkt sich häufig auf dem Wettbewerbsmarkt eher als Nachteil aus, wenn andere Organisationen die gleiche Leistung kostengünstiger anbieten können. Die in vielen Organisationen gewünschte flache Hierarchie bedeutet gleichzeitig eine Verlagerung der Kompetenzen nach unten und damit auch die Übernahme der Verantwortung für einzelne definierte Prozesse durch den Prozeßmanager und damit auch die einzelnen Teammitglieder für ihre jeweilige Spezialität.

Diese **flexiblen und neuen Organisationsformen** können jedoch nur dann wirksam und wirtschaftlich funktionieren, wenn Mitarbeiter für ihre damit verbundenen neuen und erweiterten Aufgaben über das rein fachliche Wissen hinaus zusätzlich weiter qualifiziert werden. Die Personalentwicklungsarbeit darf sich deshalb nicht alleine auf die medizinisch-pflegerische Kompetenz beschränken. Vielmehr müssen die Mitarbeiter zusätzliche Qualifikationen erhalten, die sie befähigen, ihre Probleme in die Hand zu nehmen. Eine Lösungsmöglichkeit hierfür bietet die Arbeit in **Qualitätszirkeln** (vgl. Kirchner 1998, S. 98 ff.). Darüber hinaus muß jedoch ein detailliertes Programm entwickelt werden, das die spezifischen Anforderungen für die Klinik und den Behandlungsprozeß auf mehrere Schultern verteilt. Solange jedoch mit Weiterqualifizierung in aller Regel immer auch eine Leitungsfunktion verbunden wird, ist die Abgabe der Verantwortung an die Leitungskräfte in der funktionalen Organisation zunächst der scheinbar einfachere Weg, der aber die modernen Möglichkeiten effektiver am Kunden orientierter Arbeitsformen bei gleichzeitig erheblich verbesserter Motivation der selbstverantwortlich arbeitenden Mitarbeiter in den Teams vernachlässigt, ein Erfolgsfaktor, der zu erheblichen Wettbewerbsvorteilen führen kann.

Weiterqualifizierung bedeutet unter diesen Rahmenbedingungen auch, daß die Mitarbeiter permanent begleitet werden. Eine einmalige Schulung z.B. in der Anwendung bestimmter Methoden und Techniken reicht hierfür nicht aus. Die Anwendung und begleitende Möglichkeit, Hilfe von externen Trainern zu bekommen, ist ein erfolgreiches Konzept zur **Anwendung und Beibehaltung** gelernter Inhalte.

Meist scheitert der Transfer von Wissen an alltäglichen Problemen. So wird beispielsweise die Visualisierung der Tagesordnungspunkte für eine Dienstbesprechung aus Zeitnot vergessen, obwohl die Führungskräfte genau wissen, daß die Visualisierung das Behalten von neuen Regelungen unterstützt. Der Aufwand durch Fehlerbereinigung ist anschließend größer, als eine gute Vorbereitung der zu bearbeitenden Inhalte. Personalentwicklungsarbeit muß deshalb dauerhaft, systematisch und methodisch unterstützt betrieben werden. Wobei die Mitarbeiter, die mit neuen Aufgaben betraut werden, auch immer einen fachlichen Ansprechpartner für all ihre Probleme haben sollten.

6.3
Überprüfung des Aus-, Fort- und Weiterbildungserfolgs

Für die Aus-, Fort- und Weiterbildung künftiger Manager im Gesundheitswesen ist die Überprüfung der erreichten Lernziele bei der Vermittlung von Inhalten, Methoden und Mitteln zum Erbringen weitergehender Leistungen unumgänglich. Eine solche Überprüfung muß sich an den **Anforderungen** an die zukünftigen Arbeitsergebnisse, Methodenkenntnisse usw. orientieren (vgl. Nagel 1992). Für die Erstellung eines Kriterienkataloges können verschiedene Aspekte herangezogen werden. Die Taxonomie der Lernziele nach Gagné (1969) ist eine der bekanntesten Klassifikationen für Lehr- und Lernziele. Hierzu kann man sechs Lernzielstufen unterscheiden (vg. Abb. 6.3 und 4).

Wenn bei der Lernzielkontrolle eine schriftliche Prüfungsleistung gefordert wird, dann sollten zwei Aspekte vorher bedacht werden: erstens sollte der zu lernende Inhalt und zweitens die kognitive Leistung, die mit der Aneignung des Inhalts verknüpft sind, bedacht werden. Der Schwierigkeitsgrad der Aufgabe, sollte in schriftlichen Prüfungen vorher festgelegt werden (Stary 1994; Döring 1990).

6.3 Überprüfung des Aus-, Fort- und Weiterbildungserfolgs   153

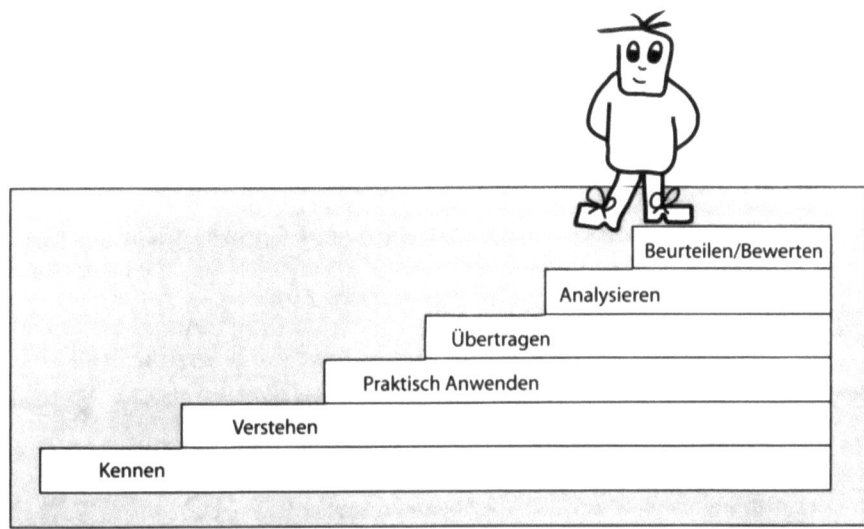

Abb. 6.3. Lernzielstufen nach Gagné (1970)

So ist es für die Notenfindung wichtig, bei der Begutachtung zu lernender Inhalte zu differenzieren, ob der Sachverhalt verstanden wurde, ob der Prüfling einen Transfer auf die Praxis vornehmen kann oder ob er eine kritische Würdigung des Sachverhaltes auf der höchsten Stufe der kognitiven Lernziele sachlich und logisch begründen konnte.

Neben der kognitiven Leistung können noch weitere Merkmale zur Leistungsbewertung herangezogen werden.

Beispiel: "Führungsstile"			Den Transfer auf eigene Führungstätigkeit vornehmen; persönliche Situation reflektieren und lösungsorientiert Maßnahmen ergreifen können
		Unterschiede zwischen Führungsstilen verstehen und bei Führungskräften wiedererkennen	An drei praktischen Beispielen die Anschlußmotivation der Mitarbeiter erläutern können
	Führungsstile kennen lernen (Kooperation, Autorität) bewirken Lust-Unlust...?	Durch Vergleich die Besonderheiten herausarbeiten können. Führungsstil in einem praktischen Beispiel anwenden können	Die Abhängigkeit zwischen Führungsstil und Leistungsbereitschaft kennen und beurteilen
	Kennen Verstehen	Übertragen praktisch Anwenden	Analysieren Beurteilen

Abb. 6.4. Lernzielstufen am Beispiel „Führungsstile"

Beispiel für allgemeine Kriterien zur Leistungsbewertung. (Nach Jeserich 1991)

1. Systematisches Denken und Handeln:
   1.1 Erkennt Gemeinsamkeiten zwischen mehreren Sachverhalten.
   1.2 Leitet allgemeine Regeln aus der Betrachtung von Einzelfällen ab.
   1.3 Wendet allgemeine Regeln, Ziele auf Einzelfälle an.
   1.4 Ordnet Informationen nach vorgegebenen Zielen/Kriterien in eine Reihenfolge.
   1.5 Leitet einzelne Regeln aus übergeordneten Zielen ab.
2. Kombinatorisches Denken:
   2.1 Verarbeitet/übernimmt Informationen/Denkweisen anderer Fachrichtungen.
   2.2 Kombiniert vorhandene Daten in neuartiger Weise.
   2.3 Entwickelt Alternativen.
3. Ausdruck:
   3.1 Mündliche und schriftliche Formulierung.
   3.2 Formuliert flüssig.
   3.3 Sätze sind übersichtlich.
   3.4 Aussagen sind so, daß keine Rückfragen nötig sind.
4. Anschaulichkeit:
   4.1 Benutzt plastische Bilder, Vergleiche.
   4.2 Benutzt optische Hilfsmittel (Grafiken, Bilder).
   4.3 Paßt sich Partner/Situation im Ausdruck an.
   4.4 Kann Argumente mit anderen Worten/Erklärungsinhalten wiederholen.
5. Überzeugung:
   5.1 Kann Ideen, Ziele und Methodenvorschläge überzeugend beschreiben.
   5.2 Argumente erzeugen keine Widerrede.
   5.3 Argumente sind logisch, sachlich und verständlich aufgebaut.
   5.4 Transfer zwischen Theorie und Praxis ist logisch nachvollziehbar.
6. Realisierung:
   6.1 Sucht/verwendet alle verfügbaren Informationen.
   6.2 Fordert und bewertet Alternativen.
   6.3 Begründet Entscheidungen für eine Theorie.
   6.4 Geht kalkulierbares Risiko ein.
   6.5 Bedenkt Folgen von Entscheidungen.
7. Planung und Kontrolle:
   7.1 Formuliert Arbeitsziele im Text.
   7.2 Setzt Ordnungskriterien ein bzw. sucht sie / macht sie sichtbar.
   7.3 Geht gegliedert vor.
   7.4 Stimmt verschiedene Themen aufeinander ab.
   7.5 Überprüft Zielerreichung.
   7.6 Strukturiert komplexere Sachverhalten.

Neben diesen Kriterien können natürlich auch weitere und andere Kriterien für die schriftliche Prüfung zusammengestellt werden. Wichtig ist jedoch hierbei, eine **einheitliche Regelung** festzulegen und diese den zu Prüfenden mitzuteilen.

Aus der empirischen Forschung ist bekannt, daß Prüfungsleistungen, die vorbereitbar sind, besonders bei hochängstlichen Prüflingen, sich positiv auf die Leistungsmotivation auswirken. Unklare Anforderungen und Kriterien der Bewertung führen eher zu Hilflosigkeit und Angst vor der Prüfung (Schwarzer 1990; Kirchner 1990). Bei hochängstlichen Prüflingen führt dies eher dazu, daß sie sich hilflos den Anforderungen und damit auch dem Prüfer ausgeliefert fühlen. Diese Angst blockiert eher und führt damit auch leicht zu einer ungerechten Bewertung von Prüfungsleistungen. Für Lernende ist daher ein effizientes Selbstmanagement von besonderer Bedeutung. Gerade bei schriftlichen Arbeiten in der Fort- und Weiterbildung entscheidet ein geplantes und strukturiertes Vorgehen über Erfolg oder Mißerfolg von Prüfungsleistungen.

Für schriftliche Arbeiten haben Kirchner u. Müthing (1997) für die OP-Weiterbildung einen Anforderungskatalog im Rahmen der pflegerischen Fortbildung erstellt. Dieser Katalog enthält folgende Gliederungspunkte, die den Lernenden unterstützen können, ein effektives Selbstmanagement zu betreiben.

> **Merke**
>
> *Anforderungen für schriftliche Ausarbeitungen*
>
> **1 Einleitung**
> - Fragestellung der schriftlichen Prüfung,
> - Motivation,
> - Praxisbezug.
>
> **2 Theorie**
> - Auseinandersetzung mit zwei unterschiedlichen theoretischen Meinungen,
> - neutrale Wiedergabe der Theorie,
> - eigene Stellungnahme und Bewertung,
> - Transfer in die Praxis,
> - Vor- und Nachteile diskutieren,
> - eigene Vorstellungen und Umsetzung in einem OP-Bereich.
>
> **3 Abschluß**
> - Eigene Stellungnahme und abschließende Bewertung.
>
> **4 Literaturverzeichnis**
> - Form und Gestaltung.

Müthing u. Kirchner (1997) haben für die OP-Weiterbildung eine solche Checkliste für die Beurteilung von Leistungen zusammengestellt (s. folgende Übersicht)

Checkliste für Hausarbeiten nach Ges. u. Verord. NRW 1995 Nr. 33 § 12 (Abs. 3)

		Punkte	Summe	%
Inhaltlich	**Einleitung (Summe)**		10	13
	Übereinstimmung Inhalt/Titel			
	Fragestellung/Ziel			
	Definition			
	Motivation	3		
		3		
		2		
		2		
	Hauptteil (Summe)		30	38
	Neutrale Wiedergabe Theorie	1		
	Ist-Soll	5		
	Gegenüberstellung	5		
	Leitet Regeln ab	1		
	Ideen, Methoden, Ziele überzeugend	1		
	Argumente sind logisch verständlich	3		
	Lösungsvorschläge begründet			
	überprüfbar	5		
	Entwickelt Alternativen			
	(Praxisrelevanz/Praxisbezug)	5		
	Ordnet Information/Inhaltsverzeichnis	1		
	Verwendet wesentliche Informationen			
	aus Literatur und Praxis	1		
	Transfer Theorie/Praxis logisch			
	nachvollziehbar	2		
	Schluß (Summe)		15	19
	Zusammenfassung	2		
	Theoretische Bewertung	2		
	Praktische Bewertung	2		
	Eigene Stellungnahme	7		
	Schlußbetrachtung	2		
	Summe	55	55	70
Form	**Formale Aspekte (Summe)**		20	30
	Deckblatt	1		
	Gliederung/Seite	3		
	Seitenzahlbegrenzung	2		
	Textfluß, Aufteilung, Absätze	3		
	Optische Gestaltung, Bilder, Grafiken	3		
	Literaturnachweis	2		
	Begriffserklärung	2		
	Eidesstattliche Versicherung	1		
	Rechtschreibung	3		
	Summe	75	75	100

Die Notengebung könnte wie folgt geregelt werden:

Note 1	Note 2	Note 3	Note 4	Note 5	Note 6
97–100%	85–96%	70–84%	61–69%	52–60%	0–51%

Zu den Aufgaben der Pflegefachkräfte für den Operationsdienst zählen insbesondere:

1. Fach- und sachkundige, umfassend geplante Fachpflege der Patienten.
2. Planung und Organisation verantwortlicher Leitung des Arbeitsablaufs.
3. Anwendung und Überwachung von Hygieneregeln, Arbeitsschutzbestimmungen und Rechtsvorschriften.
4. Fach- und sachkundiges, situationsgerechtes Instrumentieren.
5. Fach- und sachkundige, situationsgerechte Wahrnehmung aller Aufgaben, die nicht zum Aufgabengebiet der instrumentierenden Pflegefachkraft gehören (Springertätigkeit).
6. Erhebung, Dokumentation und Weiterleitung pflegerelevanter Daten.
7. Zusammenarbeit mit anderen Berufsgruppen im Team.
8. Schulung, Beratung und fachliche Anleitung von Pflegekräften, von Krankenpflege-/Kinderkrankenpflegeschülerinnen und -schülern und des sonstigen Personals sowie Einarbeitung neuer Mitarbeiterinnen und Mitarbeiter.

Da in diesem Beispiel die Weiterbildungsteilnehmer in verschiedenen Krankenhäusern eingesetzt sind, mußten für die inhaltliche Bewertung einheitliche Kriterien erstellt werden, die sowohl für die Praxisanleiter als auch für die Weiterbildungsteilnehmer verbindlichen Charakter haben. Nach der Bezugsnormenorientierung können Prüfungsleistungen nach einer kriterialen, individuellen oder sozialen Bezugsnorm (Schwarzer 1979) zur Bewertung von Leistungen verwendet werden. Zur Erklärung sind die drei möglichen Bezugsnormen in der folgenden Übersicht kurz wiedergegeben.

Bezugsnormen für die Prüfungsleistung

Individuelle Bezugsnorm
Hiermit ist eine Norm gemeint, die die individuelle Leistungsfähigkeit des einzelnen in den Vordergrund der Leistungsbewertung rückt. Alleiniger Maßstab ist die Entwicklung von Fertigkeiten bezogen auf einen bestimmten Zeitraum. Diese Entwicklung ist der einzige Maßstab für die Bewertung.

Positive Konsequenzen
Die persönlichen Fortschritte des einzelnen Lerners werden optimal gefördert und beurteilt.

Negative Konsequenzen
Ein Vergleich der Lerner untereinander ist nicht möglich.

Soziale Bezugsnorm
Die Gruppe der Lerner, also in diesem Falle die Weiterbildungsteilnehmer, bilden die Grundlage für den Bewertungsmaßstab.

Positive Konsequenzen	Negative Konsequenzen
Die jeweilige Gruppe gibt die Durchschnittsleistung vor. Abweichungen vom Leistungsstandard sind je nach Leistungsstandard der Gruppe unterschiedlich. Die Noten können daher dem Gruppenstandard angepaßt werden.	Eine Vergleichbarkeit der Leistung und der hiermit verbundenen Note zwischen den Lernern verschiedener Ausbildungsgänge ist nicht gegeben, da die jeweilige Gruppe den Leistungsstandard vorgibt.

Kriteriale Bezugsnorm

Die kriteriale Bezugsnorm orientiert sich weder am einzelnen Lerner noch an der Gruppe. Bewertungskriterium ist einzig die vorgegebene und definierte Leistung, die das Kriterium erfüllt oder auch nicht.

Positive Konsequenzen	Negative Konsequenzen
Es gibt festgelegte Kriterien, die die Leistungsanforderung sehr genau definieren müssen. Die Erreichung des Kriteriums ist für die Note maßgeblich und nicht die zufällig zusammengesetzte Gruppe von Lernern.	Lerner, die die Kriterien nicht erfüllen, bekommen ganz klar ihre Grenzen innerhalb ihres Tätigkeitsbereiches gezeigt.

Grundlage für die Bewertung schriftlicher Leistungen sollte die kriterale Bezugsnorm sein, damit die Leistungen für die Lerner vorbereitbar sind.

Dieser Anforderungskatalog für schriftliche Prüfungen kann als Muster dienen, Praxisberichte zu erstellen und schriftliche Ausarbeitungen vorzunehmen. Die zuvor aufgezeigten Kriterien sind auch für die Fachweiterbildung Intensivpflege und Anästhesie sowie für die Hygienefachkräfte entsprechend der gesetzlichen Forderung in der Aus- und Fortbildung umgesetzt worden.

6.4
Selbstmanagement bei schriftlichen Arbeiten

Die teamorientiert arbeitenden Führungskräfte der Zukunft stehen bei der Steuerung und Abstimmung ihrer Arbeiten im Team häufig auch vor der Aufgabe, komplexe Sachverhalte in schriftlicher Form zu dokumentieren oder zu kommunizieren. Besonders bei umfangreichen schriftlichen Arbeiten wie dem Erstellen eines Planungshandbuches, einer längeren schriftlichen Ausarbeitung oder einer Prozeßdokumentation ist ein zielorientiertes und geplantes Vorgehen notwendig. An dieser Stelle sollen einige Hilfen zur Selbstorganisation und Motivation bei der Erstellung längerer schriftlicher Ausarbeitungen gegeben werden.

Es gibt verschiedene Möglichkeiten, bei einer längeren schriftlichen Arbeit sich selbst zu motivieren. Man kann für sich soziale Verstärker einsetzen, bestimmte Lerngewohnheiten schaffen oder durch das Erreichen eines langgehegten Wunsches sich selbst belohnen.

6.4 Selbstmanagement bei schriftlichen Arbeiten

Motivation
- Sozial: Lerngruppe als positiven Verstärker nutzen.
- Innen: Lerngewohnheit schaffen, z.B. Arbeitsplan aufstellen.
- Außen: „Wenn ich Stationsleiter bzw. -leiterin werden möchte, dann muß ich etwas über (...)Menschenführung wissen – ... habe ich gelernt, dann belohnt mich meine Partnerin bzw. mein Partner mit einem leckeren Essen ..."

Konzentration
- außen: Störungen können durch Lärm, Telefon, ungenügenden Arbeitsplatz verursacht werden,
- innen: Gedanken abschweifen, sich selbst nichts zutrauen, negative Selbstzweifel haben,
- Hilfen: Störquellen wie Telefon etc. reduzieren, Entspannungstechniken einsetzen, Arbeit zeitlich portionieren, Pausen.

Bei der Erstellung der Arbeit entstehen immer wieder Fragen, die zur Verunsicherung führen. Die Abb. 6.5 zeigt den normalen Verlauf von Problemlösungsprozessen im Laufe längerer schriftlicher Arbeiten.

Die neun Punkte sollen mit vier geraden Linien, die nicht unterbrochen sein dürfen, verbunden werden:

Auf den ersten Blick scheint die Aufgabe sehr leicht zu sein, erst wenn man sich mit einer Sache befaßt, merkt man, daß sie häufig komplizierter ist, als man zunächst gedacht hat. Es kommt dann eine Phase, in der man den Überblick verlieren kann, weil so viele unbeantwortete Fragen, Folgen oder Schwierigkeiten

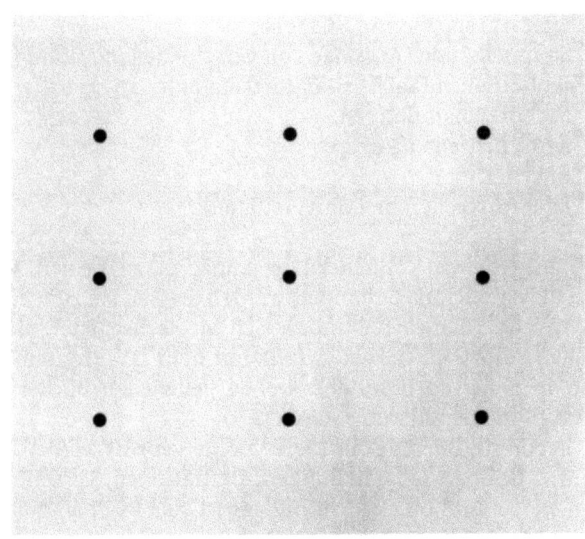

Abb. 6.5. Problemlösungsprozesse

auftauchen, die dann Angst machen. Manchmal muß man sich von vertrauten Dingen lösen. Wenn möglich, ist zuerst die Brauchbarkeit einer Lösung zu testen und erst dann zu entscheiden, welche Lösung die geeignete ist. Keinesfalls sollte die Entscheidung aufgeschoben werden, auch wenn noch mehr Fakten zu sammeln sind.

Zum Selbstmanagement gehören natürlich auch die Arbeitsbedingungen, die förderlichen oder hinderlichen Charakter bei der Bearbeitung von Fachthemen beinhalten. In der Tabelle sind einige Aspekte zusammengestellt, die das schriftliche Erarbeiten erschweren. Sie können zur Prüfung herangezogen werden, ob hier gezielt für Abhilfe gesorgt werden kann:

Was erschwert das schriftliche Arbeiten?

Störquellen	Kein Problem	Erträglich	Störend	Abhilfe
Ablenkung	Selten	Ab und zu	Zu oft	
Beleuchtung	Zu schwach	Angemessen	Blendend	
Lüftung	Schlecht	Es geht	Gut	
Heizung	Zu wenig	Angemessen	Zuviel	
Schreibtisch	Zu klein	Überladen	Richtig	

Die Berücksichtigung formaler Aspekte bei schriftlichen Arbeiten soll hier exemplarisch aufgezeigt werden. Einige Erarbeitungs- und Gestaltungshinweise für die Erstellung schriftlicher Arbeiten können helfen, die Arbeit besser zu organisieren und zu planen.

Zunächst ist es notwendig, sich zu einem Thema Fachliteratur zu besorgen. Dazu kann man benutzen:

- eigene Bücher,
- Literaturangaben in Büchern,
- Sammelbände (Aufsätze von verschiedenen Autoren zu einem Thema),
- Bibliotheken (Sach-, Standortkatalog),
- Fachbuchhandlungen,
- Zeitschriftenaufsätze,
- Internet,
- Literaturrecherche (Universitäten).

Bei ausgeliehenen Büchern ist zunächst zu prüfen, welche Schwerpunkte im **Inhaltsverzeichnis** behandelt werden. Passen sie zum eigenen Thema?

Welche Stichwörter finden sich im **Sachregister,** die zum Thema passen? Es sollten sofort Karteikarten (z.B. mit dem DV-Programm LiteRat) angelegt werden, in denen insbesondere bei ausgeliehenen Büchern folgende Angaben wiederzufinden sind (Abb. 6.6 und 6.7)

Bevor ein Buch gekauft wird, sollte geprüft werden, wofür das Buch benötigt wird, z.B. Theoriedarstellungen, Definitionen, Verständlichkeit des Geschriebenen etc. ... und ob es nicht billiger ist, das Buch auszuleihen oder wichtige Textstellen herauszuschreiben.

6.4 Selbstmanagement bei schriftlichen Arbeiten

Abb. 6.6.
Karteikarte Vorderseite

> Schräder-Naef, Regula D. (1990)
> Rationeller Lernen lernen. Weilheim; Beltz
>
> Grundlagen Lernarbeit
> innere und äußere Voraussetzungen
> Aufnehmen und Weitergeben von Wissen

Abb. 6.7.
Karteikarte Rückseite
(Sachregisterstichwörter
oder Schlüsselwörter)

> Bibliothek, Bericht schreiben
> Ideenzettel,
> Lesetechnik, Literaturarbeit
> etc.....

Bei der systematischen Auseinandersetzung mit einem Fachbuch sollte wie folgt vorgegangen werden:

- Leseziel festlegen (Schlüsselwörter),
- gezielte Auswahl der Texte,
- Überblick gewinnen,
- Fragen stellen,
- lesen,
- rekapitulieren,
- nachbereiten.

Für schriftliche Arbeiten ist es unumgänglich, für sich ein Arbeitsthema zu formulieren, z.B.:
Ich will untersuchen (beschreiben, herausfinden ...), ob Qualitätszirkel in der Krankenpflege ein Ansatz zur Verbesserung der Arbeitsbedingungen für das Pflegepersonal sein könnten.
Dafür ist es notwendig, Material über (Schlüsselbegriffe) zu suchen:

- Qualitätszirkel,
- Organisationsstrukturen, Pflegemodelle,
- Personalentwicklungskonzeptionen,
- empirische Untersuchungen über die Arbeitsbedingungen des Pflegepersonals,
- ... usw.

Diese Schlüsselbegriffe helfen bei der Materialsuche. Nur Bücher, Aufsätze etc., in denen diese Begriffe vorkommen, sind zu suchen, wichtige Stellen herauszuschreiben oder zu fotokopieren (s. Tabellen 6.10, 11).
Da in diesem Beispiel untersucht werden soll, ob Qualitätszirkel für die Verbesserung von Arbeitsabläufen im Krankenhaus nützlich sein könnten, muß im Anschluß daran eine **Definition** von Qualitätszirkeln vorgenommen werden. In

dem Material müßten sich hier verschiedene Definitionen finden lassen, die zunächst mit Quellenangabe zitiert werden, anschließend ist die verwendete Arbeitsdefinition zu geben:
Im folgenden Text soll unter Qualitätszirkel verstanden werden ... Definition ...
Im nächsten Schritt ist nun eine Gliederung zu entwerfen, in der nach Möglichkeit verschiedene Theorien dargestellt werden, in denen es um die Verbesserung von Arbeitsbedingungen innerhalb einer Klinik geht. Für dieses Thema könnten z.B. verschiedene Pflegemodelle dargestellt werden, z.B.:

1. **Definition** (Qualitätszirkel),
2. **Grundlagen des Pflegeprozesses.**
   Wenn z.B. davon auszugehen ist, daß die Arbeitszufriedenheit mit der jeweiligen Kompetenz und Selbständigkeit der durchzuführenden Pflege zusammenhängt, dann könnten zwei unterschiedliche Pflegemodelle dargestellt werden, aus denen hervorgeht, wie Pflege aus Sicht der jeweiligen Autoren und dann aus Sicht des Teams/Bearbeiters aussehen sollte, z.B.
   2.1 Das medizinische Modell der Pflege (funktionale Pflege),
   2.2 Orems Modell der Selbstfürsorge (patientenorientierte Pflege),
   2.3 Probleme solcher Pflegemodelle.
   Die Vor- und Nachteile der zuvor theoretisch beschriebenen Modelle sollen dargestellt werden, wobei die Unterschiedlichkeit z.B. für die Arbeitszufriedenheit des Pflegepersonals deutlich wird. Der Übergang zum Thema „Qualitätszirkel als Verbesserungsmöglichkeit innerhalb einer Organisationsstruktur" kann nun als weiterführende Frage gestellt werden und den Übergang zum nächsten Themenkomplex markieren.
3. **Organisationsstrukturen.**
   Die jeweilige Organisationsstruktur ist für die Realisierung neuer Ideen entscheidend. Daher sollte eine Beschreibung einer Organisationsstruktur vorgenommen werden (z.B. Universitätsklinik; Großstadtklinik, mittelgroße Klinik Land/Stadt etc.).
   3.1 Autoritäre Organisationsstrukturen,
   3.2 Partizipative Organisationsstrukturen,
   3.3 Möglichkeiten der Reorganisation.
4. **Personalmanagement.**
   In diesem Abschnitt könnte eine Beschreibung der Personalorganisation, Personalentwicklung sowie die Möglichkeit von Personalmanagement beschrieben werden.
   4.1 Personalorganisation,
   4.2 Personalentwicklung,
   4.3 Möglichkeiten des Personalmanagements.
5. **Qualitätszirkel als Instrument zur Verbesserung von Arbeitsbedingungen.**
   Als Abschluß müßte eine Darstellung der Qualitätszirkelarbeit erfolgen. Schwerpunkte hierbei könnten die Durchführung von Qualitätszirkeln und deren Aufbauorganisation sein. Die Auswirkungen dieses Konzeptes auf die Arbeitszufriedenheit der Mitarbeiter als Ergebnis der Qualitätszirkelarbeit wäre ein weiterer Schlußpunkt.
   5.1 Durchführungsmöglichkeiten,

5.2 Wirkungen auf die Arbeitszufriedenheit,
5.3 Bewertung der Einsatzmöglichkeiten.
6. **Schlußbetrachtungen.**
Das Pro und Contra zur Einführungen von Qualitätszirkeln sollte in den Schlußbetrachtungen als eigene Stellungnahme erfolgen.
7. **Literaturverzeichnis.**

Das Thema der Arbeit sollte auf der ersten Seite stehen, die Gliederung mit Seitenangaben auf der zweiten Seite (s. Kasten)

Gliederung:
1. **Definition**   Seite
2. **Grundlagen des Pflegeprozesses**
   2.1 Das medizinische Modell der Pflege
   2.2 Orems Modell der Selbstfürsorge
   2.3 Probleme solcher Pflegemodelle
3. **Organisationsstrukturen**
   3.1 Autoritäre Organisationsstrukturen
   3.2 Partizipative Organisationsstrukturen
   3.3 Möglichkeiten der Reorganisation
4. **Personalmanagement**
   4.1 Personalorganisation
   4.2 Personalentwicklung
   4.3 Möglichkeiten des Personalmanagements
5. **Qualitätszirkel als Instrument zur Verbesserung von Arbeitsbedingungen**
   5.1 Durchführungsmöglichkeiten
   5.2 Wirkungen auf die Arbeitszufriedenheit
   5.3 Bewertung der Einsatzmöglichkeiten
6. **Schlußbetrachtungen**
7. **Literaturverzeichnis**

Beispiel für die Vorgehensweise bei der Erstellung schriftlicher Arbeiten
- 1. Phase: Was soll untersucht werden?
  - Wo findet sich Literatur zum Thema?
  - Thema formulieren, Arbeitsdefinition erstellen, Schlüsselwörter unterstreichen (Materialsammlung).
- 2. Phase: Theorie auswählen und beschreiben.
  - Die Theoriedarstellung soll sachlich richtig sein und nicht mit der eigenen Meinung vermischt dargestellt werden.
  - Die Bewertung der Theorien für das eigene Vorhaben gehört in eine abschließende Zusammenfassung (vgl. 2.3 der Gliederung).
  - Die übrigen Schlüsselbegriffe (vgl. 3 u. 4) werden auf der Grundlage der Theorie dann auf die praktischen Belange bezogen.
- 3. Phase: In der Schlußbetrachtung pro und contra abwägen.

- Auf eine objektive Ergebnisdarstellung und eine subjektive Interpretation ist zu achten.
- Bei längeren schriftlichen Arbeiten werden die Ergebnisse thesenartig zusammengefaßt dargestellt (Abschn. 6 der Gliederung).
- 4. Phase: Tippfehler, logische Fehler, Übergänge, Verständlichkeit und Wiederholungen prüfen, Literaturverzeichnis anfertigen, evtl. auf Wunsch Sachwortverzeichnis anlegen.
- *Geschafft!!!*

Bei wissenschaftlichen Arbeiten sind Zitate und Textstellen zu belegen*.

Im fortlaufenden Text wird eine zu belegende Aussage durch die Angabe des Nachnamens des Autors und durch das Erscheinungsjahr des Werkes angegeben:

Beispiel: ... die europäische Nudelkrise ist in diesem Zusammenhang akzentuiert diskutiert worden (*v. Bülow*, 1985), dennoch.

Der Name des Autors kann auch als Bestandteil des Textes erscheinen:

Beispiel: ... die europäische Nudelkrise ist in diesem Zusammenhang von *v. Bülow* (1995) diskutiert worden.

Zwei Autoren werden durch & oder und getrennt:

Beispiel: ... die europäische Nudelkrise ist in diesem Zusammenhang von *Maxwell und Smart* (1997) diskutiert worden.
- ... die europäische Nudelkrise ist in diesem Zusammenhang akzentuiert diskutiert worden (*v. Bülow & Maxwell* 1995), dennoch.

Mehrere Autoren werden wie folgt zitiert:
- ... die europäische Nudelkrise ist in diesem Zusammenhang akzentuiert diskutiert worden (*v. Bülow, Maxwell, Norman & Klinger* 1995), dennoch ...

Bei späteren Verweisen auf diese Autoren wird wie folgt zitiert:
- *v. Bülow* et al. (1995)

Wird ein ganz bestimmter Textteil zitiert, muß eine Seitenangabe erfolgen:
- ... die europäische Nudelkrise ist in diesem Zusammenhang akzentuiert diskutiert worden (v. Bülo, 1995, S. 134), dennoch ...

---

* Im vorliegenden Werk wird die verlagsübliche – von den hier vorgestellten Vorgaben abweichende – Zitierweise verwendet.

6.4 Selbstmanagement bei schriftlichen Arbeiten

Wörtliche Zitate sind in Anführungszeichen zu zitieren:
- ... „die europäische Nudelkrise ist in diesem Zusammenhang akzentuiert diskutiert worden" (*v. Bülow*, 1995, S. 134), dennoch.

Ein Blockzitat ist ein wörtliches Zitat mit mehr als 40 Wörtern. Es wird als eigener Absatz ohne Anführungszeichen kenntlich gemacht:

- *v. Bülow* (1991) kam zu folgender Erkenntnis:

Textbeginn.....
Textende. (S. 134)

Für das Literaturverzeichnis wird der Nachname des Autors genannt, der Vorname kann abgekürzt oder ausgeschrieben werden. Wenn eine Schreibweise bevorzugt wird, muß diese immer beibehalten werden! In Klammern folgt dann das Erscheinungsjahr und der Titel des Themas. Den Abschluß bildet der Erscheinungsort und der Verlag. Bei Zeitschriften wird der Titel der Zeitschrift genannt (Abkürzungen sind möglich), dann der Jahrgang, z.B.: 5 siehe Aggleton und Chalmers (1989). Den Abschluß bildet für Zeitschriften, Sammelbände und Aufsätze die Angabe der Seiten.

> **❓ Wissens- und Transferfragen**
> 1) Welche Problemfelder müssen von Führungskräften der Zukunft bearbeitet werden?
> 2) Was haben die bekannten Erfolgskonzepte in der Zielkomponente gemeinsam?
> 3) Was versteht man unter dem Begriff „Selbstkonzept"?
> 4) Wodurch unterscheidet sich die Wahrnehmung bei hoher von der bei geringer subjektiver Selbstaufmerksamkeit?
> 5) Wie kann eine Selbstwertbeeinträchtigung durch objektive Selbstaufmerksamkeit entstehen?
> 6) Welche Handlungskette läßt sich bei erfolgreichen Managern beobachten?
> 7) Was läßt sich unter „antizipatorische Sozialisation" verstehen?
> 8) Warum ist der „Grad der Ängstlichkeit" ein Indikator für Erfolgs- oder Mißerfolgsorientierung?
> 9) Welche Rolle spielt die „persönliche Strategie" für ein erfolgreiches Selbstmanagement?
> 10) Welche Funktionen hat das Zeitmanagement im Rahmen einer effizienten Selbstorganisation?
> 11) Wie kann die Rolle des Informationsmanagements im künftigen Führungsprozeß charakterisiert werden?
> 12) Wie wirken im Führungsprozeß Anerkennung, Bestätigung und Kritik und warum sind gerade bei durchschnittlichen Leistungen Rückmeldungen an Mitarbeiter besonders erforderlich?
> 13) Welche Wissensgebiete sind für Prozeßmanager der Zukunft zusätzlich zu ihrem eigenen Fachwissen von besonderer Bedeutung und warum?

14) Warum sind Aufgaben- und Verantwortungsdelegation im Rahmen teamorientierter Prozeßorganisation untrennbar miteinander verbunden?
15) Welchen Sinn macht eine permanente Begleitung von Mitarbeitern im Rahmen der Weiterqualifizierung, bezogen auf sinnvolle und notwendige Verhaltensänderungen?
16) Welche Lernzielstufen lassen sich im betrieblichen Fort- und Weiterbildungsprozeß unterscheiden und welche Lernmethoden erfordern die unterschiedlichen Stufen?
17) Was sind die Gründe für ein Selbstmanagement bei schriftlichen Arbeiten?
18) Welche vier Phasen sollten bei der Erstellung schriftlicher Arbeiten durchlaufen werden und warum?

Literatur

Aggleton P, Chalmers H (1989) Pflegemodelle und Pflegeprozeß. In: Deutsche Krankenpflege-Zeitschrift. 5:1–32
Beck A, Rush AJ, Shaw BF, Emery G (1981) Kognitive Therapie der Depression. München, Urban & Schwarzenberg
Becker H L. (1991) Ganzheitliche Management-Methodik. Ehningen, expert
Bem DJ(1959) Self perception theory. In: Berkowitz (ed.) Advances in Experimental Social Psychology. New York, Academic Press, 1972
Bem DJ (1965) An experimental analysis of self-persuasion. J Experimental and Social Psychology 1:199–218
Beumers A, Borges P (1997) Was erwarten niedergelassene Ärzte vom Krankenhaus? In: Führen und Wirtschaften 3:221–223
Bono E de (1984) Erfolg – Zufall, Intuition oder Planung? Die Strategien und Taktiken erfolgreicher Menschen. Moderne Verlagsgesellschaft, Landsberg
Brockhaus (1970) Enzyklopädie „ Stichwort Lob". S 540. Brockhaus, Wiesbaden
Deutsche Gesellschaft für Psychologie (Hrsg) (1987) Richtlinien zur Manuskriptgestaltung. Göttingen, Hogrefe.
Döring KD (1990) Lehren in der Weiterbildung. Deutscher Studienverlag, Weinheim
Endler NS, McHunt JV (1969) Generalizability of contributions from sources of variance in the S-R-inventories of anxiousness. J Personality 37: 1–24
Färber C (1991) Patientenorientierung im Krankenhaus – immer noch ein Problem. Krankenhaus Umschau 4: 250–256
Fenigstein A (1979) Self-consciousness, self-attention, and social interaction. J of Personality and Social Psychology, 37: 75–86
Fenigstein A. (1979) Self-consciousness, self-attention and social interaction Journal of Personality and Social Psychology, 37, 75–86
Fenigstein A, Scheier M.F., Buss, AH (1975). Public and private self-consciousness: assessment and theory. Journal of Consulting and Clinical Psychology 43: 522–527.
Fiechter V, Meier M. (1981) Pflegeplanung. Rocom, Basel
Forgas JP (1992) Soziale Interaktion und Kommunikation. Beltz, Weinheim
Gagné RM (1970) Die Bedingungen des menschlichen Lernens. Hannover
Garfield CA (1987): Erfolg aus Passion. Moderne Industrie, Landsberg
Gärtner-Harnach V (1972) Angst und Leistung. Beltz, Weinheim
Haynes M (1987) Persönliches Zeitmanagement. Ueberreuter, Wien
Heckhausen H (1980) Motivation und Handeln. Springer, Berlin Heidelberg New York
Hodapp V (1984) Analyse linearer Kausalmodelle. Bern, Huber

Jeserich W (1991) Mitarbeiter auswählen und fördern. In: Handbuch der Weiterbildung für die Praxis in Wirtschaft u. Verwaltung. Bd. 1. Hanser, München
Kirchner H (1990) Prüfungsangst. Eine empirische Studie bei Auszubildenden an Krankenpflegeschulen. Diss. Düsseldorf
Kirchner H (1996) Beurteilungsgespräch. In: Gespräche im Pflegeteam. Thieme, Stuttgart S 24-45
Kirchner H (1997a) Kundenfreundlichkeit wird die Stellung des Krankenhauses bestimmen. Teil I. Pflegezeitschrift 4: 192-196
Kirchner H (1997b) Die Einführung erfordert Grundsatzentscheidungen der Dienstleistungsunternehmen. Teil II. Pflegezeitschrift 5: 252-256
Kirchner H (1998) Gespräche im Pflegeteam. 2. Aufl Thieme, Stuttgart
Kirchner H (1998) Schnittstellenmanagement – berufsübergreifende Kooperation im Krankenhaus. In: Pflegepädagogik (im Druck)
Kirchner W (1994) MUS – Management-Unterstützungs-System – unverzichtbar für die Umsetzung von Strategien. In: Dorn B. Das informierte Management. Springer, Berlin Heidelberg New York, S 261-285
Kirchner H, Müthing M (1997) Gutachten und Berichte schreiben. Bergkamen
Kline P, Sauders B (1996) Schritte zur Lernenden Organisation. Paderborn, Junfermann
Krohne HW, Laux L (eds.) (1982) Achievement, Stress and Anxiety. Washington, Hemisphere
Krohne HW, Rogner J (1985). Mehrvariablen-Diagnostik in der Bewältigungsforschung. In: Krohne HW (Hrsg) Angstbewältigung in Leistungssituationen (S 45-62). edition psychologie VCH, Weinheim
Krohne HW (1974) Untersuchungen mit einer deutschen Form der Repression-Sensitization-Skala. Zeitschr Klin Psychologie 238-260
Krohne HW (1975) Angst und Angstverbreitung. Kohlhammer, Stuttgart
Krohne HW (1975) Angst und Angstverarbeitung. Stuttgart: Kohlhammer.
Krohne HW (1977a) Angst bei Schülern und Studenten. Hoffmann & Campe, Hamburg
Krohne HW (1977b). Schulangst (Empirische Befunde, Erklärungsansätze, therapeutische Möglichkeiten). In: Krohne HW (Hrsg) Angst bei Schülern und Studenten (S 11-50). Hoffmann & Campe, Hamburg
Krohne HW (1980a) Angsttheorie – Vom mechanistischen zum kognitiven Ansatz. Psychologische Rundschau 12-39
Krohne HW (1980b) Anxiety coping strategies and test performance. Psychologische Forschungsberichte aus dem Fachbereich 3 der Universität Osnabrück Nr. 19, Osnabrück
Krohne HW (1980c). Prüfungsangst [Defensive Motivation in selbstwertrelevanten Situationen]. Unterrichtswissenschaft 8, 226-242.
Krohne HW (1981). Theorien zur Angst. Kohlhammer, Stuttgart
Krohne HW (1985). Angstbewältigung in Leistungssituationen. Kohlhammer, Stuttgart
Krohne HW, Wiegand A, Kiehl E. (1985) Konstruktion eines multidimensionalen Instruments zur Erfassung von Angstbewäligungstendenzen. Krohne HW (Hrsg), Angstbewältigung in Leistungssituationen (S 45-62). edition psychologie VCH, Weinheim
Kugemann WF (1967) Kopfarbeit mit Köpfchen. Pfeiffer, München
Lazarus RS (1966) Psychological Stress and the Coping Process. New York, McGraw-Hill
Lazarus RS (1981) Streß und Streßbewältigung (Ein Paradigma). In: Filipp SH (Hrsg) Kritische Lebensereignisse. Urban & Schwarzenberg, München
Lazarus RS, Averill JR, Opton EM (1973) Ansatz zu einer kognitiven Gefühlstheorie. In: N. Birbaumer (Hrsg) Neurophysiologie der Angst (S 158-183). Urban & Schwarzenberg, München
Liebert RM, Morris LW (1967) Cognitive and emotional components of test anxiety: A distinction and some initial data. Psychological Reports, 20: 975-978
Lienert GA (1969) Testaufbau und Testanalyse. Beltz, Weinheim
Mandler G, Sarason SB (1952) A study of anxiety and learning. J abnormal social Psychology 47: 166-173
Meichenbaum DW (1979) Kognitive Verhaltensmodifikation. Urban & Schwarzenberg, München
Merton RK, Kitt A (1950) Contributions to the theory of reference group behavior. In: Lazarsfeld PF, Merton RK (eds) Continuities in social research: Study in the scope and method of „The American Soldier" (S 40-105). Free Press, New York

Merton RK, Rossi AS (1949) Contributions to theory of reference group behavior. In: Merton RK (ed), Social theory and social structure (279-329). New York: Free Press.
Merton, R. K. (1968) Social theory and social structures. Free Press, New York
Naef R (1982). Rationeller Lernen lernen. Beltz, Weinheim
Nagel K (1990) 200 Strategien, Prinzipien und Systeme für den persönlichen und unternehmerischen Erfolg. Moderne Industrie: Landsberg
Nagel K (1992) Erfolg durch effizientes Arbeiten, Entscheiden, Vermitteln und Lernen. Oldenbourg, München
Petermann F (1978) Veränderungsmessung. Kohlhammer, Stuttgart
Raasch C, Coy P (1997) Mitarbeiterbefragungen steigern die Arbeitsqualität. Führen und Wirtschaften 4: 338-341
Rost DH, Haferkamp W (1979) Zur Brauchbarkeit des AFS (Angstfragebogen für Schüler). Zeitschrift für empirische Pädagogik 183-210
Schwarzer C (1979) Einführung in die pädagogische Diagnostik. Kösel, München
Schwarzer C (1980) Gestörte Lernprozesse. Urban & Schwarzenberg, München
Schwarzer R (1981) Streß, Angst und Hilflosigkeit. Kohlhammer, Stuttgart
Schwenkmezger P (1985) Modelle der Eigenschafts- und Zustandsangst. Hogrefe, Göttingen
Seifert JW, Pattay S (1989) Visualisieren - Präsentieren - Moderieren. Gabal, Speyer
Seligmann MEP (1986) Erlernte Hilflosigkeit. 2. Aufl. Urban & Schwarzenberg, München
Selye H (1974) Streß - Bewältigung und Lebensgewinn. München
Spielberger CD (1966a) The Effects of Anxiety on Complex Learning and Academic Achievement. In: CD Spielberger (ed), Anxiety and Behavior (pp 361-398). Academic Press, New York
Stary J (1994) Doch nicht durch Worte nur allein... In: Handbuch Hochschullehre. Raabe: Bonn F 3.1, S 1-30
Taylor JA (1953) A personality scale of manifest anxiety. Journal of abnormal social Psychology 48: 285-290
Treiber B, Weinert FE (Hrsg) (1982) Lehr-Lern-Forschung. Urban & Schwarzenberg, München
Werneck T, Ullmann F (1977). Moderne Arbeitsmethodik. Heyne, München
Wieczerkowski W, Nickel H, Fittkau B, Janowski A, Rauer W (1974) Angstfragebogen für Schüler (1. Aufl.). Westermann, Braunschweig
Willig W (1986) Arbeitstexte für Psychologie, Soziologie, Pädagogik an Pflegeschulen. Selbstverlag, Balingen
Wirsing K (1987) Psychologisches Grundwissen für Altenpflegeberufe. Psychologie Verlags Union, München
Zielke W (1972). Leichter Lernen - Mehr behalten. Moderne Industrie, München
Zuckermann M (1960) The development of an affect adjective check list for the measurement of anxiety. Journal of Consulting Psychology 24: 457-462

KAPITEL 7

Organisationslehre 7

J. F. W. MÜLLER

Inhaltsverzeichnis

7.1 Organisationslehre und Pflegemanagement 170
7.2 Organisationslehre und Qualitätsmanagement 172
7.3 Organisationslehre und Betriebsorganisation 176
7.4 Themenspezifische Fallbeispiele für den Bereich Pflegemanagement 195
7.5 Welche Anforderungen ergeben sich für die Aus-, Fort- und Weiterbildung? 201
Literatur 203

Die verantwortliche Tätigkeit im Pflegemanagement umfaßt in der heutigen Zeit neben der pflegefachlichen Seite die Aufgaben der Gestaltung und Steuerung von Pflege als System in betriebsorganisatorischer Hinsicht. Die Zielsetzung des Pflegemanagements besteht damit mehr denn je in der Ausbalancierung von Kosten für die qualitativ angemessene Pflege und Nutzen für den kranken und pflegebedürftigen Menschen im Sinne einer betriebswirtschaftlichen Rechnung für die jeweilige Abteilung. Die Gestaltung von Zuständigkeiten und Arbeitsabläufen in der Pflegeorganisation bestimmt damit den Effekt der pflegerischen Versorgung für den Patienten und schlägt sich in Zahlen im Abteilungsbudget und im Betriebsergebnis nieder.

Die Forderungen der Kostenträger nach mehr Effektivität in Krankenhäusern und Pflegeeinrichtungen unter dem Kostendruck im bundesrepublikanischen Gesundheitssystem ist letztlich nur zu beantworten mit einer optimalen Betriebsorganisation, die auch bei sinkenden Budgets in der Lage ist, Ressourcen für eine angemessene Pflege der Patienten sicherzustellen. Gesundes Selbstbewußtsein der Pflegemanager und -managerinnen ist dabei durchaus angebracht, denn erwiesenermaßen ist die finanzielle Krise des Gesundheitswesen in den letzten Jahren nicht ausschließlich durch steigende Ausgaben bedingt, sondern vielmehr durch sinkende Beitragseinnahmen der Sozialversicherung aufgrund der hohen Anzahl Erwerbsloser ausgelöst worden.

Die Erkenntnis, daß auch Einrichtungen des Sozial- und Gesundheitswesens sich aus dem Blickwinkel der Effektivität betrachten lassen müssen, setzt sich heute, einige Jahre nach Abschaffung des Selbstkostendeckungsprinzips, bei den Trägern langsam durch. An der Spitze der Organisationen stehen vermehrt strikt kaufmännisch denkende Verantwortliche. Diese brauchen als Partner in der Pflege die Pflegemanager mit betriebsorganisatorischem und -wirtschaftlichem Augenmaß, um die Anforderungen nach Entwicklung und Veränderungen dort angemessen zum Wohle des Patienten und der Pflegebedürftigen umsetzen zu können.

7.1
Organisationslehre und Pflegemanagement

7.1.1
Ziele einer angemessenen Pflege

Pflegeleitbild und Pflegekonzept sind Begriffe in der deutschen Pflegelandschaft, die immer mehr mit Leben in der Praxis gefüllt werden. Zur Umsetzung von Pflegezielen sind organisatorische Entwicklungsschritte zusammen mit den Mitarbeitern unumgänglich. Bestehende Strukturen sind häufig veraltet und bedürfen der Veränderung, um den Patienten angemessen versorgen zu können. Die Form der Betriebsorganisation sagt einiges aus über die „Kultur" der Organisation und über die Form der Zusammenarbeit, denn die psychologische Wirkung der Organisationsform der Institution schlägt sich bei den Mitarbeitern und bei den Kunden nieder.

Die Betriebsorganisation soll sich am Pflegeziel der Organisation orientieren und die Verwirklichung der Ziele ermöglichen. Damit dient sie der Führung und Steuerung der Organisation und regelt die Aufbau- und Ablauforganisation und stellt letztlich die Effizienz und Wirtschaftlichkeit des Trägers sicher.

Die Pflegeziele lassen sich nur umsetzen, wenn alle Pflegemitarbeiter aktiv und motiviert an diesen Zielen mitarbeiten. Daher ist es für das Pflegemanagement entscheidend, entsprechende Organisationsformen für die Umsetzung zu wählen, sich am Delegationsprinzip zu orientieren und die Selbstständigkeit sowie das Verantwortungsbewußtsein und die Eigeninitiative der Mitarbeiterschaft zu fördern.

Zielsetzungen des Trägers und die Form der Betriebsorganisation haben immer eine Wirkung in zwei Richtungen. Man kann von der Außenwirkung in bezug auf Kundenerwartungen, Ansehen in der Öffentlichkeit und Vorteile gegenüber konkurrierenden Einrichtungen und der Innenwirkung, z.B. bei der Zusammenarbeit der Mitarbeiter, deren Arbeitszufriedenheit und dem Betriebsklima sprechen (Berger u. Borkel 1980).

7.1.2
Der Organisationsbegriff

In der Herleitung sieht die etymologische Entwicklung des Begriffs „Organisation" wie folgt aus:

Das Wort Organisation geht auf das griechische ergon im Sinne von Werk zurück. Das daraus abgeleitete organon mit der ursprünglichen Bedeutung Werkzeug, später auch Körperteil, Teil eines Ganzen, wurde als organum ins Lateinische übernommen. Aus diesem Wortstamm entstanden Neulateinisch organisatio, im Französischen das Verb organiser und das Substantiv organisation, denen im 18. Jahrhundert die deutschen Entsprechungen ‚organisieren' und ‚Organisation' nachgebildet wurden" (Handwörterbuch der Organisation 1980).

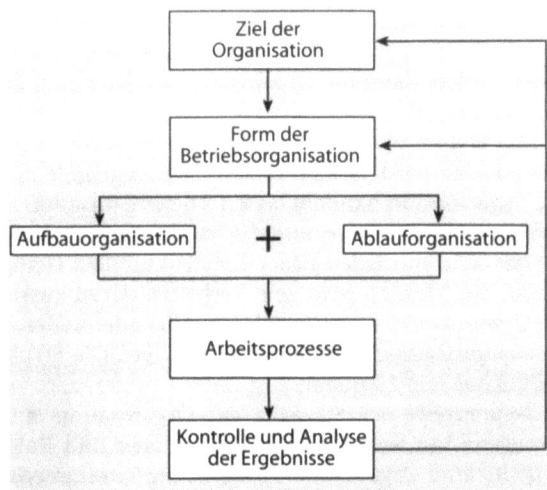

Abb. 7.1. Zusammenwirken der Aufbau- und Ablauforganisation im Sinne des Unternehmensziels

In der heutigen Bedeutung verbinden wir mit dem Begriff „Organisation" allgemein das Verständnis von Ordnung. Gesehen wird einerseits die Tätigkeit, das „Organisieren" und andererseits das Resultat, die Struktur, die „Organisation".

In diesem Beitrag soll im folgenden die Definition gelten: „Organisation ist ein zielbezogenes, relativ dauerhaftes, offenes soziotechnisches System mit formalen und informalen Strukturen, einem Entstehungs- sowie einem relativ kontinuierlichen Veränderungsprozeß" (Wohlgemuth 1991).

Klassische Organisationspolitik stellt sich die Frage: Wo wollen wir hin? Organisieren bedeutet dann auswählen, gestalten und festhalten an der gewählten Struktur bis zur Neuentscheidung. Die Betriebsorganisation schafft so die formalen und informalen Strukturen durch die Aufbau- und Ablauforganisation (s. Abb. 7.1). Diese definieren die Arbeitsprozesse und die damit verknüpften Stellenbeschreibungen und Verfahrensanweisungen (z.B. Pflegestandards). Die Kontrolle und Analyse der Ergebnisse des Organisationshandelns im Vergleich zu den Zielen der Organisation und deren Abteilungen ermöglichen eine Standortbestimmung für die Qualität der Leistung der Organisation. Dabei muß die Organisation produktiv sein, der Nutzen sollte größer sein als die Kosten.

7.1.3
Bedeutung für Leitungskräfte im Pflegemanagement

Die Beschäftigung mit der Organisationslehre empfiehlt sich für Leitungskräfte im Pflegemanagement vor dem Hintergrund unterschiedlicher Fragen. Zunächst hilft das Wissen über Formen der Betriebsorganisation den Blick zu schärfen für das, was in der eigenen Umgebung in der Organisation passiert. Aus diesem Wissen sind Einschätzungen zu gewinnen, inwieweit die Definitionen von Organisation bei allen Beteiligten ausgeprägt sind. Organisationslehre zeigt den Weg, wie die Abläufe zu analysieren und einzuordnen sind. Wo muß ich bei Veränderungen ansetzen, und auf was muß ich achten, wenn ich verändern will? Im nächsten Schritt liefert dann die Organisationsentwicklung die Werkzeuge für den Veränderungsprozeß.

Das Wissen über die Funktionsweisen einer Organisation setzt immer voraus, daß erkannt wird, welche sozialen Beweggründe die Menschen in dem Rahmen der Organisation handeln lassen. Die Organisation liefert den Rahmen für allgemeine soziale Prozesse, und die handelnden Menschen vollziehen diese Prozesse auf der sehr speziellen Basis des strukturellen Gefüges der spezifischen Organisation. Ein Mensch wird sein Verhalten daran ausrichten, ob er beispielsweise in der Organisationsform der Kleinfamilie oder in der Organisationsform einer Vertriebsorganisation im Außendienst agiert. Die Struktur der Organisation beeinflußt dabei sein Handeln.

Bestandteile der Struktur der Organisation sind zunächst die gewachsene Sozialstruktur, womit die Werte, Normen und Rollenerwartungen beschrieben sind, die eine Organisation prägen. Die Zusammensetzung der beteiligten Menschen und ihre Mikropolitik bestimmen auf inoffizielle Weise meist sehr wirksam die Ablaufstrukturen einer Organisationseinheit. Ziele der Gesamtorganisation schlagen sich nieder in der langfristig angelegten Aufbauorganisation und in kurzfristigen Formen, wie der Projektorganisation. Dazu kommt in jedem Unternehmen die Technologie der Umsetzung der Ziele in entsprechenden ablauforganisatorischen Feinheiten. Als Klammer des Ganzen beeinflußt die Umwelt, also die Gesellschaft, die Politik, die Konkurrenz die Struktur der Organisation. Beispielhaft seien hier die Auswirkungen der Einführung des SGB XI auf die Strukturen der Einrichtungen der Altenpflege angeführt.

Leitungskräfte des Pflegemanagements nutzen ihr Wissen um die Auswirkungen der Organisationsformen in einem Hause und die Analyse der Ursachen immer dann, wenn sie grundlegende Veränderungen, etwa zur Qualitätssicherung, durchführen wollen. Nur die fundierte Analyse der Ist-Situation einer Organisation führt zu den richtigen Ansatzpunkten für nachhaltige Veränderungen und zu effektiven Entwicklungsschritten.

Letztlich soll also die Befassung mit der Betriebsorganisation und deren Analyse helfen, Probleme abzustellen und Lösungen zu „organisieren".

7.2
Organisationslehre und Qualitätsmanagement

Führt Qualitätssicherung zum Qualitätsmanagement, dann steigt die Bedeutung der Organisationslehre für das Pflegemanagement. In der Vergangenheit wurde in Produktionsbetrieben wie auch im Dienstleistungssektor die Qualität in erster Linie durch Kontrolle gesichert. Durch die Aussortierung fehlerhafter Produkte und durch die Identifizierung mangelhafter Dienstleistungsprozesse und die nachträgliche Analyse von Fehlerquellen konnte eine durchschnittliche Leistungsqualität sichergestellt werden. Neuere Ansätze des Qualitätsmanagements verfolgen das Ziel, in allen Bereichen des Produktions- und Dienstleistungsprozesses qualitätsstabilisierend Verantwortung an die Mitarbeiter zu delegieren und damit Fehler erst überhaupt nicht entstehen zu lassen, anstatt sie bei der Endkontrolle, z.B. der Überprüfung der Pflegedokumentation durch die Pflegedienstleitung zu ermitteln (Katz u. Green 1996).

Die Entwicklung eines Qualitätsmanagementsystems als durchgängiges Organisationsprinzip, an dem alle Mitarbeiter ihren Anteil haben müssen, setzt ein Wissen über Formen der Betriebsorganisation und der Veränderung von Abläufen durch Organisationsentwicklung voraus. Qualitätsmanagement ist dabei nicht eine losgelöste, neue und zusätzliche Aufgabe für besonders ehrgeizige Mitarbeiter, sondern bezeichnet als Begriff das Bündel an organisatorischen Maßnahmen einer Abteilung, mit denen eine kontinuierliche Leistungsqualität sichergestellt wird.

7.2.1
Organisationsentwicklung (OE) und Qualitätsmanagement

Kontinuierliche Qualität in der Pflege erfordert also Organisationsstrukturen, die das Handeln der Mitarbeiter unterstützend koordiniert und den Leistungsempfänger vor mangelnder Qualität schützt. Methoden der Organisationsentwicklung bieten das Instrumentarium, um die Arbeitsabläufe in einer Organisation so weiterzuentwickeln, daß ein Höchstmaß an Qualität pro Leistungseinheit zu gewährleisten ist (Müller et al. 1996).

Den Begriff „Organisationsentwicklung" zu definieren gleicht aufgrund der unterschiedlichen Ansätze in der Literatur der Quadratur des Kreises. An dieser Stelle sei einführend auf die Definition von Wohlgemuth verwiesen: „OE ist eine methodische Interventionsstrategie, die durch Beratung eingeleitet wird. Sie dient der Erleichterung und Intensivierung der Entwicklung von Organisationen, mit Berücksichtigung sowohl personaler/interpersonaler als auch struktural/technologischer Aspekte.

Der Mensch wird dabei als wichtigstes Element der Organisation betrachtet. Beabsichtigt ist mit der OE ebenso die Förderung der Partizipationsmöglichkeiten, des Lernens durch Erfahrung und der Persönlichkeitsentwicklung der beteiligten Menschen wie auch die Erhöhung der Leistungsfähigkeit und Flexibilität der gesamten Organisation. Dabei werden vor allem betriebswirtschaftliche und psychologische Erkenntnisse berücksichtigt" (Wohlgemuth 1991).

Übersetzt man dies in Handlungskonzepte des Qualitätsmanagements, so benutzen alle bekannten Ansätze Instrumente aus dem Werkzeugkoffer der OE, wie z.B. Stärken/Schwächen-Analysen, Beteiligung der Mitarbeiter in Qualitätszirkeln, Reorganisationsmaßnahmen, Überarbeitung und Standardisierung von Abläufen etc.

Wissen über die Betriebsorganisation und OE bilden also die Grundlage für Maßnahmen des Qualitätsmanagements.

7.2.2
Qualitätsmanagement durch Qualitätssicherung und Qualitätskontrolle

Die Gestaltung der Betriebsorganisation zu einem Qualitätsmanagement mit Instrumenten der OE beeinflußt die drei Qualitätsebenen der Struktur-, Prozeß- und Ergebnisqualität in einer Pflegeorganisation. Will man auf diesen Ebenen Qualität definieren und überprüfbar machen, muß man die Leistungen in ihrem Kern beschreiben. Leistungsbeschreibungen ermöglichen dann auch, die Ergebnisse dieser Leistungen mit der ursprünglichen Zielsetzung zu vergleichen und die Ergebnisqualität zu messen.

Qualitätsmanagement durch Qualitätssicherungsmaßnahmen versteht sich als Prozeß in einer Organisation, in dem die gesellschaftliche Werteorientierung, die Kundenorientierung und die Expertenorientierung der Pflege sich zur Orientierung für das Pflegemanagement verdichtet. Die Qualität entsteht dabei nicht durch die Ausweitung von Stellen und Ausstattung, sondern durch die optimale, bedarfsgerechte Leistung unter den jeweiligen Rahmenbedingungen. Diese Struktur- und Prozeßqualität gilt es für das Pflegemanagement zu sichern, um entsprechende Resultate zu erzielen, die im Ergebnis für den Patienten und Pflegebedürftigen und für die Kostenträger vertretbar sind. Die notwendigen Qualitätssicherungsmaßnahmen werden durch die fachliche und organisatorische Beurteilung der Verantwortlichen ausgewählt. Die fachliche Beurteilung führt dann u.U. zur Verstärkung der Pflegeplanung, oder in besonderen Stationsarbeitsgruppen – betriebsorganisatorisches Wissen vorausgesetzt – zur Veränderung von Stationsabläufen und Dienstplänen.

Qualitätsmanagement durch Qualitätskontrolle kann intern und extern erfolgen. Bezogen auf die Organisation eines Betriebes ist die DIN EN ISO 9000ff die weitestgehende Norm zur Definition und Überprüfung betriebsorganisatorischer Strukturen und Prozesse auf deren Funktionalität und Vollständigkeit hin (DIN EN ISO 9004-2). Will eine Organisation die internationalen Normen nutzen, um die eigene Betriebsorganisation zu optimieren, dann ist in der Regel ein umfangreicher innerbetrieblicher Prozeß der OE notwendig, um Strukturen und Abläufe in der Organisation zu durchleuchten, zu optimieren und zu dokumentieren. Dieser Weg kann nur erfolgreich für den Betrieb sein, wenn so weit wie möglich alle Mitarbeiter an dieser Entwicklung beteiligt sind und diese um die Bedeutung der Reorganisation nach dem Muster der DIN EN ISO 9000ff wissen. Neue Abläufe im Unternehmen führen zur Leistungsqualität in dem Maße, wie sie von den Mitarbeitern angenommen und gelebt werden. Stehen in einem Krankenhaus oder einer Pflegeeinrichtung umfassende Reorganisationsprozesse an, kann die Orientierung an den Schlüsselprozessen, die die DIN-Norm vorgibt, hilfreich sein. Schlüsselprozesse in der Leistungserbringung eines Hauses zu analysieren und optimal zu gestalten, vermindert die Fehlerhäufigkeit, spart Zeit, stimmt die Mitarbeiter zufriedener und ermöglicht ausreichende Ressourcen für den Patienten und Pflegebedürftigen zur Verfügung zu stellen. Dadurch kann eine Voraussetzung für Qualität geschaffen werden. Schlüsselprozesse lassen sich nach der DIN EN ISO 9000ff gliedern in:

- Führungsprozesse,
- Wertschöpfungsprozesse,
- Umgang mit Dokumenten,
- Weiterentwicklung von Dienstleistungen,
- Prüfungsprozesse,
- leistungsbezogene Prozesse (Offermann 1997).

Diese Prozesse der DIN-Norm sind entstanden in Produktionsunternehmen und müssen für Einrichtungen der Pflege mit Leben erfüllt werden. Aus der Beratererfahrung läßt sich sagen, daß sich gerade an den Schnittstellen der einzelnen Bereiche innerhalb der Organisation häufig der größte Qualitätsverlust oder Qualitätsgewinn erzielen läßt. Hier gilt es dann mit betriebsorganisatorischem Hintergrundwissen anzusetzen, um Verbesserungen einzuleiten. Dafür kann die DIN EN ISO 9000ff ein Handlungsplan sein.

Das Ziel in der Anwendung der DIN EN ISO 9000ff liegt aber nicht in erster Linie in der Gestaltung betriebsorganisatorischer OE-Prozesse, sondern in dem Dreischritt:

- Dokumentation der Management- und Arbeitsprozesse,
- externe Überprüfung (Zertifizierung),
- Vergleichbarkeit (durch internationale Gültigkeit des Zertifikats).

Hier liegt der marktpolitische Sinn für die Wirtschaftsunternehmen im internationalen Konkurrenzkampf eindeutig im Marketingeffekt, den eine Zertifizierung nach außen hat. Ob im Sozial- und Gesundheitswesen dieser Effekt genauso zu erzielen ist, darf bezweifelt werden.

Mittlerweile sind eine ganze Reihe von anderen Methoden des Qualitätsmanagements und der Qualitätskontrolle auf dem Markt, die sich stärker an den pflegerischen Inhalten der Dienstleistung orientieren und auch die Kundensicht der Leistungsqualität abfragen. Genannt werden sollen hier nur u.a. die folgenden Anbieter:

- DBfK,
- Frey-Akademie,
- IQD (Institut für Qualitätskennzeichnung von sozialen Dienstleistungen),
- Paritätischer Wohlfahrtsverband,
- TÜV Rheinland,
- Zentralverband Hamburger Pflegedienste (ZHP).

In der Beurteilung dieser Qualitätskontrollsysteme ist der Unterschied zwischen reinen Prüfsystemen (DBfK, IQD, TÜV Rheinland, ZHP) und denen, die auch eine Qualitätsentwicklung ermöglichen (Frey-Akademie, Paritätischer Wohlfahrtsverband) entscheidend, weil sie eine Struktur zur Erarbeitung eines Qualitätsmanagements vermitteln und die Qualitätskontrolle erst als zweiter Schritt darauf aufbaut. Hier steht Qualitätsmanagement übersetzt als optimale pflegerische Betriebsorganisation und als ständiger Verbesserungsprozeß im Mittelpunkt.

7.3
Organisationslehre und Betriebsorganisation

Die Betriebsorganisation ist eine Struktur zur Erfüllung von Daueraufgaben aufbauend auf der Theorie der Organisationslehre (s. 7.3.1). Gestaltung der Aufgaben der Organisation mittels der Aufbauorganisation (s. 7.3.2) und der Realisierung der Aufgaben mittels der Ablauforganisation (s. 7.3.3) sowie der Projektorganisation (s. 7.3.4) verschaffen einen praxisbezogenen Überblick für das Pflegemanagement.

> → **Definition**
>
> Organisation ist also nicht anderes als ein Werkzeug, mit dem die Führungskraft:
>
> - Organisationseinheiten zur Aufgabenerfüllung schafft,
> - Aufgaben, Kompetenzen, Verantwortung auf diese Einheiten verteilt,
> - den Weg der Zusammenarbeit zwischen den Einheiten / Bereichen definiert (Aufbau),
> - den Ablauf von Führungs- und Ausführungsprozessen festlegt.

Um die Betriebsorganisation einer Institution optimal zu gestalten und weiterzuentwickeln sollte sich die Führungskraft folgendes ins eigene Pflichtenheft schreiben:
Du sollst planen, weil du

1. durch Vorausschauen künftige Entwicklungen erkennen kannst, die für dich zu Problemen werden können;
2. dir durch die Vorausschau Zeit eroberst, um die Problemlösung rechtzeitig in die Hand zu nehmen bzw. Entscheidungen zu treffen, um nicht unter Sachzwang und Zeitdruck zu stehen;
3. nur dadurch die komplexen Beziehungen und Abhängigkeiten zwischen all Deinen Aufgaben und den damit befaßten Abteilungen und Mitarbeitern inhaltlich und zeitlich fruchtbar und konfliktfrei koordinieren kannst (Schwarz 1992).

Wären Organisationen immer rational operierende Einheiten, so würden die oben genannten Punkte für eine gute Führung einer Einrichtung ausreichen.
Aber es spielen auch noch andere Faktoren eine Rolle, z.B.:

- Interessenskonflikte Organisation – Mitarbeiter,
- verschiedene Interessen unter den Mitarbeitern,
- Emotionen,
- Machtkämpfe zwischen Hierachien und unter Mitarbeitern.

Wie die meisten Mitarbeiter wissen, laufen Entscheidungs- und Problemlösungsprozesse selten gradlinig, reibungslos und nur rational ab.
Führung im Pflegemanagement wird daher leichter durch zwei Prinzipien:

Das Motivationsprinzip
Alle Entscheidungen in der Betriebsorganisation sollten, neben der Zielerreichung der Organisation, der Zufriedenheit der Mitarbeiter dienen, denn die optimale Befriedigung der Mitarbeiterbedürfnisse ist Grundlage für die Leistungsbereitschaft des Personals.

Das Akzeptanzprinzip
Die Betroffenen sollten an Entscheidungen beteiligt werden, damit die Umsetzung leichter, schneller und reibungsloser geschehen kann. Um Widerstände zu überwinden, sollten verschiedene Perspektiven der Mitarbeiter einbezogen werden.

7.3.1
Drei unterschiedliche Definitionen von Organisation

In diesem Abschnitt wird versucht, historisch aus der Geschichte der Organisationslehre heraus darzustellen, welche Definitionsansätze sich ausgeprägt haben und warum es zur Analyse von Zuständen in Organisationen sinnvoll sein kann, diese Unterscheidungen wahrzunehmen.

> → **Definition**
>
> *Die Organisation als rationales System*
> „Eine Organisation ist eine an der Verfolgung relativ spezifischer Ziele orientierte Kollektivität mit einer relativ stark formalisierten Sozialstruktur."

Hiermit wird eine Organisation verstanden als eine Struktur, in der die Aktivitäten und Interaktionen der Beteiligten bezogen auf ein eindeutiges Ziel zentral durch die Organisation koordiniert sind. Das hohe Maß an Formalisierung im Prozeß der Zielerreichung unterscheidet dieses System in seiner Rationalität von anderen Systemen wie z.B. der Familie. Die Organisation als Rahmen unterstützt das rationale Kollektivverhalten der Mitarbeiter, somit steht die normative Struktur der Organisation im Mittelpunkt dieser Betrachtung.
Schlüsselworte für diese Sichtweise sind u.a.:

- Information,
- Anordnung,
- Zuständigkeit,
- Regeln,
- Kontrolle,
- Effizienz,
- Optimierung,
- Konzepte,
- Implementation (Einführung neuer Konzepte und Strukturen).

> **Definition**
>
> *Die Organisation als natürliches System*
> Eine Organisation ist eine Kollektivität, deren Mitglieder in ihrem Verhalten durch die formale Struktur oder die offiziellen Ziele kaum beeinflußt werden, jedoch ein gemeinsames Interesse am Fortbestehen des Systems haben und sich an informell strukturierten Kollektivaktivitäten zugunsten seiner Erhaltung beteiligen.

Diese Definition betont im Gegensatz zu der oben genannten Definition, daß die rationalen Ziele der Organisation keineswegs deckungsgleich mit den Zielen und Motiven der Mitarbeiter in der Organisation sein müssen und daß das Verhalten der Mitarbeiter auch nicht ausschließlich durch die Ziele der Organisation bestimmt wird, sondern durch die Einsicht in ein Mindestmaß an Formalisierung im eigenen Interesse.

Formale Regelungen sollten Kreativität und Entfaltung der Mitarbeiter so wenig wie möglich behindern und den individuellen Interessen nicht im Weg stehen. Das Verhalten der Organisationsmitarbeiter steht im Mittelpunkt.

Schlüsselworte für diese Auffassung sind u.a.:

- informelles System,
- Kommunikation,
- Eigeninitiative,
- individuelle Problemlösungen,
- Motivation durch Mitgestaltung mit dem Ziel erhöhter Produktivität.

> **Definition**
>
> *Die Organisation als offenes System*
> Eine Organisation ist eine Koalition wechselnder Interessengruppen, die ihre Ziele in Verhandlungen entwickelt; die Struktur dieser Koalition, ihre Aktivitäten und deren Resultate sind stark geprägt durch Umweltfaktoren.

Hier wird nun ein offener Ansatz gewählt, der betont, daß die Organisation keinesfalls, wie in den anderen beiden Definitionen vorausgesetzt, ein in sich geschlossenes System darstellt, sondern beeinflußt ist von den Impulsen der Menschen und Fakten, die von außen in das System hineinwirken.

Die Mitarbeiter haben unterschiedliche Interessen und reagieren auf unterschiedliche Anreize – auch von außen, sie engagieren sich innerhalb der Organisation oder verlassen diese wieder, je nachdem, wo der größte Vorteil liegt.

Will die Organisation am Leben bleiben, muß sie finanzielle Mittel, Zeit und Zuwendung zugunsten der Mitarbeiter aufbringen. Der Prozeß des „Organisierens" steht im Mittelpunkt – nicht die Struktur der Betriebsorganisation.

Schlüsselworte sind u.a.:

- Zusammenhang Umwelt/Organisation,
- die Organisation braucht Impulse von außen zum Überleben,
- die Organisation funktioniert auch bei lockerer Verknüpfung von Organisationsabteilungen.

Die Integration der drei Definitionen

Die oben skizzierten Definitionen von Organisation bezeichnen theoretische Konzeptionen auf der Basis unterschiedlicher Annahmen. Der Nutzen für die praktische Arbeit im Pflegemanagement liegt auf der Hand: Das Wissen über die Organisationsdefinitionen und -konzepte hilft der Leitungskraft in der Pflege bei der Analyse und Lösung von Organisationsproblemen. Da es eine Vielzahl von Erklärungsansätzen in der Organisationslehre gibt, soll an dieser Stelle versucht werden, diese Ansätze auf praxisrelevante Aspekte zu verkürzen.

Im folgenden werden drei Ansätze beschrieben, in denen Theoretiker versucht haben, die drei oben dargestellten Perspektiven miteinander zu verbinden und damit für die Praxis greifbarer zu machen.

- Synthese von rationalem und natürlichem Organisationsbegriff:
  Nach Etzioni (1973) besteht die Organisation aus rationalen und natürlichen Momenten. In der Organisation wirken also die formalen Strukturen, die sich durch Macht ausdrücken ebenso wie die informellen Strukturen zwischen den Mitarbeitern, die sich der Kontrolle weitestgehend entziehen (Abb. 7.2).
- Kontingenzmodell von Lawrence u. Lorsch (1967):
  Wer von der Perspektive offener Systeme ausgeht, wird zu dem Schluß kommen, daß die Organisationen auf Einflüsse und Veränderungen der Umwelt reagieren. So führt eine homogene und stabile Umwelt zu einer formalisierten und rationalen Organisationsform. Eine vielfältige und veränderliche Umwelt hat dann eine natürliche Organisationsform, die sich flexibel anpaßt, zur Folge. (Abb. 7.3).

Die Definitionen der rationalen und der natürlichen Organisationen beschreiben also nach Lawrence u. Lorsch (1969) nur durch den Druck der Umwelt unterschiedlich ausgeprägte Typen von Organisationen.

Abb. 7.2. Synthese von rationalem und natürlichem Organisationsbegriff

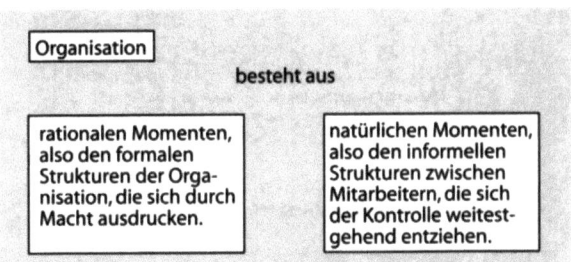

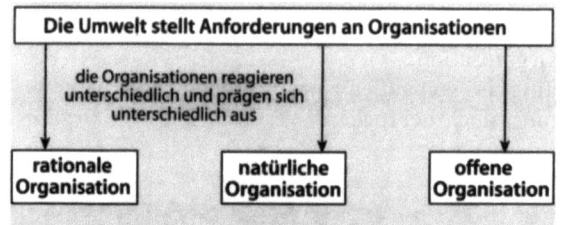

Abb. 7.3. Kontingenzmodell von Lawrence und Lorsch

Danach gibt es hochgradig formalisierte, zentralisierte Organisationen mit klar definierten Zielen genauso wie Organisationen, die sich auf die individuellen Qualitäten der beteiligten Mitarbeiter stützen und einen hohen Formalisierungsgrad vermissen lassen.

Nach dieser Theorie gibt es nicht „die beste Organisationsform", sondern die Chancen einer Organisation messen sich daran, wie gut Organisation und Umwelt zusammenpassen.

- Modell der verschiedenen Ebenen:
Thompson analysiert die Strukturen in Unternehmen und kommt zu dem Schluß, daß eine Organisation sich nicht insgesamt homogen verhält, sondern auf den verschiedenen Ebenen idealerweise unterschiedlichen Regeln folgen sollte (Thompson 1991). Auf der institutionellen Ebene der Gesamtorganisation, die von der Umwelt stark wahrgenommen wird, muß nach diesem Modell eine Organisation möglichst offen sein für Einflüsse. Die Ebene des innerbetrieblichen Managements im Zusammenwirken mit den Mitarbeitern muß natürlich nach innen gerichtet sein. Wogegen die Ebene der Produktion und Dienstleistung in ihren Abläufen stark von rationalen Elementen geprägt ist (Abb. 7.4).

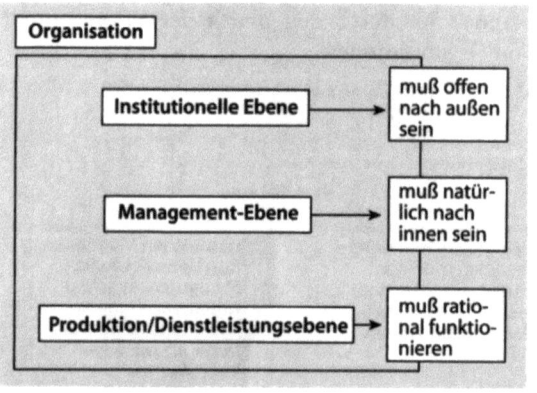

Abb. 7.4. Organisationslehre – Modell der verschiedenen Ebenen

Schlußfolgerung

Es ist für das Pflegemanagement sinnvoll, sich diese verschiedenen Definitionen, die unterschiedliche Sichtweisen und Aspekte der Organisationen einführen, vor Augen zu halten. Hierbei geht es nicht um richtige oder falsche Definitionsansätze, sondern darum, mit diesen Perspektiven die eigene Sicht der Organisation zu entwickeln und im nächsten Schritt einschätzen zu können, welche dieser Punkte für eine vorgefundene Organisation und deren Mitarbeiter Gültigkeit haben. Nur so wird man die Mechanismen einer vorgefundenen Organisation verstehen und Ansatzpunkte für deren Entwicklung beschreiben können. Zu beachten ist dabei weiter, daß organisatorische Aktivitäten sozialer Art sind, wobei diese so beschaffen sind, daß viele Personen die Bestandteile für das Muster zur Erhaltung der Organisation beitragen (s. Weick 1985).

Wir müssen also unser Augenmerk nicht nur lenken auf die Struktur der Organisation (Aufbauorganisation), sondern auch auf die Interaktion der Mitarbeiter (Ablauforganisation), wenn wir den Zustand einer Organisation beurteilen wollen.

Anforderungen an Leitungskräfte

Leitungskräfte sollten Maßstäbe dafür entwickeln, ob eine Organisation effektiv arbeitet oder nicht. Dafür müssen Kriterien herangezogen werden, um eine Beurteilung durchführen zu können. Je nach dem, welcher der genannten Definitionen man folgen will, wird der Maßstab ganz unterschiedlich aussehen:

- Organisation als rationales System:
  Maßstab ist die Menge der Produkte / Dienstleistungen und die Einhaltung der Wirtschaftlichkeit aufgrund eindeutiger Zuständigkeiten in der Struktur der Organisation.
- Organisation als natürliches System:
  Maßstab ist die Zufriedenheit und die Motivation der Mitarbeiter, die den Fortbestand der Organisation sichern und den Erfolg ermöglichen.
- Organisation als offenes System:
  Maßstab ist die Flexibilität und Anpassungsfähigkeit der Organisation an die Umwelt, die das Überleben der Organisation sichern, indem sie sich intern verändert und auf die Informationen von außen reagiert.

Die Entscheidung, welchen Maßstab man anlegen will, zieht auch die Form der Intervention in Krisen und bei Konflikten durch Maßnahmen der OE nach sich.

Organisation ist also nicht anderes als ein Werkzeug, mit dem die Führungskraft

- Organisationseinheiten zur Aufgabenerfüllung schafft,
- Aufgaben, Kompetenzen, Verantwortung auf diese Einheiten verteilt,
- den Weg der Zusammenarbeit zwischen den Einheiten/Bereichen definiert (Aufbauorganisation),
- den Ablauf von Führungs- und Ausführungsprozessen festlegt (Ablauforganisation).

7.3.2
Aufbauorganisation

Die Seite der Betriebsorganisation, die sich mit Fragen

- der Stellengliederung,
- der Über- und Unterstellungsverhältnisse von Stellen,
- der Gruppen-, Abteilungs- und Ressortbildung und
- der vertikalen Unternehmens- und Konzernstruktur
- befaßt, wird Aufbauorganisation genannt (Abb. 7.5).

Die Aufbauorganisation ist eher statisch, ordnungsorientiert und gliedert die Organisation vertikal. Die Darstellung der hierarisch geordneten Stellen der Aufbauorganisation wird in ein Organigramm umgesetzt.

Folgende Grundregeln bei der Gestaltung und Weiterentwicklung der Aufbauorganisation sollte die Führungskraft berücksichtigen:

1. Bei der Grobanalyse und Grobplanung von Organisationsstrukturen müssen aufbau- und ablauforganisatorische Aspekte zunächst eigenständig und getrennt von einander betrachtet werden.

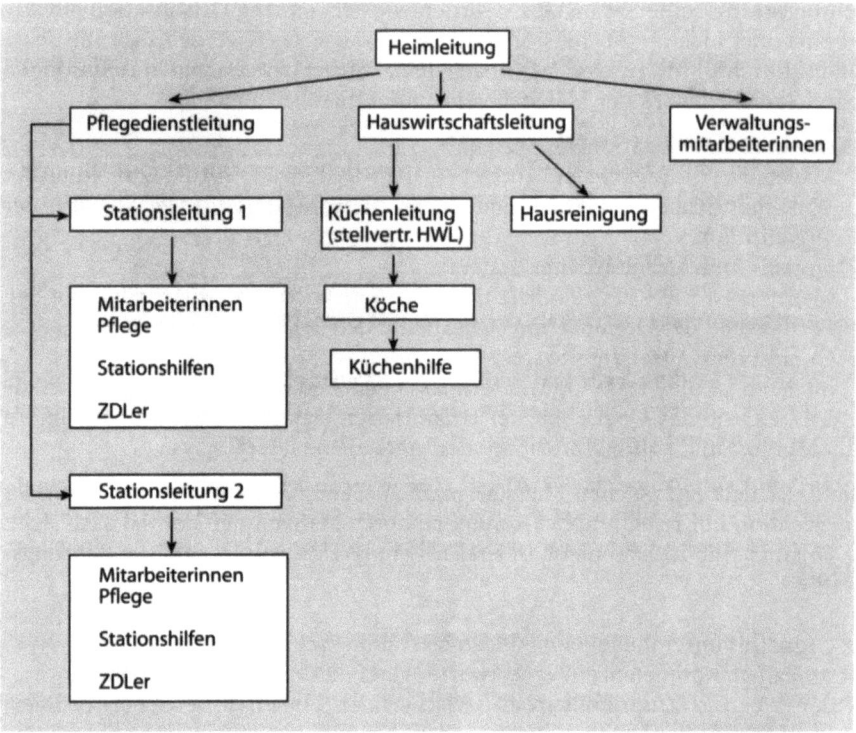

Abb. 7.5. Klassische Aufbauorganisation einer stationären Pflegeeinrichtung (Linienorganisation)

Funktionen	Leitendes Personal in einer Verbandsgeschäftsstelle		
Stelleninhaberin	Herr Dr. Werner	Frau Schumacher	Herr Brandt
Sekretärin	Frau Albers	Frau Berger	Frau Classen
Stellvertreterin	Frau Schumacher	Herr Dr. Werner	Herr Donath
1. Zentrale Aufgaben Abteilung, Referat	- Leitung Geschäftsstelle - Verbandsorgane - Vorstand - Verbandspolitik - Personaleinstellung	- Leitung Abteilung Gesundheitswesen - Referat Altenhilfe - Referat Krankenhäus. - Referat Gesundheitshilfe - Vertretung der Mitglieder - Sozial- u. Gesundheitspolitik	- Leitung Abteilung Finanzen und Verwaltung - allg. Verwaltungsdienste - Haus- und Grundstücksverwaltung - Finanzverwaltung - Buchhaltung
2. Ausschüsse Kommissionen	- LIGA der Wohlfahrtsverbände - Sozialministerium - Bundesverband	- Verhandlungsführung mit Kostenträgern allg. - Sozialhilfeträgern	
3. Fachgruppen im Verband	- AG Grundsatzfragen - Geschäftsführerrunde	- Fachgruppe Altenhilfe Krankenhäuser	- Vorstands-AG Finanzen - Betriebswirtschaftlicher Arbeitskreis
4. Sonderaufgaben	- Beirat "Neue Steuerungsmodelle"	- Öffentlichkeitsarbeit	- Fortbildungstätigkeit Pflegebuchführungsverordnung

Abb. 7.6. Geschäfts- und Aufgabenverteilungsplan

2. Beim nächsten Schritt der Feinanalyse und -planung, wenn es also um konkrete Ausgestaltung geht (z.B. um Stellenbeschreibungen) sind aufbau- und ablauforganisatorische Anforderungen miteinander zu verknüpfen.
3. Organisationsstrukturen müssen sichtbar gemacht werden. Sie gehören zur Grundinformation aller Mitarbeiter. Wem die Aufbau- und Ablaufstrukturen geläufig sind, dem fällt es leichter, sachbezogen und sachverständig zusammenzuarbeiten (Abb. 7.6).

Aufbauorganisation als Struktur des Unternehmens

Die Form einer Organisation wird ausgerichtet nach den Zielsetzungen eines Unternehmens und gliedert sich in:

- Leitung,
- Produktion/Dienstleistung,
- Serviceabteilungen.

Diese müssen in ein sinnvolles und zielgerichtetes Miteinander gegliedert werden. Die Frage der Zentralisierung oder Dezentralisierung der Aufgaben wird danach im Zusammenhang mit den Abläufen entschieden.

Aufbauorganisation als Stellenbildung

Die Einheiten der Aufbauorganisation werden von unten nach oben gegliedert in Stellen, Gruppen und Abteilungen.

Stellen
Kleinste Einheit, besetzt durch einen Vollzeitmitarbeiter oder durch mehrere Teilzeitmitarbeiter. Dabei kann eine Stelle mehrere Köpfe, also Mitarbeiter in Teilzeit umfassen. Die Zahl der Stellen ist in einer Organisation nicht immer gleich groß wie die Zahl der Mitarbeiter, sondern gerade in der Pflege gibt es meistens mehr Mitarbeiter als Stellen.

Gruppe
Mehrere Stellen werden, je spezialisierter sie sind, zu einer Gruppe zusammengeführt und von einem Gruppenleiter als Vorgesetzten geführt, sie bilden eine Organisationseinheit.

Die Stellenbeschreibung des Gruppenleiters beschreibt auch Aufgaben und Ziele der Gruppe (z.B. Wohngruppenleitung).

Abteilung
Mehrere Gruppen mit einem übergeordneten Ziel werden zu einer Abteilung zusammengefaßt. Sie sollten verwandte Funktionen erfüllen und eine nicht zu große Führungsspanne für den Abteilungsleiter aufweisen (z.B. Pflegedienstleitung).

Beispiele aus Wirtschaftsunternehmen
Eine Personalabteilung in einem Unternehmen A besteht aus:

- Personalverwaltung,
- Lohnbuchhaltung,
- Personalentwicklung,
- Aus- und Weiterbildung,
- Sozialwesen.

Daraus ergibt sich eine große Führungsspanne. Damit ist gemeint, daß die vorgesetzte Stelle eine breite Spanne von Verantwortung über sehr unterschiedliche Aufgaben wahrnimmt.

In einem anderen Unternehmen B besteht die Personalabteilung einerseits aus:

- Personalverwaltung (Gruppeleitung) mit
  - Personalwesen,
  - Personalbuchhaltung
  und andererseits
- Personalentwicklung und -betreuung (Gruppeleitung) mit
  - Personalentwicklung,
  - Aus- und Weiterbildung,
  - Sozialwesen.

Hier ist die jeweilige Führungsspanne geringer, es entsteht aber ein größerer Abstimmungsaufwand zwischen den beiden Gruppenleitungen, die gemeinsam die Abteilungsleitung wahrnehmen müssen.

Vertikale Zusammenarbeit in der Aufbauorganisation
Die Zusammenarbeit zwischen Vorgesetztem und Mitarbeitern ist geregelt : Verantwortung, Pflichten und Rechte sind klar verteilt, nämlich ungleich zugunsten des Vorgesetzten. Dieser sollte aber im Dialog der Zusammenarbeit überzeugen und nicht durch seine Weisungsbefugnisse. Damit hätte der Vorgesetzte sich eigentlich für eine gute Zusammenarbeit schon disqualifiziert.

Merke
Kooperativer Führungsstil hilft Konflikte zu vermeiden.

Horizontale Zusammenarbeit
Hier sind unterschiedliche Formen denkbar, die nicht von vornherein durch Unterstellung definiert sind, sondern sich zwischen dauerhaft gleichen Hierarchiestufen abspielen oder in denen zeitweise die Hierarchiestufen außer Kraft gesetzt sind.
Möglich sind

- Workshops (zeitlich begrenzt) mit verschiedenen Abteilungen,
- Projekte (s. 7.3.3),
- Team-Organisation.

Voraussetzungen für horizontale Zusammenarbeit bei den Mitarbeitern sind:

- Kompromißfähigkeit,
- Vorgänge „aus der Sicht des anderen sehen zu können",
- eigene Interessen partiell zurückstellen zu können,
- Teamfähigkeit.

Störfaktoren können dabei sein:

- übertriebener persönlicher Ehrgeiz auf Kosten anderer,
- Machtstreben – Rechthaberei.

Eine Form der horizontalen Zusammenarbeit ist die Teamarbeit. Dabei gilt es nun die Frage zu beantworten:

Was ist ein Team?
1. Das Team ist eine Arbeitsgruppe, die für eine bestimmte Zeitdauer, machmal auch als ständige Einrichtung gebildet wird, um Aufträge auszuführen und Probleme zu lösen, für die unterschiedlicher Sachverstand erforderlich sind.
2. Das Team wird einem Vorgesetzten zugeordnet, der gegenüber dem gesamten Team die üblichen Führungsaufgaben wahrzunehmen hat.

186　KAPITEL 7　Organisationslehre

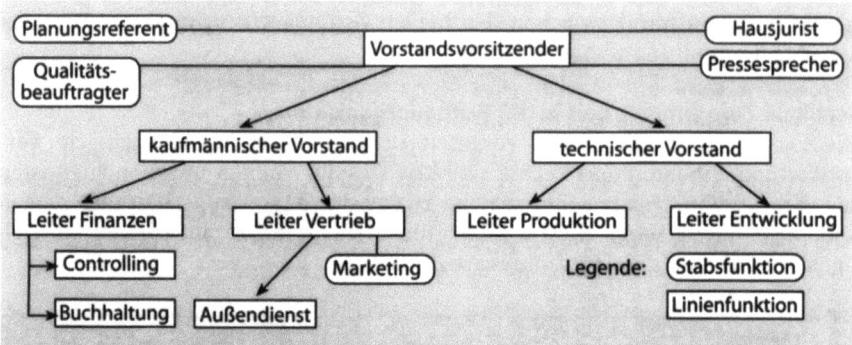

Abb. 7.7. Stab- und Linienorganisation

3. Zum Teamleiter (Sprecher) wird ein Teammitglied gewählt oder bestimmt.
4. Innerhalb des Teams sind die Mitglieder – unabhängig von ihrer eigentlichen hierarchischen Einordnung – gleich.
5. Der Teamleiter (Sprecher) ist erster unter Gleichen, also nicht Vorgesetzter gegenüber den übrigen Teammitgliedern.
6. Teamangehörige sollen die Interessen ihres Fachbereichs zurückstellen und ihr gesamtes Wissen und Können vorbehaltlos zur Erfüllung des Teamauftrags einsetzen.
7. Das Team erhält einen Auftrag mit Zielen, Kompetenzen und Mitteln, in dem Maße wie andere Stellen/Gruppen/Abteilungen auch.
8. Die Grundsätze der Zusammenarbeit im Team können durch eine Geschäftsordnung konkretisiert werden.
9. Die Ergebnisse des Teams sind nicht einem einzelnen Mitglied sondern, dem ganzen Team zuzuschreiben.
10. Wenn das Team seinen Auftrag erfüllt hat, wird es von der Stelle, die es eingesetzt hat, auch wieder aufgelöst.

Anforderungen der Aufbauorganisation an die Stellen

Zur Bestimmung und Einordnung der Stellen in einer Organisation ist zu unterscheiden, welche Befugnisse eine Stelle haben soll. Die Unterscheidung in Leitungs- und Ausführungsaufgaben ist zwangsläufig notwendig und selbstverständlich, weil das vorhandene Organigramm diese Vorgaben liefert. Bei Veränderungen mittels Maßnahmen der OE oder durch den neuen Aufbau von Organisationseinheiten sind diese Unterscheidungen aber durchaus entscheidend. Der Aufgabenumfang einer Stelle, also die Verteilung auf mehrer Mitarbeiter, oder nur die Besetzung mit einer Teilzeitkraft, sind Entscheidungen, die die Aufbauorganisation betreffen (Steinbuch 1989).

Die Unterscheidung einer Stelle in eine Linienstelle, die alle üblichen Befugnisse hat, oder eine Stabsstelle, die besondere Aufgaben übernimmt, in der Linie aber nur eingeschränkte Befugnisse hat, ist zu beachten. In Zeiten von umfassender Reorganisation oder bei der Einführung eines Qualitätsmanagementssystems ist die Einrichtung von Stabsstellen geläufig (s. Abb. 7.7).

Der Befugnisumfang einer Stelle für die Durchführung der Aufgaben kann sich unterteilen in:

- Entscheidungsbefugnis,
- Weisungsbefugnis
- Verfügungsbefugnis
- Informationsbefugnis.

Diese Befugnisse werden durch die Unternehmensführung einer Leitungskraft zugeteilt, insoweit diese eingegliedert ist auf der:

- obersten Leitungsebene (z.B. Krankenhausleitung),
- mittleren Leitungsebene (z.B. Abteilungsleitung, Pflegedienstleitung),
- unteren Leitungsebene (Stationsleitung, Schichtleitung).

Stellenbeschreibungen

Das Ziel von Stellenbeschreibungen ist die Definition von Anforderungen an eine Tätigkeit in der Organisation und die Beschreibung der Aufgaben einer Stelle (s. Abb. 7.8). Hierdurch wird diese Stelle abgegrenzt gegenüber anderen Tätigkeiten, die in der Aufbauorganisation dargestellt sind. Der Mitarbeiter hat einen Anspruch auf eine Stellenbeschreibung gemäß § 81 Abs. 1.1 BetrVG. Eine Stellenbeschreibung sollte nicht den Charakter einer Anweisung haben, sondern eine Vereinbarung mit dem Mitarbeiter darstellen, zu der beide Seiten stehen können. Übertragene Verantwortung, Aufgaben, Kompetenzen zur Erreichung der niedergeschriebenen Zielsetzungen sollten in einer Stellenbeschreibung geregelt sein.

Das Anforderungsprofil einer Stelle, das an einen Stelleninhaber gerichtet wird, ist im Sinne einer Organisation detailliert zu beschreiben, da der Erfolg der Organisation mit davon abhängt, wie genau die Erwartungen an einen Stelleninhaber von diesem erfüllt werden können. Qualitätsmanagement kann nur funktionieren, wenn die Qualität bei der Personalauswahl beginnt. Die Vereinheitlichung von offenen und versteckten Erwartungen, die bei verschiedenen Verantwortlichen einer Organisation herrschen, muß im Vorwege einer Einstellung innerhalb der Organisation erfolgen. Die Beschreibung eines Anforderungsprofils ist hierbei unabdingbar.

Ein grobes Raster der Anforderungen kann aus den Kategorien Kenntnisse, Können und Erfahrung bestehen. Diese lassen sich weiter unterteilen, z.B. in (Schwarz 1992):

- Kenntnisse: pflegerische, betriebswirtschaftliche, akademische,
- Können: Entscheidungsfähigkeit, Problemlösungsfähigkeit, Kreativität, Kommunikationsfähigkeit, Integrationsfähigkeit,
- Erfahrung: Führungserfahrung, pflegerische Erfahrung, Erfahrung in vergleichbaren Einrichtungen.

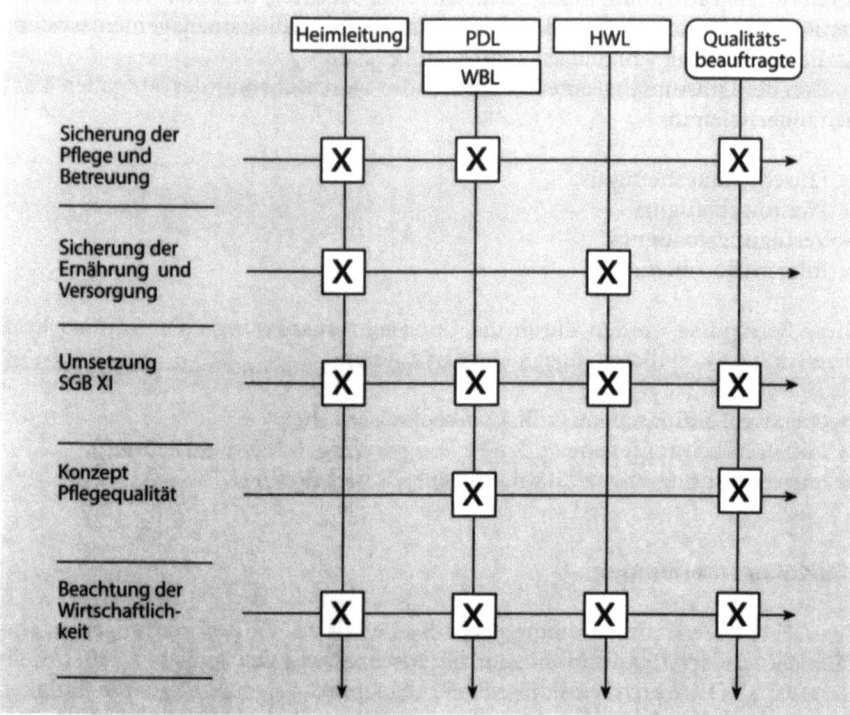

Abb. 7.8. Matrix-Organisation

Stellenbeschreibungen sind weiterhin erforderlich für die Mitarbeiterbeurteilung und die Arbeitsplatzbewertung im Rahmen der Gehaltsfindung. In vielen Einrichtungen hat der BAT die Regelungen bis heute vorgegeben, aber bei Zunahme der Häuser, die aus dem BAT aussteigen, bekommen Stellenbeschreibungen eine neue Bedeutung. Im Zusammenhang mit der Einführung von Leistungslohnkomponenten wird dann bei jedem Träger zu definieren sein, was die Kernkompetenzen einer Stellen sind und wie diese zu vergüten sind.

Der Inhalt einer Stellenbeschreibung (Berger u. Borkel 1991) sollte mindestens umfassen:

- Stellenbezeichnung,
- vorgesetzte Stelle,
- Mitarbeiter,
- Stellvertretung,
- Ziel der Stelle,
- Aufgaben und Kompetenzen,
- Einzelaufträge,
- besondere Befugnisse.

Die Erarbeitung und Weiterentwicklung einer Stellenbeschreibung ist gerade in großen Unternehmen keine leichte Aufgabe. Die Einbeziehung des Stelleninhabers und des Betriebsrates oder der Mitarbeitervertretung erfordert, für den gesamten Ablauf der Erarbeitung die nötige Zeit einzuplanen. Zunächst einmal ist Voraussetzung, daß die Aufbau- und Ablauforganisation so überprüft und gestaltet ist, daß die vorzunehmende Stellenbeschreibung für die nächste Zukunft Bestand haben wird. Im Prozeß der Erarbeitung der Stellenbeschreibung sollte der Stelleninhaber zunächst die Möglichkeit bekommen, ggf. mit externer Unterstützung eines Beraters, einen eigenen Entwurf seiner Stelle zu beschreiben. Dann wird der Entwurf vom Vorgesetzten und dem Berater überarbeitet, mit dem Stelleninhaber abgestimmt und erhält danach als Stellenbeschreibung Gültigkeit.

In festgesetzten Intervallen, z.B. alle 2 Jahre, sollte eine Überprüfung der Beschreibung erfolgen und etwaige Veränderungen sollten eingearbeitet werden. Dieses ermöglicht außerdem die Chance, die Aufgaben einer Stelle kritisch zu überprüfen und Stellen eventuell neu zuzuschneiden, besonders zum Zeitpunkt des Ausscheidens eines Mitarbeiters.

Wenn in einer Organisation Aufgaben effizient delegiert werden sollen und von den Mitarbeitern ein hohes Maß an Selbständigkeit erwartet wird, dann ist eine klare Aufgabenverteilung und das Wissen um Zuständigkeiten unabdingbar. Stellenbeschreibungen sind damit notwendig und eine Voraussetzung, um diese Ziele zu erreichen.

7.3.3
Ablauforganisation

Das Ziel der Ablauforganisation ist die Schaffung von Arbeits-, Führungs- und Kommunikationsbeziehungen zwischen den in der Aufbauorganisation festgelegten Einheiten der Organisation. Dieses Beziehungsraster muß formal festgelegt werden.

Im Gegensatz zur Aufbauorganisation ist die Ablauforganisation dynamisch, sie ist horizontal angelegt, leistungsorientiert und stellt eine funktionale Zuordnung von Tätigkeiten dar, die in einem Flußdiagramm dargestellt werden können.

Die Gesamtheit der Regelungen in einer Organisation bestimmt, wie die einzelnen Aktivitäten (Handlungen, Tätigkeiten) bei der Aufgabenerfüllung abzuwickeln sind, welche Mittel eingesetzt und welche Informationen dazu aufbereitet bzw. ausgetauscht werden müssen. Die Ablauforganisation ist die Prozeßorganisation innerhalb der Aufbauorganisation in einem Unternehmen.

Konkretisiert wird sie durch Ablauf- und Prozeßbeschreibungen, wie:

- Planungsabläufe,
- Antragsverfahren,
- Kontrollprozesse,
- Rechnungslegungsabläufe.

Die Neustrukturierung von Arbeitsabläufen für eine optimierte Ablauforganisation setzt voraus, daß die bisherigen Abläufe auf ihre Fehler und Schwächen hin

190 KAPITEL 7 Organisationslehre

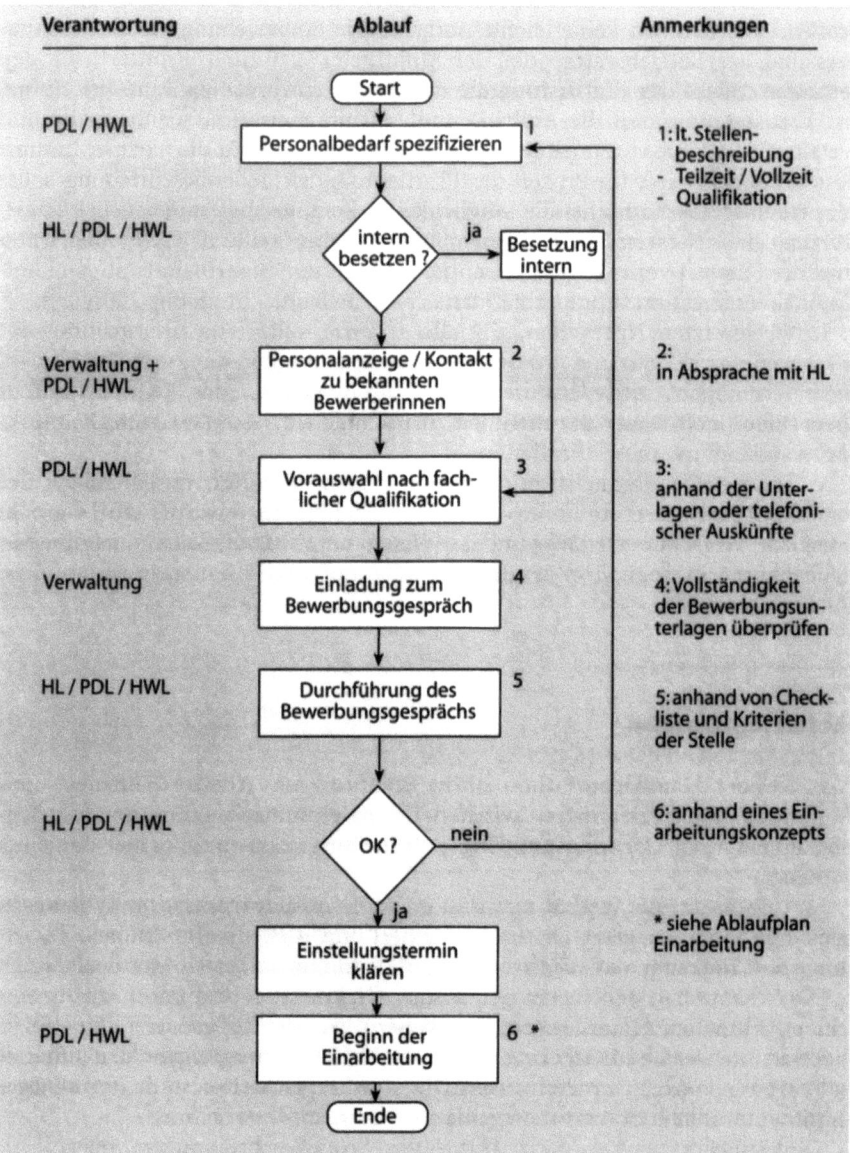

Abb. 7.9. Ablauf Einstellungsverfahren

untersucht werden. Dieses geschieht in mehreren Schritten. Zunächst wird in einer Analysephase der bisherige Ablauf genau beschrieben und in bezug auf Mängel untersucht. Wichtig ist hierbei die genaue Ursachendefinition der allgemein bekannten Mängel. Nur eine genaue Zuordnung der Fehler auf Mensch, Maschine, Kommunikationswege oder Umweltbedingungen bietet die Chance,

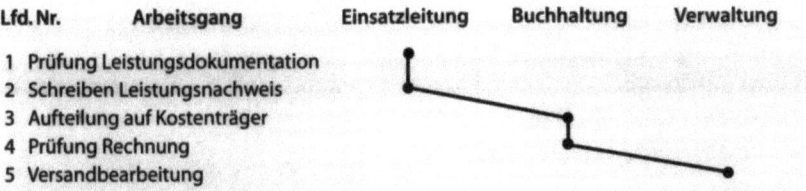

| Lfd. Nr. | Arbeitsgang | Einsatzleitung | Buchhaltung | Verwaltung |

Abb. 7.10. Stellenorientiertes Ablaufdiagramm

Lfd. Nr.	Arbeitsgang	Abteilung	Arbeitsplatz
1	Prüfung Leistungsdokumentation	Einsatzleitung	Frau Schmidt
2	Schreiben Leistungsnachweis	Einsatzleitung	Frau Schmidt
3	Aufteilung auf Kostenträger	Buchhaltung	Frau Mertens
4	Prüfung Rechnung	Buchhaltung	Herr Dormann (GF)
5	Versandbearbeitung	Verwaltung	Frau Anger

Abb. 7.11. Darstellung linearer Abläufe

bei einer Neugestaltung wirklich effektive Verbesserungen der Ablauforganisation zu erzielen. Diese Arbeit kann in Qualitätszirkeln mit den Mitarbeitern aus den jeweiligen Bereichen erfolgen und damit die Experten für die Arbeitsprozesse direkt einbeziehen. Die Gestaltung von neuen Arbeitsschritten in der Ablauforganisation und deren Ziele kann ebenfalls in einem Qualitätszirkel erarbeitet werden. Die Entscheidung über die Einführung kann dann mit der in der Linie vorgesetzten Stelle erfolgen. Zu berücksichtigen bleibt, daß die Einführung neuer Arbeitsabläufe in der ersten Phase zusätzlicher Unterstützung für die Mitarbeiter bedarf, um einen reibungslosen Verlauf zu ermöglichen. Hier ist an zusätzliche Materialien oder an Schulungen für die Mitarbeiter zu denken. Nach einer Anlaufphase sollten im abschließenden Schritt dann die ersten Erfahrungen reflektiert werden und überprüft werden, ob die angestrebten Ziele erreicht werden konnten.

Darstellungsmethoden
Die Ablauforganisation strukturiert den Arbeitsprozeß durch verbindliche und schriftlich festgehaltene Verfahrensschritte. Dafür werden in der Dokumentation spezielle Zeichen verwendet, die auch in der Dokumentation des Qualitätsmanagements nach DIN EN ISO 9000ff verwendet werden (s. Abb. 7.9).

7.3.4 Projektorganisation

Das Unternehmen, die Organisation an sich, befaßt sich mit den Daueraufgaben, mit den wiederkehrenden, bekannten Aufgaben, für die die Organisation gegründet worden ist. Ein Krankenhaus versorgt medizinisch und pflegerisch Menschen, die krank sind, als Hauptaufgabe. Die Einführung eines Qualitätsmanagementsystem in diesem Krankenhaus kann nun Aufgabe einer Projektorganisation werden. Die Projektorganisation empfiehlt sich, wenn wichtige, neue Themen und Probleme auftauchen, die von mehreren Abteilungen einer Organisation gemeinsam bearbeitet werden sollen.

Merkmale eines Projektes sind:

- neue und übergreifende Fragestellungen für die Organisation,
- Lösungen müssen abteilungsübergreifend sein
- das Thema kann losgelöst von anderen Fragen bearbeitet werden,
- unterschiedlicher Sachverstand ist gefordert,
- es besteht eine feste Terminierung,
- die Aufgabe kann nur sehr arbeitsteilig gelöst werden,
- unterschiedliche Hierarchiestufen sind einzubeziehen.

Verschiedene Faktoren sind entscheidend für das erfolgreiche Management von Projekten. Grundlage ist der Projektauftrag, der Zielsetzung, Terminplanung und die vorhandenen Mittel vorgibt. Die Anbindung des Projektes bei einem Projektverantwortlichen innerhalb der Hierachie der Organisation dient der Verankerung und Berichterstattung der Projektergebnisse. Im Projekt selbst übernimmt der Projektleiter die Moderation und Koordination der beteiligten Stellen und Mitarbeiter. Zwischen Projektverantwortlichen und Projektleiter muß die Auswahl der internen Mitglieder der Projektgruppe frühzeitig entschieden werden, wobei die Merkmale Multiprofessionalität und Einbeziehung unterschiedlicher Hierarchiestufen Berücksichtigung finden müssen. Die Heranziehung externer Fachleute und Berater kann zur Unterstützung der Zielsetzung der Projektgruppe sinnvoll sein, wenn Zeit- und Kostenplan es erlauben. Ein Mitglied der Projektgruppe sollte dafür ausgewählt werden, sowohl den Zeitplan wie den Kostenplan zu überwachen. Schon am Beginn einer Projektgruppe steht die Entscheidung über die Dokumentation und Erfolgskontrolle der anstehenden Projektarbeiten, denn man erkennt häufig schon am Beginn eines Projektes, wie es enden wird (Wirtz u. Mehrmann 1992).

Für die Projektorganisation ist die Zusammensetzung der Projektgruppe entscheidend. Die Projektverantwortlichen sollten bei der Gründung einer Projektgruppe folgende Aspekte berücksichtigen:

- die Gruppe sollte so klein wie möglich sein, damit eine effiziente Diskussion und Teamarbeit gewährleistet ist;
- trotzdem sollte die Projektgruppe noch repräsentativ sein, um alle Interessen, die für die Zielerreichung entscheidend sind, integrieren zu können;
- die zeitliche Verfügbarkeit der Beteiligten sollte rechtzeitig vorher geklärt sein und die Zurückstellung anderer Aufgaben muß vom Projektverantwortlichen mit den beteiligten Mitarbeitern und dem zuständigen Vorgesetzten vorab geklärt werden;
- die Auswahl der Teilnehmer sollte so getroffen werden, daß ein möglichst hohes Problemlösungspotential versammelt ist und ausreichend Innovationskraft von der Gruppe ausgeht;

- Leistungsfähigkeit (Kenntnisse und Erfahrungen) sowie Leistungsbereitschaft (Motivation und Identifikation mit dem Projekt) sollten erkennbar bei den Teilnehmern vorhanden sein,
- es kann auch ratsam sein, „ungeliebte Kritiker, Querdenker, Querulanten oder Opponenten" in die Projektgruppe zu integrieren, um die Exzentrik der genannten Personen produktiv zu nutzen und sie in einen Gruppenkonsens miteinzubeziehen.

Grundsätzlich ist die Ausgangslage, das Problem oder das Ziel des Projektes so genau wie möglich festzulegen. Hierfür sind griffige Kennzahlen zu finden, um Ausgangslage und Zielsetzung zu beschreiben.

Wie auch bei Qualitätszirkeln ist zu Beginn festzulegen, welche Befugnisse die Projektgruppe hinsichtlich der Umsetzung von Ergebnissen ihrer Arbeit hat.

Dem Vorteil der Kreativität, die die Multiprofessionalität einer Projektgruppe erzeugen kann, stehen aber auch mögliche Nachteile gegenüber, die es zu berücksichtigen gilt. Die Kommunikation und Entscheidungsfindung innerhalb der Projektgruppe und zu den anderen Bereichen der Organisation dürfen nicht zu komplex und zeitaufwendig werden, will man sich nicht der Gefahr des Scheiterns aussetzen. Entscheidungswege innerhalb und außerhalb der Projektgruppe sind vor dem Hintergrund der Gefahr der Bürokratisierung überschaubar und effizient zu gestalten. Berücksichtigt man diese Aspekte, wird die Arbeit in einem Projekt auch für die Mitarbeiter attraktiv sein, und eine motivierte Mitarbeit kann überzeugende Erfolge erzielen.

7.3.5
Organisationsentwicklung (OE)

Problemlösungsprozesse in einer Organisation können unter Umständen zur Reorganisation von Strukturen der Aufbau- und Ablauforganisation führen. Die Veränderung der Strukturen wird betrieben in dem Maße, wie die Führungskräfte ihr Verständnis der Organisation als ein offenes oder eher rationales System definieren. Entweder werden Entwicklungsschritte also unter Einbezug der verschiedenen Hierarchieebenen der Organisation und deren Mitarbeiter ergriffen oder von der Leitungsebene herab durch angewiesene Veränderungen der Aufbau- und Ablauforganisation eingeleitet. Wenn auch in der Begrifflichkeit der OE die Entwicklung der Organisation als Struktur herausgestellt ist, kommt doch der sozioemotionalen Dimension bei Reorganisationsprozessen eine wesentliche Bedeutung zu. In der Umsetzung von Prozessen der OE zeigt sich dieses dadurch, daß die Interessen und Belange der Mitarbeiter nicht allein durch faktische strukturelle Veränderungen berücksichtigt werden, sondern darin, daß die Gestaltung des Prozesses der Beteiligung von Mitarbeitern an Reorganisationsmaßnahmen in den Mittelpunkt rückt. Damit wird der Prozeß der Reorganisation zu einem Entwicklungsprozeß auch für die Mitarbeiter und Aspekte der Personalentwicklung fließen in die OE ein.

Diese OE ist unumgänglich für jede Organisation, da dadurch gewährleistet wird, daß sich die Einrichtung an die veränderten Umwelt- und Rahmenbedingungen anpassen kann.

Nach Wohlgemuth (1991) verfolgt OE als Oberziel die Erleichterung und Intensivierung der Entwicklung einer Organisation, welche sich in zwei Hauptziele aufgliedern läßt. Die Erhöhung der Leistungsfähigkeit der Organisation als erstes Hauptziel beinhaltet als weiteres Subziel auch die Steigerung der Flexibilität des Hauses, um sich den ständig veränderten Rahmenbedingungen anpassen zu können. Das zweite Hauptziel liegt daneben dann in der Entfaltung der Organisationsmitglieder, den Mitarbeitern. Hier heißen die Subziele Förderung der Partizipation der Mitarbeiter, Steigerung der Lernfähigkeit und der Persönlichkeitsentwicklung der beteiligten Menschen in der Organisation.

Die Leistungsfähigkeit von Mitarbeitern und von der gesamten Organisation ist häufig beeinträchtigt durch:

- komplizierte Dienstwege,
- Ressortstreitigkeiten,
- langwierige Entscheidungsprozesse,
- Taktieren statt vertrauensvoller Zusammenarbeit,
- aktiven und passiven Widerstand gegen Veränderungen,
- persönliches Desinteresse der Mitarbeiter an ihrem Arbeitsgebiet.

Stillstand und Stillhalten in diesen Punkten bedeutet mittel- und langfristig, daß eine Organisation ihre Leistungsfähigkeit einbüßt und nicht mehr optimal gesteuert werden kann. Eine gemeinsame von Leitung und Mitarbeitern getragene Perspektive für die Organisation zu entwickeln bedeutet, die Probleme und Schwierigkeiten zu entdecken und in einem gemeinsamen Lernprozeß an ihnen zu arbeiten. Die Probleme bestenfalls zu lösen oder wenigstens zu isolieren und damit die Handlungsfähigkeit und Leistungskraft der Organisation aufrechtzuerhalten oder sogar zu verbessern. Dieser Prozeß der OE wird i.d.R. zusammen mit einem externen Berater gestaltet. Der Berater als neutraler Experte für den Entwicklungsprozeß kann die Einrichtung insofern unterstützen, als er einen anderen Blickwinkel auf die Abläufe innerhalb der Organisation hat und daher Fehlerquellen und Schwächen in der Struktur eher identifizieren und hinterfragen kann.

Die Begleitung von Fragestellungen und Problemen in der Organisation durch einen Berater von außen, der zur Weiterentwicklung der Institution Methoden der OE anwendet, kann auf unterschiedlichen Ebenen ansetzen. Die Klärung des konkreten Auftrages und der Zielsetzung der Organisation durch die Formulierung einer entsprechenden Leitidee, steht häufig am Beginn der Zusammenarbeit zwischen Berater und Organisation. Dazu trägt auch die Analyse der gesellschaftlichen Anforderungen und Entwicklungen bei, im Zusammenhang mit den fachlichen und rechtlichen Rahmenbedingungen, unter denen die Organisation arbeitet. Ausgehend von dieser Analyse wird im nächsten Schritt überprüft, inwieweit der strukturelle Aufbau der Organisation (in Form der Aufbau- und Ablauforganisation) der Erreichung der gesetzten Ziele, die sich aus Auftrag und Rahmenbedingungen ergeben, ermöglicht. Hierbei werden auch die informellen Organisationsabläufe in bezug auf die auftragsorientierte Zusammenarbeit der Mitarbeiter betrachtet.

Der Prozeß der OE zeichnet sich durch eine Reihe von Interventionen aus, die weitgehend auch heute im Zusammenhang mit dem Thema Qualitätsmanagement diskutiert werden. Wie schon angesprochen, bedient sich die Arbeit der Qualitätsentwicklung vielen Instrumenten der OE. Formen der Interventionen in einem OE Prozeß sind:

- die Analyse des Ist-Standes der Organisation,
- Konzept- und Zielentwicklung für die Organisation,
- Fortbildung und Trainings zur Steigerung von Fertigkeiten und Fähigkeiten,
- Prozeßberatung für Führungskräfte,
- Team- und Individualberatung in Konfliktsituationen.

Die vorgenommenen Interventionen in einer Organisation beeinflussen, je nach dem, wo sie ansetzen, das gesamte System und dann die Subsysteme („top down") oder durch die Beeinflussung eines Subsystems in der Folge auch das Gesamtsystem („bottom up"). Interventionen können sich dabei an die sozialen Subsysteme oder an das strukturelle Subsystem richten (vgl. French 1990).

Die angesprochenen Maßnahmen der OE sind als ein kontinuierlicher Prozeß über einen längeren Zeitraum zu verstehen, der die Akzeptanz der Führung einer Organisation un der die Zusammenarbeit mit den Mitarbeitern bedarf.

7.4
Themenspezifische Fallbeispiele für den Bereich Pflegemanagement

7.4.1
Aufbauorganisation in einem Pflegeheim

In den meisten Einrichtungen der stationären Altenhilfe findet sich eine reine Linienorganisation geführt vom Heimleiter oder Geschäftsführer (s. Abb. 7.5). Eine weitere Variante ist die Stab-Linien-Organisation (s. Abb. 7.12), eine Ergänzung der Linienorganisation durch Stabsstellen. Diese sind in vielen Häusern in Form des Sozialdienstes besetzt, der häufig unterhalb der Heimleitung und neben der Pflegedienstleitung und den anderen Pflegemitarbeitern agiert. Die Folge sind nicht allzu selten Probleme in der Zusammenarbeit von Sozialdienst und Pflege, da die Stabsstelle in diesem Fall nicht der Pflege unterstellt ist und als Stabsstelle dieser gegenüber aber auch nicht weisungsbefugt ist. Eine weitere Stabsstelle kann die Qualitätsbeauftragte des Hauses sein.

Neuerdings richten viele Einrichtungen im Zuge des Aufbaus eines Qualitätsmanagements Stabsstellen als Ergänzung zu ihrer Linienorganisation ein, die sie als Qualitätsbeauftragte bezeichnen. Hier wird die Forderung aus dem § 80 SGB XI übernommen und die Aufbauorganisation verändert. Andere Pflegeheime wählen den Weg, eine bestehende Position innerhalb der Linienorganisation zusätzlich mit den Aufgaben einer Qualitätsbeauftragten zu betrauen, z.B. die Pflegedienstleitung. Wesentlich bei beiden Entscheidungen wird sein, wie die Stellenbeschreibung einer Qualitätsbeauftragten geschnitten ist, um zu beurteilen welche Lösung am effizientesten ist.

Eine weitere Variante der Aufbauorganisation zeigt Abb. 7.13. Hier wird eine Hierarchieebene ganz abgebaut durch das Outsourcing (Ausgründung) des Küchenbereichs.

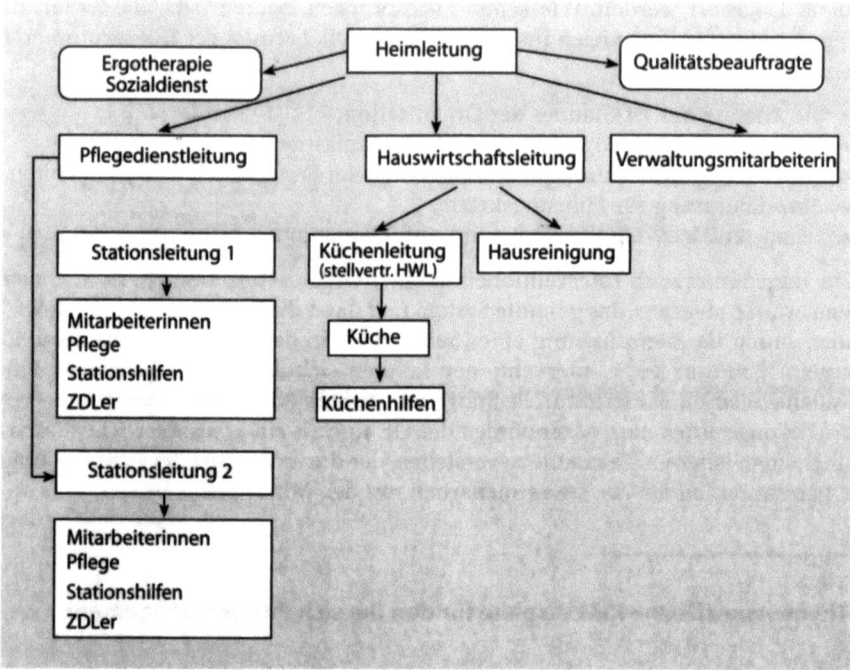

Abb. 7.12. Aufbauorganisation einer stationären Pflegeeinrichtung mit einer Stab-Linien-Organisation

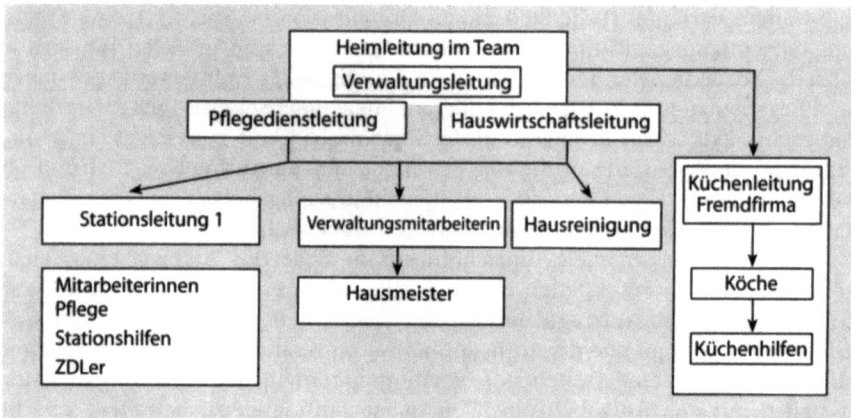

Abb. 7.13. Alternative Aufbauorganisation einer stationären Pflegeeinrichtung

7.4 Themenspezifische Fallbeispiele für den Bereich Pflegemanagement

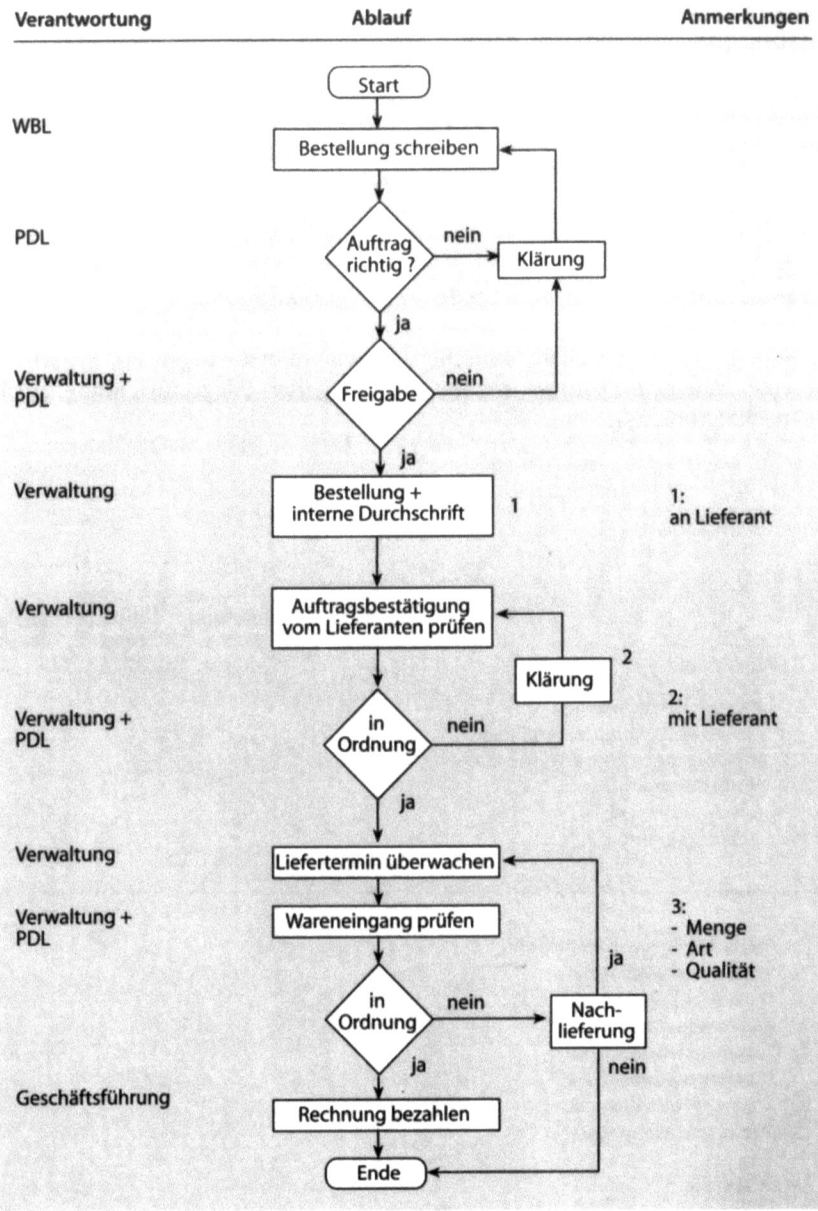

Abb. 7.14. Darstellung Ablauforganisation, hier: Beschaffung Pflegehilfsmittel

7.4.2
Ablauforganisation Beschaffung

Die Verteilung der Zuständigkeiten bei der Beschaffung von Materialien kann mit einer Ablaufbeschreibung geregelt werden. Diese Darstellung kann so direkt in ein Qualitätsmanagementhandbuch übernommen werden (Abb. 7.14).

7.4.3
Anforderungsprofil für eine Stelle im Pflegemanagement

Abbildung 7.15 zeigt, welche wünschenswerten Anforderungen ein Mitarbeiter, der eine führende Position im Management einer Pflegeeinrichtung ausübt, haben soll (Abb. 7.15).

	unerläßlich ja / nein	wünschenswert ja / nein	nicht nötig ja / nein	Rangfolge
1. Kenntnisse				
1.1 pflegerische Ausbildung				
1.2 betriebswirtschaftliche Ausbildung				
1.3 pflegewissenschaftliche Ausbildung				
1.4 juristische Kenntnisse				
1.5 andere Ausbildung				
1.6 weitere Kenntnisse				
2. Können				
2.1 Fachlichkeit gemäß Ausbildung				
2.2 Verhandlungsfähigkeit				
2.3 Kreativität, Iniative				
2.4 Problemlösungsfähigkeit				
2.5 Entscheidungsfähigkeit				
2.6 Durchsetzungsfähigkeit				
2.7 Kommunikationsfähigkeit				
2.8 Intergrationsvermögen				
3. Erfahrung				
3.1 Berufserfahrung				
3.2 Managementerfahrung				
3.3 Führungserfahrung				
3.4 Branchenerfahrung				

Abb. 7.15. Anforderungsprofil Stelle Pflegemanagement

7.4.4
Organisationsentwicklung in der stationären Altenpflege

An einem Beispiel aus der OE-Praxis soll im folgenden aufgezeigt werden, welche Schlüsselfragen sich für die Einrichtung und den Berater im Laufe der Entwicklung stellen und welche Vorgehensweisen möglich sind.

Organisationsentwicklung im Alten- und Pflegeheim „Saalepark"

1. Auftrag und Durchführung
Das Alten- und Pflegeheim „Saalepark"*) ist einem Träger angeschlossen, der mehrere Heime betreibt.

Der Träger ist von der Notwendigkeit von Veränderungen im Heim überzeugt und lädt den OE-Berater zu einem gemeinsamen Gespräch mit der HL, PDL, HWL ein.

Folgende Ausgangssituation wird deutlich: Die HL ist erst neu im Saalepark und möchte einige Punkte verändern, die unter dem Vorgänger nicht beachtet wurden. Dieses soll in einem Prozeß mit den Mitarbeitern geschehen und nicht „von oben verordnet werden", deshalb wird der Berater zu Rate gezogen.

Frage: Sollte am OE-Prozeß der verantwortliche Mitarbeiter des Trägers teilnehmen?

Variante 1: Er nimmt teil, aber nur in den Auswertungssitzungen, nicht in den Arbeitsgruppen direkt im Haus, um den Mitarbeitern Raum für deren Entwicklungsideen zu geben.

Variante 2: Er nimmt an allen Arbeitsgruppen teil, da der Träger sehr an der Entwicklung des Hauses interessiert ist.

2. Einstellung der Führungskräfte und Verständnis von OE

Trägervertreter und HL: Sehen in dem OE-Berater und dem Prozeß ein Instrument, um notwendige, schon grob definierte Veränderungsschritte umzusetzen und durch die Form des Vorgehens eine größtmögliche Akzeptanz bei den Mitarbeitern zu erhalten.

PDL: Sieht in der OE eine Möglichkeit, daß die Mitarbeiter die Bedingungen und Einstellungen zu ihrer Arbeit reflektieren können und Verbesserungsschritte einleiten können. Der OE-Prozeß sollte Veränderungen einleiten, die von der HL bisher nicht initiiert wurden. Also soll die OE Mitarbeiter und Führungskräfte einbeziehen.

HWL: Hat keine Vorstellung vom OE-Prozeß. Hofft, daß Mitarbeiter erkennen, wie komplex die Abläufe sind und welche Probleme die Führungskräfte damit haben. Sie hofft weiter, daß damit dann die ständige Kritik an der Hauswirtschaftsleitung beendet ist.

*) Alle Namen und Gegebenheiten sind frei erfunden. Etwaige Übereinstimmungen mit wirklichen Gegebenheiten sind rein zufällig, wenn auch nicht ungewollt.

Frage: Auf welche Weise sollten Mitarbeiter und Führungskräfte in den OE-Prozeß eingebunden werden (Häufigkeit, Gruppen zusammen/getrennt)?
Mögliche Vorgehensweise:

1. Bevor auf Ebene der Mitarbeiter gearbeitet werden kann, muß mit den Führungskräften in einer AG daran gearbeitet werden, welche Instrumente der Qualitätsentwicklung und -sicherung die Führungskräfte zu Verfügung haben, (OE und PE).
2. Mit der Moderation des Beraters kann dann festlegt werden, welche Methoden davon im Saalepark eingesetzt werden sollen.
3. Nach den ersten klärenden Sitzungen auf der Führungsebene wird dann mit der Entwicklungs- und Veränderungsarbeit zusammen mit den Mitarbeitern begonnen. So wird eine Verbindung von „Top-down"- und „Bottom-up"-Strategie hergestellt.

3. Arbeitsschwerpunkte
Nach Vorstellung der Führungskräfte sollte bearbeitet werden

- in der Hauswirtschaft
  - Verbesserungen der organisatorischen Rahmenbedingungen für die Arbeit erzielen,
  - Dienstzeiten überprüfen und weiterentwickeln,
  - Besetzung der Schichten nach Arbeitsanfall sicherstellen,
  - Schnittstellen mit der Pflege verbessern.
- in der Pflege
  - neue inhaltliche Konzepte für die Betreuung der Bewohner,
  - Arbeitsorganisation überprüfen, um Arbeitsspitzen abzubauen,
  - Dienstpläne weiterentwickeln,
- Arbeitsformen für mehr Teilzeitmitarbeiterinnen finden.

Hier stellt sich die Frage, welches Instrument der OE angemessen ist (Organisationsanalyse, Mitarbeiter-Befragung, Projektgruppen, Qualitätszirkel).
Eine mögliche Vorgehensweise ist die Arbeit in Qualitätszirkeln, um Mitarbeitern die Möglichkeit zu geben, ihre Schwerpunkte der Veränderung zu definieren, Vorschläge zu machen und ohne Beeinflussung und Begrenzung durch Führungskräfte Ideen zu entwickeln.

4. Vorgehensweise und Ergebnisse
- Hauswirtschaft
  - durch Betrachtung der Arbeitsabläufe im Tagesverlauf wurden Spitzen der Arbeitsbelastung identifiziert und in Beziehung zur Zahl der eingesetzten Mitarbeiter gesetzt: morgens Anwesenheit von Mitarbeitern ausdünnen, dagegen mittags verstärken.
  - Durch Analyse der Dienstpläne konnte festgestellt werden, daß die hohe Zahl der Vollzeitkräfte dazu führt, daß zu Arbeitszeitspitzen besonders am Abend keine regelhafte Besetzung gewährleistet ist, während am frühen Nachmittag zu viele Mitarbeiter anwesend sind: Werbekampagne für Teil-

zeitkräfte wurde durchgeführt; Einbezug der HWL und Diskussion über Charakter der Leitungsaufgabe, nämlich Planung und Organisation sicherzustellen, statt selbst in der Küche zu stehen.
- Pflege
  - Einführung einer Tagesgruppe zur Betreuung von 6–7 dementen Bewohnern und Bewohnerinnen zwischen 8–12.00 Uhr durch eine Pflegekraft und einen Zivildienstleistenden. Effekt: Erleichterung der Arbeit auf den Stationen, trotz der einen Mitarbeiterin weniger, da die unruhigen Bewohner sinnvoll getrennt beschäftigt sind. Die dementen Bewohner nehmen das Angebot sehr gut an.
  - Benennung der unzulänglich gelösten Form der Zuarbeit der Küche bei der Essenslieferung und Nahrungsreichung. Gemeinsame Sitzung mit der HW/Küche und Entwicklung organisatorischer Verbesserungen, die nach und nach umgesetzt werden.
  - Durch Betrachtung der Arbeitsabläufe im Tagesverlauf wurden Arbeitszeitspitzen identifiziert und in Beziehung zur Zahl der eingesetzen Mitarbeiter gesetzt: versetzter Arbeitsbeginn am Morgen – einige Mitarbeiter kommen später, Bewohner können später aufstehen. Verlagerung von organisatorischen Aufgaben auf die Nachtwachen.

5. Kontinuität
Der OE-Prozeß braucht Zeit: Alle 14 Tage 2–2,5 Stunden mit den Mitarbeitern in Gruppen an Veränderungsvorschlägen zu arbeiten, führt schnell zu einer Dauer von einem Jahr, bis die ersten Veränderungen erfolgreich greifen. Diese Zeit sollte aber unbedingt eingeplant werden, um die Entwicklungsschritte zusammen mit den Mitarbeitern zu gehen. Einsame Beschlüsse der Geschäftsleitung zur Reorganisation sind zwar schnell gefällt, aber deren Halbwertzeit im Alltag ist häufig genauso kurz.

Möglich ist die Durchführung von Workshop-Tagen zur Intensivierung der Arbeiten. Einzelne Themen oder auch der Beginn der Entwicklung, z.B. bei dem Einstieg in ein Qualitätsmanagement-System, sind so kompakt abzuhandeln. Je nachdem welche Mitarbeiter beteiligt sind, bietet sich für die Durchführung das Wochenende an. Freizeitausgleich muß dann allerdings wieder in den Dienstplan eingebaut werden.

7.5
Welche Anforderungen ergeben sich für die Aus-, Fort- und Weiterbildung?

Handlungsdimensionen in der Pflege richten sich heute an den Patienten und an die Organisation an sich. Wie eingangs dargestellt, verändern sich Rahmenbedingungen für die Versorgung kranker und alter Menschen drastisch und umfassend. Die Erkenntnis, daß die fachlich-pflegerische und die organisatorische Dimension in der Pflege zusammen eine Optimierung des pflegerischen Outputs ermöglicht, muß auf allen Stufen der Aus-, Fort- und Weiterbildung Raum greifen. Durch umfassende Beschäftigung mit Fragen der Organisationslehre ist früh dem Mißverständnis vorzubeugen, daß Pflegekräfte auf der einen Seite ihr pflegerisches Handwerk umfassend lernen können, ohne sich andererseits mit Fragen der organisatorischen Rahmenbedingungen zu befassen.

Zwei Argumente für die Notwendigkeit organisatorischer Managementkompetenz stehen also im Mittelpunkt der Argumentation:

Zum einen steht es der Pflege und den Handelnden in diesem Berufsfeld, ob nun examiniert oder angelernt, gut zu Gesicht, zu erkennen, daß ihr Face-to-face-Handeln zusammen mit dem Patienten immer durch organisatorische Bedingungen zu verbessern oder zu behindern ist. Hierfür sind aber nicht die allein die Vorgesetzten zuständig, sondern die Pflegekräfte selber. Also muß ihnen in der Aus-, Fort- und Weiterbildung Wissen darüber vermittelt werden.

Zum anderen bedeutet der gesellschaftliche Druck für umfassende Sparopfer im Sozial- und Gesundheitswesen auch die Chance, bisherige Rahmenbedingungen in der Organisation der Pflege in Frage zu stellen. Traditionen geben Sicherheit, sichern aber nicht immer den Erfolg, und sind deshalb häufig trügerisch.

Pflegekräfte sollten rechtzeitig in der Ausbildung mit der betriebswirtschaftlichen und betriebsorganisatorischen Seite der Pflege vertraut gemacht werden, um selbst nach ihrer Ausbildung kompetent daran mitwirken zu können, daß Traditionen hinterfragt und auch abgeschafft werden können, wenn Patienten und Mitarbeiter darunter leiden müssen.

Nicht erst ein Studium zum Pflegemanagement kann die höheren Weihen für die Analyse von betriebsorganisatorischen Abläufen vermitteln, sondern die Grundausbildung muß hier einen Einstieg finden. Stellen in der Pflegeleitung und im Pflegemanagement wird es immer nur wenige in einer Einrichtung geben können. Die Basis der Mitarbeiter selbst aber muß die Entwicklung und Qualitätssicherung in der Pflege gewährleisten. Hierfür ist ein Umdenken bei den Ausbildungsinhalten notwendig. Daneben sind die Träger aufgefordert, einrichtungsbezogene und mitarbeiterbezogene Fort- und Weiterbildungen ihrem Personal anzubieten, um zeitnah institutionsbezogene Veränderungen durch Wissenszuwachs bei den Mitarbeitern zu fördern. Hier hat die betriebsinterne Personalentwicklung noch einen erheblichen Nachholbedarf, besonders bei der Entwicklung der internen Bedarfsplanung für Fort- und Weiterbildung.

> **Wissens- und Transferfragen**
> 1) Welche Definition von Organisation liegt dem Text zugrunde?
> 2) Welches sind die wesentlichen Bestandteile der Struktur einer Organisation?
> 3) Wie erklären Sie den Zusammenhang von Organisationslehre und Qualitätsmanagement?
> 4) Worin unterscheidet sich ein Qualitätsmanagement nach DIN EN ISO 9000ff von anderen Systemen des Qualitätsmanagements?
> 5) Warum ist Planung im Rahmen der Betriebsorganisation hilfreich?
> 6) Welche Definitionen von Organisationsmodellen werden im Text angesprochen?
> 7) Was ergibt sich daraus als Anforderung an eine Leitungskraft?
> 8) Was ist Aufbauorganisation?
> 9) Wie läßt sich der Unterschied von vertikaler und horizontaler Zusammenarbeit beschreiben?
> 10) Wie sehen die Merkmale eines Teams aus?

11) Was sollte mindestens Inhalt einer Stellenbeschreibung sein?
12) Was ist Ablauforganisation?
13) Was sind Merkmale eines Projektes?
14) Nennen Sie die Ziele von Organisationsentwicklung (OE).
15) Warum sollten in der Pflegeausbildung betriebsorganisatorische Grundlagen vermittelt werden?

Literatur

Berger R, Borkel W (1988) Grundwissen Betriebsorganisation. Heyne, München
Deutscher Verein (1993) Veränderungen in sozialen Einrichtungen. OE und Stellenbeschreibung in der Praxis. (Arbeitshilfen Heft 46). Deutscher Verein.
DIN EN ISO 9004-2 (1992) Qualitätsmanagement und Elemente eines Qualitätssicherungssystems. Leitfaden für Dienstleistungen. Beuth, Berlin
Etzioni A (1973) Soziologie der Organisation, München
French WL, Bell CH (1990) Organisationsentwicklung. Paul Haupt, Bern
Müller JFW et al. (1996) Qualitätshandbuch stationäre Altenhilfe, Hrsg Paritätischer Wohlfahrtsverband Landesverband Hamburg, Hamburg
Katz J, Green E (1996) Qualitätsmanagement, Berlin/Wiesbaden
Lawrence PR, Lorsch JW (1969) Organization and Environment, Homewood, III
Offermann C (1997) Qualitätsmanagement in Altenhilfeeinrichtungen. In: Schubert H-J, Zink KJ (Hrsg) Qualitätsmanagement in sozialen Dienstleistungsunternehmen, Neuwied Kriftel (Ts), Berlin
Remer A (1989) Organisationslehre – Eine Einführung. de Gruyter, Göttingen
Schwarz P (1992) Management in Nonprofit-Organisationen. Paul Haupt, Bern
Scott WR (1986) Grundlagen der Organisationstheorie. Campus, Frankfurt New York
Steinbuch PA (1990) Organisation. F. Kiehl, Ludwigshafen
Thompson VA (1991) Modern Organization, New York
Wirtz T, Mehrmann E (1992) Effizientes Projektmanagement, Düsseldorf Wien
Wittlage H (1984) Fallstudien mit Lösungen zur Organisation. Verlag Neue Wirtschaftsbriefe, Herne Berlin
Wohlgemuth AC (1991) Das Beratungskonzept der Organisationsentwicklung. Paul Haupt, Bern

KAPITEL 8

Projektmanagement

C. GUDDAT, B. SEEBERGER

Inhaltsverzeichnis

8.1 Projektmanagement als Führungskonzept 206
8.2 Begriffsbestimmungen 208
8.3 Projekt im Projektmanagement 209
8.4 Projektmanagement in der Praxis 220
8.5 Bezug zum Gesundheitsmanagement 233
8.6 „Mythos Projektmanagement" 237
8.7 Projektmanagement ist erlernbar 240
8.8 Ausblick 241
     Literatur 242

Schreiben geht entweder unendlich schnell oder unendlich langsam vor sich.
(F. Dürrenmatt, 1986, S. 12)

Betrachtet man heutzutage den steigenden Konkurrenzdruck im Gesundheits- und Sozialwesen sowie die noch zum Teil althergebrachten Führungsmethoden und Arbeitsweisen, so fällt auf, daß diese nur ungenügend dem wachsenden Druck standhalten können. Das liegt nicht nur an der bisher fehlenden Konkurrenz im Pflegebereich, die es über Jahrzehnte kaum gegeben hat, sondern auch an den Organisationsformen der Kliniken in Deutschland. Noch bis vor kurzem hatte eine Universitätsklinik keine Konkurrenz zu fürchten, bekam sie doch aufgrund ihres Forschungsauftrags genügend Mittel bereitgestellt und mußte daher den Wettbewerb nicht fürchten. Die Notwendigkeit, Maßnahmen zur Qualitätssicherung zu ergreifen, bestand nicht. Dies hat sich jedoch im Zuge der Gesundheitsstrukturgesetzgebung grundlegend geändert. Ausgabensenkung, Budgetierung und Wirtschaftlichkeit sind Themen, die in Krankenhäusern, Alten- und Pflegeheimen, Sozialstationen und nicht zuletzt in ambulanten Diensten auf der Tagesordnung stehen. Die derzeitig vorherrschenden Arbeitsmethoden müssen auf eine sinnvolle Ressourcennutzung hin überprüft werden.

Ein wichtiger Teil des Reformierungsgedankens sind nicht zuletzt neue Führungsmethoden und -stile. Eine dieser neuen Führungs- und Planungsmethoden, der sich in der Industrie schon seit Jahren bewährt hat, ist das Projektmanagement.

Schlagworte wie Outsourcing, Lean management oder Qualitätssicherung sind immer häufiger zu hören. Sie sind eng mit dem Begriff Projektmanagement verbunden.

Im Zuge der sich immer mehr durchsetzenden Zertifizierung von sozialen und medizinischen Einrichtungen nach der DIN EN ISO 9001 läßt sich Projektmanagement zur Umsetzung solcher Vorhaben nicht nur hervorragend einsetzen, es kann ein Mittel zu einer konsequenten und professionellen Durchführung solcher Änderungen sein. Nur durch sinnvolle Planung und Steuerung kann ein solcher Prozeß zu einem hochwertigen Abschluß gebracht werden.

Dieses Kapitel soll sich dem Projektmanagement widmen, seiner Durchführung, aber auch seiner begrifflichen Bestimmung. Schwerpunkt soll die Vernetzung verschiedener Bereiche sein.

Dabei soll aber nicht übersehen werden, daß Projektmanagement keine Garantie für Probleme aller Art darstellt. Nur durch einen sinnvollen Umgang wird das Mittel „Projektmanagement" seine Funktion erfüllen können. Zudem soll ein Theorie-Praxis-Transfer stattfinden. Es soll sich dabei aber nicht um einen Idealfall handeln, es wird vielmehr Kritik an der Umsetzung geübt und auf Fehler hingewiesen werden.

8.1
Projektmanagement als Führungskonzept

8.1.1
Gesellschaftspolitische Rahmenbedingungen

Der Forderung nach einer sinnvollen, ökonomischen und ressourcenorientierten Umsetzung des im Sozialgesetzbuch (SGB) V § 2 Abs. 1 verankerten Wirtschaftlichkeitsgebots unter Berücksichtigung der damit verbundenen Forderung nach Qualität und Wirksamkeit (verankert im § 2 Abs. 1 S. 3 SGB V) medizinischer Maßnahmen müssen alle Bereiche des Gesundheits- und Sozialsystems nachkommen. Seit die 3. Stufe der Gesundheitsstrukturgesetzgebung in Kraft getreten ist, sehen sie sich zunehmend einer Wirtschaftlichkeitsüberprüfung ausgesetzt, der sie Rechnung zu tragen haben. Budgetierung, Fallpauschalen, Sonderentgelte, Trendwenden im Gesundheitswesen hin zu selbst bezahlten Leistungen (Zuzahlung zu Kuren, Arzneimitteln, Sonderbehandlungen), Modellprojekte wie Beitragsrückzahlungen (wie in der Privatkrankenversicherung) verunsichern nicht nur Leistungserbringer, sondern darüber hinaus den Leistungsempfänger, den Patienten.

Betten werden bereits allerorten abgebaut. Dies betrifft das Personal, das sich jahrelang im Bereich der Pflege sicher wähnte. Plötzlich tritt ein Prozeß der Wandlung ein, dem sich auch das Pflegepersonal, oder vielmehr gerade das Pflegepersonal zu stellen hat. Dessen Aufgabe ist es, sich unentbehrlich zu machen. Nicht Abgrenzung, sondern Vernetzung ist gefordert. Vernetzung einerseits mit anderen Berufsgruppen, Vernetzung aber auch mit der unmittelbaren Umwelt.

Änderungsvorhaben brauchen jedoch Instrumentarien, deren sich die zur Änderung Willigen oder die zur Änderung Bewegten bedienen können und sollten. Das Projektmanagement gibt den Dienstleistungsunternehmen, bzw. all denen, die Änderungen in welchen Bereichen auch immer durchzuführen bereit sind, ein Instrument in die Hand, mittels dessen die dringend notwendigen Schritte hin zu einem konkurrenzfähigen Unternehmen unternommen werden können.

8.1.2
Umsetzung von Projekten und Projektmanagement in der Industrie

Die Produktivität und die damit verbundene Umsatzsteigerung eines modernen Industrieunternehmens sind nicht in demselben Maß in einem Dienstleistungsunternehmen zu erzielen. Das Aufgabengebiet, der Kunde, lassen dies nicht zu.

Trotzdem setzt die Industrie auch für das Dienstleistungsgewerbe Maßstäbe, zumindest im Bereich Controlling, Effektivitätssteigerung und Auslastung von Ressourcen. Der in der Industrie vorliegende Leistungsdruck, der gerade durch die Globalisierung enorme Anforderungen an einen Betrieb stellt, hat dort Mittel und Wege entstehen lassen, den Anforderungen gerecht zu werden. Produkte müssen qualitativ hochwertiger und vor allem immer schneller auf den Markt gebracht werden. Noch dazu müssen Produkte der Konkurrenz aus dem Ausland standhalten. Dazu braucht es ein effektives Planungs- und Entwicklungsinstrument. Organisiertes und vernetztes Handeln ist dabei maßgeblich.

Projektmanagement wird im Rahmen der Planung und Steuerung von Entwicklungsvorhaben eingesetzt. Die Industrie nimmt für das Dienstleistungsgewerbe durch ihren hohen Anteil am Bruttosozialprodukt eine Vorbildrolle ein, wenn es darum geht, Veränderung, Anpassung und Umsetzung zu realisieren. Rasche Anpassung an die Marktsituation ist in einem Industrieunternehmen überlebenswichtig. Nur durch stringentes Arbeiten in Arbeitsgruppen unter Einbeziehung aller an einem Prozeß Beteiligten (den Projektgruppen) ist es möglich, rasch und gezielt auf Veränderungen des Marktes zu reagieren, bzw. neue Veränderungen einzuleiten.

8.1.3
Anforderungen an Dienstleister aufgrund des Wettbewerbs

Die Stewardeß der North West Airline beugt sich kurz vor der Landung des Flugzeugs vor zu jedem Passagier und fragt, ob er Deutscher oder Amerikaner sei. Der Amerikaner bekommt einen Hinweis in die Hand gedrückt, der in wörtlicher Übersetzung so lautet: „Besuchern aus den USA kommen Verkäuferinnen/Verkäufer sowie Bedienungspersonal von Restaurants und Gaststätten als unterkühlt und abweisend vor. Dieses Verhalten ist für das Dienstleistungsgewerbe in Deutschland ganz normal und nicht unhöflich gemeint." (SZ vom 29.03.1998)

Das Dienstleistungsgewerbe in Deutschland steckt wie kein anderes Gewerbe noch in den Kinderschuhen. Dazu gehören auch die Gesundheitseinrichtungen wie Krankenhäuser, Altenheime, Alten- und Servicezentren. Patienten und alte Menschen sind in vielen Einrichtungen noch nicht als Kunden erkannt und behandelt worden. Dies muß und wird sich ändern. Der gesteigerte Wettbewerbsdruck im Dienstleistungsbereich, der sich auf den geringen finanziellen Spielraum aller Bereiche im Gesundheits- und Sozialwesen auswirkt, fordert von allen Dienstleistungserbringern innovative, kundenorientierte und vor allem qualitativ hochwertige Konzepte. Die in der Vergangenheit erbrachten Leistungen waren durchaus qualitativ hochwertig. Doch reichen sie heute nicht mehr aus, um dem Druck der Konkurrenz standzuhalten. Neue Wege müssen gegangen und neue Konzepte erarbeitet werden. Vor allem aber muß der Kunde, der Leistungsempfänger, ebenso wie der Mitarbeiter mit in die Entscheidungsprozesse und in die Lösungsfindung einbezogen werden.

Hierzu lassen sich Projekte im Rahmen eines Projektmanagements heranziehen. Dabei werden Mitarbeiter – also die Leistungserbringer und damit ein nicht unwichtiges Potential – mit in Änderungsvorhaben eingebunden, sie partizipieren also am Geschehen und werden dabei in die Lage versetzt, selbst an der Lösungsfindung teilzuhaben und darüber hinaus mit über ihren Arbeitsalltag zu bestimmen. Dabei kann man das Wissen um interne Prozesse von Nutzen sein.

8.2
Begriffsbestimmungen

8.2.1
„Projektmanagement"

Unter Projektmanagement versteht man alle willensbildenden und willensdurchsetzenden Aktivitäten im Zusammenhang mit der Abwicklung von Problemlösungsprozessen.

Die Anforderungen, die Änderungen im Großen wie im Kleinen mit sich bringen, können nur mit geeigneten Mitteln durchgeführt und zu einem Abschluß gebracht werden, wenn der Verantwortliche über Wissen zur Durchführung eines solchen Projektes verfügt. Dabei ist es grundsätzlich vonnöten, Verantwortliche für einen solchen Projektauftrag zu benennen und diese mit den nötigen Machtbefugnissen auszustatten.

Laut der DIN ISO-Norm 69901 (Gesamtheit der Organisationseinheiten und der aufbau- und ablauforganisatorischen Regelungen zur Abwicklung eines bestimmten Projektes) stellt das Projektmanagement eine Subsumierung von Organisations-, Planungs- und Entwicklungsprozessen dar, sofern es sich dabei um die einmalige Entwicklung und Einführung eines Projektes handelt.

Mittels des Projektmanagements können komplexe Aufgabenstellungen durchgeführt werden.

Im Dienstleistungssektor, der hauptsächlich mit Transferprozessen (eine Leistung wird im Gesundheitswesen durch einen Leistungserbringer direkt am Leistungsempfänger erbracht, der Kunde wird damit zum Teil der Dienstleistung) zu tun hat (*innerbetrieblich*, z.B. werden auch innerhalb eines Betriebes zwischen den einzelnen Abteilungen Dienstleistungen erbracht, *überbetrieblich,* also zwischen einem Dienstleistungsunternehmen und dem produzierendem Gewerbe und *zwischenbetrieblich,* zwischen zwei Dienstleistungsbetrieben) ist eine neue Dimension entstanden.

Projektarbeit kümmert sich in diesem Bereich hauptsächlich um das Verhältnis Dienstanbieter–Kunde. Arbeitsabläufe sollen, ähnlich wie in der Industrie, optimiert, Kundenwünsche mit einbezogen und Belange der Mitarbeiter berücksichtigt werden.

Diesen Anforderungen an ein Projekt gerecht zu werden und darüber hinaus die dafür erforderlichen Projektgruppen zu bilden, zu leiten und zu führen, zu überwachen und bei Problemen bedarfsgerecht zu intervenieren, ist die Aufgabe eines Projektleiters. Dieser managt sozusagen das Projekt. Er sollte dabei über Grundlagen der Organisationsentwicklung ebenso verfügen, wie über gute rhetorische und didaktische, organisatorische und methodische, aber auch über soziale und fachliche Kompetenzen. Ein Projektleiter kann sowohl ein interner, als auch ein externer Mitarbeiter sein.

8.2.2
„Projekt"

→ **Definition**

Projekte sind charakterisiert durch:

- Einmaligkeit,
- zeitlich und ressourcenbegrenzte Aufgabenstellung, welche
- eindeutig (mit Zielsetzung für das Gesamtergebnis) formuliert ist und für die es eine klare Verantwortlichkeit gibt.

8.3
Projekt im Projektmanagement

8.3.1
Einteilung von Projekten

Projekte teilt man nach verschiedenen Kriterien ein, die im folgenden erläutert werden.

In einem Unternehmen, in einem Krankenhaus oder einem Dienstleistungsbetrieb werden in der Regel immer mehr Projekte beantragt, als tatsächlich bearbeitet werden können. Daraus ergibt sich unweigerlich eine Einteilung in:

- Kann-Projekte, das sind die Projekte, die man nicht unbedingt machen muß, aber machen kann (z.B. Einführung einer Überleitungspflege) und
- Muß-Projekte, also all jene, die z.B. durch Änderungen gesetzlicher Rahmenbedingungen erforderlich werden (Durchführung von ambulanten Operationen, damit Einhaltung gesetzlicher Rahmenbedingungen, ambulant vor stationär, i.e. Wirtschaftlichkeitsgebot siehe auch: SGB V, § 12).

Eine weitere Einteilung kann man durch die Dauer (von wenigen Monaten bis hin zu mehreren Jahren), die Größe (auszumachen entweder anhand der am Projekt Beteiligten oder am finanziellen Rahmen) und an die Art des Projekts vornehmen. So benennt Burghardt (1995, S. 20 ff.) folgende Projektarten:

- Forschungsprojekte (bestimmte abgegrenzte Forschungsaufgaben, sowohl exploratorische Grundlagenarbeit, als auch anwendungsorientierte Technologieforschung).
- Entwicklungsprojekte (klar definiertes Entwicklungsziel).
- Rationalisierungsprojekte (Änderung/Optimierung geplanter Abläufe und Prozeßketten).
- Projektierungsprojekte (auch System-, Anlagen- oder Kundenprojekte genannt; zusammengestellt aus bestehenden Produkten).
- Vertriebsprojekte (gezielt auf den Kunden ausgerichtet).
- Betreuungsprojekte (grenzwertig, da diese Form Dauercharakter haben kann; ein klares Ende des Projektes ist nicht vorgesehen) und darüber hinaus noch
- Sonderprojekte (Organisations-, Unternehmens-, Planungs-, Vorleistungs-, Pionierprojekte).

Ein ganz wesentlicher Faktor ist dabei die Einhaltung der Ressourcen Zeit und Finanzen. Darauf wird weiter unten näher eingegangen.

8.3.2
Phasenmodell

Ein Projekt verläuft in verschiedenen, zeitlich unterschiedlichen Abschnitten, den Projektphasen.

Projektphasen und ihre Schwerpunkte
Man unterscheidet die:

- Definitionsphase,
- die Planungsphase,
- die Durchführungsphase und
- die Abschlußphase.

Jeder Phase kommen bestimmte Schwerpunkte zu.
In der Definitionsphase werden für das Projekt wichtige Details festgelegt:

- das Ziel wird definiert,
- Probleme werden erörtert,
- eine Grobplanung wird erstellt,
- die Wirtschaftlichkeit wird geprüft, und
- der Projektauftrag wird erteilt.

In der Planungsphase wird:

- der Projektplan detailliert entworfen,
- Risikoanalysen werden durchgeführt,
- die Schnittstellen definiert,
- das Projekt in Arbeitspakete zerteilt und
- der Meilensteinplan erstellt.

Die sich anschließende Durchführungsphase ist gekennzeichnet durch:
- die Zielverfolgung,
- und die Beseitigung der Abweichungen anhand des Meilensteinplans.

In der Abschlußphase wird:

- der Projektabschlußbericht vorgelegt,
- werden die Mitarbeiter wieder reintegriert und
- das Projekt wird aufgelöst.

8.3.3
Projektmanagement im Organigramm einer Organisation

Das Instrument „Projektmanagement" steht nicht für sich allein, sondern muß stets im Zusammenhang mit seinem Umfeld betrachtet werden. So ist Projektmanagement als Führungskonzeption ein hierarchie- und funktionsübergreifendes Instrument, an das besondere Anforderungen gestellt werden.

Das Projektmanagement ist durch die eigentliche Definition des Begriffs Projekt in seiner Auslegung stark eingegrenzt. Es unterscheidet sich daher erheblich von anderen Führungskonzepten durch eine projektadäquate Organisation, durch exakte Entwicklungs- oder Änderungsvorhaben, durch eine projektbezogene Planung, durch einen laufenden Ist-Soll-Vergleich und durch einen zeitlich vordefinierten Abschluß, das Projektende.

Zudem stehen das Projektleitungsteam, bzw. der Projektleiter in einem gänzlich anderen Zusammenhang zum Organigramm einer Einrichtung; meist in oder neben einer schon bestehenden Linienorganisation, möglicherweise finden sie in einer Matrix Platz. (Abb. 8.1)

Die Schwierigkeit einer Matrix ergibt sich allerdings schon bei der Weisungsbefugnis. Der Mitarbeiter, der sowohl einem Projektleiter, als auch einem anderen Vorgesetzten, z.B. einem Abteilungsleiter unterstellt ist, wird „Diener zweier Herren". Dem Projektleiter werden deshalb nur eingeschränkt Weisungsbefugnisse eingeräumt. Er hat die volle Verantwortung für das Projekt, nicht aber die volle Weisungsbefugnis für die am Projekt beteiligten Mitarbeiter. Eine solche Matrix wird nur temporär und damit künstlich geschaffen.

Das ist ein entscheidender Nachteil der Matrix.

Vorteilhaft ist der erhöhte Kommunikationsbedarf, der zwangsläufig durch die entstandenen Schnittstellen Kreativität freisetzen kann und zusätzliche Ideen aus der Diskussion entstehen läßt.

Ein Projekt soll:
- sachgerecht,
- termingerecht und
- kostengerecht

abgewickelt werden. Um dies zu erreichen, muß das Projektmanagement regelnd in den Prozeßverlauf eingreifen. Instrumentarien wie Planvorgaben, Strukturpla-

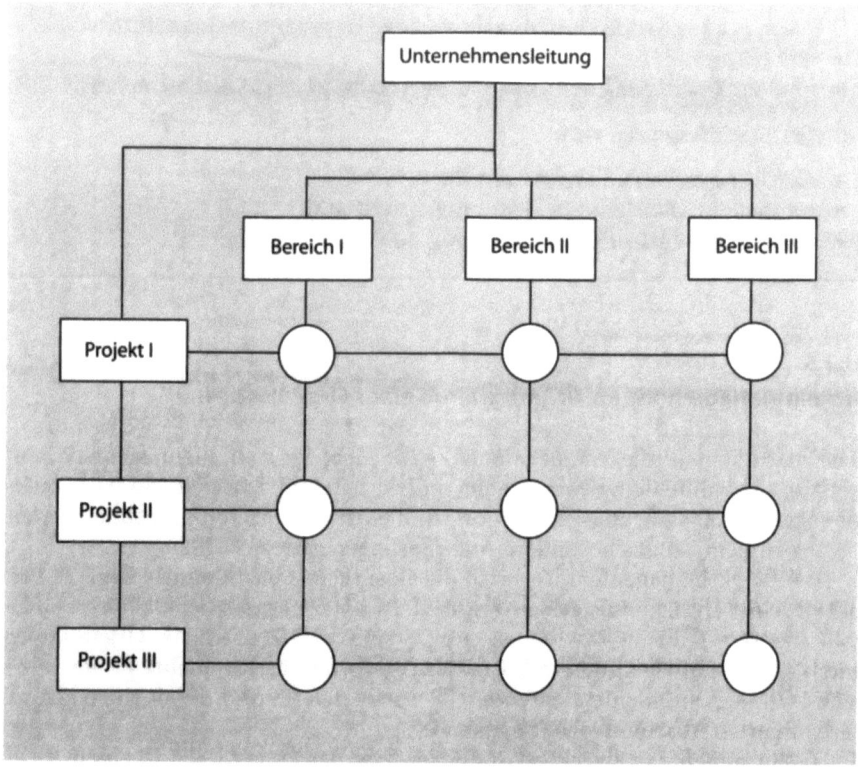

Abb. 8.1. Matrixorganisation im Projektmanagement

nung, Erstellung eines Projektplans, Zieldefinition und Kostenplanung, um nur einige zu nennen, und deren Kontrolle mittels verschiedener Kontrollinstrumente sollten zur Einhaltung der oben genannten Prämissen verhelfen.

8.3.4
Die Projektleitung

Der Projektleiter ist eine ganz wesentliche Person im Rahmen des Projektmanagements. Durch seine Hände laufen sozusagen alle Fäden, er muß deshalb mit verschiedenen, vordefinierten Weisungsrechten ausgestattet sein.

Kompetenzen von Projekt- und Subteamleitern

Um ein Projekt durchzuführen, muß der Projektauftraggeber die benannten Projektleiter mit bestimmten Kompetenzen ausstatten. Ohne genau zu wissen, mit welchen Mitteln ein Projektleiter Teilergebnisse einfordern oder aber auch abweisen kann, ist ein Projekt in der dafür veranschlagten Zeit nicht durchzuführen.

8.3 Projekt im Projektmanagement

Ein Projektleiter sollte deshalb von vornherein ganz klare Aufgaben und Verantwortungen zugesprochen bekommen:

- Er hat die gesamte Koordinationsverantwortung.
- Er ist für Planung und Leitungskontrollen der Aufgabenstellung verantwortlich.
- Er hat projektbezogenes Weisungs- und Entscheidungsrecht.
- Er definiert die einzelnen Arbeitspakete.
- Er gibt diese frei.
- Er kann in allen Phasen des Projekts beraten und Einfluß nehmen.
- Bestehende Bereichslinien werden durch ihn nicht ersetzt, sondern ergänzt (Matrix).
- Er dokumentiert und präsentiert gegenüber Dritten.
- Er hat die Verantwortung für die Ablaufgestaltung des Projekts, wobei dabei mehrere Bereichs-, Funktions- und Abteilungsgrenzen überschritten werden.
- Er hat unbedingtes Mitspracherecht bei der Auswahl der Teammitglieder.
- Er nimmt Einfluß auf die Bestimmung möglicher externer Mitarbeiter.
- Er hat die Aufgabe, eine Projektorganisation zu implementieren.
- Er ist für die Planung, Freigabe und Kontrolle der Projektkosten verantwortlich (Budgetverantwortlicher).

Teamarbeit ist ein ganz wesentlicher Bestandteil von Projekten. Einem Projekt können mehrere Subteams angehören, deren Subteamleiter einem Kernteam angehören, welches sich in regelmäßigen Abständen trifft, um dem Projektleiter über den Fortschritt des Projekts zu informieren. (Abb. 8.2)

Leiter von Subteams haben ebenfalls eine klare Verantwortlichkeit und Aufgabenstellung, die sie von den Projektleitern zu Beginn des Projekts zu erhalten haben:

- Sie sind für das Subteam verantwortlich.
- Sie steuern die Teamsitzungen, d.h. die Termine, die Ablauforganisation, die Räume und die Moderation, das Ergebnis und die Dokumentation.

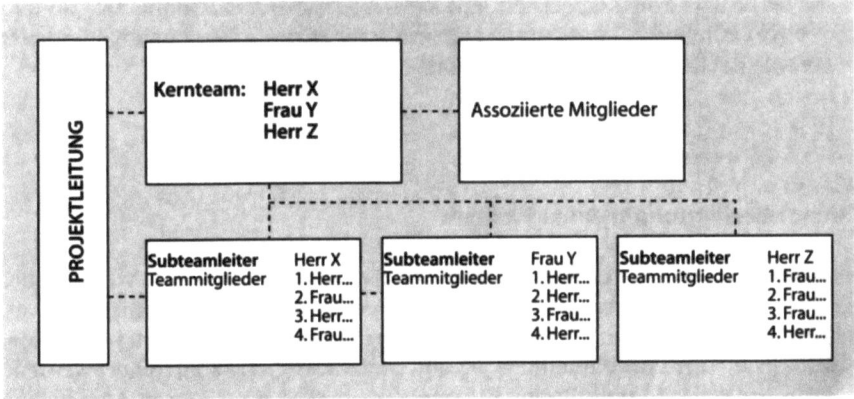

Abb. 8.2. Projektaufbau

- Sie steuern darüber hinaus die Aufgabenverteilung im Team.
- Sie sind für die Termineinhaltung verantwortlich.
- Sie haben für Kommunikation mit Ansprechpartnern/Kunden zu sorgen.
- Sie kommunizieren und informieren den Projektleiter.
- Sie dokumentieren die Ergebnisse und präsentieren diese.

Wahl der Projektleitung

Die Problematik, einen internen Projektleiter einzusetzen, zeigt sich, wenn man die Gründe für die Wahl eines externen Projektleiters betrachtet.

- Ein externer Mitarbeiter verfügt zwar nicht über Insiderwissen, ist aber auch nicht betriebsblind.
- Ein externer Mitarbeiter ist in der Regel unbekannt. Er wird mit Skepsis zu rechnen haben, erfährt aber auch durch seine Erfahrung einen größeren Respekt als ein interner Mitarbeiter.
- Der externe Projektleiter verfügt, wenn er bereits in vielen Unternehmen gearbeitet und in seiner Funktion tätig gewesen ist, möglicherweise über ein fach- und unternehmensübergreifendes Wissen. Er wird deshalb auch eher bereit sein, neue „Pfade" zu betreten, und kann zudem das Risiko besser abschätzen.
- Ein externer Berater/Projektleiter ist nicht politisch in das Unternehmen eingebunden und wird eher nicht an einem unternehmenspolitischen Rahmen (Leitbild) orientiert oder ausgerichtet sein. Auch dadurch wird es ihm leichter fallen, neue, innovativere Wege zu beschreiten.
- Ein externer Projektleiter wird im Anschluß an das Projekt – aller Regel nach – mit einem neuen beginnen. Er muß daher nicht wieder an seinen Arbeitsplatz, den er zum Zweck des Projekts verlassen hat, zurückkehren und liegengebliebene Arbeit nachholen. Fazit: Die Doppelbelastung, die ein interner Mitarbeiter aufgebürdet bekommt, es sei denn man stellt diesen für den Verlauf des Projekts gänzlich von der Erledigung von Routineaufgaben frei, entfällt für den externen Berater. Möglicherweise wird der interne Mitarbeiter nur zeitweise für das Projekt abgestellt und kann sich daher nur „halbherzig" um das Projekt kümmern. Damit wird es für ihn schwierig, die Ressourcen – und hier gerade die Zeit – im Auge zu behalten.

8.3.5
Rahmenbedingungen eines Projekts

Projektmanagement wird angewendet, um die Einbindung bereits vorhandener Fachkompetenzen sicherzustellen. Das Ziel eines Projektmanagements ist es, jedes Projekt in möglichst sinnvolle, überschneidungsfreie Phasen zu unterteilen, die für sich zeitlich und inhaltlich geplant, strukturiert und kontrolliert werden.

Um ein Projekt durchführen zu können, bedarf es einer klaren Abgrenzung des Projektziels. Ohne eine Projektplanung sollte man ein Projekt nicht beginnen.

Die Projektdefinition bildet die Grundlage für die Durchführung eines Projekts. Dazu gehören:
1. Gründung des Projekts,
2. Definition des Projektziels,
3. Organisation des Projekts,
4. Abschluß des Projekts.

Gründung des Projekts

Am Anfang eines Projektes steht der Projektantrag. Dort werden alle für das Projekt relevanten Daten, z.B. eine Beschreibung der Aufgaben, Zielvereinbarungen (Termin, Kosten) getroffen und festgehalten. Zudem sollen hier die Verantwortlichen festgelegt werden. Ist der Projektauftrag verabschiedet, wandelt sich der Antrag zum offiziellen Projektauftrag.

Definition des Projektziels

Ein weiterer ganz wichtiger Punkt ist die Festsetzung einer exakten Zieldefinition. Mit der Frage: Wo will ich mit dem Projekt hin? Was will ich erreichen? wird der Grundstein für die Durchführung, für die zur Verfügung gestellten Ressourcen Zeit, Geld und Personal (als Teil des Budgets) gelegt. Dabei kann man zwischen Zielen der Führung und den Zielen, die das Projekt betreffen, unterscheiden.

Gerade, wenn Projektmanagement als Führungsmethodik angewendet wird, ist es wichtig, den Zielen des Projektmanagementteams Beachtung zu schenken. Erst nach Kenntnis der Projektbedingungen und darüber hinaus der Auswirkungen, die das Projekt haben wird, sowie nach Vorlage des Projektplans erhält das Projekt seine Akzeptanz.

Zusammen mit dem Auftraggeber sollte der Projektleiter einen Anforderungskatalog bzw. ein Pflichtenheft erstellen. (Das Pflichtenheft beinhaltet die notwendigen Arbeitsschritte, das Lastenheft, was der Kunde für Wünsche hat.)

Zur fachlichen, organisatorischen und wirtschaftlichen Absicherung empfiehlt sich eine Problemfeldanalyse. Ohne genau zu wissen, wie das Problemumfeld aussieht, und ohne zu wissen, welche wirtschaftlichen Vor- oder Nachteile dem Unternehmen durch die Durchführung des Projektes entstehen (also aufgrund des Projektes, aber auch hinsichtlich der möglichen Ergebnisse), sollte es nicht begonnen werden.

Organisation des Projekts

Hierzu gehören:
- der Vertragsabschluß zur Legitimierung des Projekts,
- die im Vertrag geregelte zeitliche Eingrenzung,

- die Festlegung des Budgets (zur Regelung des Projektausmaßes),
- die Auswahl der Mitarbeiter die am Projekt teilnehmen,
- die Eingrenzung der Machtbefugnisse des Projektleiters und darüber hinaus
- die Skizzierung des Durchführung der Maßnahmen (Projektplanung)

Vertrag
Bei externen Projekten, d. h., wenn das Projekt durch einen externen Projektleiter durchgeführt wird, sollte dieses nicht ohne einen Vertrag zwischen Auftraggeber und Auftragnehmer begonnen werden. Als Vertragsgegenstand sollte der Auftragnehmer mit Zielen des Projektmanagements bekannt gemacht werden, um so die Risiken des Auftraggebers auf ein Minimum zu reduzieren.

Der Vertrag sollte folgende Punkte enthalten:

- die Vergütung,
- den zeitlichen Rahmen,
- eventuelle Regreßansprüche, wenn die Fristen nicht eingehalten werden und
- die Regelung über die Verantwortlichkeit und Durchführung.

Interne Projekte werden oft ohne vertragliche Regelung durchgeführt. Dadurch erhöht sich auf beiden Seiten der „Vertragspartner" das Risiko. Besondere Maßnahmen sind erforderlich, um beide Verhandlungspartner zu disziplinieren:

- Der Projektleiter sollte direkt der Geschäftsleitung unterstellt werden. Diese hat somit einen größeren Einfluß auf den Projektleiter.
- Es sollte ein Gremium gebildet werden, aus dem ausgesuchte Vertreter der oberen und mittleren Leitungs-/Führungsebene ihren Einfluß auf Projektentscheidungen geltend machen können.

Zeitliche Eingrenzung
Projekte haben in der Regel eine Laufzeit von 3 Monaten bis zu 5 Jahren. Es sollte ein zeitlicher Rahmen festgelegt werden, schon deshalb, um bei Verstößen gegen den geplanten Verlauf den Vertragspartner in Regreß nehmen zu können. Der zeitliche Rahmen sollte ebenfalls abgesteckt werden, um:

- die Motivation zu erhalten, nichts ist demotivierender, als ein auf kurze Zeit angesetztes Projekt, das kein Ende zu finden scheint,
- um die Ressource „Finanzen" kalkulieren zu können,
- um eine Verwaschung der Projektziele durch ständige Neudefinition zu verhindern. (Wenn ein Projekt offen wäre, was der Definition des Begriffs „Projekt" entgegenstünde, dann gäbe es immer wieder die Möglichkeit, wenn man mit dem Projekt nicht zum gewünschte Ziel gelangt, das Ziel umzudefinieren.) und
- nicht zuletzt um Planungssicherheit zu haben.

Festlegung des Budgets
Gerade im öffentlichen Bereich ist die Vergabe von Ressourcen ein langwieriges Verfahren, welches gut geplant werden will. So ist eine flexible Ressourcenpla-

nung und Anpassung an Projektforderungen nur begrenzt möglich. Eine angemessene Ressourcenbeschaffung vollzieht sich über einen Zeitraum von ca. zwei Jahren (vgl. Mente in: Steinle 1995, S. 116).

Ein Projekt ist immer ein Investitionsvorhaben. Bevor es durchgeführt wird, bedarf es daher einer genauen Kosten-Nutzen-Analyse, ohne die ein wirtschaftlich orientiertes Unternehmen keine Neuerungen, Änderungen oder Neuentwicklungen initiieren sollte.

Wenn das Unternehmen erkennt, daß es bei der geplanten Maßnahme nicht zu einer Einsparung (kurz-, mittel- oder langfristig) kommt, sollte es auf die geplante Maßnahme verzichten, wenn nicht andere zwingende Gründe für die Maßnahme sprechen (Einhaltung gesetzlicher Vorschriften, Wettbewerb, Änderung aufgrund einer Imageaufbesserung, Markteinführung).

Auswahl der Mitarbeiter

Eine Projektgruppe – wobei es mehrere geben kann – sollte nicht mit mehr als 6–7 Mitgliedern besetzt sein. Nur dadurch ist gewährleistet, daß die Gruppe auch in der ihr gegebenen Zeit zu Ergebnissen kommt. In der Gruppe sollte es einen Verantwortlichen geben, der die Gruppe leitet. Dies werden in der Regel Teilprojektleiter sein. Oft arbeiten mehrere Projektgruppen parallel. Die Ergebnisse werden in einer Besprechung dem Projektleiter vorgestellt und mittels der Etappen, die zuvor festgelegt wurden (Etappenziele) gewürdigt. So verfügt der Projektleiter stets über einen Einblick in die Tätigkeiten der einzelnen Gruppen.

Projektplanung

Zur Durchführung eines Projekts gilt es, das Handeln hinsichtlich späterer Ergebnisse zu durchdenken, das Projekt, das in verschiedene Bestandteile (Projektgruppen, Arbeitszirkel) zerfällt, sorgfältig hinsichtlich der einzuhaltenden Parameter zu planen.

Man kann dabei verschiedene Pläne unterscheiden:

Verschiedene Planarten	
Projektstrukturplan	Wie ist das Projekt aufgebaut?
Projektablaufplan	Wie läuft es ab?
Projektterminplan	Welche Termine müssen eingehalten werden?
Kapazitätsplan	Welche Ressourcen sind bereitgestellt?
Kostenplan(ung)	Was kostet das Projekt? Was steht bereit?
Qualitätsplan(ung)	Was soll durch das Projekt verbessert werden?
Risikoanalyse	Welche Risiken kann man schon jetzt erkennen?/ Welche Risiken kann es bei der Durchführung des Projekts geben?

Abschluß des Projekts

Der Abschlußphase sollte ebenso wie der Startphase eines Projektes eine große Aufmerksamkeit zuteil werden. Immerhin waren eine Anzahl von Menschen an einer Aufgabe über längere Zeit intensiv auf der Suche nach Lösungen.

Je nach der Art der Projektorganisation, also der Integration des Projekts in die Linie der Organisation und der Dauer und dem Umfang des Projekts wird der Projektleiter sich um eine Reintegration der Projektteilnehmer Gedanken zu machen haben. Dabei ist es wichtig – bevor mit dem Projekt begonnen wird – abzuklären, wie die Wiederaufnahme der Routineaufgaben (wenn der Projektmitarbeiter komplett aus seinem Arbeitsgebiet abgezogen wird, z.b. bei großen Projekten in der Autoindustrie) aussehen wird. Wird z.b. sein Arbeitsplatz für die Dauer des Projektes besetzt, so muß über anschließende Maßnahmen für den Mitarbeiter nachgedacht werden.

Die andere Seite ist die Nachbereitung des Projekts, in der die Mitarbeiter ein Feedback über die geleistete Projektarbeit/Teamarbeit abgeben, um nachfolgende Projekte beeinflussen zu können (in der Regel gibt es bei Projekten größeren Umfangs *Anschlußprojekte,* die schon vor Beginn des eigentlichen Projkts sichtbar werden). Dabei sollen sowohl positive, als auch negative Dinge angesprochen werden, um einerseits dem Projektleiter Hinweise auf mögliche Verbesserung zu geben, andererseits hinsichtlich nachfolgender Projekte Fehler zu minimieren und Schnittstellenprobleme zu bereinigen.

In der Industrie ist es mittlerweile Standard, daß sich auch nach Beendigung des Projekts die Projektleitung die Durchführung der im Projekt erarbeiteten Lösungen kontrolliert und bei Abweichungen lenkend eingreift. Doch dazu ist eine Absprache mit dem Auftraggeber nötig. Vorteile dieser Nachkontrolle liegen auf der Hand:

- Projekte werden nicht nur für die Zeit ihrer Durchführung dafür genutzt, Prozesse zu erarbeiten und umzusetzen, sondern auch darüber hinaus.
- Der Projektleiter und sein Team haben an der Ausarbeitung von Lösungen gearbeitet, die von anderen Mitarbeitern nun umgesetzt werden sollen, der fachlich versierte Projektleiter kann die Umsetzung kontrollieren und den Mitarbeitern eine Hilfe sein.
- Der Mitarbeiter erkennt durch die Nachkontrolle die Wichtigkeit des Projekts an und wird eher bereit sein, dieses umzusetzen.

8.3.6
Regel- und Kontrollinstrumente

Die Projektkontrolle umfaßt die Kontrolle von:

- Terminen (Anlage von Meilensteinen),
- Kosten,
- Fortschritt (Ist-Soll-Analyse),
- Projektdokumentation.

Meilensteine

Die Zerlegung eines Projekts in mehrere, wichtige Abschnitte ist dringend angeraten. Der Projektleiter sollte das Projekt dergestalt unterteilen, daß sich durch das Berichtswesen genau erkennen läßt, wie der aktuelle Stand des Projekts ist.

Die Bildung von Abschnittsmarkern, sog. „Meilensteinen" kann dabei durchaus EDV-gestützt durchgeführt werden (bei großen Projekten zwingend angeraten); zahlreiche Softwarelösungen, die den Aufgaben eines Projektmanagements gerecht werden, sind im Handel erhältlich. Ist ein Meilenstein überschritten, muß der Projektleiter regelnd eingreifen. Versäumt er dies, so ist nachfolgend mit Problemen zu rechnen. Die wichtigsten Meilensteine sind die an den Übergängen von einer zur nächsten Projektphase. Hier zeigt sich, da ein Projektabschnitt auf den vorhergehenden aufbaut, ob die Kontrollaufgabe ernst genommen wurde oder nicht. Dabei wird unmittelbar über den weiteren Verlauf des Projekts entschieden.

Gerade bei Projekten, in denen mehrere Aufgaben parallel durchgeführt werden, und das wird in der Mehrzahl der Fälle so sein, greifen verschiedene Phasen ineinander. Versäumt der Projektleiter die Kontrolle der Teilabschnitte oder übersieht dieser, die an den einzelnen Abschnitte vorzulegenden Ergebnisse einzufordern, kann es unter Umständen dazu kommen, daß eine Projektgruppe nicht zur festgelegten Zeit fertig wird. Die auf diesen Ergebnissen aufsetzenden Projekte können daher nicht begonnen werden, das Projekt verzögert sich, Ressourcen werden vergeudet, das Budget erhöht sich und wird unter Umständen überschritten.

Soll-Ist-Analyse

Zu Beginn eines Projekts ist eine Analyse der vorherrschenden Umstände (auf das Projekt bezogen) angeraten.

So kann es zum Beispiel nützlich sein zu prüfen, ob:

- es ähnliche Projekte im Unternehmen (z.B. in einer anderen Filiale, in einer anderen Abteilung) bereits gegeben hat und wenn ja, welches Ergebnis vorliegt,
- ob die Konkurrenz bereits ähnliche Ideen zum Gegenstand von Entwicklungsprojekten gemacht hat und was deren Ergebnis war,
- mit welchen Schwierigkeiten unter Umständen zu rechnen ist,
- wie der Stand zum Zeitpunkt des Projekteintritts ist,
- wo Ressourcen erkennbar sind,
- wie die Umgebung/Umwelt über das Projekt denken könnte.

Gerade bei Änderungsvorhaben mit unmittelbarer Auswirkung auf die Umwelt, also die Gesellschaft, ist die Erhebung eines Meinungsbildes angeraten. Dabei sollte man abwägen, ob man die Meinung mit in die Projektierung einfließen lassen möchte.

Durch die Auswertung wird sich deutlich der Weg zum Ziel, dem Soll, erkennen lassen. Auf diesem Weg und unter Berücksichtigung der anderen Kontrollinstrumente läßt sich jederzeit der Stand des Projekts erkennen, und Mängel (vor allem zeitlicher, aber auch struktureller Art) können frühzeitig gefunden und beseitigt werden.

Fortschrittskontrolle

Diese stellt für den Projektleiter die wichtigste Kontrollfunktion dar. Sie ist zugleich aber auch die schwierigste. Da es keine unmittelbaren Meßgrößen für den Fortschritt gibt (z.B. Projekte in der Altenpflege, die darauf abzielen, das Bild der Altenpflege zu verbessern, lassen nicht unmittelbar einen Rückschluß auf den Fortschritt des Projekts zu.), muß auf Ersatzgrößen zurückgegriffen werden. Diese haben aber zumeist keinen direkten Bezug zum Fortschritt und können daher nur bedingt herangezogen werden. Es empfiehlt sich, grundsätzlich den Fortschritt mittels Restzeit- oder Restaufwandsschätzungen zu evaluieren.

Dokumentation

In die Projektdokumentation fließen alle in der Zeit des Projekts durchgeführten Maßnahmen ein. Dieses dient der Transparenz und der Übersicht. Gerade bei Projekten, an denen viele Mitarbeiter beteiligt sind, empfiehlt sich das Anlegen eines Projektberichts.

8.4
Projektmanagement in der Praxis

Der wachsende Kostendruck im Sozial- und Gesundheitswesen fordert eine Neustrukturierung der Krankenhäuser unabhängig von ihrer Trägerschaft. Um dem Druck des Wettbewerbs standhalten zu können, ist es unabdingbar, die derzeitig bestehenden Gesellschaftsformen (e.V., GmbH, gGmbH ...) zu überdenken und zu verändern. Es ist notwendig, den Gedanken an eine grundlegende und tiefgreifende Reformierung und Neugestaltung des Krankenhausablaufs auf der einen Seite und die Veränderung hinsichtlich einer verstärkten Kundenorientierung auf der anderen Seite zuzulassen. Der Kunde „Patient" wird in dem Maße, in dem die Kassenbeiträge steigen, Forderungen hinsichtlich einer verbesserten und *ihm* angepaßten Behandlung stellen. Dabei wird es, und darauf weisen Politiker auch immer wieder hin, zu einer Zwei-Klassen-Medizin kommen. Die Patienten, die das nötige Geld haben, um sich Zusatzleistungen zu kaufen, werden mehr Forderungen stellen können, als die Patienten, die das Geld für zusätzliche Dienste nicht aufbringen können. Darauf werden sich alle Abteilungen eines Krankenhauses einstellen müssen. Der Patient, der in den letzten Jahren mündiger geworden ist, der bei steigenden Beiträgen immer noch eher in einer bittstellerischen Haltung verharrt, wird der Patient sein, der im Krankenhaus von morgen erhöhte Forderungen an das Personal stellen wird. Zum Teil ist das schon heute so.

Das von mir gewählte Beispiel, welches immer und immer wieder in ausführlichen Beiträgen in Fachzeitschriften (vgl. F & W, No. 6, S. 566) behandelt wird, soll die Implementierung einer dezentralen Aufnahme von Patienten in einem Krankenhaus darstellen und zwar von der Idee bis hin zur Durchführung. Dieser Prozeß wird durch Abbildungen verdeutlicht.

8.4.1
Vorüberlegung

Bei vielen älteren Krankenhäusern fällt auf, daß durch die bauliche Substanz eine zentrale Aufnahme für die Patienten insofern ein Problem darstellt, als daß durch die Distanz zwischen der „Aufnahme" und der Station, auf der der Patient untergebracht und behandelt werden soll, weite Wege anfallen (z.b. Krankenhaus Berlin-Buch, Bezirkskrankenhaus Haar). Zudem ist der Patient oft durch den „Schilderwald", der in vielen Krankenhäusern vorhanden ist, verwirrt und es sollte ein Ziel sein, ihm die Aufnahme in das Krankenhaus zu erleichtern. Das Problem erweitert sich dadurch, daß die Patienten nicht nur in der Aufnahme bezüglich verwaltungstechnischer Daten befragt werden, sondern zusätzlich ein Gespräch mit dem Pflegepersonal auf der Station (Pflegeanamnese) und eines mit dem behandelnden Arzt durchgeführt werden muß, um Detailfragen bezüglich der Behandlung und Pflege abzuklären, aber eben auch, um nochmals Fragen zur Person über sich ergehen lassen zu müssen. Im Zuge der patienten-/kundenorientierten Pflege sollte es jedoch Priorität haben, den Patienten die Vielzahl der Befragungen zu ersparen und ihn mittels einer dezentralen Aufnahme durch eine Pflegekraft „vor Ort" aufzunehmen.

Dazu bieten sich verschiedene Möglichkeiten an. Zum einem gibt es die Möglichkeit, eine Zentrale Aufnahmestation in jedem Haus einzurichten. In einer solchen Aufnahmeeinheit arbeiten ein Arzt, eine Pflegekraft und eine Verwaltungsfachkraft zusammen, um in einem Durchgang alle nötigen Daten zu erfassen, die Patienten zu untersuchen und die notwendige Pflegeanamnese durchzuführen. Die Problematik einer solchen Einheit liegt auf der Hand. Nötige räumliche Umbaumaßnahmen müssen dafür durchgeführt, zusätzliches Personal zu Verfügung gestellt werden. Die Patientenzufriedenheit würde zwar steigen, wirtschaftlich betrachtet würden vorerst aber keine Gewinne erzielt werden. Sicher, auf lange Sicht gesehen werden durch die Einsparung von Zeit, die bei der Aufnahme auf den einzelnen Stationen entstehen, Arbeitskräfte frei. Eine Berechnung der dabei anfallenden Kosten liegt derzeit allerdings nicht vor.

Eine andere Möglichkeit soll in diesem Beispiel aufgezeigt werden. Aufgrund der fortschreitenden Verknüpfung der einzelnen Abteilungen mittels leistungsfähiger Computernetzwerke, und der damit verbundenen Möglichkeit, Patientendaten dezentral zu erfassen und zentral zu verarbeiten, ist dem Pflegepersonal ein Instrument in die Hand gegeben, mittels dessen sowohl eine Kundenorientierung, als auch eine Steigerung der Wirtschaftlichkeit erreicht werden könnte.

Dabei sollen die von den Krankenkassen in Umlauf gebrachten Chipkarten, falls vorhanden, Anwendung finden.

Es soll hier davon abgesehen werden, die Durchführung dieses Projekt en detail zu skizzieren und dabei auf die Schwierigkeiten der Abklärung der Umsetzung dieser Maßnahme mit der Verwaltung und dem Ärztlichen Direktor, und darüber hinaus mit dem Personalrat einzugehen. Dies soll nicht Gegenstand des folgenden Abschnitts sein.

Ausgegangen werden soll vielmehr davon, daß dem Projekt „EDV-gestützte dezentrale Patientenaufnahme" nichts im Wege steht.

8.4.2
Verfahrensweise

Zielformulierung

Jedes Projekt beginnt mit einer genauen Zieldefinition. In diesem Fall wird das Ziel durch den Auftraggeber – die Pflegedirektion – vorgegeben.

Es lautet: „Die EDV-gestützte Datenerfassung soll dezentral durch das Pflegepersonal durchgeführt werden."

Projektplanung

Zu Beginn der Projektplanung sollte man Informationen darüber einholen, ob das angestrebte Ziel in anderen Krankenhäusern vergleichbarer Größe realisiert und auf welche Probleme dabei gestoßen wurde. Das wird sicher schwierig sein, denn gerade im sozialen Bereich wird mit solchen Auskünften eher dürftig umgegangen.

Die Phase der Planung soll und darf ruhig Zeit in Anspruch nehmen, denn sie ist eine sehr wichtige Phase, die Grundlage des gesamten Projektes ist. Die Projektplanung kann entweder durch internes Personal oder durch externe Berater erfolgen. In diesem Beispiel wird das Projekt durch zwei Stabsstellen geplant und geleitet, wobei die eine die Projektleitung, die andere beratende und umsetzende Funktion hat. Der Auftraggeber, die Pflegedienstdirektion, fällt eine Entscheidung über den Projektleiter. Diese ist der Pflegedienstdirektion direkt unterstellt. Somit wird die Lücke zwischen fehlendem Vertrag (da es sich um eine interne Vergabe handelt) und einer dürftigen Ablaufkontrolle (durch den Auftraggeber) geschlossen. Dem Projektplan, welcher in schriftlicher Form dem Auftraggeber vorzulegen ist, sollte ein Meilensteinplan beiliegen. (In der Überlegung, welche Kontrollpunkte gewählt werden sollen, kommt der Einteilung des Projektes in Abschnitte eine große Bedeutung zu.). Dieser legt fest, zu welchen Zeitpunkten der Projektverlauf zu überprüfen und, falls notwendig, zu kontrollieren ist. Der Projektplan muß vom Auftraggeber freigegeben werden, bevor das Projekt in die Durchführungsphase treten kann.

Die Einbindung der Stabsstellen wird in Abb. 8.3 dargestellt.

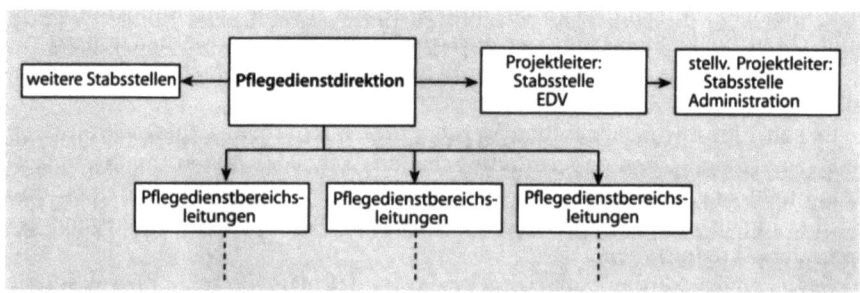

Abb. 8.3. Organigramm Pflegedienstdirektion (PDD) – Stabsstellen

Errichtung von Projektgruppen

Auf die Einrichtung von Projektgruppen wurde in diesem Fall verzichtet. Das hatte folgende Gründe:

- Durch die Art der Umsetzung (Schulung) ergab sich die Mitarbeit der „Betroffenen" nur dahingehend, daß sie die Datenbank bedienen lernten.
- Jeder Mitarbeiter auf der Station wurde in den Projektablauf integriert, indem er aktiv an der Umsetzung mitarbeitete, eine Errichtung von Projektgruppen hätte nichts zur Erleichterung der Umsetzung beigetragen.
- Die Stabsstelle „Administration" und „EDV" leitet und plante die Umsetzung im Auftrag der PDD.
- Die Stationsleitungen der betroffenen Stationen wurden regelmäßig über den Stand und die Probleme bei der Durchführung der Pilotphase befragt und ihre Änderungsvorschläge berücksichtigt.
- Die Bewertung der Pilotphase wurde erst zu einem späteren Zeitpunkt vorgenommen, wobei sich zwei unabhängige Beraterteams ihr Urteil bilden konnten.

Erstellung des Meilensteinplans

Der Auftraggeber vergibt den Projektauftrag mit der Vorgabe, das Projekt, welches zunächst zur Pilotierung lokal begrenzt ist, auf allen Stationen nach einer Eignungsprüfung zu implementieren. Das Projekt wird also erst in einer Pilotphase auf drei Stationen, die unterschiedliche Bedingungen aufweisen durchgeführt. Diese unterscheiden sich in:

- räumlichen Gegebenheiten,
- verschiedenen Belegungen (quantitativ und Pflegestufen) und in der
- Personalsituation (der Altersdurchschnitt der Pflegekräfte ist verschieden hoch, dieser hat unleugbar einen großen Einfluß auf die Beherrschung von EDV-Anwendung).

Meilensteine sind:

1. Aufstellung eines „Schulungsplans",
2. Feststellung und Freistellung / Bereitstellung des Schulungspersonal,
3. Schulungsbeginn und -ende,
4. Einrichtung einer Hotline von der Firma, die die Software zur Verfügung stellt (so können Probleme gleich von Fachkundigen beseitigt und damit der Zeitaufwand minimiert werden),
5. Errichtung einer Hotline zur zentralen Patientenaufnahme (dort wurde bisher die Aufnahme der Patienten zentral vorgenommen, um versicherungsrechtliche Fragen abzuklären, da das Personal eine Schulung lediglich in der Bedienung der Software bekommt),
6. vor Beginn der Pilotphase: Ist-Zustand feststellen,

7. Pilotphase (sechsmonatig),
8. im Anschluß Überprüfung des Soll-Zustandes durch: Befragung der Mitarbeiter, Patienten, der Verwaltung. (Die Verwaltung wird deswegen mit in die Befragung aufgenommen, weil diese die Anzahl der Doppelaufnahmen erfaßt und diese Fehler bereinigt, auch hier ist die Zeit für die Fehlerbereinigung nicht unerheblich und muß deswegen schon in der Budgetplanung Berücksichtigung finden.)

Budgetplanung – Ressourcenklärung

Um eine solche Änderung des Arbeitsablaufs einzuführen, ist es notwendig, einen Budgetplan aufzustellen und der eigentlichen Realisierung eine Pilotphase voranzustellen. Der Budgetplan sollte nicht nur die für die Ausführung des Projekts notwendigen Einzelposten wie Personal- und Geräteeinsatz (EDV, Chipkartenlesegeräte usw.), sondern darüber hinaus den zeitlichen Ablauf und die zeitliche Begrenzung in einem Projektablaufplan enthalten (s. Abb. 8.4).

Bei der Überprüfung der Ressourcen ist folgendes zu berücksichtigen:

1. Stand der EDV-Ausrüstung auf den Stationen.
2. Anschaffung neuer Chipkartenlesegeräte.
3. Kosten der Vernetzung mit dem Zentralrechner, bzw. Kosten der Nutzung, Aufrüstung, Umbau schon bestehender Anlagen.
4. Schulungsbedarf, dabei ist zu berücksichtigen:
   - Anzahl und Kosten des Personals für die Schulung,
   - die Anzahl der einzulernenden Mitarbeiter,
   - die prozentuale Fluktuation (jeder neue Mitarbeiter muß eingearbeitet werden),
   - die Stundenanzahl, die pro Mitarbeiter benötigt wird,
   - die Kosten der Nachschulungen für Mitarbeiter, die keine oder kaum EDV-Kenntnisse besitzen,
5. Wartungsaufwand für die Einzelplatzrechner (Releasewechsel, System- und Wartungsarbeiten, etc.).
6. Fehlerbereinigung bei fehlerhaften Aufnahmen (kommt es zu Fehlaufnahmen, z.B. durch doppelte Aufnahmen in die Datenbank, ist eine Fehlersuche und Bereinigung ein Kostenfaktor, welcher unbedingt Berücksichtigung in der Aufstellung der Ressourcen finden sollte!).
7. Kostenausfall durch fehlerhafte Aufnahmen – Probleme der Kostensicherung (der wichtigste Faktor bei der EDV-Aufnahme; diese dient als Grundlage für die Abrechnung mit den Krankenkassen!).
8. Zeitliche Begrenzung (Dauer: sechs Monate).

Sind alle Faktoren berücksichtigt und erfaßt, werden das Budget für das Projekt, sowie der zeitliche Ablauf festgelegt und koordiniert (hier böte sich eine EDV-Erfassung an, um die einzelnen Schritte besser überprüfen zu können, diverse Softwareprogramme sind auf dem Markt erhältlich).

Abb. 8.4. Modellrechnung zum praktischen Beispiel

Grundschulung	36 MA x 5 Std. x.........=		DM
Tutor für EDV	1 MA x 120 Std. x.........=		DM
Organisation	1 MA x 30 Std. x.........=		DM
Lesegerät für Chipkarten	3 Stück x....................=		DM
Fehlerberichtigung bei ca. 30% der Aufnahmen und Problemaufnahmen	1 Verwaltungsmitarbeiter ....=		DM
Hotline anteilig	........................=		DM
		Zwischensumme	DM
Kosten für Änderung			
Räumliche Änderung	......................=		DM
EDV Handbuch			
Software Änderung	......................=		DM
Nachschulung			
		Zwischensumme	DM
laufende jährliche Kosten			
Laufende Nachschulung bei Modulwechsel	36 MA x 2 Std. x.........=		DM
Schulung neues Personal	6 MA x 5 Std. x.........=		DM
© Wödl 1998		Zwischensumme	DM

8.4.3
Umsetzung

Die Information der betroffenen Mitarbeiter durch die PDD erfolgt in einer Versammlung. Dabei werden Termine für die Schulungen verbindlich vergeben. Das Personal wird entsprechend einem Schulungsplan geschult. Dabei sind pro Pflegekraft drei Stunden vorgesehen. Jeder hat eine Probeaufnahme unter Anleitung durchzuführen. Wird die Chipkarte benutzt, reduziert sich die Anzahl der auszufüllenden Datenmasken.

Die Geräte, die für die Aufnahme benötigt werden, sind bereits auf den Stationen installiert und die Patienten können nunmehr direkt auf der Station, also dezentral aufgenommen werden.

Patienten werden mit Beginn der Pilotphase in das Krankenhaus einbestellt mit der Vorgabe, direkt auf der für sie vorgesehenen Station vorstellig zu werden. Dabei ist eine Zusammenarbeit mit den einweisenden Ärzten und der Aufnahme des Krankenhauses vonnöten, die entsprechend die Patienten auf die neue Situation hinweisen und diese gleich bitten, sich auf der entsprechenden Station einzufinden, ohne über die zentrale Patientenaufnahme zu gehen.

8.4.4
Pilotphase

Nachdem die Schulungen durchgeführt worden waren, konnte die Testphase auf den drei Stationen durchgeführt werden.

Man entschloß sich für einen sechsmonatige Testphase, um folgenden Ungenauigkeiten, die aus einer kürzeren Testphase heraus entstehen würden, aus dem Wege zu gehen:

- Das neue Arbeitsumfeld der dezentralen Aufnahme kann sowohl für das Personal, als auch für die Patienten Unsicherheit bedeuten (Patienten werden doch in der Patientenaufnahme vorstellig, Ärzte versäumen, die Patienten auf die neue Situation hinzuweisen).
- Technische Fehler sind nicht auszuschließen, eine kürzere Testphase wäre ungenau in der Beurteilung der den Fehlern zu Grunde liegenden Ursachen.
- Jede Pflegekraft soll die Aufnahme durchführen. Es gibt einen großen Anteil an Teilzeitkräften. In einer verkürzten Testphase würde die Aufnahme fast ausschließlich von Vollzeitkräften durchgeführt werden, es sollen aber alle Pflegekräfte die Aufnahme durchführen, um einen Echteinsatz zu simulieren.

Nach der sechsmonatigen Testphase wurde das Projekt zweifach begutachtet.

Zum einem von einer internen Mitarbeiterin und im Anschluß daran von zwei externen Mitarbeitern, die zugleich mit der Erarbeitung von Lösungsansätzen beauftragt wurden.

Der Ablauf wird in Abb. 8.5 und 8.6 veranschaulicht.

8.4 Projektmanagement in der Praxis

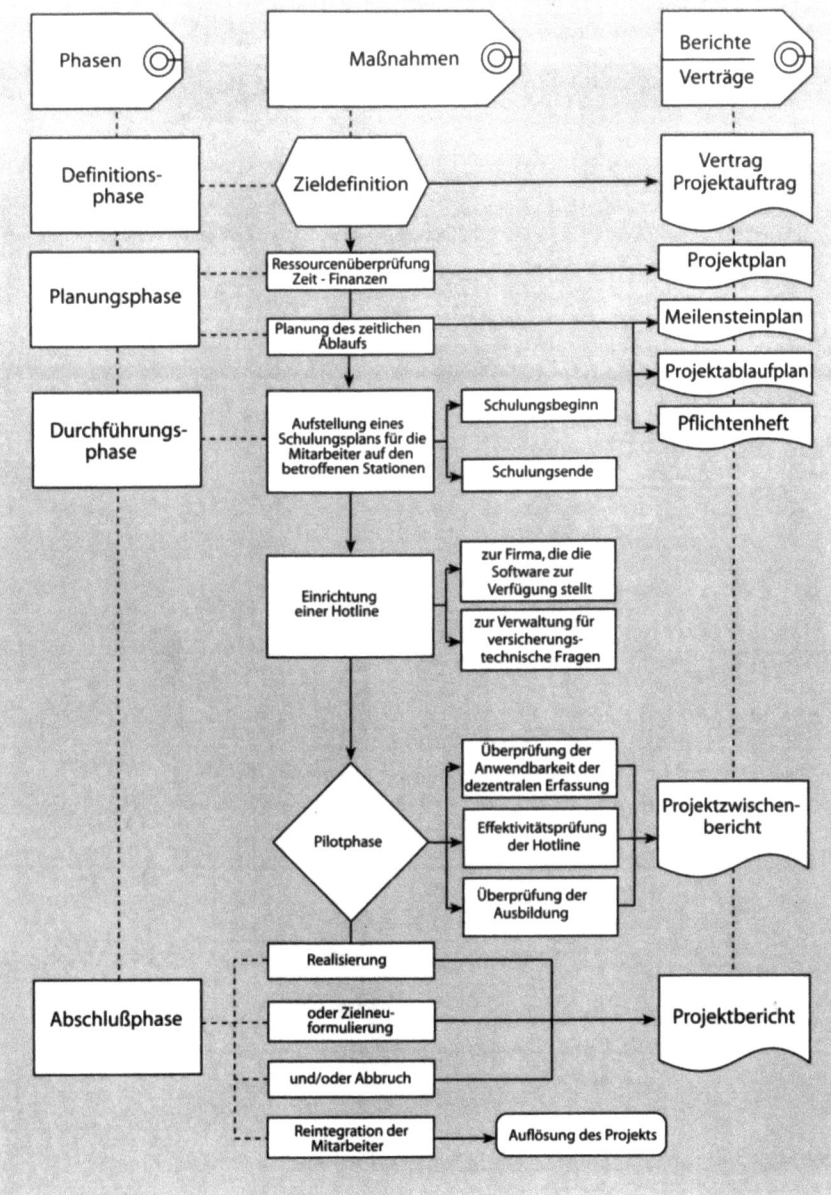

Abb. 8.5. Schematischer Ablauf des Projekts

228 KAPITEL 8 Projektmanagement

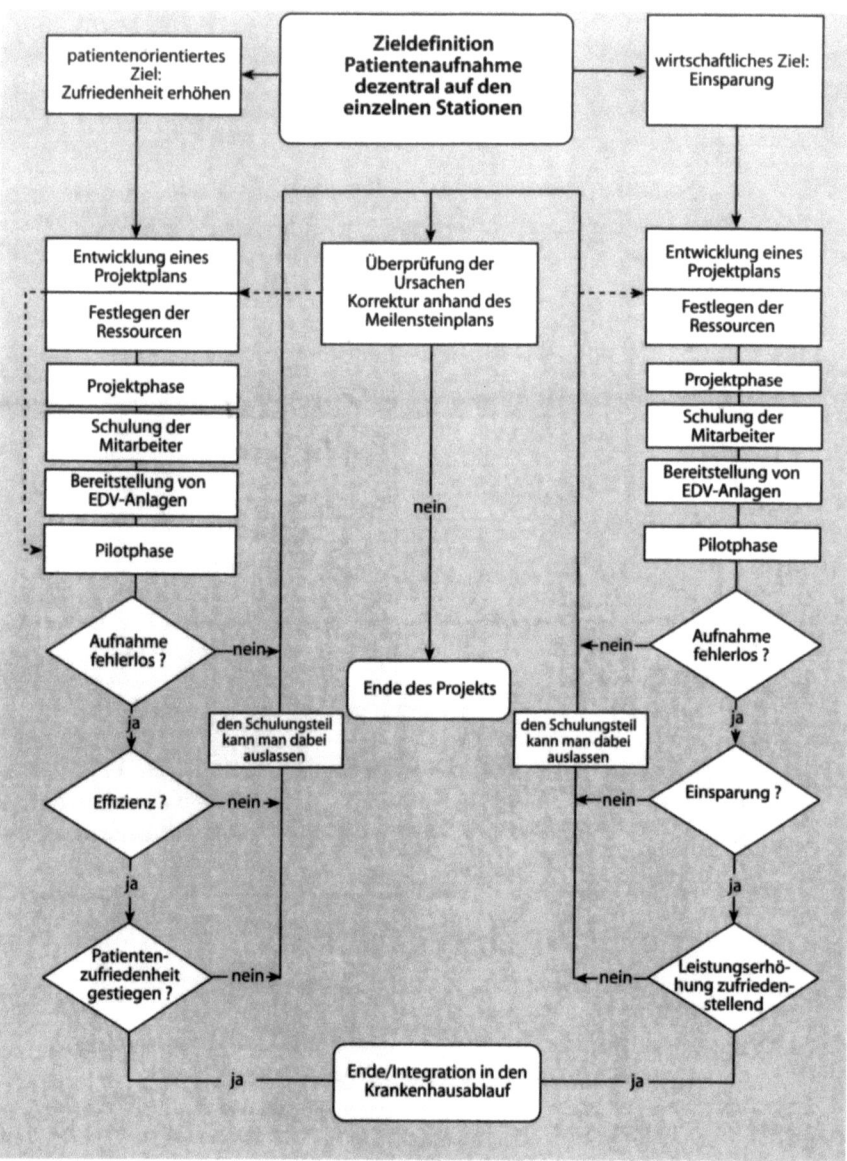

Abb. 8.6. Projektdurchführung an einem konkreten Beispiel

8.4.5
Überprüfung

In der Pilotphase stellten sich große Probleme ein, die nur aufgrund eines hohen Personalaufwands aufgefangen wurden. Die geplante Patientenfreundlichkeit, weshalb das Projekt anfangs ins Leben gerufen worden war, stellte sich nicht wie gewünscht ein. Das hat folgende Gründe:

1. Zeitliche Probleme.
   - Das Pflegepersonal mußte nun zusätzlich zur Erledigung von Routineaufgaben die Patientenaufnahme durchführen, was gerade in schlecht besetzten Schichten (Nacht, Wochenende) zu zeitlichen Problemen führte.
   - Patienten wurden dadurch nur in einer „Kurzaufnahme" aufgenommen und mußten daher am nächsten Tag wiederum in die Patientenaufnahme, um dort nochmals befragt zu werden.
   - Die dezentrale Aufnahme wurde aus Zeitgründen nicht mit der Pflegeanamnese gekoppelt.
2. Räumliche Beschränkungen
   - Aufgrund einer ungenügenden räumlichen Abgrenzung und der damit beschränkten Konzentrationsfähigkeit des aufnehmenden Personals (klingelnde Telephone, Fragen von Ärzten, Publikumsverkehr) kam es zu fehlerhaften und Doppelaufnahmen.
   - Probleme traten dabei auch beim Datenschutz auf (Publikumsverkehr!).
3. Technische Probleme
   - Die Hotline konnte dem Pflegepersonal oft nicht wie gewünscht weiterhelfen, woraufhin die Aufnahmen oft bis zu 30 Minuten (!) in Anspruch nahmen (vgl. eine komplette Aufnahme in der Zentralen Patientenaufnahme dauert ca. 5–10 Minuten).
   - Die Datenbank ließ Doppelaufnahmen ohne weiteres zu, nur unter hohem personellen Mehraufwand konnten diese Fehler bereinigt werden.
   - Die programminternen Hilfen waren oft in Englisch und darüber hinaus unverständlich.
4. Sonstige Probleme
   - Pflegekräfte, die auf 620,–DM-Basis arbeiten, bzw. Nachtwachen sind kaum in der Lage, die Aufnahme sicher durchzuführen.
   - Unvollständige Patientenunterlagen, schwierigere sozialversicherungstechnische Details konnten von den Pflegekräften nicht bearbeitet werden, da es ihnen an entsprechender Kenntnis fehlt.

Änderungen, die während der Pilotphase durchgeführt wurden, haben das Pflegepersonal verunsichert. Als nachteilig hat sich erwiesen:

- Es fanden zwei Releasewechsel in der Pilotphase statt.
- Die Fluktuation wurde nicht genügend dahingehend beachtet, daß die neuen Mitarbeiter auch entsprechend eingearbeitet wurden.
- Die Erstschulung war nicht in der entsprechenden Qualität.

- In der Schulung wurden nie problematische Aufnahmen durchgesprochen, wie:
  - Patienten mit Zusatzversicherungen,
  - Patienten ohne gültige Chipkarte,
  - Patienten ohne oder mit mehreren Chipkarten,
  - Patienten, die der deutschen Sprache nicht mächtig sind.

8.4.6
Nochmalige Testphase mit Änderungen

Typischerweise muß das Projekt, dessen Fehlerquellen ja nun hinsichtlich der genannten Schwerpunkte bekannt sind, nochmals mittels der Meilensteine überprüft werden und Korrekturmaßnahmen müssen implementiert werden. Das zweite externe Beraterteam, dem der Autor angehörte, bot dazu folgende Lösungen an:

1. Zeit: Schaffen von einheitlichen Aufnahmezeiten,
2. Raum: Schaffen von entsprechenden Räumlichkeiten, in welchen die Aufnahme und nur die Aufnahme stattfindet,
3. Personal: Übergangsweise wird das Verwaltungspersonal auf die Stationen übernommen, dort führen diese die Aufnahme durch (besser wäre die Schaffung einer zentralen Aufnahmeeinheit, wie eingangs dargestellt),
4. Software: Überarbeitung, Verbesserung und Abstellung der festgestellten Mängel,
5. Unvollständige Aufnahmen: Vorbeugend werden allen Patienten Datenerhebungsbögen zugestellt, auf denen verschiedene Daten vorher abgefragt werden, diese werden von den einweisenden Ärzten und der hausinternen Ambulanz verteilt und sind in verschiedenen Sprachen erhältlich (darüber hinaus ist den einweisenden Ärzten ein „Service-Ordner" zur Verfügung zu stellen, in denen die Patienten vorab Informationen zur Behandlung usw. erhalten). (Abb. 8.7)

All diese Lösungsansätze sollten überdacht und in das Projekt eingebaut werden. Im Anschluß muß das Projekt nochmals – bevor es auf alle Stationen ausgedehnt wird – getestet und überprüft werden.

Sollte bei der zweiten Testphase die Aufnahme sowohl wirtschaftlichen Erfolg haben, als auch hinsichtlich der Patientenfreundlichkeit eine deutliche Verbesserung zeigen, kann das Projekt abgeschlossen und in den Krankenhausablauf integriert werden.

Liebe Patientin, lieber Patient!

Sie haben in unserer Klinik einen Termin zur stationären Aufnahme. Um Ihre Aufnahme so reibungslos wie möglich zu gestalten, möchten wir Sie bitten, diesen Fragebogen so gut Sie können auszufüllen. Dies erleichtert uns die Arbeit und erspart Ihnen unnötige Wartezeiten während der Aufnahme.

Aufnahmetag:	
Persönliche Daten	Name:.. Vorname:........................... Geburtsname:................................. Konfession:....................... Geburtsdatum:............................... Geburtsort:...................... Staatsangehörigkeit:................................. Verheiratet: Ja ☐ Nein ☐ PLZ:............ Ort:................................. Straße:................................ Telefon:..
Arbeitgeber	Name der Firma:.. PLZ:............ Ort:................................. Straße:................................ Telefon:..
Angehörige bzw. Freund/-in	Name:.. Vorname:........................... PLZ:............ Ort:................................. Straße:................................ Telefon:..

Abb. 8.7a. Datenerhebungsbogen zum praktischen Beispiel

	(bei Minderjährigen Adresse der Eltern)
Hausarzt	
Facharzt	Name:...
	PLZ:............ Ort:............................... Straße:.................................
	Telefon:..
Krankenkasse	Wie sind Sie versichert? Selbst ☐ Über Angehörige ☐ ausländische Krankenkasse ☐ Nicht versichert ☐ Name der Krankenkasse (z.B. AOK München):.. PLZ:............ Ort:............................... Straße:................................. Versicherungsnummer (steht auf der Chipkarte):.. Name des Hauptversicherten:............................ Geburtsdatum:.......... Anschrift des Hauptversicherten: PLZ:............ Ort:............................... Straße:................................. Zusatzversicherung:............................ Versicherungsnummer:......................
Zuzahlungsbefreiung	Waren Sie bereits Patientin in unserer Klinik? Ja ☐ Nein ☐ Wenn ja, befanden Sie sich damals in stationärer ☐ oder ☐ ambulanter ☐ Behandlung? Wieviele Tage befanden Sie sich in diesem Jahr in einer Klinik?..........

Vielen Dank für Ihre Mitarbeit! Wir wünschen Ihnen einen angenehmen Aufenthalt in unserer Klinik.

Abb. 8.7b. Datenerhebungsbogen zum praktischen Beispiel

8.4.7
Zusammenfassung

Es wird sichtbar, daß ein Projekt nicht immer starr nach dem Schema und schon gar nicht ideal ablaufen muß. Doch ist es wichtig, die notwendigen Schritte zur Umsetzung eines Projekts zu kennen.

Projektmanagement in Theorie und Praxis klaffen sicher immer wieder auseinander, sinnvoll umgesetzte Theorie aber wird sich in der Praxis bewähren.

Deutlich wird der gesteigerte Bedarf an theoretischen Input in neuen Studiengängen.

Ich möchte dabei auf den Studiengang Pflegemanagement hinweisen, der seit wenigen Jahren mittlerem medizinischen Personal erlaubt, sich zu akademisieren. Im folgenden Abschnitt soll der Bezug zum Studiengang geschaffen werden, der Instrumente zum Führen, Leiten von Gruppen und Teams, sowie Grundlagen des Projektmanagements vermittelt.

8.5
Bezug zum Gesundheitsmanagement

8.5.1
Projektmanagement als Anforderung an künftige Pflegemanager

Seit einiger Zeit bilden in Deutschland zumeist Fachhochschulen, Krankenschwestern und -pfleger zu Pflegemanagern aus, deren Aufgabenfeld in der oberen Führungs- und Leitungsebene zu finden sein wird.

Früher oder später werden sie sich mit der Umsetzung gesetzlicher Änderungen auseinanderzusetzen haben oder werden versuchen, eigene Ideen zu realisieren und in das bestehende Gefüge zu integrieren, bzw. gegebenenfalls Neustrukturierungen vorzunehmen. Dabei wird ihnen durch die fachhochschulische Ausbildung bereits im Grundstudium das Instrument Projektarbeit mitgegeben. Einen besonderen Schwerpunkt findet dabei der Vernetzungsgedanke. So müssen Pflegende, die Ärzteschaft sowie die Verwaltung lernen, daß erst durch ein Miteinander Qualität spürbar auch beim Patienten ankommt.

Den Aufbau einer Unternehmenskultur, die nicht nur in der Industrie sehr dürftig vorhanden ist, gilt es voranzutreiben. Teamgeist zu fördern, Teams zu entwickeln und erfolgreich einzusetzen, sind wichtige Aufgabenfelder. Diese Fähigkeit sollte ein Manager bereits bei Antritt seiner neuen Aufgabe internalisiert haben, denn nur so wird es möglich sein, die verschiedenen Mitarbeiter zu einer konstruktiven Einheit zu verschweißen.

Die vielen verschiedenen Berufsgruppen, die in einem Krankenhaus anzutreffen sind, zu führen und zu leiten, ihnen in ihren Belangen auch hinsichtlich einer optimalen Versorgung der Patienten zur Seite zu stehen, wird von einer Führungskraft genauso gefordert werden, wie eine ökonomische und zielorientierte Arbeitsweise.

Deshalb möchte ich im nächsten Abschnitt auf die Teamarbeit/-entwicklung eingehen.

8.5.2
Das Team im Projektmanagement

Teamkultur ist nicht selbstverständlich, sondern muß erarbeitet werden. (Boy et al. 1997, S. 107)

> → **Definition „Team"**
>
> Ein Team ist eine aktive Gruppe von Menschen, die sich auf ein gemeinsames Ziel verpflichtet haben, harmonisch zusammenarbeiten, Freude an der Arbeit haben und hervorragende Leistungen erbringen (Francis u. Young 1996, S. 9). Beck u. Schwarz definieren Team-/Gruppenarbeit ähnlich: Teammitglieder sind in der Lage, ihre Interessen und Energien ohne äußeren Zwang auf die gemeinsame Aufgabe der Gruppe zu richten. Sie arbeiten nicht gegeneinander, sondern miteinander. Mit Konflikten können sie positiv umgehen und eine für alle tragbare Lösung aushandeln. Eine positive Streit- und Konfliktkultur im Unternehmen ermöglicht es ihnen, Konflikte nicht als Bedrohung und Gefährdung, sondern als Motor des Wandels zu sehen und konstruktiv auszutragen. Dabei werden die verborgenen Phantasien und Ängste ebenso offen diskutiert und gegeneinander abgewogen, wie die geheimen Ansprüche, Erwartungen und Meinungen (Engelhard 1996, S. 25).

Rosenstiel definiert eine Gruppe folgendermaßen: Sie besteht aus einer Mehrzahl von Personen, welche

- in direkter Interaktion,
- über eine längere Zeitspanne,
- bei Rollendifferenzierung und
- gemeinsamen Normen, verbunden sind durch
- ein Wir-Gefühl. (Rosenstiel 1992, S. 261)

Teamarbeit/Teamgedanke

Projektarbeit beruht also auf Zusammenarbeit. Dabei ist es wichtig, Menschen, die in Arbeitsgruppen/Teams zusammen arbeiten sollen, gezielt vorab auszuwählen, um möglichst hohe Ausfallquoten durch ungünstig zusammengestellte Teams zu vermeiden. Von der Fähigkeit, miteinander zu kommunizieren, kann der Erfolg oder Mißerfolg einer solchen Projektgruppe und darüber hinaus des Projekts abhängen.

Die Teammitglieder müssen in der Art zusammengestellt werden, daß die vordefinierte Aufgabenstellung erreicht werden kann. Sie müssen gemäß ihrer Qua-

lifikation und Kompetenz ausgewählt werden. (vgl. Zwierlein 1997, S. 306 f.) Ein weiterer Aspekt ist die richtige Auswahl der Teammitglieder gemäß der in einem Team häufig vertretenen Teamrollen.
Folgende Rollen werden dabei unterschieden:

- der Kreative,
- der Inspirator,
- der Promoter,
- der Macher,
- der Organisator,
- der Koordinator,
- der Linker,
- der Planer.

Die Mitglieder eines Teams sollten möglichst ausgewogene Persönlichkeitsmerkmale besitzen. Die persönlichkeitsspezifischen Merkmale werden in der Wahl der Teamrollen ihren Niederschlag finden. Trotz alldem sollte man darauf achten, daß man dem Team genügend Flexibilität übrig läßt, um nicht die Kreativität durch Starrheit und Stumpfsinn zu ersetzen.

Das Team verfolgt bestimmte, vordefinierte Ziele. Nicht nur daß die Teammitglieder, wenn das Team einmal erfolgreich ist, außerordentliche Leistungen auch unter schwierigen Bedingungen vollbringen, sondern aller Regel nach fühlen sich die Mitglieder für die Arbeit des Teams verantwortlich, sie erörtern offen alle Probleme, die ihnen im Weg stehen.

Ziele eines Teams

Teamarbeit soll *kurzfristig:*

- die Zusammenarbeit zwischen Fachbereichen verbessern,
- die Produktivität steigern,
- „Betriebsblindheit" durch Vernetzung und neue Ideen beseitigen,
- das Risiko für Fehlentscheidungen verringern,
- Leistungen ermöglichen, die im Alleingang nicht zustande kämen;
und *langfristig:*
- den Informationsaustausch erhöhen und
- eine flexiblere Reaktion auf unerwartete Ereignisse ermöglichen.

Die Mitglieder eines Teams benötigen ein hohes Maß an Sachkenntnis und Sozialkompetenz.

„Muß-Projekte" werden die Frage nach der Notwendigkeit aufwerfen. Sie sind nur schwer vor den künftigen Mitarbeitern des Projekts zu vertreten. Oft fehlt es an genügender Motivation, aber auch an Information. Es genügt nicht, den Mitgliedern eines Teams die das Projekt betreffenden Fakten zu nennen, viel wichtiger scheint es, auch die Hintergründe zu beleuchten und damit für Transparenz zu sorgen.

Transparenz ist gerade bei der derzeitigen unsicheren Arbeitssituation ein ganz wichtiges Kriterium. Nichts ist schwieriger, als eine un- oder gar desinformierte Gruppe zu leiten, die von Beginn an dafür sorgen wird, daß das Team nicht entsteht.

Teambildung

„Er (der Teamleiter, Anm. d. Verf.) weiß, daß hochqualifizierte Spitzenkräfte oder hochbezahlte Superstars noch keine Garantie für meisterliche Leistungen bieten. Ein ‚team of stars' ist noch lange kein ‚star team'."
(Zwierlein 1997, S. 308)

Teambildung vollzieht sich in Phasen:

1. Testphase (Forming),
2. Nahkampfphase (Storming),
3. Organisationsphase (Norming),
4. Arbeitsphase (Performing).

Um ein Team *erfolgreich* einsetzen zu können, ist es notwendig, die von vornherein vereinbarten Spielregeln einzuhalten:

- Informationen nur nach außen zu tragen, wenn das ganze Team damit einverstanden ist.
- „Killerphrasen" sind verboten.
- Jedes Mitglied darf ausreden oder bekommt zumindest ein gewisses zeitliches Limit.
- Festgelegte Reihenfolge für die Protokollierung.
- Jeder ist für sich verantwortlich.
- Tagesordnungspunkte haben ein zeitliches Limit!

Anforderung und Funktion eines Teamleiters

Der Projekt- oder Teamleiter sollte in der Lage sein, mittels der ihm zugewiesenen Kompetenzen selbst Entscheidungen zu treffen.

Darüber hinaus sollte er über soziale Kompetenz, didaktische, methodische, analytische Fähigkeiten verfügen. Er sollte:

- gruppendynamische Prozesse erkennen und dementsprechend regelnd eingreifen,
- fachlich kompetent sein,
- strukturiert das Prozeßgeschehen zu lenken, leiten und zu steuern,
- bereit zu delegieren und nicht zuletzt in der Lage sein,
- mit den ihm zugeordneten Ressourcen wirtschaftlich umzugehen.

Arbeiten unter ökonomischen Gesichtspunkten

Um auf dem Arbeitsmarkt bestehen zu können, ist es notwendig, das an den Hochschulen vermittelte Wissen über betriebswirtschaftliche Zusammenhänge, kompetent und fachlich sicher in den Arbeitsalltag zu integrieren. Zukünftige Pflegemanager werden verstärkt unter ökonomischen Druck arbeiten müssen. Bedingt durch weitere Sparmaßnahmen wird der vernünftige Umgang mit Ressourcen eine der Hauptanforderungen an die Führungselite von morgen sein.

Es wird nicht mehr nur ausreichen, die zur Verfügung gestellten Mittel zu nutzen. Aufgabe wird es vielmehr sein, Ressourcen hinsichtlich des Minimalprinzips einzusetzen. Möglichst wenig Mittel einzusetzen, um das definierte Ziel zu erreichen, bestimmt bereits jetzt schon das tägliche Handeln. Überlegen wir jedoch konsequent weiter, so wird deutlich, daß das nicht ausreichen wird.

Man wird sich nicht mehr allein Gedanken zu machen haben, wie ein bestimmtes Ziel möglichst kostengünstig zu erreichen ist, sondern wie die Mittel, die zur Verfügung stehen, möglichst effizient eingesetzt werden. (Nicht das „Was" ist die Frage, sondern das „Wie"!)

Der durch die steigende Arbeitslosenzahl bedingte Beitragsrückgang im Sozial- und Gesundheitswesen bestimmt maßgeblich den Ausgabenbereich. Diese Mindereinnahmen erfordern, daß die vorhandenen „Mittel" (Personal, Arbeitsgeräte, etc.) so gut wie möglich eingesetzt werden. Ressourcen werden nicht mehr in dem Umfang zur Verfügung stehen, wie das noch vor einiger Zeit der Fall war. Ökonomisch zu handeln, wird nicht nur einzelne Bereiche im Dienstleistungssektor betreffen, sondern von allen umzusetzen sein. Dabei spielt der Managementbereich immer auch eine Vorbildrolle.

Nur wenn dessen Ziele transparent gemacht werden, wird es auch der „breiten Masse" möglich sein, die geplanten Maßnahmen der Umstrukturierung zu verstehen und auch mitzutragen.

8.6 „Mythos Projektmanagement"

„Wenn man vom Werfen reden will, darf vom Treffen nicht schweigen." (Peter Sloterdijk 1993)

Der Ansicht, Projektmanagement löse alle Probleme durch Professionalität, muß hier klar widersprochen werden. Projektmanagement kann durchaus hinderlich sein, wenn es z.B. darum geht, an innovative oder sehr komplexe Aufgabenstellungen heranzugehen. Dahms schreibt in diesem Zusammenhang von den vier sogenannten Mythen. (Dahms in: Steinle et al. 1995, S. 84 ff.)

Legende: Der Berater ist unentbehrlich

Dahms ordnet diesen Mythen Thesen zu.

Die erste These lautet wie folgt: Da eine Änderung in einem Unternehmen sich durch alle Hierarchieebenen durchzieht und deshalb mit Widerstand aus den Reihen der Führungsebene gerechnet werden muß, ist auf einen Berater (der meist extern hinzugerufen wird) nicht zu verzichten.

Will man in den Kompetenzbereich der Führung eingreifen, um diesen z.B. umfassend umzustrukturieren oder um Aufgaben neu zu verteilen, wird man ganz offensichtlich einen bedeutsamen Nerv (den der Kompetenz) treffen, denn es geht dabei um einen direkten Zugriff auf die Linie. Die dort angesiedelten Führungspersonen bilden einen Union dahingehend, Außeneinflüsse abzuwehren – ein externer Berater scheint angeraten.

Auf der einen Seite wird die externe Beratung zunächst auf Mängel hinweisen, die mittels des Instruments Projektmanagement beseitigt werden könnten. Auf der anderen Seite wird das Unternehmen aber bemerken, daß das *Timing der Implemetierungsphase* (der Phase, in der das Projekt tatsächlich ausgeführt wird) im krassen Gegensatz zur tatsächlich veranschlagten Zeit steht, daß die *Ist-Analyse,* die das Beraterteam (oder die Beraterperson) vorgenommen hat, weder für den Verlauf, noch für die Auswertung des Projekts eine Rolle spielt und nicht zuletzt, daß *falsche Erwartungen* für den *zeitlichen Prozeßverlauf* geweckt wurden. Zudem wurde die *Ressource Geld* bei weitem überschritten (der externe Berater verschlingt eine gehörige Honorarsumme mehr für ein gelungenes Manöver, das nach Dahms von innen her gemacht werden hätte können, als für eine verwertbare Analyse).

Legende: Projektmethodik = Planungsmethodik

Hierzu stellt Dahms die These auf, daß mit dem Instrument Projektmanagement einem Unternehmen ein Planungs- und Organisationsinstrument zur Verfügung gestellt wird, das erlaubt, Entwicklungsaufgaben auf der Qualitäts-, Zeit- und Kostendimension besser zu beherrschen.

Dennoch warnt er davor, Projektmethodik mit Planungsmethodik gleichzusetzen. Der klassische Gedanke, durch Projektmanagement den Ausführenden ein Instrument zur Verfügung zu stellen, mit dem sie komplexe Aufgaben unter Berücksichtigung der Ressourcen durchführen, mündet in den Gedanken der Beherrschbarkeit. Projekte können durch das Wissen der Projektleiter über Projektmanagement kontrolliert und gesteuert werden. Dazu ist ein stringentes Verfolgen der Ziele vonnöten.

„Dort wo Projektmanagement eingeführt wurde, bestätigen die Erfahrungen die Erwartungen der Hierarchie: Als gesicherte Mindestverbesserung werden 20% Zeit- und Kostenersparnis und erheblich verbesserte Termintreue berichtet ..." (Dahms, S. 88). Angesichts dieser immensen Verbesserungen käme ein Unternehmen in Erklärungsnot, sollte es kein Projektmanagement benutzen.

Wechselt man nun die Perspektive (aus der Sicht der Projektbeteiligten) und betrachtet den Sachverhalt aus empirischer Sicht, so wird folgendes deutlich:

- Trotz der Tatsache, daß sich die Projektdefinitionsphase am Planungsgedanken – das Ziel wird umrissen, der grobe Zeitplan festgelegt – orientiert, scheint der Planungsgedanke zurückgedrängt, denn das Team erstellt lediglich einen groben Plan, ohne wirklich in systematischen Planungsdetails zu denken

(Dahms spricht von einem „Meilensteinplan für den Auftraggeber"). Mit welcher projektinterner Planungspräzision gearbeitet wird, hängt jedoch stark von der Komplexität des Gesamtvorhabens ab. Während kleine Vorhaben mit einfachen Aktionsplänen auskommen, benötigen größere Vorhaben eher eine präzise Netzplanung.
- Nicht eine exakte Planung, sondern kreatives, spontanes Handeln verhelfen einem Projekt zum Erfolg (dennoch, und das soll an dieser Stelle betont werden, geht es ohne Managementkompetenzen nicht).

Zusammenfassend kann daher gesagt werden, daß dank der Projektmethodik das Management ein wirkungsvolles Instrument an die Hand bekommt, um kosten- und termingerechte Ergebnisse zu erzielen. Dennoch ist der Planungsgedanke dem eher nachgeordnet, was dazu führt, daß Planungsmethodik nur deshalb so erfolgreich ist, weil sie nicht nur schlecht steuerbar, sondern darüber hinaus auch noch zur Kreativität und Motivation der Mitarbeiter beiträgt und somit zum Motor des Erfolgs wird/werden kann.

Dahms leitet daraus folgende Thesen ab:

- Teure, zur Planung verwendete Software könne man sich sparen, die Mehrzahl der Projekte lasse sich mittels Bleistift und Papier „planen".
- Das auf dem Ausbildungsmarkt für Projektmanagement angebotene Wissen nütze in der Praxis meist nichts – abgesehen von einigen „typischen" Projekten, die einfach nur „abgewickelt" werden und sei „unnützer Ballast". (Dahms, S. 91).

Legende: Ohne Team Designing ist der Ablauf gefährdet

Zur Klärung sei kurz der Begriff *Team Designing* erklärt. Darunter ist die gezielte Auswahl der am Team beteiligten Personen nach Stärken und Schwächen, Vorlieben und Abneigungen zu verstehen. Es geht um das Erschaffen einer für die Projektarbeit passenden Gruppe, eines Teams (s. unten „Das Team im Projektmanagement").

Dahms These dazu lautet: „Nichts ist schwieriger, als Teamarbeit, die diesen Namen auch verdient, im Unternehmen einzuführen." (Dahms, S. 91). In der Regel würden völlig wahllos und falsch Teams zusammengesetzt, die dann unproduktiv blieben.

In Unternehmen, die Projektarbeit durchführen und in denen Mittel knapp und das Personal eingeschränkt sind, wird der Projektleiter das Team nicht so auswählen können, wie es vordergründig für die Teamarbeit am besten ist. Er wird Mitarbeiter nach Fachkompetenz und Verfügbarkeit auswählen müssen. Trotzdem werden auch von diesen Teams qualitativ hochwertige Ergebnisse erzielt.

Kurz gesagt, es gibt keinen empirischen Nachweis darüber, daß ohne eine gewissenhaft Auswahl des Teams die Projektarbeit besser oder aber schlechter vonstatten geht. Auch in Unternehmen, die sich nicht des Instruments *Team Designing* bedienen, funktioniert Projektarbeit. Der Arbeitsablauf, zumindest der,

der unmittelbar mit dem Projekt zu tun hat, kann also auch unter ungünstigen Bedingungen funktionieren, was aber dennoch nicht heißen soll, daß man dem „Team Design" seine Rolle absprechen sollte.

Legende: Projektmanagement, eine Methodik für alle Fälle

Projektmanagement wird überall noch als das Mittel der Wahl angesehen, wenn es darum geht, Umstrukturierungen, Forschungs- und Entwicklungsvorhaben in die Tat umzusetzen oder im Dienstleistungssektor Gesetzesänderungen in den Arbeitsablauf zu integrieren.

Die These hierzu: Die Methodik einer Projektumsetzung muß zwar firmenspezifisch geändert werden, ist dies jedoch einmal geschehen, lassen sich alle dazu verwendeten Mittel problemlos auf alle weiteren Projektaufgaben in einem Unternehmen anwenden.

Unternehmen, die ein Konzept unternehmensweit mittels Handbüchern und Verfahrensrichtlinien festschreiben, laufen Gefahr, dadurch nicht nur das falsche Instrument für ein spezifisches Problem anzuwenden, sondern gar an den Richtlinien für Projektmanagement „vorbei" zu arbeiten. Die Neuartigkeit, Komplexität und die Zieldefiniertheit eines Projektes wird dabei außer acht gelassen, die Verallgemeinerung schadet hier eher, als sie Nutzen schafft. Komplexe Organisationsentwicklungen stellen sich nun mal anders dar und verlangen daher auch andere Strategien und Methoden.

Projektmanagement ist, und das sei an dieser Stelle betont, nicht das Mittel der Wahl. Nur sinnvoll eingesetzt wird es dem Anwender ermöglichen, die Stärken dieses Instrumentariums zu nutzen, um Strategien zu entwickeln, und damit eine Aufgabe zu einem zufriedenstellenden, ressourcenschonenden Abschluß zu bringen.

8.7
Projektmanagement ist erlernbar

Projektmanagement ist lernbar. Es erfordert keine speziellen Vorkenntnisse. Nicht nur Manager brauchen Werkzeuge für die Durchführung von Projekten. Ganz im Gegenteil, sie werden in den wenigsten Fällen aktiv an der Umsetzung von Projekten beteiligt sein. In der Aus-, Fort- und Weiterbildung sind folgende Inhalte zum Verständnis von Projektarbeit zu bedenken:

- Zeitmanagement,
- Zielformulierung,
- Ablaufstrukturierung,

Es gilt deshalb vermehrt Fortbildungen zu folgenden Themen anzubieten:

- Teammanagement,
- Teamtraining und -entwicklung,
- Projektmanagement,
- Qualitätsmanagement.

Dabei sollten nicht nur Führungs- und Leitungskräfte befähigt werden, sich diesen Themen zu stellen, sondern diese Lehrgänge sollten geöffnet werden, um den Gedanken der Partizipation in alle Bereiche zu tragen, in denen – das sei vorausgesetzt – es tatsächlich sinnvoll ist, Projektmanagement zu implementieren.

Studien haben ergeben, daß viele Mitarbeiter bereit sind, für qualitativ hochwertige Fortbildungen entsprechend zu zahlen oder aber in ihrer Freizeit daran teilzunehmen. Diesem Trend sollte man insofern Rechnung tragen, indem man das derzeitige Angebot um „pflegefremde" Fortbildungen erweitert, was vielerorts bereits geschieht, indem Fortbildungen z.B. zu Themen wie Recht in der Krankenpflege, EDV in der Krankenpflege angeboten werden. (Der Begriff „pflegefremd" ist an sich nicht richtig: Diese Themen haben nur vermeintlich nichts mit der Pflege zu tun, tangieren aber durchaus weite Bereiche der Pflege!)

Der Teamgedanke kann nur wachsen, wenn die Instrumente zum Wachstum bekannt sind. Führungskräfte sollten daran interessiert sein, sich solchen Themen zu stellen, um ihr „Traumteam" zu bilden.

Für den Aus-, Fort- und Weiterbildungsbereich werden aus dem oben genannten Grund keine zusätzlichen Kosten entstehen, bedenkt man, daß viele der dort angebotenen Kurse kaum besucht bzw. das dort erworbene Wissen nur einigen vorbehalten bleibt. Dahingehend kann man diese reformieren und mit neuen Themen besetzten, ohne Gefahr zu laufen, den Budgetrahmen zu sprengen.

8.8
Ausblick

Projektmanagement ist durchaus kontrovers diskutiert worden, eines wird jedoch klar: Setzt man es methodisch und bei der richtigen Aufgabenstellung richtig und zweckmäßig ein, und nicht, weil man gerade kein anderes Mittel zur Hand hat, wird Projektmanagement von großem Nutzen sein.

Es sei mir dennoch nochmals erlaubt, darauf hinzuweisen: Nur sinnvoll eingesetzt wird Sie „Projektmanagement" zum gewünschten Erfolg bringen.

Die unterschiedlichen Ansätze, die es in der Literatur dazu gibt, die mannigfaltigen Veröffentlichungen zum Thema „Projektmanagement" zeugen davon, daß dies ein Mittel ist, begrenzte Aufgaben gut durchzuführen. Ich hoffe, ich habe ein wenig dazu beigetragen, Ihnen zu zeigen, wie Projektmanagement mit dem Studiengang Gesundheits-/Pflegemanagement verknüpft werden kann, und wie wichtig es ist, das Thema Projektmanagement ernst zu nehmen.

> **? Wissens- und Transferfragen**
> 1) Was ist ein Projekt?
> 2) Welche Schwerpunkte haben die einzelnen Projektphasen?
> 3) Ist es notwendig, ein Projektziel zu formulieren?
> 4) Was ist ein Meilenstein?
> 5) Was ist ein Ziel?
> 6) Welche Instrumente der Projektsteuerung kennen Sie?
> 7) Welche Teamentwicklungsphasen kennen Sie?
> 8) Ist es sinnvoll Ressourcen zu planen?
> 9) Welche Stellung im Organigramm sollte der Projektleiter haben?
> 10) Mit welchen Kompetenzen sollte er ausgestattet werden?
> 11) Ist es notwendig, ein Projekt vertraglich zu sichern?
> 12) Auf welche Weise sollte man ein Projekt sichern"
> 13) Wie werden Mitarbeiter in Projekte einbezogen?

Literatur

Aggateleky, Banja(1992) Projektplanung. Hanser, München
Boy J. Dudek C, Kuschel S (1994) Projektmanagement. Gabal
Burghardt M (1995) Einführung in Projektmanagement. Publicis MCD
Dürrenmatt F (1986) Philosophie und Naturwissenschaft. Diogenes, Zürich
Francis D, Young D (1996) Mehr Erfolg im Team. Windmuehle
Haynes ME (1996) Projektmanagement. Überreuter, München
Madauss BJ (1994) Projektmanagement. Schäffer, Stuttgart
Mees J, Oefner-Py S, Sünnemann KO (1995) Projektmanagement in
neuen Dimensionen. Wiesbaden
Rinza P (1994) Projektmanagement. Springer, Düsseldorf
Rosenstiel L von (1992) Grundlagen der Organisationspsychologie. Schäffer Poeschel, Stuttgart
Sloterdijk P (1993) Medien-Zeit – Drei gegenwartsdiagnostische Versuche. (Schriftenreihe der
  staatlichen Hochschule Karlsruhe Bd 1)
Steinle S, Bruch H, Lawa D (Hrsg) Projektmanagement – Instrument moderner Dienstleistun-
  gen. FAZ-Verlag, Frankfurt
Zwierlein E (1997) Klinikmanagement. Urban & Schwarzenberg, München Wien Baltimore

Pflege als Dienstleistungsmanagement

J. Falk

Inhaltsverzeichnis

9.1 Pflege und Dienstleistung – ein Widerspruch? 245
9.2 Kundenorientierung in der Pflege – ein umstrittenes Konzept 246
9.3 Customer Care Management – ein Marketinginstrument zum Erfolg 248
9.4 Pflege als Servicemanagement – ein Lernprozeß 252
9.5 Beschwerdemanagement – ein willkommenes Marktforschungsinstrument 253
9.6 Zusammenfassung 255
   Literatur 256

„Bei uns wird Kundenfreundlichkeit groß geschrieben. Wir schätzen es, wenn unsere Kunden freundlich sind", ein Witz mit einem beträchtlichen Wahrheitsgehalt. Wie ist es um die Kundenfreundlichkeit in Behörden und Dienstleistungszentren bestellt? Oft wird der Eindruck vermittelt, der Kunde habe froh zu sein, wenn wir uns ihm zuwenden, ihm Zeit opfern. Ein gebrochenes Verhältnis zur Dienstleistung wird uns Deutschen im internationalen Vergleich nachgesagt. Deutschland gilt als eine „Dienstleistungswüste" (Busch 1998). Customer Care Management – sich konsequent um die Kunden kümmern – genießt einen geringen Stellenwert. Die dahinter liegende Werthaltung: Wer Service erbringt, ist weniger wert als derjenige, der sich bedienen läßt, scheint hierzulande tief verwurzelt zu sein. Ein Blick „über den großen Teich" würde in bezug auf Kundenorientierung und -bindung hilfreich sein. In den USA gehört Service zur Selbstverständlichkeit und degradiert niemanden.
Deutschland – eine Dienstleistungswüste auch im Gesundheitswesen?

Lassen wir einen Betroffenen zu Wort kommen. „Namenlos" betitelte Wolfgang Blum in der Wochenzeitschrift „Die Zeit" (1997) seinen Bericht über seine Erfahrungen als Patient – „ein Stoßseufzer aus dem Klinikbett"! „Endlich ein Arzt, der einen Namen hat! Ob Chef, Assistenzarzt oder Operateur, keiner nennt freiwillig seinen Namen." Seinen Krankenhausalltag schildert er sinngemäß: In meinem Dreibettzimmer läuft der Fernseher, wie immer. Bettnachbar Thomas steht auf Dauerberieselung. Früh beim Aufwachen schaltet er die Glotze ein, und wenn er abends eingeschlafen ist, mache ich sie wieder aus. Als Thomas entlassen wird, ergattere ich den Fensterplatz, den einzigen, bei dem das Telephon funktioniert. (Über das Wochenende war an allen drei Betten sogar die Schwesternklingel kaputt.) Da über die Telephonkarte auch der Fernseher läuft, bin ich der Herr über das Programm. Die Kiste bleibt aus. Am nächsten Morgen soll Mike, der andere Bettnachbar, operiert werden. Er bekommt nichts zu essen und nichts zu trinken. Um 14.00 Uhr kommt die Schwester: „Heute wird das leider nichts mehr mit Ihnen." Pech gehabt. Die Vormittage verstreichen noch relativ schnell. Alle paar Minuten steht etwas anderes an: Betten machen, Frühstück, Blutdruckmessen, Pillenvergabe, Krankengymnastik, Arztvisite. Nach dem Mittagessen hingegen zieht sich die Zeit wie Kaugummi. Einziger Höhepunkt: die tägliche Spritze in den Bauch zur Vorbeugung gegen Thrombose. Haben wir Glück? Oder macht es heute wieder Schwester Barbara? Sonst bleibt nur die Hoffnung auf Besuch. Mens sana in corpore sano. Und umgekehrt? In den meisten Krankenhäusern gibt man Geist und Seele am besten an der Pforte ab.

Zugegeben, ein Einzelfallbericht. Sicherlich gibt es genügend andere Beispiele (vgl. Beispiel Evangelisches Krankenhaus s. Kap. 10), die diese Erfahrung widerlegen. Dennoch fristet Patientenorientierung als Serviceidee oft noch ein Schattendasein, während Medizin und Pflege in Deutschland auf einem unbestritten hohen Niveau geleistet werden.

Zur Beurteilung der Versorgungsleistungen reicht es nicht aus, die Vorstellungen der Profis zugrundezulegen. Die Bedürfnisse der Patienten müssen stärker beachtet werden. Denn was die Anbieter als gut bewerten, muß nicht zwangsläufig auch aus Patientensicht hohe Qualität aufweisen. Die Bedürfnisse und Erwartungen der Patienten können durchaus von rein fachlichen Qualitätskriterien abweichen (Rehn, 1997).

Wie reagieren einzelne Pflege-Theoretiker auf die Anforderung, Kundenbedürfnisse stärker zu beachten? Erst einmal mit Skepsis und Ablehnung: Kaum wird der Begriff „Kundenorientierung und Kunde" im Zusammenhang mit Behandlung, Pflege und Begleitung von Patienten gebracht (Falk u. Kerres 1995), wird geargwöhnt, Patienten auf Ware und Kaufbeziehung reduzieren zu wollen (Wiese 1997). Hat das etwas mit unserem gebrochenen Verhältnis zur Dienstleistung zu tun? Unterstellt wird, der Patient als Kunde gerate zum Objekt wirtschaftlicher Abhängigkeit und Ausbeutung. Ein Gegensatz wird konstruiert: hier blanke Ökonomie und wirtschaftliche Ausbeutung – dort Wahrung von Menschlichkeit und Autonomie. Hüter der Menschlichkeit ist die professionelle Pflege. Daß gesellschaftspolitische Wachsamkeit, soziale Verantwortung und Engagement jederzeit notwendig sind, bleibt unbestritten. Aber diesen Gegensatz konstruieren zu wollen, erscheint merkwürdig.

Die Pflege beansprucht eine Art Anwaltschaft für Patienten, die für ihre eigenen Rechte nicht mehr eintreten können. Daß dies notwendig ist, zeigen Beispiele aus der jüngsten Vergangenheit. Denken wir nur an Diskussionen über die Forschung an an Alzheimer-Demenz erkrankten Menschen oder an Überlegungen, schwer wahrnehmungseingeschränkte Patienten nicht weiterzubehandeln, sondern sie dem Sterben zuzuführen (Ludwigshafener Erklärung, 1998). Aber zwischen ethisch fundierter professioneller Pflege einerseits und Kundenfreundlichkeit andererseits einen Gegensatz oder Widerspruch aufzubauen, scheint an der Krankenhausrealität und an den Erfahrungen vieler alter, pflegebedürftiger Menschen in Pflegeheimen vorbeizugehen.

9.1
Pflege und Dienstleistung – ein Widerspruch?

Dienstleistung enthält das Wort „Dienen". Pflege in ihren historischen Ursprüngen bedeutete Dienen. Wem diente die Pflege? Vom Selbstverständnis her war Pflege ein Dienst am Menschen. Der Dienst am Menschen war eingebettet in den Dienst an der Kirche und an weltlicher „Obrigkeit", Dienst geschuldet dem Mutterhaus, dem Orden, dem Chefarzt usw. Dienst und Gehorsamkeit sind Begriffspaare, die zusammengehörig erscheinen. Die dazugehörenden komplementären Begriffspaare sind Macht und Herrschaft. Standen die Bedürfnisse des Patienten im Mittelpunkt? Das ist zu bezweifeln, wenn wir uns die stark autoritären und hierarchischen Strukturen vergegenwärtigen, unter denen Pflege praktiziert wurde.

Die Pflege als typisch weiblicher Hilfsberuf wandelte sich mit der Zeit zur Profession mit eigenständigem Berufsbild. Doch die autoritäre Tradition lebte fort. In den 60er Jahren orientierte sie sich stark an der Medizin. Die Pflegenden übernahmen zunehmend diagnostisch-therapeutische Aufgaben. Ein breites Spektrum von hauswirtschaftsverwandten Aufgaben blieb jedoch erhalten. Die Unterteilung zwischen Behandlungs- und Grundpflege spaltete Pflege in zwei Statusebenen. Die arztnahen Tätigkeiten der Behandlungspflege genossen ein stärkeres Ansehen als Tätigkeiten in der patientennahen Grundpflege, die geringer qualifiziertem Personal zugeordnet wurde.

Dieser Entwicklung wurden in den 70er Jahren neue Konzepte entgegengesetzt. Pflege unter „ganzheitlichem" Selbstverständnis wollte den Patienten in den Mittelpunkt rücken. Elementarer Bestandteil einer professionellen Pflege, in deren Mittelpunkt der Patient steht, ist die Achtung der Bedürfnisse der Patienten. Patientenorientierung als Konzept war gekoppelt an die Frage, was Pflege denn überhaupt ist und wie sie beschrieben werden kann. Das Selbstverständnis von Pflege klären ist ein verständliches Anliegen aus der Sicht einer Berufsgruppe, um Professionalisierung und Eigenständigkeit bemüht.

Wandelte sich die Pflege in ihrem autoritären Anspruch durch die Hinwendung zum Patienten? Auch unter dem Blickwinkel „Patientenorientierung" bleibt die Definitionsmacht, welche Pflege die richtige ist, ihr selbst vorbehalten. Besonders deutlich wird diese Definitionsmacht im Zusammenhang mit der Frage, was Pflegequalität ist. Qualität wird auf der Basis pflegefachlicher Standards beschrieben. Ein in der Lebenswelt der Pflegebedürftigen eingebetteter Qualitätsbegriff hat kaum Platz (Gröning, 1997). Besonders problematisch ist die Bevormundung durch Experten in der Altenpflege. Geht es in der Altenpflege doch um den Respekt vor den lebensweltlichen Kompetenzen der Klienten und ihrer Angehörigen, die Wahrung von Autonomie und gewachsenen sozialen Netzen. Gröning weist darauf hin, daß Pflege als Dienstleistung sich gegenüber anderer Arbeit durch eine hohe Interaktionsintensität auszeichnet. Effektivität und Effizienz der Dienstleistung Pflege hängt in entscheidender Weise davon ab, inwieweit es gelingt, den Konsumenten der Dienstleistung zur Kooperation zu motivieren. Die Beziehung zwischen Pflegekraft und Patient bedarf der Aufmerksamkeit. Die Qualität einer Dienstleistung einschließlich ihrer Effektivität und Effizienz hängt von der Qualität des sozialen Handelns ab. Dienstleistungen sind also klientengesteuert. Sie sind Subjekt-Subjekt-Beziehungen, nicht Subjekt-Objekt-Beziehungen.

9.2
Kundenorientierung in der Pflege – ein umstrittenes Konzept

Kundenorientierung und Servicequalität sind Anforderungen, die von außen an das Gesundheitssystem herangetragen worden sind. Sie sind nicht im Zuge der Patientenorientierung entwickelt worden. Hauptmotor dieser Entwicklung sind vor allem das Gesundheitsstrukturgesetz (GSG) und das Pflegeversicherungsgesetz (PflegeVG). Patienten wurden zu Kunden. Kunde sein unterstellt eine Tauschbeziehung: Geld als Gegenwert für eine Ware oder eine Dienstleistung. Angebot und Nachfrage regulieren den Preis für die Dienstleistung. Diese Marktmechanismen sind im Gesundheitswesen aufgehoben. Der Preis für die Dienstleistung „Pflege" bildet sich nicht unmittelbar auf dem Markt über Angebot und Nachfrage. Preise werden zwischen den Kostenträgern und Leistungsanbietern ausgehandelt. Mit dem GSG von 1992 wurde für Krankenhäuser das Prinzip der Selbstkostendeckung durch ein neues System der Vergütung abgelöst. Die Mehrzahl aller Leistungen im Krankenhaus werden über festgesetzte Fallpauschalen und Sonderentgelte abgerechnet.

Pflegekassen übernehmen abhängig von den Pflegestufen die festgelegten Kosten für die Grundpflege. Für Leistungen, die darüber hinaus gehen, müssen die Patienten selbst aufkommen. Besonders problematisch für die stationäre Altenpflege ist die Tatsache, daß Leistungen in der psychosozialen Begleitung z.B. dementiell erkrankter Menschen, nicht in den Leistungskatalog der Pflegeversicherung fallen.

Der Einfluß der Kunden auf das Angebot an Gesundheitsleistungen und deren Qualität ist in der Tat eingeschränkt. Der Patient nimmt nur indirekt Einfluß über die Mitgliedschaft in Kranken- bzw. Pflegekassen. Preistransparenz ist allenfalls für privatversicherte Patienten gegeben.

Aber nicht nur die Preistransparenz ist eingeschränkt, auch die Möglichkeit zwischen unterschiedlichen Anbietern auf der Grundlage von Qualitätsvergleichen zu entscheiden, ist begrenzt. In welchem Krankenhaus der Umgebung praktiziert der erfahrenste Operateur für bestimmte Eingriffe? Wie lang liegt ein Patient nach einem bestimmten Eingriff in dem Krankenhaus? Wie häufig treten nosokomiale Infektionen auf – gibt es darüber Vergleichsstatistiken? Auf diesem Hintergrund kann die Rolle des Kunden als autonomer Partner im Gesundheitswesen durchaus in Frage gestellt werden (Wiese 1997) Aber ist er deswegen inkompetent und bedarf der Bevormundung? Daß Patienten auch Expertenwissen in vielen Bereichen des Krankenhauses zugetraut wird, verdeutlichte die Deutsche Angestellten Krankenkasse. Sie befragte knapp 12 300 Patienten nach ihrem Urteil über Hamburger Kliniken. Die meisten Befragten bewerteten das fachliche Können der Ärzte mit gut bis sehr gut. Doch nur 30 Prozent der Befragten meinten, sie hätten ausreichend Mut und Zuversicht vermittelt bekommen (Blech u. Bräutigam 1997).

Nun hängt der Behandlungserfolg in entscheidender Weise von der Kooperation zwischen Arzt und Pflegekraft einerseits und Patient andererseits ab. Kooperation setzt voraus, daß die Patienten an der Planung der gesamten Behandlung beteiligt und in alle Entscheidungen einbezogen werden. Das ist sowohl für Patienten als auch für Ärzte und Pflegende eine neue Rolle. Patienten müssen lernen, sich aus ihrer passiven Rolle zu befreien und den Dialog einzufordern, müssen lernen, ihre Erwartungen und Wünsche mitzuteilen. Pflegende und Ärzte müssen Patienten qualifizierte Entscheidungen zutrauen. Warum werden so viele Entscheidungen den Patienten abgenommen? Ist es mangelndes Zutrauen in die Entscheidungskompetenz der Patienten oder sind es häufig nur Zeitgründe? Patienten zu informieren und in Entscheidungen einzubeziehen, verlangt Zeit und die Fähigkeit, in der Sprache des Patienten zu reden, Fachsprache einfach zu erklären.

> **Was sind die Grundlagen der Kundenorientierung und Dienstleistungsqualität?**
> Kundenorientierung heißt nicht, ein altes Pflegeverständnis im neuen Gewand aufleben zu lassen. Pflege als Dienstleistung hat nichts mit „Dienen" im überkommenen autoritären Sinn zu tun. Dienstleistung in der Pflege heißt, den Servicecharakter der eigenen Arbeit für den Klienten erfahrbar werden zu lassen. Dienstleistung im heutigen Verständnis hat mit umfassender Patientenorientierung zu tun, einer Patientenorientierung, die sich in Freundlichkeit, Zuvorkommenheit, Aufmerksamkeit zeigt. Dieser Einstellung geht es nicht um Rechthaben, behalten oder erkämpfen. Es herrscht eine partnerschaftliche Beziehung.

Wie würden Sie die Atmosphäre auf Ihrer Station bezeichnen? Ist sie freundlich, gibt es ein Lächeln oder Lachen, eine Fröhlichkeit und Leichtigkeit im Umgang mit den Patienten? Wirkt diese Atmosphäre ansteckend?

Kundenorientierung hat weder mit Unterwürfigkeit zu tun, noch ist sie ein Verwöhnungsprogramm oder eine Gefälligkeitserfüllung (Riegl 1996). Pflegende sind weder „Fußabtreter" noch „Alleskönner". Omnipotenz- oder Unterwürfigkeitsgefühle sind fehl am Platz. Zur Kundenorientierung gehört deshalb auch der Mut, sich von überfordernden und nicht zur Aufgabe gehörenden Ansprüchen abzugrenzen.

Kundenorientierung ist ein Schlüsselbegriff in Qualitätsmanagementkonzepten. Die strikte Orientierung am Kundenwunsch im Zusammenhang mit der Qualität ist Bestandteil sowohl des Total Quality Managements (TQM), des umfassenden Qualitätsmanagements, als auch der ISO-Normen (vgl. Kap. 2). Die Definition von Qualität ist entsprechend offen und bezieht sich auf die Realisierung von Kundenanforderungen. Im TQM wird zwischen den Anforderungen der externen und internen Kunden unterschieden. Beide Anforderungen sind gleich wichtig und gleichermaßen qualitätsorientiert zu erfüllen. Als externe Kunden gelten nicht nur die Patienten, sondern auch deren Angehörige und die Öffentlichkeit. Zu den externen Kunden zählen darüber hinaus niedergelassene Ärzte, die Krankenversicherungen, Verbände, kurz alle gesellschaftlich relevanten Kooperations- und Geschäftspartner. Interne Kunden sind die in einer Einrichtung zusammenarbeitenden unterschiedlichen Berufsgruppen und Mitarbeiter. Kundenorientierung ist eingebettet in die Unternehmens- und Managementphilosophie sowie in die Führungs- und Kommunikationskultur einer Gesundheitseinrichtung.

Daß Kundenorientierung bisher eher Auftrag als Realität ist, zeigt sich in den berufsgruppenorientierten Krankenhausstrukturen. Berufsständisches Denken verhindert, den Prozeß der Patientenorientierung in den Mittelpunkt der Krankenhausorganisation zu stellen. Je nach fachlicher Ausrichtung können bis zu 50 verschiedene Berufsgruppen in einem Krankenhaus tätig sein, da kann Ressort- und Abteilungsmentalität gedeihen. Deshalb müssen die Prozeßabläufe im Hinblick auf Kundenzufriedenheit ausgerichtet, überprüft und verbessert werden, d.h. Funktionszuständigkeit muß ersetzt werden durch Prozeßzuständigkeit.

> **Merke**
> Prozeßzuständigkeit heißt für Pflegemanager, sich zum Service-Manager für die Gesundheitseinrichtung zu entwickeln.

9.3
Customer Care Management – ein Marketinginstrument zum Erfolg

Service-Manager integrieren Marketing-Anforderungen. Was ist Marketing? Marketing (engl.) bedeutet auf den Markt bringen. Ursprünglich verstand man unter Marketing alle Maßnahmen, die von einem Unternehmen ergriffen werden, um Güter und Dienstleistungen vom Produzenten zum Konsumenten zu steuern, zu sichern und zu fördern. Marketing in heutigem Verständnis ist umfassender angelegt, es ist eine Grundeinstellung unternehmerischen Handelns.

> **→ Definition**
> Marketing bedeutet, das Unternehmen auf die Bedürfnisse der Kunden auszurichten. Marketing ist eine unternehmerische Tätigkeit, deren Ziel darin besteht, vorhandene Nachfrage zu erhalten, neue Nachfrage zu schaffen sowie die Summe der Maßnahmen zu ergreifen, die – orientiert an den Bedürfnissen des Marktes und den Wünschen der Verbraucher – eine planmäßige Realisation ermöglichen.

Warum sollte Marketing integriert werden ins Pflegemanagement? Marketing rückt nicht nur den Kunden mit seinen Anforderungen in den Mittelpunkt des Geschäftsinteresses, Marketing macht durch Kundenbindung und -gewinnung konkurrenzfähig und sichert Arbeitsplätze. Alle in einer Gesundheitseinrichtung arbeitenden Menschen sollten daran ein Interesse haben. Nun geht es nicht darum, die Pflege mit neuen und zusätzlichen Ansprüchen zu überfrachten. Prof. Dr. Riegl, Managementspezialist für Gesundheitsdienste, betont, daß Marketingerfolg in erster Linie eine Frage der inneren Einstellung von Mitarbeitern und Vorgesetzen ist. Freundlichkeit und Gastlichkeit sind nicht käuflich – sie gibt es eigentlich gratis, daher ist dies keine Frage der Finanzmittel oder des Budgets. Marketingorientierung bedeutet für die Mitarbeiter einen Perspektivwechsel. Denn die letzten 50 Jahre „Planwirtschaft" in deutschen Krankenhäusern haben die Auswahl der Mitarbeiter, deren Entscheidungsverhalten, Arbeitseinsatz und Verhältnis zu Patienten nachhaltig geprägt. „Für viele Mitarbeiter ist das Krankenhaus in den letzen Jahrzehnten eine Art hoheitliches Versorgungs-Biotop im öffentlichen Dienst gewesen, abseits marktwirtschaftlicher kundenorientierter Realitäten – alles natürlich unter dem Schutzmantel der sozialen und ethischen Sonderstellung, weil es um Leben und Tod geht." (Riegl 1996, S. 203)

Marketing als Grundeinstellung muß ins Dienstleistungsverständnis integriert werden. Grundlage des Dienstleistungsverständnisses ist es, sich aktiv und konsequent um die Kunden zu kümmern – Customer Care Management. Für eine Gesundheitseinrichtung bedeutet dies, ihr Marketing konsequent vom Patienten bzw. Altenpflegeheimbewohner her zu denken und diesen in den Mittelpunkt aller Bemühungen zu setzen. Unterstellt wird im Pflegekonzept der Patientenorientierung, Patientenbedürfnisse zu beachten. Das mag so sein, aber wieviele Patienten wurden bisher im Hinblick auf ihre Bedürfnisse befragt? Daher müssen zwei Voraussetzungen geklärt werden:

1. Die Gesundheitseinrichtung muß ihre USP festlegen (vgl. Kapitel 10 PR und Management, S. 25).
2. Die Gesundheitseinrichtung muß die Kundenerwartungen kennenlernen.

9.3.1
Festlegen der Unique Selling Proposition

> → **Was bedeutet USP?**
> USP ist ein aus den USA kommender Marketingbegriff, der wörtlich übersetzt heißt:
> U Unique   einmalig
> S Selling   verkaufen
> P Proposition   Voraussetzung

Zentrales Marketinganliegen ist, die USP oder die Einmaligkeit der Verkaufsvoraussetzung zu klären. Die „Einmaligkeit der Verkaufsvoraussetzung" bezieht sich auf das Besondere, Einmalige einer Dienstleistung. Was unterscheidet Ihr Angebot von der Konkurrenz und warum sollte ein Kunde sich für Ihr Leistungsangebot entscheiden? Warum sollten Patienten Ihr Krankenhaus aufsuchen? Welche besonderen Untersuchungs- und Behandlungsmethoden können Sie aufweisen? Was ist das Besondere der Pflege? Können Sie die Frage, wodurch sich die Pflegequalität in Ihrem Krankenhaus von der des Nachbarkrankenhauses unterscheidet, schlüssig beantworten? Wenn Sie beispielsweise Pflege nach einem bestimmten Pflegemodell praktizieren, welchen Vorteil hat dadurch der Patient? Oder welchen Nutzen hat der Patient, wenn Sie Zimmerpflege statt Funktionspflege praktizieren? Wenn Sie Ihre USP bestimmen, geht es nicht darum, aus einem fachwissenschaftlichen Verständnis heraus zu klären, warum die Pflege nach Orem möglicherweise besser geeignet ist als die nach Henderson oder Krohwinkel. Customer Care Management heißt, Ihre USP aus der Perspektive des Patienten zu beantworten. Denn die Qualitätsmerkmale Ihrer Pflege weisen noch nicht notwendig auch den damit für den Kunden verbundenen Nutzen aus. Versuchen Sie deshalb, bestimmte herausragende Qualitätsmerkmale Ihrer Pflege in Kundennutzen zu transformieren.

9.3.2
Kundenerwartungen kennenlernen

USP und Kundennutzen sind das A und O jeder Marketingstrategie. Warum mit dem „Nutzen" argumentieren? Kein Mensch tut oder unterläßt irgend etwas, ohne ein Motiv dafür zu haben. Motive sind Wünsche oder Bedürfnisse, die den Menschen veranlassen, aktiv zu werden und zu handeln. Sie bestimmen die Richtung unserer Wahrnehmung und unseres Verhaltens. Menschen werden in ihrem Verhalten durch unterschiedliche Motive gesteuert. Es besteht kein Konsens darüber, welche Motive nun wirklich unser Verhalten leiten. Motive sind hypothetische Konstrukte. Mit ihrer Hilfe kann man die verschiedenen menschlichen Verhaltensweise in bestimmten Situationen erklären. Bekannt in der Pflege ist die „Bedürfnispyramide" nach Maslow. Sie bildet die Grundlage bedürfnisorientierter Pflegemodelle. Maslow unterscheidet fünf Bedürfnisstufen (vgl. Tabelle 9.1). Ein Bedürfnis drückt einen Mangel aus, erlebt als Spannungszustand; seine Befriedigung führt zur Auflösung der Spannung. Bedürfnisbefriedigung untersteht also dem Prinzip der Homöostase. Übertragen wir dies auf den Bereich der Pflege, dann heißt das, die Handlungsmotive zu kennen, aus denen heraus Patienten zur Kooperation und Compliance bereit sind. Kennen wir die Motive für

Tabelle 9.1. Handlungsmotive und Kundenerwartungen

Handlungsmotive	Kundenerwartungen
Physiologische Bedürfnisse:	z.B.: Fachlich alles tun, was die Gesundheit wieder herstellt Kurze Wartezeiten vor Untersuchungs- und Behandlungsterminen Abgestimmte und kundenfreundliche Weck-, Essens- und Visitezeiten
Sicherheitsbedürfnis	Freundliche, individuelle und diskrete Patientenaufnahme Informative Patientenbroschüren Räumliche Orientierungshilfen Ausreichende Informationen über Behandlung und Pflege Feste Sprechzeiten der Ärzte, Therapeuten und Pflegekräfte für Angehörige Konstante Bezugsperson
Soziale Bedürfnisse	Flexible Besuchszeiten Aufnahmemöglichkeit für Begleitpersonen
Selbstwertbedürfnisse	Peinlichkeiten vermeiden, Intimität schützen Entscheidungen der Patienten respektieren Patienten aufmerksam wahrnehmen
Selbstverwirklichung	Langeweile vermeiden über informative und kulturelle Angebote Vermittlung zu anderen Servicebereichen

bestimmte Handlungen, können wir darüber hinaus Kunden über spezifische Serviceangebote zufriedenstellen.

Welche Motive nun wirklich das Verhalten steuern, ist schwierig zu beantworten, weil verschiedene Motive gleichzeitig auftreten können. Zudem wirken sie oft unbewußt. Um die Handlungsmotive von Kunden zu kennen, muß man die Kunden fragen. Wenn man etwas über die Kunden erfahren will, ihre Neigungen, Leitmotive, Haltungen und Einstellungen, dann bieten sich die sog. W-Fragen an. Es sind offene Fragen, die nicht nur mit Ja oder Nein zu beantworten sind. Eine W-Frage führt immer zu detaillierteren Informationen als geschlossene Fragen (vgl. Busch 1998):

- Welche Erwartungen hat der Kunde an die Dienstleistung?
- Was macht den Kunden zufrieden?
- Welchen Handlungsmotiven folgt der Kunde bzw. welchen Grund hat der Patient für ein bestimmtes Verhalten?
- Welche Ereignisse machen ihn ängstlich oder nervös?
- Wie schaffen wir es, mit dem Kunden vertrauensvoll zusammenzuarbeiten?

USP, Kundennutzen, und Handlungsmotive sind aufeinander abzustimmen (vgl. Abb. 9.1). Mitarbeiter einer Gesundheitseinrichtung oder eines Pflegedienstes sollten die Handlungsmotive kennen, warum ein Patient gerade die Dienstleistung in Ihrer Einrichtung in Anspruch nimmt. Das Wissen um Handlungsmotive hat den Zweck, den Kunden in seinen Bedürfnissen entgegenzukommen, ihm Hilfe anzubieten. Menschen, deren Handlungsmotive durch bestimmte Leistungen befriedigt worden sind, sind grundsätzlich zufrieden und wohlgesonnen. Sie werden Ihre Einrichtung weiterempfehlen.

Abb. 9.1. Marketing und Kundenzufriedenheit

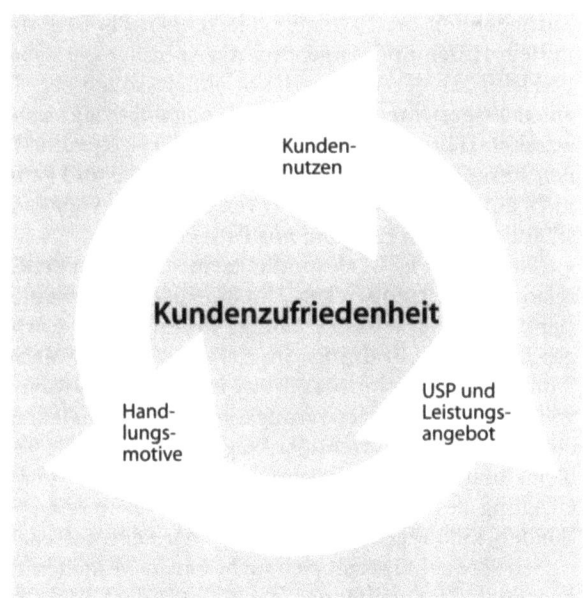

9.4
Pflege als Servicemanagement – ein Lernprozeß

Der Erlebnisbericht des Patienten in der Einführung zeigte deutlich, wie endlos sich die Zeit im Krankenhaus hinziehen kann, wenn sich der Patient auf dem Wege der Genesung befindet. Zeit kann man durch Fernsehen totschlagen. Zeit kann man aber auch ganz anders nutzen. Freizeitangebote können Patienten anregen, ihre Zeit erlebnisreich zu gestalten. Die Veranstaltungsangebote sollten auch Gäste außerhalb der Gesundheitseinrichtung ansprechen. So werden Schwellen- und Berührungsängste abgebaut. Die Angebotspalette kann von Gesprächskreisen, Spielabenden, Film- und Videoangeboten über Informations- und Diskussionsrunden bis hin zu Musikveranstaltungen und Kunstausstellungen reichen. Servicequalität kann bedeuten, abgestufte Wahlleistungsangebote zu entwickeln, die vom Patienten „eingekauft" werden. Es können zusätzliche Einnahmequellen aufgetan werden, wie das Beispiel der Kasinobetriebe im Evangelischen Krankenhaus in Mülheim/Ruhr zeigt mit dem Angebot des Partyservices (vgl. Kap. 10).

„Servicequalität ist heute ein Differenzierungs- und Profilierungsinstrument: im Service liegt die Chance zu einem langfristigen Wettbewerbsvorteil", so Gerhard Rode, Kaufmännischer Direktor der Klinik für Tumorbiologie in Freiburg. „Die triviale Aussage, ‚der Patient wählt das Krankenhaus mit seinen Füßen', trifft angesichts der hohen, wachsenden Mobilität, der Einflußnahmemöglichkeit auf das Einweisungsverhalten des Haus-/Klinikarztes und der überproportional steigenden Konkurrenzsituation zwischen den Krankenhäusern bei gleichzeitigem hohem Kostendruck genau den Punkt" (1996).

Organisationsqualität und Servicequalität sind die Hauptpfeiler eines Customer Care Managements. Pflegende sind zuständig für das Wohlbefinden und die Zufriedenheit der Patienten. Sie kennen die Bedürfnisse der Patienten und vermitteln Hilfen und Angebote. Waren bisher die Arbeitsabläufe vorrangig an den Bedürfnissen der Mitarbeiter orientiert, so müssen sie verändert und auf die Patienten ausgerichtet werden. Servicequalität zeigt sich in einer dem Kunden zugewandten Haltung. Die Faktoren, die Servicequalität bedingen (vgl. Abb.9.2), können vom Konzept der ganzheitlichen Pflege und Patientenorientierung eigentlich nicht abweichen. Höflichkeit, Verläßlichkeit, Verständnis usw. sind eine Selbstverständlichkeit im Umgang mit Patienten.

Tatsächlich ist in Gesundheitseinrichtungen der Dienstleistungsgedanke noch relativ schwach entwickelt. Um ihn zu festigen, werden Mitarbeiter in patientenorientierten Marketing-Trainings im Sinne der Corporate Identity eines Hauses geschult. Diese Trainings im Serviceverhalten machen unter Umständen mehr Sinn als Supervisionsangebote, insbesondere, wenn es darum geht, anspruchsvolle, aufgeklärte oder verängstigte und unzufriedene Kunden zufriedezustellen. Supervision ist ein richtiger Weg, wenn es um die Bearbeitung individueller Problemsituationen und Spannungen geht. Supervision trägt zur Persönlichkeitsentwicklung des einzelnen bei. Geht es aber um eine positive Grundeinstellung zu Kunden, sind Marketing-Trainings der angemessene Weg.

Servicequalität zeigt sich nicht nur im Verhalten zu externen Kunden, sondern hängt von der Qualität der internen Kundenbeziehungen ab. Die Zusammenarbeit auf allen hierarchischen Ebenen und bereichsübergreifend muß funktionieren.

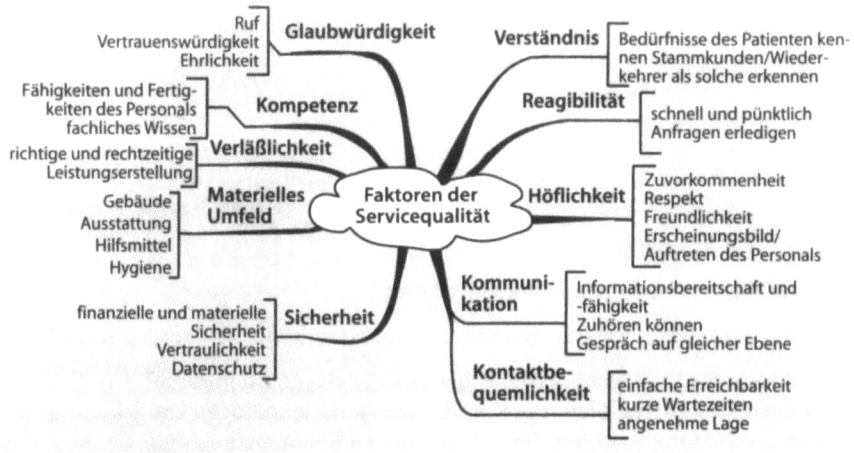

Abb. 9.2. Faktoren der Servicequalität

9.5 Beschwerdemanagement – ein willkommenes Marktforschungsinstrument

Servicequalität und Kundenfreundlichkeit werden bei Beschwerden und Reklamationen besonders deutlich.

Welche Erfahrungen haben Sie als Kunde mit Beschwerden gemacht? Gesetzt den Fall, Sie wollten eine Ware umtauschen, weil sie doch nicht die richtige ist, oder eine Rechnung stimmt nicht, hatten Sie dann das Gefühl, Sie müßten um Ihr Recht kämpfen? Kennen Sie Situationen, in denen Ihnen der Eindruck vermittelt wird, Ihre Ansprüche seien ungehörig und völlig überzogen? Oder gehören Sie eher zu den Kunden, die nichts sagen, wenn sie unzufrieden sind, dafür aber nie wieder kommen? Wenn Sie zur letzten Gruppe gehören, dann sind Sie Teil einer Mehrheit. Von 27 verärgerten und unzufriedenen Kunden beschwert sich nur ein einziger (Busch 1998). Eine Untersuchung der „Volkswagen AG Wolfsburg" von 1996 besagt, daß unzufriedene Kunden ihre gemachten Negativ-Erlebnisse im Schnitt an 9–10 andere Gesprächspartner weitergeben. Ein geringes Beschwerdeaufkommen muß also nicht unbedingt heißen, daß die Kunden zufrieden sind.

Wenn Sie sich jetzt einmal die umgekehrte Situation vergegenwärtigen, wie sind Sie selbst mit Beschwerden umgegangen? Wie haben Sie reagiert, als Patienten oder pflegebedürftige Menschen unzufrieden und verärgert waren? Haben Sie den Leuten deutlich gemacht, daß es so, wie sie es meinen, wirklich nicht geht? Haben Sie sie zurechtgewiesen? Nagen Beschwerden an Ihrem Selbstwertgefühl? Haben Sie den Eindruck, Sie müßten sich rechtfertigen und versuchen zu beschwichtigen, daß ja niemand aus dem Kollegenkreis etwas mitbekommt?

Neben besagtem kundenfreundlichem Klima, müssen die organisatorischen Voraussetzungen für ein Beschwerdemanagement geschaffen werden.

> Wie man mit Beschwerden umgeht, hängt nicht nur von der einzelnen Person ab, sondern von der Fehler-Kultur eines Hauses. Fehler sind da, um daraus zu lernen. Wenn Fehler als Vorwurf oder hinter dem Rücken abgehandelt werden, dann haben wir ein belastetes Klima. Wer gibt in solch einer Situation schon gerne Fehler zu?
> Werden Beschwerden und Reklamationen richtig behandelt, können sie von jedem Unternehmen als willkommene Marktforschung ausgewertet werden. Daher ist es ratsam, nicht zu warten, sondern ein „aktives" Beschwerdemanagement zu installieren.

Dazu müssen Sie folgende Fragen klären:

- Wie systematisch erfassen Sie Reklamationen und mit welcher Methode?

Z.B. über einen „Kummer"-Kasten, eher zufällig oder systematisch?

Fordern Sie ausdrücklich Ihre Kunden dazu auf, einen Bogen zur Erfassung von Kundenzufriedenheit auszufüllen? Dieser Bogen könnte neben dem Hinweis, daß man auf Verbesserungsvorschläge angewiesen ist, die Frage nach der Reklamation enthalten und welche Verbesserungsvorschläge der Kunde unterbreitet. Ein Reklamationsbogen kann auch lobenswerte Bereiche des Serviceangebotes abfragen.

Sprechen Sie regelmäßig mit Patienten darüber, was sie geärgert und was sie gefreut hat?

- Wer soll die Reklamationen erfassen? Soll es eine bestimmte Zuständigkeit geben?

Das könnte beispielsweise der Qualitätsbeauftragte sein; dafür könnten sich aber auch alle Mitarbeiter zuständig fühlen.

- Gibt es im Rahmen von Dienstbesprechungen in regelmäßigen Zeitabständen Raum für die Frage, was Sie verbessern können?
- Welche Folgerungen ziehen Sie aus den Reklamationen?
- Welche Unterstützung erfahren die Kunden, wenn sie sich beschwert haben?

Sie könnten sich z.B. bei den Kunden mit einer kleinen Aufmerksamkeit für die konstruktive Kritik bedanken.

Für Mitarbeiter ist es nicht immer leicht, souverän mit Beschwerden umzugehen. Sie brauchen Verständnis für das Anliegen des Kunden, einen kühlen Kopf und Gesprächsführungskompetenz. Das heißt, erfolgreiches Beschwerdemanagement setzt Einfühlungsvermögen sowie Konfliktbereitschaft und -fähigkeit voraus. Daher sollten Mitarbeiter im aktiven Beschwerdemanagement trainiert werden. Wie schon mehrfach betont, kommt es beim Beschwerdemanagement auf die Haltung an, die Mitarbeiter gegenüber kritisierenden oder reklamierenden Kunden einnehmen. Es geht nicht um Rechtfertigung, Rechthaben und -beweisen. Wenn die Einstellung nicht stimmt, ist ein aktives Beschwerdemanagement nicht umzusetzen.

Aktives Beschwerdemanagement wird von der Leitung vorgelebt. Sie ist Modell. Dabei befaßt sie sich nur in Ausnahmesituationen selbst mit Kundenbeschwerden. Diese Aufgabe kann an Mitarbeiter delegiert werden. Sie ist Vorbild im Umgang mit internen Beschwerden.

Nur wenn die Bedürfnisse und Probleme der Mitarbeiter ernst genommen werden, kann man umgekehrt von den Mitarbeitern erwarten, daß sie die Probleme der Kunden ernst nehmen.

9.6
Zusammenfassung

Pflege als Dienstleistungsmanagement – der Spannungsbogen ist weit gezogen. Angefangen beim beruflichen Selbstverständnis der Pflege ging es um die Frage, inwieweit Patientenorientierung ein Dienstleistungsverständnis im Sinne von Kunden- und Lebensweltorientierung einschließt. Kundenorientierung ist ein umstrittenes Konzept. Es wird geprägt durch die gesetzlichen Vorgaben und Strukturen des Gesundheitssystems. Qualitätsmanagementkonzepte öffnen die Perspektive der Kundenorientierung für externe und interne Kundenanforderungen. Pflege als Dienstleistungsmanagement integriert Kundenorientierung ins Marketingkonzept. Sie kümmert sich im Sinne des Customer Care Managements intensiv um die Kunden. Customer Care Management heißt, den Servicegedanken fest im Verhalten der Mitarbeiter und Vorgesetzten zu verankern. Service zu erbringen, ist ein integratives Konzept, insofern es Bestandteil jeder Interaktion mit den Kunden ist. Ein konsequentes Marketing verbessert die Wettbewerbssituation eines Hauses.

Gesundheitseinrichtungen entwickeln ihre Serviceangebote weiter. Sie haben Informations- und Erlebniswert für die Kunden. Serviceangebote führen interne und externe Kunden zusammen und fördern die Kommunikation zwischen Einrichtung und Öffentlichkeit.

Im Zentrum des Marketingkonzeptes steht die USP. Die USP hebt das Alleinstellungsmerkmal einer Gesundheitseinrichtung heraus. Die USP wird abgestimmt mit den Kundenerwartungen.

Kundenorientierung und Servicequalität wird deutlich im Umgang mit Beschwerden. Ein aktives Beschwerdemanagement unterstützt die Einrichtung in ihrer Qualitätsentwicklung.

Pflege als Dienstleistungsmanagement heißt, das berufliche Selbstverständnis für Marketingfragen zu öffnen. Definierte die Pflege ihr berufliches Selbstverständnis bisher auf fachwissenschaftlicher und berufsethischer Grundlage, wird sie zukünftig darüber hinaus konsequent vom Patienten aus denken und handeln müssen. Sie wird sich zum Servicespezialisten für die Patienten entwickeln. Pflegemanager werden zu Service-Managern, deren Aufgabe darin besteht, alle Prozeßabläufe patientennah zu organisieren.

Nehmen wir Abschied von dem Gedanken, selbst zu wissen, was der Kunde möchte. Noch besteht in der Realität heutiger Gesundheitseinrichtungen eine starke Diskrepanz zwischen den Anforderungen an kundenorientiertes Verhalten und der Patientenrealität. Vielleicht gelingt eine Annäherung über die Frage, wer für wen da ist : Der Patient für die Pflege oder die Pflege für den Patienten?

Fragen zum Wissenstransfer

1) Reflektieren Sie Ihr eigenes Dienstleistungsverständnis:
   Eine Patientin sagt zu Ihnen: „Das müssen Sie tun, dafür werden Sie schließlich bezahlt!"
   Welche Gefühle löst diese Äußerung aus, und wie würden Sie darauf reagieren?
2) Was verstehen Sie unter Krankenhaus-Marketing bzw. Marketing einer Altenpflege-Einrichtung? Wie könnte Marketing für einen ambulanten Dienst aussehen?
3) Beschreiben Sie eine Pflegevisite aus der Perspektive des Kundennutzens. Welche Vorteile hat der Patient von diesem Instrument; welche Handlungsmotive könnten angesprochen werden?
4) Welche Instrumente zur Kundengewinnung und -bindung setzt die Gesundheits- oder Altenhilfe-Einrichtung ein, in der Sie arbeiten bzw. gearbeitet haben? Welche Maßnahmen würden Sie darüber hinaus vorschlagen?
5) Überprüfen Sie, ob Organisationsabläufe patientengerecht gestaltet sind, indem Sie sich den Tagesablauf eines Patienten vergegenwärtigen oder ihn begleiten. Erstellen Sie ein Ablaufdiagramm und markieren Sie die problematischen Schnittstellen. Unterbreiten Sie Vorschläge zur Verbesserung.
6) Beschreiben Sie eine konkrete Situation, in der ein Patient sich bei Ihnen beschwert hat.
   Schildern Sie die Situation konkret und detailliert. Wie haben Sie sich in dieser Situation gefühlt? Wie haben Sie reagiert?

Entwickeln Sie Vorschläge für ein systematisches, in die Organisation eingebettetes Reklamations- bzw. Verbesserungswesen.

Literatur

Blech J., Bräutigam H (1997) Patient ohne Einblick. Über Kliniken wacht kein TÜV und keine Stiftung Warentest. „Die Zeit", Nr. 30, 18. Juli 1997, S. 30
Blum W (1997) Namenlos. „Die Zeit", Nr. 30, vom 18. Juli 1997, S. 29
Busch G (1998) Aktive Kundenbindung. Cornelsen Berlin
Falk J, Kerres A (1995) Die DIN ISO 9000 im Gesundheitswesen. PflegeManagement 4: 12–18
Gröning K (1997) Pflege in Zeiten der Fortschritts- und Konsumphilosophie. Mabuse 108: 29–36
Ludwigshafener Erklärung (1998) Pressemitteilung in: Pflegezeitschrift 6: 396
Rehn A (1997) Das Krankenhaus muß kein Hotel sein. Psychologie heute 3/97: 54
Riegl GF (1996) Marketingorientierte Pflegekräfte als Hoffnungsträger für das zukunftssichere Krankenhaus. In: (Hrsg) Paul Lempp Stiftung: Kundenorientierung in sozialen Unternehmen. S. 199–215
Rode G (1996) Servicequalität + Hotelleistungen + Organisationsqualität + Klinik-Marketing. ku-Special 8–11: 16–21
Wiese M (1997) Kunden- oder Patientenorientierung in der Pflege? Anmerkungen aus professionssoziologischer Sicht. PflegeManagement 1: 33–36

KAPITEL 10

Public Relations (PR) und Management

J. FALK

Inhaltsverzeichnis

10.1 Anforderungen an Public Relations 259
10.2 PR-Arbeit und Corporate Identity 272
10.3. Strategiekonzept zur PR-Arbeit 278
10.4 Zusammenfassung 285
     Literatur 287

Fiktion oder Realität? Sie haben Lust, einmal wieder tanzen zu gehen. Nostalgie überfällt Sie. Endlich einmal wieder ganz konventionell Wiener Walzer tanzen. Also, was machen Sie? Sie schauen in das städtische Kulturprogramm und finden, was Sie suchen. „Tanz in den Mai zu Wiener-Walzer-Klängen". Gesagt – getan, dann geht's heute abend „ins Krankenhaus zum Schwof". Hätten Sie andere Interessen gehabt, so hätten Sie auch diese im Krankenhaus verwirklichen können. Zur Auswahl stehen Angebote zur Bildenden Kunst, Literatur, zum Theater, zur Musik.
Fiktion oder Realität? Die Antwort ist „selbstverständlich Realität", wobei diese Realität längst keine Selbstverständlichkeit ist! Sie ist ein Beispiel wirklich gelungener PR-Arbeit. Ich will im folgenden „Public Relations und Management" am Beispiel dieser PR-Arbeit, die am Evangelischen Krankenhaus in Mülheim a. d. Ruhr praktiziert wird, vorstellen. Betritt man dieses Krankenhaus, fällt am Hauptportal ein UNESCO-Emblem ins Auge. Das Emblem weckt Assoziationen zum Zertifikat der ISO-Normen. Bei dem UNESCO-Zertifikat geht es auch um die Verpflichtung zur Qualität, aber doch in einem ganz anderen Sinn, als dies die ISO-Normen vorsehen. Diese Auszeichnung wurde 1995 von der UNESCO verliehen wegen vorbildlicher kultureller Arbeit im Krankenhaus.

Das Modell des Ev. Krankenhauses ist nicht einfach übertragbar.
PR-Arbeit unterscheidet sich je nach strukturellen, personellen, finanziellen und sachlichen Voraussetzungen. Öffentlichkeitsarbeit muß die individuellen Bedingungen einer Gesundheits- oder Altenhilfeeinrichtung berücksichtigen, die Einbindung in die Stadt, die Besonderheit der Bevölkerungsstruktur, die Konkurrenzsituation, vorhandene Kooperationsstrukturen usw. Grundlegende theoretische Kenntnisse zur PR-Arbeit bilden daher die Voraussetzung, um PR-Arbeit flexibel entsprechend der strukturellen Voraussetzungen zu gestalten. Das Beispiel des Evangelischen Krankenhauses in Mülheim soll im folgenden die theoretischen Grundgedanken veranschaulichen und verlebendigen.
Stellen Sie sich vor, Sie wollen ein PR-Konzept für ein Krankenhaus, für eine ambulante oder Altenhilfe-Einrichtung erarbeiten. Wie gehen Sie vor? Um Ihre

Kapitel 10 Public Relations (PR) und Management

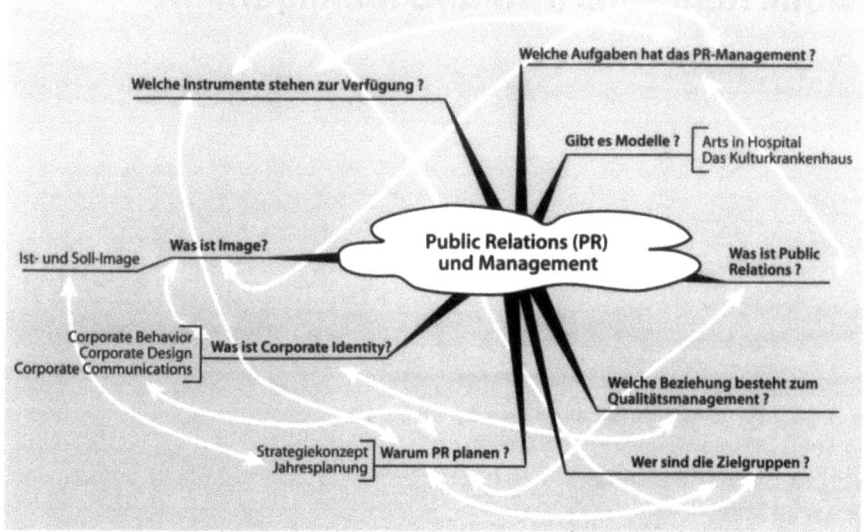

Abb. 10.1. Ideen-Mind-Map zur PR

Gedanken zu den vielfältigen Aspekten von PR-Arbeit zu sammeln und zu ordnen, erstellen Sie eine Mind Map (s. Abb. 10.1).
Sie bringen Ihre Gedanken in eine Reihenfolge:

1. Sie vergegenwärtigen sich die Anforderungen an PR-Arbeit.
   - Unterschieden wird zwischen Human Relations und Corporate Relations.
   - Die Aufgaben von PR-Arbeit werden vorgestellt.
   - Die allgemeinen Anforderungen werden exemplarisch an der Mülheimer PR-Arbeit erläutert.
   - Ethische Leitsätze zur PR-Arbeit werden vorgestellt.
   - Auf der Basis eines Kommunikationsmodells werden die Grundlagen der PR-Kommunikation erläutert.
   - Grundregeln für PR-Texte werden vorgestellt.
2. Sie verorten PR-Arbeit in der Corporate Identity eines Unternehmens.
   - Die Bedeutung von Corporate Behavior, Corporate Design und Corporate Communications für das einheitliche Erscheinungsbild wird herausgearbeitet.
   - Zwischen Ist- und Soll-Image wird unterschieden.
   - Corporate Identity wird veranschaulicht am Evangelischen Krankenhaus Mülheim.
3. Sie erarbeiten ein Strategiekonzept zur PR-Arbeit. Als Handlungsgrundlage dient das Fünf-Phasen-Modell.
   - Ist-Erhebung,
   - Stärken-Schwächen-Profil,
   - Soll-Formulierung,

- Implementierung/Durchführung,
- Controlling.
4. Sie fassen die Bedeutung von PR für ein Unternehmen zusammen.
5. Sie übertragen Ihr Wissen zur PR-Arbeit an Hand von Leitfragen auf Beispiele aus der Praxis.

10.1
Anforderungen an Public Relations (PR)

Was will Public Relations? Public Relations sind Bemühungen von Unternehmen um Vertrauen in der Öffentlichkeit. Public Relations, Öffentlichkeitsarbeit und Unternehmenskommunikation sind Begriffe, die häufig synonym gebraucht werden. Um die Bedeutung von PR für ein Unternehmen zu verdeutlichen, sollen ihre Aufgaben mit denen der *Werbung* verglichen werden. Werbung ist punktuell auf den Verkauf orientiert. In der Werbung werden Produkte oder Dienstleistungen zielgruppengerecht präsentiert, um den Absatz zu erhöhen. PR ist umfassender angelegt. Auch hier spielen Marktvorteile eine Rolle. Neben der Marktbeeinflussung geraten auch die Kommunikation und das Image eines Unternehmens ins Blickfeld. Es soll eine Kommunikationskultur entwickelt werden, die glaubhaft und nachvollziehbar die fachliche Qualität und den gesellschaftlichen Stellenwert der Dienstleistung transportiert. PR oder Öffentlichkeitsarbeit handelt aus einem Eigeninteresse heraus. Sie hat drei Ziele (Radel, 1996):

1. PR will Meinungen und Auffassungen des Zielpublikums im Sinne des Unternehmens beeinflussen.
2. PR will das Image eines Unternehmens nach innen und außen positiv beeinflussen.
3. PR will die Serviceaufgaben des Unternehmens durchzusetzen verhelfen.

Die öffentliche Meinung soll positiv beeinflußt werden, um langfristig gute Arbeitsbedingungen und bessere Marktchancen zu erreichen.

Einzelne operative Maßnahmen zur Verbesserung des Images in der Öffentlichkeit sollten wirksam untermauert sein durch ein Strategiekonzept. Dieses Strategiekonzept schließt die Analyse der strukturellen Bedingungen und die konzeptionelle Arbeit zur Kommunikation mit ein. So verstandene PR-Arbeit unterstützt Einrichtungen in ihrer Organisations- und Qualitätsentwicklung (vgl. Abb. 10.2).

10.1.1
Public Relations und Human Relations

Will man es plakativ formulieren, dann ist PR Werbung um öffentliches Vertrauen! Vertrauen soll entstehen durch die Pflege von Beziehungen und Kontakten. PR pflegt zwischenmenschliche Beziehungen in zwei Richtungen: einmal zur externen Öffentlichkeit, zum andern zur internen Öffentlichkeit. Die externen Zielgruppen sind z.B. Presse, Rundfunk, für Krankenhäuser zukünftige und der-

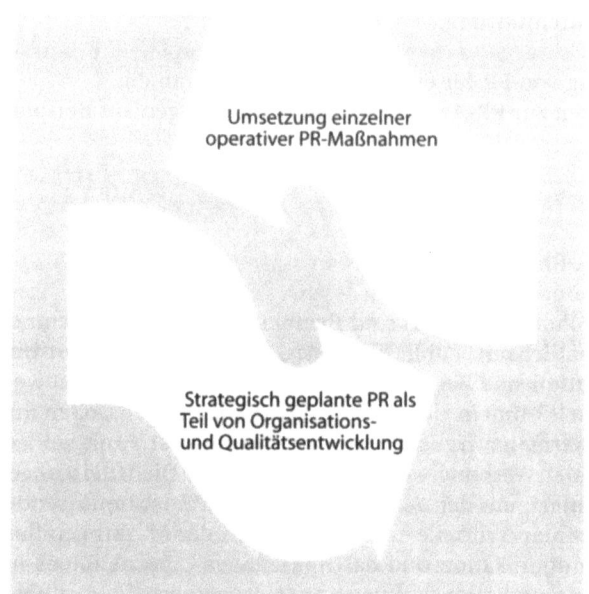

Abb. 10.2. Zusammenwirken strategischer und operativer PR-Maßnahmen

zeitige Patienten und niedergelassene Ärzte, Verbände, Krankenkassen, für Altenpflegeheime die Angehörigen, ältere Menschen im Stadtteil als zukünftige Bewohner und Bewohnerinnen, die Gemeinde usw. Mit dem Begriff „Corporate Relations" wird die Beziehungspflege der nach außen gerichteten Kontakte verstanden. Die unternehmensinterne Öffentlichkeit sind die Mitarbeiter, die unterschiedlichen Berufsgruppen, die in einer Institution arbeiten. PR-Maßnahmen, die die Beziehungspflege nach innen zum Ziel haben, bezeichnet man als Human Relations (vgl. Abb. 10.3).

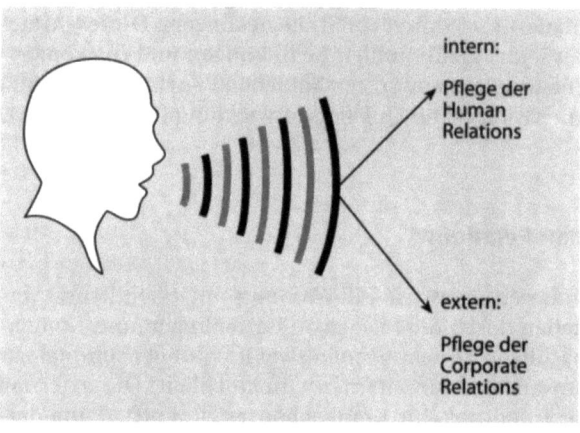

Abb. 10.3. Beziehungspflege als Auftrag von PR-Arbeit

Beziehungspflege nach außen erscheint einsichtig. Warum ist die Beziehungspflege nach innen, vor allen Dingen zu den Mitarbeitern, so wichtig? Sind die informellen zwischenmenschlichen Beziehungen in einer Einrichtung gestört, ist das Betriebsklima belastet, dann erschwert das alle PR-Bemühungen. Die sich in der Einrichtung bildenden Meinungen bleiben nicht dort, sie werden nach außen getragen. Andere orientieren sich an den Meinungen. So formt die negative interne Meinung sukzessive die öffentliche Meinung. Hier bewahrheitet sich der Satz von Epiktet von Hierapolis, der vor über 2000 Jahren formulierte, daß nicht Tatsachen unser Zusammenleben bestimmen, sondern die Meinungen über Tatsachen. Heute besitzt dieser Satz mehr denn je Gültigkeit; in unserer immer komplexer werdenden Zeit können wir uns nicht über einzelne Sachverhalte informieren; wir übernehmen die Meinungen derjenigen Gruppen, die für uns sozial relevant sind (vgl. Knauthe 1998).

10.1.2
Aufgaben von PR-Arbeit

Welche Aufgaben kommen auf einen PR-Manager zu? Grundsätzlich zeigt sich PR-Arbeit im gesellschaftlichen Engagement des Unternehmens. Im Gesundheits- und Sozialbereich sollte die Lobby-Arbeit selbstverständlich sein, da sie zu einem – zunehmend bedrohten – sozial verantwortlichen Klima für Patienten, pflegebedürftige und in den Einrichtungen arbeitende Menschen beiträgt.

PR-Manager bedienen sich vorrangig der Presse- und Medienarbeit. Aber auch die Arbeit in Arbeitskreisen, Konferenzen und Gremien schafft Raum für eigene Anliegen. Im folgenden werden Aufgaben im Zusammenhang mit der Pflege der Human Relations und Aufgaben im Zusammenhang mit der Pflege der Corporate Relations unterschieden, wobei die Übergänge fließend sind.

Aufgaben im Zusammenhang mit der Pflege der Human Relations

Ein PR-Manager begleitet die Entwicklung und Umsetzung des Corporate-Identity-Gedankens in einem Unternehmen. Er entwickelt Kommunikationskonzepte und -maßnahmen, die die Mitarbeiter langfristig an das Unternehmen binden. Er gibt z.B. eine Mitarbeiterzeitschrift heraus. Er hält die im Unternehmen Tätigen auf dem laufenden über die Schwerpunkte der Unternehmenspolitik, die damit verbundenen Probleme, aber auch über Personalentscheidungen, wer eingestellt wird, wer das Unternehmen verläßt oder die Ehrung von Jubilaren.

Maßnahmen zur Personalentwicklung gehören ebenfalls in seinen Aufgabenbereich. Er entwickelt Konzepte im Sinne des CI-Gedankens zur Personalschulung und Karriereplanung (vgl. Stettler u. Falk 1997). Denkbar sind Maßnahmen zur Gesundheitsförderung wie Rückenschule, autogenes Training, meditativer Tanz usw. sowie zur ästhetisch-kulturellen Bildung.

Aufgaben im Zusammenhang mit der Pflege der Corporate Relations

Die Presse- und Öffentlichkeitsarbeit ist die Hauptdomäne des PR-Beauftragten. Dazu gehört neben der Pflege von Journalistenkontakten die klassische Pressearbeit, wie das Verfassen von Meldungen oder Artikeln für Fachzeitschriften. Dazu gehört ebenfalls, die Durchführung von Pressekonferenzen und die Herausgabe von Pressemappen. Werden Werbematerialien oder Photos für eine Pressemappe zusammengestellt, ist auf das Corporate Design zu achten. Geschäftspapiere, Annoncen, Prospekte usw. sollten im Design identisch und erkennbar sein mit einheitlichem Logo und einheitlicher Farbgestaltung.

Die Leitung von Diskussionsrunden und Informationsveranstaltungen fällt ebenfalls in den Aufgabenbereich der PR. Um alle auf die Öffentlichkeit bezogenen Aktivitäten zu koordinieren, ist es ratsam, Archive aufzubauen und zu pflegen.

Die Event-Organisation ist ein weiterer Schwerpunkt der PR-Arbeit. Events sind Ereignisse und Veranstaltungen unterschiedlichster Art. Zur Aufgabe des PR-Beauftragten gehört z.B. die Organisation von Messen und Kongressen, aber auch von Ausstellungen. Events sollten originell sein, und sie müssen zielgruppengerecht gestaltet sein, damit sie ihre Wirkung nicht verfehlen. Wenn z.B. jährlich ein „Tag der offenen Tür" veranstaltet wird, sollte das Programm variieren, am besten unter verschiedenen Mottos, um Besucher neugierig zu machen. Wen locken heute noch traditionelle Weihnachtsbasare mit „handgestrickten" Produkten und Angeboten? Event-Marketing bedeutet auch, wie Regina Bollinger, die PR-Managerin am Mülheimer Krankenhaus erläuterte, Ereignisse zu schaffen, wenn sie nicht da sind: „Ich schaue in Statistiken, ich frage nach und suche, wer hat z.B. den tausendsten Patienten, ein neues Gerät, eine neue Funktion, ein Jubiläum ... Ich ermuntere die Leute, die im Tagesgeschäft stehen, über Ereignisse zu berichten. Manchmal ist es schwierig, die externe Bedeutung dieser Ereignisse klarzumachen."

Marketing und Produktmanagement sind Tätigkeitsfelder, die in Wirtschaftsunternehmen dazukommen. Verkauft ein Unternehmen Produkte oder Dienstleistungen auf dem Markt, gehört zu den Aufgaben des PR-Managers die Koordination von Werbung und Pressearbeit. Die Botschaft soll einheitlich sein. Dazu gehört ebenfalls die Einflußnahme auf die Produktgestaltung im Sinne des Corporate Designs sowie die Abstimmung unterschiedlicher Abteilungen – Marketing, Entwicklung, Produktion, Vertrieb usw. – im einheitlichen Auftreten.

Übergreifende Aufgaben liegen in der Entwicklung und inhaltlichen Gestaltung von Multimediaprodukten für verschiedene Bereiche, z.B. der Produkt- oder Dienstleistungspräsentation, der Werbung oder der Schulung.

Welche Maßnahmen und Medien wählt der PR-Manager nun aus? Das hängt vom Zielpublikum, dem Anlaß, den situativen Erfordernissen des Unternehmens ab. Grundsätzlich sind die folgenden Anforderungen sind an PR-Maßnahmen zu stellen (vgl. Radel 1996).

Treffsicherheit der Medien und Maßnahmen
Es müssen die geeigneten Medien und Maßnahmen für die geeignete Zielgruppe ausgewählt werden. Plakativ ist es einleuchtend: Ein Internet-Café kann auf ältere Menschen eher abschreckend wirken. Wenn eine interkulturelle Veranstaltung durchgeführt wird, sollte auch interkulturelles Publikum eingeladen werden.

Kongruenz der Medien und Maßnahmen
Die Aktivitäten müssen aufeinander und über die verschiedenen Medien genau abgestimmt sein. Sie dürfen sich also nicht in ihren Einzelaussagen widersprechen.

Kontinuität der Maßnahmen
Das Unternehmen bleibt kontinuierlich mit seinen Zielgruppen in Kontakt. Punktuelle Maßnahmen geraten wieder in Vergessenheit. Um präsent zu bleiben, werden die Einzelaktivitäten auf der Grundlage einer Jahresplanung ausgewählt, wie im Abschnitt Strategieplanung ausgeführt wird.

10.1.3
Verdeutlichung der PR-Aufgaben am Mülheimer Beispiel

Welche Kommunikationsmaßnahmen zur Pflege der Human und Corporate Relations hat das Mülheimer Krankenhaus entwickelt?

In einem Interview erläuterte Regina Bollinger, zuständig im Direktionsreferat des Mülheimer Krankenhauses für die Öffentlichkeitsarbeit, ihre Aufgaben und Anliegen:

Wir haben drei Zielgruppen, wobei keiner eine Priorität eingeräumt wird. Wir versuchen alle anzusprechen. Das sind die Patienten, die Mitarbeiter und die Bürger der Stadt.

Die Patienten sind uns wichtig, weil das Krankenhaus mit einer sehr hohen Angstschwelle besetzt ist. Man geht unter Druck, mit unangenehmen Gefühlen ins Krankenhaus. Wir wollen ihnen das „Anstaltsgefühl" nehmen, wenn sie ins Krankenhaus kommen. Wollen verhindern, daß sie gleich mit ihrer eigenen Angst konfrontiert werden. Deshalb bieten wir so viele kulturelle und medizinische Informationsveranstaltungen an. Das heißt, Patienten, die in unser Krankenhaus kommen, haben im Vorfeld gute Erfahrungen gesammelt. Sie kennen das Kasino oder waren schon einmal im Theater oder haben schon einmal den Chefarzt beim „Treff um 11" kennengelernt. Wir kümmern uns aber nicht nur um die künftigen Patienten, sondern auch um die vorhandenen. Sie bekommen persönlich unsere Patientenbroschüren überreicht und die Monatsprogramme zu den Veranstaltungen, so daß sie sich nicht allein gelassen fühlen. Sie wissen, an wen sie sich wenden können, wer ihr Ansprechpartner ist. Auf den Stationen hängen die Plakate mit den einzelnen Veranstaltungen im Haus. Sind spezielle Fragen da, kümmere ich mich persönlich darum. Mit einer Patientenanfrage wandte ich mich z.B. an die Bundeszentrale für gesundheitliche Aufklärung und gab diese Information weiter.

Außerdem geben wir eine eigene Hauszeitung heraus. Sie erscheint dreimal im Jahr in einer Auflage von 11 000 Exemplaren. Unsere Patienten bekommen jeweils persönlich eine Zeitschrift überreicht. Ein Drittel verschicken wir an niedergelassene Ärzte, Apotheken, an Abonnenten und ehemalige Mitarbeiterinnen. Wir achten bei der Zeitung auf eine gute Qualität. So kann man sie nicht so leicht in den Papierkorb werfen.

Für die Mitarbeiter geben wir den „Punkt intern" heraus. Die Mitarbeiterzeitschrift erscheint einmal im Monat. Sie wird allen 1400 Mitarbeiterinnen und jedem Mitarbeiter persönlich überreicht. Der Patient ist ‚kurzzeit', aber der Mitarbeiter ist ‚langzeit'. Er muß das Gefühl haben, daß er unter starkem Kostendruck dennoch sozial verträglich arbeiten kann. Er muß das Gefühl haben, das Haus kümmert sich um seine Belange. Bei Bedarf bieten wir auch Supervision an. Das ist wirklich kostengünstiger, als Krankmeldungen auf den Tisch zu bekommen. Außerdem arbeiten wir eng mit der innerbetrieblichen Fortbildung zusammen und entwickeln Angebote, die der Mitarbeiter braucht.

Die Bürger der Stadt erreichen wir durch unser Informations- und Kulturangebot. Seit 1990 machen wir Kulturarbeit im Krankenhaus. Angefangen haben wir

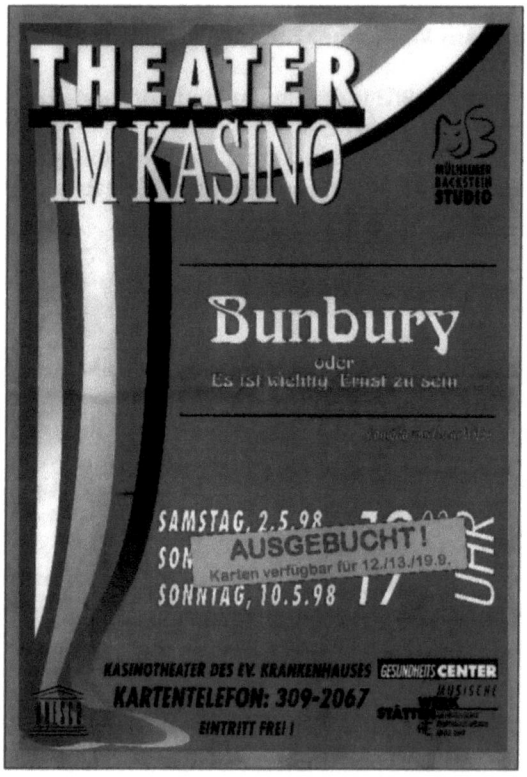

Abb. 10.4. Plakat zur Theateraufführung „Bunbury"

mit dem Aufbau eines Theaters, das „Mülheimer Backstein Studio". Zum Ensemble gehören 35 aktive Schauspieler, alles Amateure, und ebenso viele Mitarbeiter hinter der Bühne, die für die Infrastruktur verantwortlich sind. Das Mülheimer Backstein Studio, genannt nach unserem Probeort in der Backstein Schule, inszeniert am Krankenhaus Theaterstücke für Patienten, Besucher und Mitarbeiter. Gastspiele werden ebenfalls aufgeführt. Die Karten sind kostenlos und gehen weg ‚wie warme Semmeln' (vgl. Abb. 10.4.).

Ebenfalls seit 1990 gibt es ein umfangreiches Musikprogramm. Die Kirchenmusikerin Petra Stahringer hat einen Mitarbeiterchor, eine Mitarbeiterinstrumentalgruppe und eine Folkgruppe aufgebaut. Sie organisiert regelmäßig Konzerte. Außerdem bietet sie wöchentlich eine ‚Musik-Werkstatt' an, fährt mit dem Klavier und Orffschen Musikinstrumenten auf die Stationen. Die Patienten können selbst mitmusizieren, mitsingen, aber auch einfach nur zuhören.

Eine ‚Werkstatt für Literatur' ist ein weiteres Angebot wie auch die ‚Werkstatt für tänzerische Gymnastik' mit einem Angebot aus Jazztanz und Tanzpädagogik. Die ‚Werkstatt für Malerei' animiert unter dem Motto ‚Jeder kann malen!' auch Menschen, die noch nie einen Pinsel in der Hand hatten (Abb. 10.5.). Professionelle Kunst- und Photoausstellungen runden das kulturelle Angebot ab.

Abb. 10.5. Plakat zur Malwerkstatt

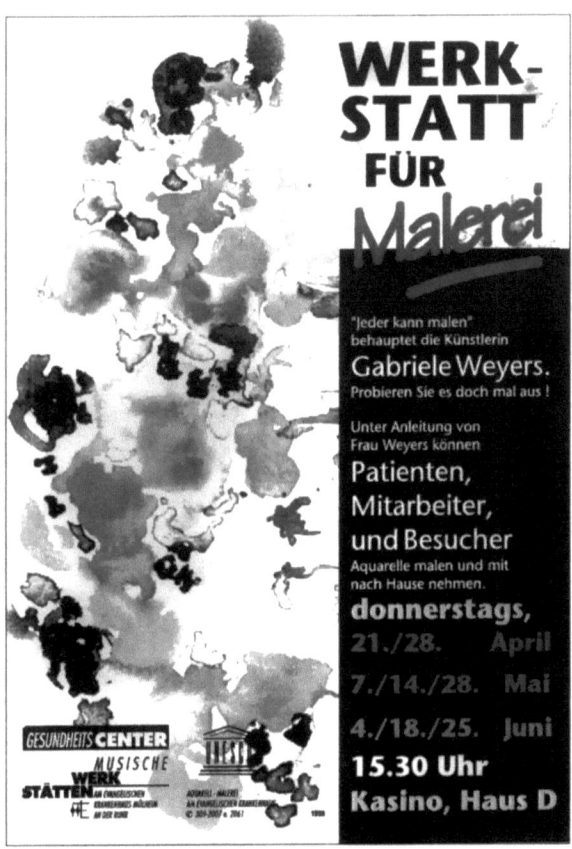

Wir kooperieren an vielen Stellen mit der Stadt, versuchen ein guter Nachbar zu sein. Wir verleihen z.B. auch unsere technischen Geräte, z.B. unsere Knopfmikrophonanlage. Wir sind ständig im Gespräch, und zwar ohne daß man sagen kann, wir haben ein wirtschaftliches Interesse daran. Wir geben gemeinsam mit der Stadt ein Kulturprogramm heraus, sind einer von fünf Gesellschaftern, haben auch schon eine Jazz-Veranstaltung gesponsert.

Wir kooperieren mit dem Katholischen Krankenhaus der Stadt. Beide Krankenhäuser sind Gesellschafter des Mülheimer Krankenhaus-Instituts für Computertomographie.

Im März 1996 wurde, ausgehend von der Kooperation mit der UNESCO, der Bundesverband Kultur und Gesundheit – MediArt e.V. – gegründet, deren Vorsitzende ich bin. Aufgabe des Vereins ist es, Kultur als Standard in jedes Krankenhaus zu integrieren. Wir wollen die vorhandenen kulturellen Aktivitäten der deutschen Krankenhäuser vernetzen und so die Akzeptanz eines ganzheitlichen Ansatzes in Krankenhäusern vorantreiben.

Die Medizinischen Bildungsstätten sind ein weiteres Standbein. Sie umfassen sowohl die Aus-, Fort- und Weiterbildung für Arzt- und Pflegeberufe einschließlich Kongresse und Tagungen. Darüber hinaus pflegen wir Beziehungen zu internationalen Krankenhäusern.

„Bürgerinformation und Service" ist ein weiterer Programmpunkt im Dienst am „Kunden". Dazu gehört die Betreuung vieler Selbsthilfegruppen, dazu gehört ebenfalls das innerbetriebliche Gesundheitsprogramm mit Angeboten zur Prävention, wie die Rückenschule, Sport und T'ai Chi usw.

Die Bürgerinformation nimmt einen großen Raum ein. Wir haben im Krankenhaus ein Veranstaltungsprogramm etabliert, das den Patienten und Besuchern Gelegenheit gibt, sich mit aktuellen medizinischen Fragen auseinanderzusetzen. Hier können Patienten und Besucher mit den Ärzten in einen Dialog treten. Wir hatten Veranstaltungen zu unterschiedlichen Themenbereichen, wie „Medizin und Ethik", „Frauen ab 40", „Zeit ist Überleben – Herzinfarkt" und viele andere mehr. Im „Treff um 10" stellen sich an einigen Samstagen die Chefärzte den Fragen der Bürger.

Sie wollen nun sicher wissen, wie das Ganze finanziert wird? Nicht aus den Pflegesätzen. Die Kasinobetriebe übernehmen als Profit-Center der Stiftung den Gesundheits- und Hotellerieservice. Über die Restaurationsbetriebe erwirtschaften sie einen Gewinn. Hinzu kommt ein florierender Partyservice und andere Angebote. Service, Information und Kultur werden finanziert aus den Erträgen des Partyservice. Die Kasinobetriebe finanzieren als Stiftungsbetrieb die Marketinginstrumente Kultur und Service – ein anfangs zum Teil kritisiertes, aber geniales und jetzt häufig kopiertes Konstrukt unseres Stiftungsdirektors Volkmar Spira.

10.1.4
Ethische Leitsätze zur PR-Arbeit

Wenden wir uns im folgenden wieder einigen grundsätzlichen Fragen im Zusammenhang mit PR zu. PR kann ein grundsätzlich schlechtes Image nicht in ein positives verwandeln. Sie kann das Image nur dann positiv verstärken, wenn es

Positives darzustellen gibt. Dann können erkannte Defizite in der öffentlichen Wahrnehmung einer Institution abgebaut und bereits vorhandene Stärken und gute Positionen strategisch genutzt werden.

Will man Verhalten und Meinungen von Menschen beeinflussen, was ja Anliegen der PR-Arbeit ist, sollte man sich seiner eigenen individuellen Handlungsspielräume bewußt zu werden. Wie jedes Handeln unterliegt PR-Arbeit bestimmten ethischen Grundsätzen. Welche Grundsätze sollte PR-Arbeit berücksichtigen (vgl. Radel 1996)?

> **Merke**
>
> *Wahrheit*
> PR Aussagen sollten überprüfbar sein. Prinzipiell gilt der Grundsatz von Redlichkeit: Die Information entspricht der Wahrheit!
>
> *Klarheit*
> PR-Aussagen sollten klar und nachvollziehbar sein.
>
> *Einheit von Wort und Tat*
> PR-Aussagen sind nur dann nachvollziehbar, wenn die im Unternehmen propagierten Verhaltensgrundsätze auch nachvollziehbar umgesetzt werden.
>
> *Kontaktfreudigkeit unter Wahrung des „Taktgefühls"*
> PR verlangt, direkt auf Menschen zuzugehen. Im direkten Kontakt können Sympathie und Vertrauen wachsen. Zur Kontaktfreudigkeit gehört, Personen und Informationen mit „Taktgefühl" zu begegnen. Personen werden nicht bloßgestellt, kritische Informationen werden vertraulich behandelt. Pressearbeit in einem Krankenhaus verlangt Fingerspitzengefühl. Nehmen wir den Fall eines bei einem Überfall schwer verletzten Menschen. Die Presse hat davon erfahren und will über den Zustand des Patienten berichten – ein legitimes Anliegen. Die Öffentlichkeitsreferentin wird nun so antworten, daß sie die Presse nicht durch Allgemeinplätze vergrault und sie mit ihr im Gespräch bleiben kann. Dennoch wird sie die Privatsphäre des Patienten zu wahren wissen. Regina Bollinger, Öffentlichkeitsreferentin am Mülheimer Krankenhaus, kommentierte diesen Sachverhalt so: „Bestimmte Fakten müssen einfach außen vor bleiben, um nicht die 'Yellow Press' anzulocken."
>
> *Offenheit*
> Diskretion widerspricht nicht der Forderung nach Offenheit. PR-Arbeit braucht ein Klima, in dem Informationen zugänglich sind und offen diskutiert werden. PR kann sich im Raum von Gerüchteküchen und unter Verschleierungstaktik nicht bewegen.
>
> *Superlative vermeiden*
> PR-Aussagen, die maßlos in ihrem Anspruch sind, wirken nicht vertrauenerweckend. Bei Superlativen kann es passieren, daß sich herausstellt, daß man im Vergleich mit anderen eher mittelmäßig ist. Sind tradierte Tugenden wie „Bescheidenheit" für PR-Arbeit gültig? Das müssen PR-Manager selbst entscheiden angesichts gesellschaftlicher Superlative des immer „Höher, schneller, besser". PR-Manager können durch diese Entwicklung in Zugzwang geraten.

10.1.5
Grundlagen der PR-Kommunikation

Vergegenwärtigen wir uns zunächst die Grundlagen von Kommunikation im Zusammenhang mit PR. Kommunikation bedeutet Senden und Empfangen von Informationen mit dem Ziel, das positive Image zu präsentieren. Dazu ist es notwendig, die Sprache und Erlebniswelt des Empfängers zu beachten. Entscheidend für die Motivation des Empfängers ist die Frage, ob die PR-Information nützlich und hilfreich für ihn ist. Veranschaulichen wir PR-Kommunikation am Beispiel des Kommunikationsmodells von Schulz von Thun (1987). Kommunikation ist aufgebaut nach dem Regelkreismodell (Abb. 10.6).

Der Sender kodiert – verschlüsselt – seine Nachricht entsprechend der gewählten Medien, der Kommunikationsinstrumente. Die Botschaft ruft beim Empfänger eine bestimmte Wirkung hervor. Entsprechend dekodiert – entschlüsselt – der Empfänger die Botschaft in seinem Verständnishorizont. Sein Feedback gibt dem Sender Rückmeldung darüber, ob seine Nachricht im beabsichtigten Sinne angekommen ist. In der PR-Kommunikation ist die gesendete Nachricht von nachrangiger Bedeutung. Im Mittelpunkt steht, wie die Botschaft empfangen wird.

Erweitert man dieses Kommunikationsmodell um die Aspekte Selbstoffenbarung, Inhalt, Beziehung und Appell, dann werden weitere Dimensionen einer PR-Botschaft deutlich (Abb. 10.7).

Auf der Inhaltsebene der PR-Botschaft. PR-Sprache ist die Sprache der Information. Welche Inhalte sollen vermittelt werden? Die Sachinformation sollte klar und verständlich formuliert sein. Die Sachaussage bezieht sich entweder auf die zu erbringende Dienstleistung oder auf das zu verkaufende Produkt.

Auf der Beziehungsebene der PR-Botschaft. In PR-Maßnahmen wird eine positive Beziehung zu den Kunden aufgebaut. Wie gestalten wir unsere Beziehung zu den Kunden? PR ist Werbung um öffentliches Vertrauen, Vertrauen schaffen durch eine offene, ehrliche und glaubhafte Information. Das Interesse am Kunden muß deutlich werden. „Beziehungspflege" zum Kunden bedeutet nicht nur den Status quo zu halten, sondern ist das Bemühen, diese Beziehungen ständig weiter zu verbessern.

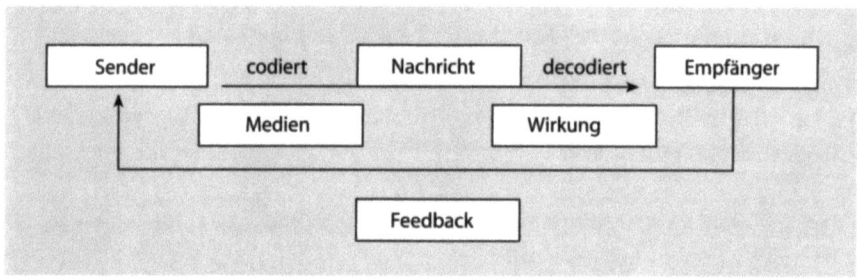

Abb. 10.6. Sender-Empfänger-Modell. (Nach F. Schulz von Thun)

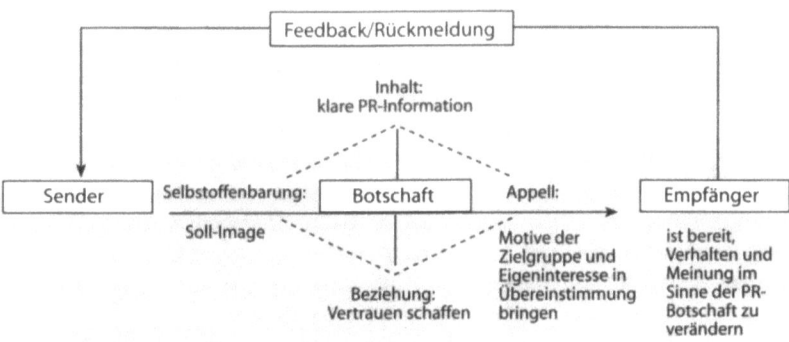

Abb. 10.7. Erweitertes Kommunikationsmodell nach Schulz von Thun

Der Appellaspekt einer PR-Botschaft. Informationen allein genügen nicht. Was wollen wir mit unseren PR-Maßnahmen erreichen? Jede PR-Maßnahme will ihre Zielgruppe beeinflussen. Das heißt, daß die jeweiligen Informationen für die Zielgruppe aufbereitet werden. Der Appell muß also verbunden werden mit der Frage: Welches sind die Motive der Zielgruppe, entsprechend der übermittelten PR-Botschaft zu handeln? Hinter jeder PR-Arbeit steckt ein Eigeninteresse. Eigeninteresse und Motive der Zielgruppe müssen in Übereinstimmung gebracht werden. Um zu überzeugen, bedarf es starker, aussagekräftiger Argumente. Superlative bewirken eher das Gegenteil. Vertrauen schafft man nicht durch Übertreibung. Der Appell in PR-Maßnahmen wird eher indirekt ausgedrückt, indem z.B. der Nutzen einer bestimmten Dienstleistung herausgestellt wird.

Der Selbstoffenbarungsaspekt der PR-Botschaft. Die Selbstoffenbarung bezieht sich auf das Soll-Image, welches auf den Grundsätzen der Corporate Identity fußt. Welche positiven Aspekte unseres Unternehmens wollen wir vermitteln?

10.1.6
Grundregeln für PR-Texte

Pressearbeit ist eine der Hauptaufgaben von PR-Managern. Welche Tips können hilfreich sein, um PR-Texte zu verfassen? Werden die Grundaussagen im Zusammenhang mit dem erweiterten Kommunikationsmodell beachtet, dann ergeben sich daraus folgende Regeln:

Sie behalten Ziel und Zielgruppe im Auge
Sie wollen mit Ihrem Text Menschen erreichen und ihr Verhalten beeinflussen im Sinne der eigenen Interessen. Dazu müssen Sie die Zielgruppe, die Sie erreichen wollen, genau kennen. Wichtig ist, die Botschaft, die Sie transportieren wollen, im Auge zu behalten.
Im Mülheimer Krankenhaus werden die redaktionellen Beiträge für die Hauszeitung „punct" an externe Journalisten vergeben. Sie schreiben aus dem Blickwinkel der Leser. So entgeht man der Gefahr, für ein Expertenpublikum zu schreiben. Ist man einem Thema stark verhaftet, insbesondere bei medizinisch-pflegerischen Fragestellungen, kann man betriebsblind werden und über die Köpfe der fachfremden Leser hinweg berichten.

Sie nehmen einen Perspektivwechsel vor, um zielgruppengenau zu schreiben
Nicht die gesendete, die empfangene Botschaft ist wichtig. Daher sollte aus der Sicht der Kunden das Dienstleistungsangebot beschrieben werden. Welche Erwartungen haben die Zielgruppen, welche Interessen verfolgen sie und aus welchen Motiven heraus leiten sie ihr Handeln? Dieses Wissen ist von herausragender Bedeutung, denn davon abhängig ist die Sprache und Wortwahl in PR-Texten (vgl. Schwalbe 1992). Holen Sie die Menschen dort ab, wo sie stehen!

Sie beachten die Grundprinzipien leichten Lesens
Dazu vergegenwärtigen Sie sich den Aufbau einer Pressemitteilung (vgl. Abb. 10.8). Sie achten zunächst auf die Headline! Über der Presseinformation steht ein einzeiliges Motto – das ist die Headline. Dieses Motto faßt den Inhalt der Pressemitteilung plakativ zusammen. Sie überlegen zunächst diese Überschrift. Kennen Sie die Headline, dann haben Sie bereits das Gerüst Ihrer Pressemitteilung umrissen. Eine Headline soll ins Auge springen und zum Weiterlesen animieren.
Das Wesentliche einer Mitteilung stellen Sie an den Anfang. Bereits im ersten Absatz – Lead genannt – haben Sie alle wesentlichen Informationen und Fakten zusammengefaßt. Das Lead enthält die Quintessenz dessen, was Sie aussagen wollen. Der erste Absatz sollte alle „6 Ws" beantworten: Wer? Wo? Was? Wann? Wie? Warum? Die nachfolgenden Absätze enthalten Informationen von nachrangiger Bedeutung.
Schreiben Sie einen Artikel, erstellen Sie zunächst eine Gliederung. Gliedern Sie Ihren Lesern den Text durch Zwischenüberschriften. Der Leser kann dann leichter die komplexe Information aufnehmen und durcharbeiten. Kernaussagen können z.B. am Rand hervorgehoben werden.

Sie achten auf Sachlichkeit und ausgewogene Recherche
Eine ausgewogene Recherche bedeutet, alle verfügbaren Aspekte eines Tatbestandes aufzuführen. Sie beschränken sich nicht auf oberflächliche, plausible Erklärungen, sondern differenzieren. Sie präsentieren Ihre Ergebnisse so, daß sich der Leser ein eigenes Urteil bilden kann.

Sie überzeugen Ihr Publikum argumentativ, statt es zu überreden
Das Zielpublikum sollte durch Informationen und Argumente überzeugt werden. Deshalb achten Sie auf eine lebendige Argumentation. Die Argumentationsschritte könnten z.B. dreistufig folgendem logischen Aufbau folgen:

1. Der Sachverhalt stellt sich so und so dar. Das führt zu 1.,2.,3. ...
2. Wenn 1.,2.,3. ... so ist, dann folgt daraus ...
3. Deshalb müssen wir ...

Die Argumentationskette kann z.B. aber auch nach folgendem Muster verlaufen:

1. Im allgemeinen wird das so und so behauptet ...
2. In unserer besonderen Situation liegt der Fall aber so und so (1.,2.,3.) ...
3. Darum wollen wir ...

Ende der 60er Jahre gab es ein Studentenplakat mit dem Slogan: „Alle reden vom Wetter. Wir nicht." Ein weiteres Argumentationsmuster kann diesem Aufbau folgen:

1. Alle reden von dem und dem Sachverhalt. Bei dem Sachverhalt geht es um Punkt 1.,2.,3. ...
2. Viel wichtiger ist es aber, sich mit folgendem Sachverhalt auseinanderzusetzen. Dabei geht es um die Punkte 1.,2.,3 ...
3. Daher müssen wir ...

Lebendige Argumentation braucht keine Überredungskunst. Ihre Informationen sind hinreichend genug, so daß sich die Öffentlichkeit selbst eine Meinung bilden kann.

Sie kommen auf das Wesentliche zu sprechen
Menschen verfügen über eine begrenzte Aufnahmekapazität. Weitschweifige Texte verwirren die Leser. Bleiben Sie beim Thema. Angesichts alltäglicher Informationsflut legt man Texte, die ausufernd wirken, beiseite.

Sie achten auf Papierqualität und Design
Flyer oder Zeitschriften, die hausbacken wirken, finden weniger Aufmerksamkeit als visuell ansprechende Publikationen. Regina Bollinger hebt diesen Qualitätsaspekt besonders hervor: „Unsere Hauszeitung, der ‚punct', ist einfach schön; es fällt schwer, ihn einfach wegzuwerfen."

Sie führen Ihre Leser vom Bekannten zum Neuen
Damit Leser die neue PR-Botschaft annehmen, sollte an Bekanntes angeknüpft werden. Wird der Leser da abgeholt, wo er steht, können ihm leichter neue Wege und Perspektiven aufgezeigt werden.

Sie sprechen die Menschen individuell an
Zwar schreibt der PR-Beauftragte für eine relativ große Zielgruppe. Dennoch sollte auf individuelle Ansprache nicht verzichtet werden. In Serienbriefen sollten Sie immer die persönliche Anrede mit Namen wählen.

Sie stellen Ihre eigene individuelle Note heraus
PR-Texte sind zwar zweckgebunden; dennoch sollten sie eine individuelle Prägung aufweisen. Wenn Sie einen ansprechenden Stil haben, ist das ein Erkennungsmerkmal für Ihre PR-Texte. Sachinhalt, Wortwahl und Stil des PR-Textes heben das Besondere hervor und hinterlassen einen nachhaltigen Eindruck bei der Zielgruppe.

Sie legen sich Archive an
Fakten müssen aufgelistet und klassifiziert werden. Dann können Sie leichter Prioritäten setzen, Wichtiges von Unwichtigem unterscheiden. Legen Sie sich ein Archiv an, das nach Schwerpunkten chronologisch geordnet ist. Dadurch erhalten Sie einen leichten Überblick über die Themen, die Sie interessieren.

Sie verlieren nicht den Mut – „practice makes perfect!"
Aller Anfang ist schwer. Bevor man stundenlang Löcher in die Luft schaut und nach genialen Einfällen sucht, sollte man sich den Fakten zuwenden. Wer sich mit den Fakten befaßt, kommt auch auf gute Ideen. Sie inspirieren zu Text- und Bild-Gestaltung. Aber erst die Übung macht den Meister! Überzeugend kann nur der schreiben, der sich übt und weiterbildet.

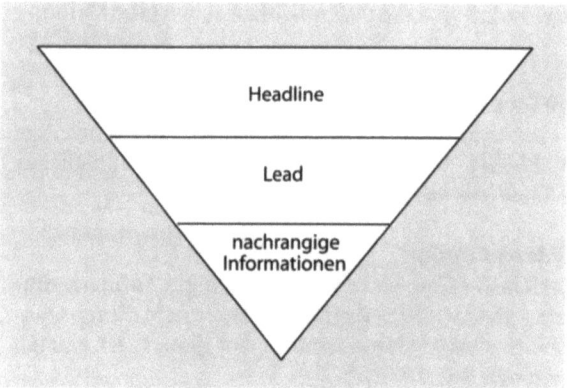

Abb. 10.8. Aufbau einer Nachricht: vom Wichtigen zum weniger Wichtigen

10.2
PR-Arbeit und Corporate Identity

Stellen Sie sich folgende Situation vor. Sie stehen am Aufzug eines Krankenhauses. Neben Ihnen stehen zwei Schwestern. Sie unterhalten sich: „Der muß ja gestern wieder schwer versackt sein!" „Es geht offensichtlich um einen Kollegen, Alltagstratsch, völlig harmlos, einfach menschlich", denken Sie sich und schmunzeln. Tage darauf verfolgen Sie ein Gespräch, in dem im Schwesternzimmer über die Macken eines Patienten hergezogen wird. Außerdem bekommen Sie den lautstarken Streit zwischen zwei Kollegen mit, wo der eine den anderen beschuldigt, nicht das getan zu haben, was angeordnet wurde. Welchen Eindruck gewinnen Besucher, Patienten, wenn sie zufällig solche Äußerungen hören? Sie denken, das ist doch eine Banalität? Das ist es aber nicht. Amerikanische Forscher haben untersucht, inwieweit kommunikative Übergriffe einem Krankenhaus schaden können (Psychologie Heute 1997). Nicht nur die jeweiligen Helfer erscheinen in einem schlechten Licht und erwecken den Eindruck unprofessionellen Verhaltens, auch bei Patienten und Besuchern wird der Eindruck hervorgerufen, daß man an solch einem Ort nicht gut aufgehoben ist.

Wieviel Kosten entstehen einem Krankenhaus durch diesen Imageverlust? In Zeiten mangelnder Bettenauslastung werden dann Krankenhäuser zusätzliche Mittel in die Werbung investieren müssen, um neben der Konkurrenz bestehen zu können.

Das Beispiel macht deutlich: Für PR-Arbeit eröffnet sich ein weites Handlungsfeld. Die Gestaltung der internen und externen Kommunikation steht im Zentrum der PR-Initiativen. Öffentlichkeitsarbeit fängt deshalb nicht erst vor der Haustür an, sondern muß innen beginnen. PR-Arbeit, die die interne und externe Kommunikation in den Mittelpunkt stellt, ist Bestandteil der Corporate Identity (CI) eines Unternehmens. Was ist CI? CI ist die durchgängige und einheitliche Erscheinung des Unternehmens in der Öffentlichkeit. Es ist quasi das Selbstbild eines Unternehmens, das in Worten und Taten zum Ausdruck kommt. Im Gegensatz dazu ist Fremdbild das Image, das sich eine interne und externe Öffentlichkeit vom Unternehmen macht. Der Begriff „Corporate" drückt aus, daß jede Einzelaktivität in die Gesamtkommunikation des Unternehmens eingebettet ist. Das Unternehmen tritt also nach innen und außen auf „wie aus einem Guß". Diese gemeinsame Identität wird deutlich in der visuellen Präsentation, im Corporate Design, dem Unternehmensverhalten, dem Corporate Behavior, und der Unternehmenskommunikation, Corporate Communications. Diese Bereiche transportieren das unverwechselbare Profil eines Unternehmens (vgl. Abb. 10.9).

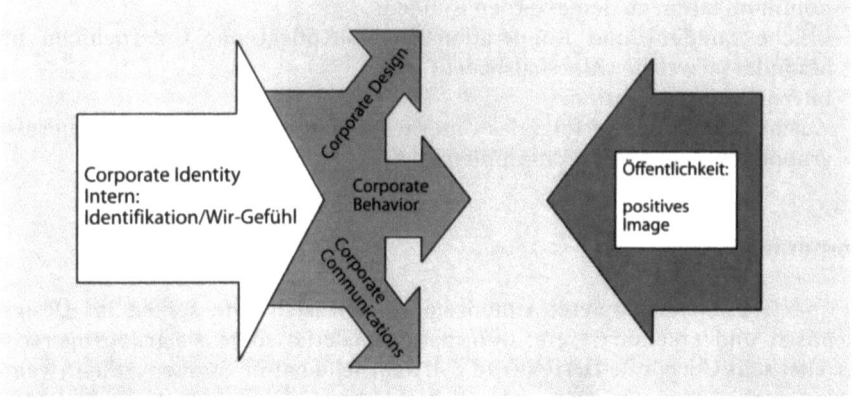

Abb. 10.9. Corporate Identity und Image

Die Mitarbeiterinnen und Mitarbeiter orientieren sich an diesen Zielen – im Idealfall identifizieren sie sich mit dem Unternehmen und entwickeln ein sog. „Wir-Gefühl". CI ist schwer faßbar. Sie ist ein Mosaik, ein Puzzle, das sich in bestimmten Verhaltensweisen, Denkmustern und Wertmaßstäben zeigt und letztlich das Gesamtbild eines Unternehmens ausmacht. CI beeinflußt die Kommunikationsprozesse und organisatorischen Abläufe in einem Unternehmen. Sie prägt die Art und Weise der formellen und informellen Beziehungen und bewirkt damit, ob ein Unternehmen in den Augen des Betrachters ein positives Image hat oder nicht. Das Beispiel am Aufzug macht deutlich, daß CI deshalb bewußt gestaltet werden muß.

10.2.1
Die Bedeutung von Corporate Behavior, Corporate Design und Corporate Communications für das einheitliche Erscheinungsbild

Corporate Behavior – Unternehmensverhalten

Gemeinsame Identität heißt u.a., daß das Verhalten im Unternehmen bestimmten Normen folgt. Diesen Normen liegt immer auch ein bestimmtes Menschenbild zugrunde, ob dieses Menschenbild bewußt formuliert wird oder auch nicht. Um die Identität eines Unternehmens in der Öffentlichkeit zu kommunizieren, müssen gemeinsame Ziele, Grundsätze vorhanden sein, weil sie Orientierungspunkte für das Verhalten und die Geschäftstätigkeit des Unternehmens liefern.

Solche Unternehmensleit- bzw. -grundsätze sind sehr allgemein gehalten und beziehen sich auf:

- Leistungsangebot:
  Warum gibt es das Unternehmen überhaupt? Was sind seine Geschäftsfelder?
- Unternehmensverhalten:
  Welche besonderen ethischen, sozialen und ökonomischen Grundsätze berücksichtigt ein Unternehmen in seinem Verhalten?
- Kommunikation zu den externen Kunden:
  Welche Kunden- und Kooperationskontakte pflegt das Unternehmen im besonderen, welche will es ausbauen?
- Interne Kommunikation:
  Welche Grundsätze verfolgt das Unternehmen in der hierarchie- und berufsgruppenübergreifenden Zusammenarbeit?

Corporate Design

Prospekte, Geschäftspapiere, Annoncen, Visitenkarten usw. sollten im Design identisch und erkennbar sein. Informationsmaterial sollte zielgruppengerecht gestaltet sein. Corporate Design wird z.B. wahrnehmbar im Straßenverkehr, wenn ambulante Dienste mit ihren einheitlich gestalteten Firmenwagen die Patienten aufsuchen.

10.2 PR-Arbeit und Corporate Identity

Abb. 10.10. Zielorientierte Gestaltung der Kommunikationsprozesse

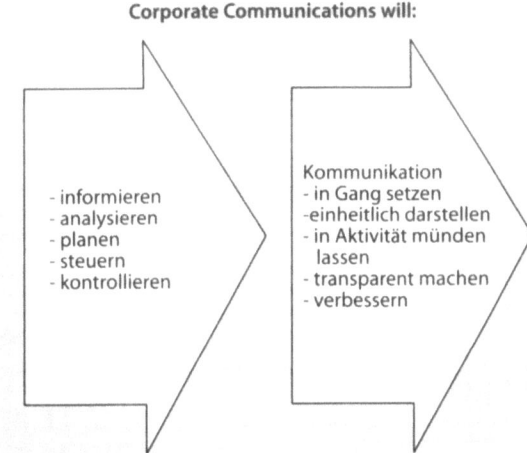

Corporate Communications

Unternehmenskommunikation oder PR hat zum Ziel, das Bild des Unternehmens in die Öffentlichkeit zu transportieren, welches dem Leitbild und den Verhaltensgrundsätzen der Institution entspricht. Aufgabe der Unternehmenskommunikation ist es, die Schnittstellen interner und externer Kommunikationsprozesse eines Unternehmens zu koordinieren. Die dazu notwendigen Prozesse sind zielgerichtet zu gestalten (vgl. Abb. 10.10). Dazu entwickelt sie ein strategisches Gesamtkonzept, so daß einzelne operative Maßnahmen ihre Wirksamkeit im strategischen Zusammenhang entfalten.

Insofern PR den Serviceauftrag des Unternehmens zu realisieren sucht und dazu die notwendigen Prozesse in Gang setzt, ist sie eingebettet in Prozesse von Qualitätsentwicklung und -sicherung.

10.2.2
Ist- und Soll-Image

Corporate Identity ist quasi das Selbstbild eines Unternehmens. Image ist das Fremdbild, das Bild, das sich eine interne oder externe Öffentlichkeit vom Unternehmen macht. Selbstbild und Fremdbild können erheblich auseinanderklaffen. Welche Einrichtung kennt genau ihr Image in der Öffentlichkeit? Wenn PR aus dem Selbstbild heraus agiert, kann möglicherweise die Botschaft an der Zielgruppe vorbeigehen und ihre Wirkung verfehlen. Klaffen Selbstbild und Fremdbild auseinander, spricht man in der Psychologie von „blinden Flecken". Jeder andere sieht das Problem, nur man selbst ist blind. Das kann bei Institutionen ähnlich sein. Ein Strategiekonzept zur PR-Arbeit untersucht „blinde Flecke" und entwickelt entsprechende Interventionsmaßnahmen. Mit Hilfe der Interventionsmaßnahmen wird das Ist-Image in ein Soll-Image transformiert. Das Soll-Image hat Anteil an der Realität; es hat aber auch zugleich einen visionären Charakter (vgl. Kap. 4). Es weist in die Zukunft und gibt dem institutionellen Handeln Richtung.

10.2.3
Corporate Identity veranschaulicht am Evangelischen Krankenhaus in Mülheim

Welche Corporate Identity hat das Evangelische Krankenhaus in Mülheim und welche Philosophie verbirgt sich dahinter?

Das Organigramm veranschaulicht den organisatorischen Aufbau der „Stiftung Evangelisches Kranken- und Versorgungshaus zu Mülheim a. d. Ruhr (vgl. Abb. 10.11).

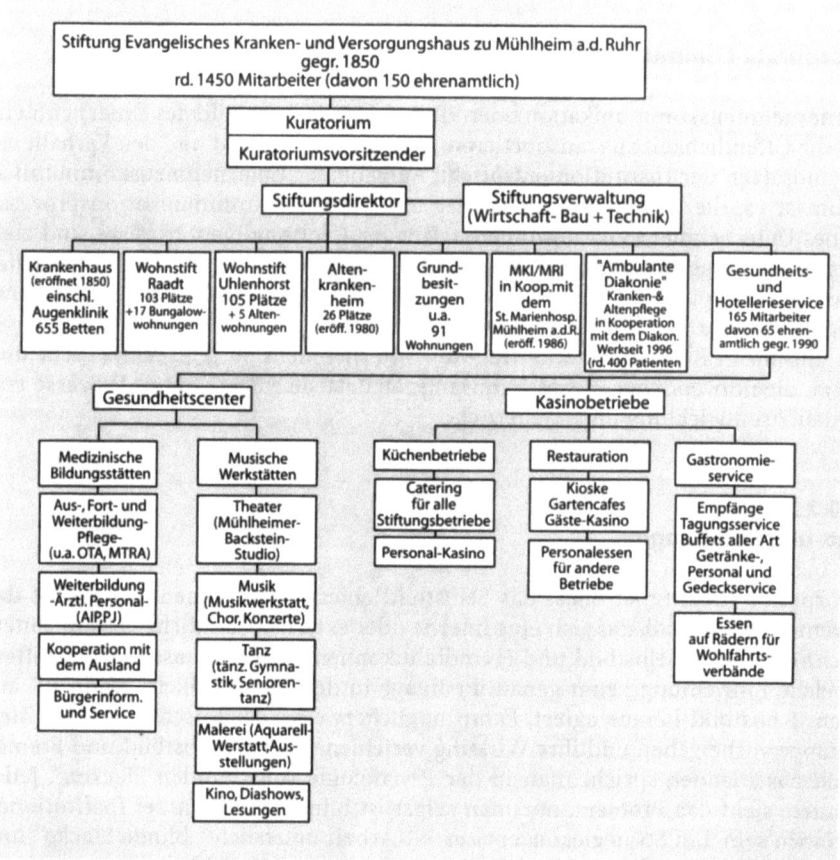

Abb. 10.11. Organigramm

10.2 PR-Arbeit und Corporate Identity

Die Philosophie der Stiftung beschreibt Regina Bollinger wie folgt:

Die Stiftung vereinigt mehrere Institutionen, u.a. auch das Krankenhaus und einen Gesundheits- und Hotellerieservice. Das Gesundheitscenter hat zwei Standbeine, die „Musischen Werkstätten" und die „Medizinischen Bildungsstätten". Darin bündelt die Stiftung ihr Engagement für eine umfassende Gesundheitsbildung. Das Gesundheitscenter will aufklären, vorbeugen, Ängste nehmen und auch unterhalten. Ziel ist der Wandel des Krankenhauses von einer – sich hinter medizinischer Schweigepflicht und Regeln verbergenden – Anstalt zum offenen und kommunikativen Gesundheitshaus. Die Musischen Werkstätten stehen auf vier Säulen (vgl. Abb. 10.12).

Kennzeichnend für alle musischen Arbeitsgebiete im Evangelischen Krankenhaus ist die Zweiteilung in einen professionell zu nennenden Bereich und einen Werkstattbereich, in dem die Patienten selbst aktiv werden können. Es geht darum, mit einzelnen Veranstaltungen die Langeweile im Krankenhaus zu vertreiben, Freude und Abwechslung zu bieten und manchmal auch Kreativität zu wecken. Unsere Erfahrungen zeigen, daß gerade die aktive musikalische Arbeit auf Patienten – vor allem auf die älteren – einen stark motivierenden Einfluß hat, der ihr Wohlbefinden fördert und damit auch der Genesung dient. Bei den Theateraufführungen kann den Patienten deutlich werden, daß sie an der Krankenhauspforte nicht ihre kulturellen und sozialen Kontaktmöglichkeiten abgegeben haben. Hier treffen sich Mitarbeiter, Besucher und Patienten bei ihrer Freizeitgestaltung. Die Patienten sind „stationär", daher kommt die Kultur „ambulant"

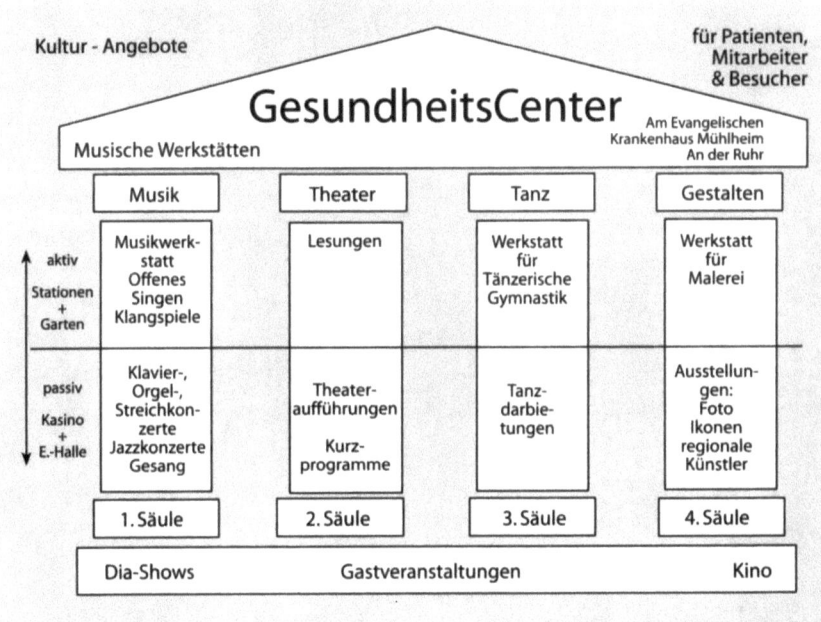

Abb. 10.12. Musische Werkstätten

zu ihnen. Wir beziehen die Bürger der Stadt Mülheim in unser Angebot mit ein. Der „Kultur- und Begegnungsraum Krankenhaus" baut Schwellenängste ab und ermöglicht Erfahrungen, die unabhängig von Kranksein und damit verbundener psychischer Belastung sind. Das Image eines Krankenhauses rundet sich so zur „Corporate Identity". Das Hospital nähert sich wieder seinem ursprünglichen Sinn und Zweck – der umfassenden Gastgeberschaft, es heilt durch den ganzheitlichen Ansatz und unterstützt die Wirtschaftlichkeit des Hauses mit seiner besonderen Attraktivität.

Daß die Mülheimer Philosophie vom Kulturkrankenhaus auf einer christlich orientierten Ethik aufbaut, verdeutlicht nicht nur die Tatsache, daß das Evangelische Krankenhaus einen Gestellungsvertrag mit dem Evangelischen Diakonieverein Berlin-Zehlendorf hat. Auch der berufliche Werdegang der Direktionsreferentin, so die offizielle Bezeichnung der PR-Managerin, macht dies deutlich. Sie ist evangelische Theologin und Journalistin.

10.3
Strategiekonzept zur PR-Arbeit

PR sollte strategisch geplant sein. Dazu ist ein PR-Konzept zu erarbeiten.

Warum sollten Kommunikationsmaßnahmen geplant und konzeptionell eingebunden sein? Konzeptionelle Arbeit ist mit Kosten verbunden. Allerdings sind

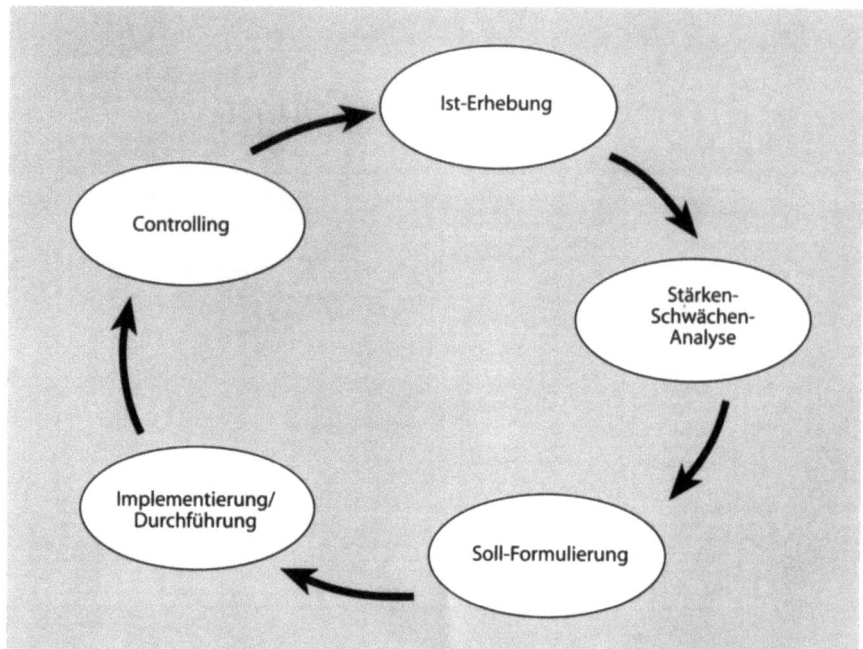

Abb. 10.13. Das Fünf-Phasen-Modell zur Public Relations

die Kosten höher, die entstehen, wenn PR-Arbeit folgenlos bleibt. Ohne Folgen bleibt PR-Arbeit, wenn einzelne Kommunikationsmaßnahmen sich widersprechen und inhaltlich unterschiedliche Botschaften vermitteln.

Ein weiterer Gesichtspunkt gewinnt zunehmend an Bedeutung: PR wird ein Äquivalent zum Wettbewerb am Markt um Produkte und Dienstleistungen. Einrichtungen im Gesundheits- und Sozialwesen unterscheiden sich hinsichtlich ihres Leistungsangebotes kaum voneinander. Welchen Anbietern soll man sich zuwenden? Kunden im Gesundheits- und Sozialwesen sind häufig ratlos, nicht nur wegen der Angebotsvielfalt, auch die Kostentransparenz ist eingeschränkt. Allenfalls wissen Privatpatienten um die Kosten für Untersuchung und Behandlung. In dieser Situation können Gesundheitseinrichtungen über eine profilierte Selbstdarstellung Wettbewerbsvorteile erzielen.

Um Arbeit auf eine konzeptionelle Grundlage zu stellen, ist es hilfreich, sich als Planungsgrundlage das Regelkreismodell zu vergegenwärtigen. Grundsätzlich laufen alle Problemlösungsprozesse nach diesem Handlungsmodell ab. Das Modell ist bekannt aus dem pflegeprozeßorientierten Arbeiten. Strategisch geplante PR-Arbeit unterliegt also demselben zielorientierten Problemlösemodell (Abb. 10.13).

10.3.1
Das Fünf-Phasen-Modell als Handlungsgrundlage zur Erarbeitung eines Strategiekonzeptes

Die Erarbeitung eines Strategiekonzeptes ist vergangenheits-, gegenwarts- und zukunftsbezogen. Sie beginnt mit einer Bestandsaufnahme, analysiert und gewichtet diese Daten und entwickelt auf dieser Grundlage – unter Berücksichtigung zukünftiger Marktentwicklungstendenzen – ein Konzept, welches den Bezugsrahmen für die in einem begrenzten Zeitraum zu planenden Kommunikationsmaßnahmen abgibt. Dazu ist ein Perspektivwechsel vorzunehmen. Nicht nur das jeweilige Selbstbild entscheidet, in welche Richtung die Selbstdarstellung erfolgt. Auch das Fremdbild ist zu berücksichtigen. Daher sollten die Stärken, aber auch die Schwächen eines Unternehmens sowohl aus der Sicht der externen Kunden wie der Mitarbeiter untersucht werden. Hier eröffnen sich Parallelen zum TQM-Konzept. Gehört doch die externe und interne Kundenorientierung zu den Grundpfeilern des TQM-Gedankens.

Die fünf Phasen werden im einzelnen erläutert (Abb. 10.14).

Ist-Erhebung

Bei der Bestandsaufnahme geht es darum, mit Methoden der empirischen Sozialforschung Daten zu den Kunden- und Mitarbeitererwartungen, zur Kommunikationsstruktur, zur Wettbewerbssituation und zur geleisteten PR-Arbeit zu erheben, und zwar im einzelnen:
- zur Stellung des Unternehmens auf dem Markt im Vergleich zu anderen Anbietern, Benchmarking genannt. Welche Gesundheitseinrichtungen sind in

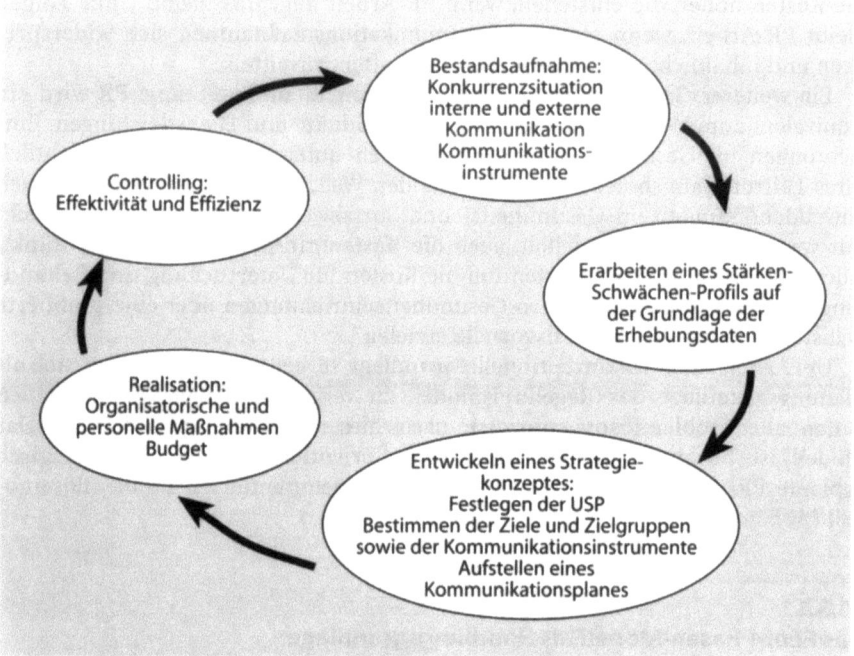

Abb. 10.14. Planungsprozeß zur Erarbeitung eines Strategiekonzeptes zur PR-Arbeit

der Region mit welchen Angeboten und Leistungen vertreten? Wo liegen nach Einschätzung der Befragten deren Stärken und deren Schwächen?
- zur geleisteten PR-Arbeit: Durch welche Kommunikations-Maßnahmen und -instrumente ist das Unternehmen bisher in der Öffentlichkeit in Erscheinung getreten? Existiert ein einheitliches visuelles Erscheinungsbild? Wo und mit welchen Themen ist das Unternehmen in der Öffentlichkeit präsent? Welche Zielgruppen wurden mit den PR-Maßnahmen erreicht? Wird in den einzelnen Kommunikationsmaßnahmen das Leistungsprofil und die Corporate Identity transparent? Welche finanziellen und personellen Mittel wurden bereitgestellt?
- zur Zufriedenheit der externen Kunden: Welche Anforderungen haben die Patienten, welche die Angehörigen, welche die niedergelassenen Ärzte usw. in bezug auf das Leistungsangebot? Was sollte verbessert werden?
- zur internen Kundenorientierung: Welche Vorstellungen verbinden die Mitarbeiterinnen mit ihrer Arbeit? Welches Image hat die Einrichtung nach Meinung der Mitarbeiter intern? Welche Vorstellungen haben sie vom Image der Einrichtung in der Öffentlichkeit? Welche Schwerpunkte bzw. welche Veränderungen sehen sie in ihrer Tätigkeit in der Zukunft? Was sollte ausgebaut, weiterentwickelt, was verändert werden und wodurch? Welche Vorstellungen haben sie von der Qualität des Angebotes anderer Unternehmen; wo sehen sie deren Stärken, wo deren Schwächen?

Warum spielen die Vorstellungen der Mitarbeiter eigentlich eine so große Rolle? Mitarbeiter wissen am besten, wo Schwachstellen sind und wissen auch, wie sie

Abb. 10.15. Störungen im Informationssystem

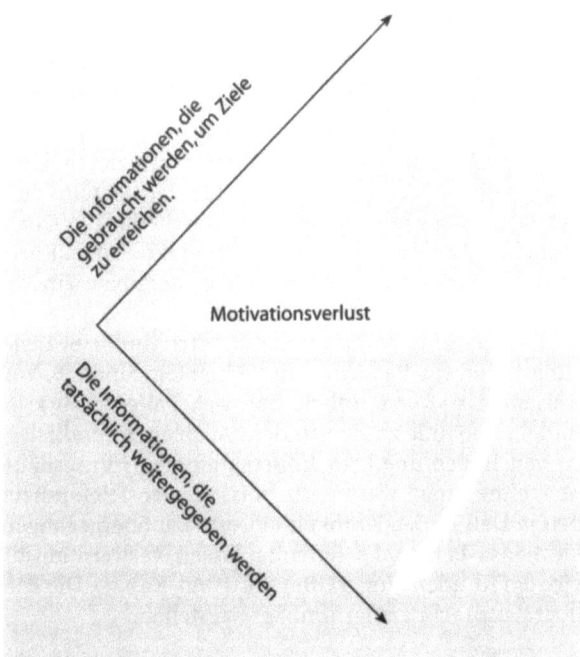

am besten zu beseitigen sind. Wenn das Wissen von Mitarbeitern eingefordert wird, sind sie darüber hinaus eher motiviert, den CI-Gedanken mitzutragen.
- zu den Kommunikationsstrukturen: Unterstützen die formellen Kommunikationsstrukturen die Durchsetzung des Serviceauftrags? Die betrieblichen Abläufe eines Unternehmens sind verbunden durch diverse Informationsnetze (vgl. Kap. 5). Sind die Kommunikationsstrukturen effektiv gestaltet, dann erhält die Mitarbeiterin die Informationen, die sie benötigt. Sie kann ihre Arbeit reibungslos erledigen. Häufig klafft jedoch zwischen Informationsangebot und Informationsbedarf eine Lücke (vgl. Abb. 10.15).

Informationsdefizite könnten langfristig zu Motivationsverlust bei den Mitarbeitern führen. Ist der Informationsfluß in den Arbeitsabläufen und an den Schnittstellen zu anderen Berufsgruppen gestört, dann leiden darunter aber auch die Patienten. Sind z.B. Untersuchungsabläufe so koordiniert, daß unnötige Wartezeiten vermieden werden? Klappen die Übergaben? Werden Patienten z.B. „nüchtern" zu einer Untersuchung geschickt, die gar nicht stattfindet oder verschoben wurde, ohne daß die Krankenschwester und die Patientin davon wußten, dann löst das Unmut aus. Unternehmenskommunikation überprüft daher, ob alle Informationen richtig und rechtzeitig den beteiligten Partnern zur Verfügung stehen. Dazu untersucht sie:
a) welche Informationen welche Abteilung wann und in welcher Form von wem bekommt;

b) welche Informationen an wen wann und in welcher Form weitergegeben werden sollen.

In der Befragung zu den Stärken und Schwächen des Leistungsangebotes sowie zu effizienten Kommunikationsabläufen wird erneut die Nähe zur Organisationsentwicklung und zum Qualitätsmanagement deutlich. Läßt sich ein Unternehmen seine Qualitätssicherungsverfahren zertifizieren, z.B. auf der Grundlage der ISO 9001, dann gehört präventive Fehlervermeidung zum strukturellen Bestandteil des Qualitätssicherungssystems. Das heißt, die Qualitätsmanagement-Elemente 13 und 14 „Lenkung fehlerhafter Produkte" und „Korrekturmaßnahmen" müssen über ein wirksames Reklamationssystem bzw. ein Vorschlags- und Innovationssystem abgedeckt sein.

Transparente Kommunikationsstrukturen beziehen sich auch auf Orientierungshilfen für Besucher und Patienten. Sind z.B. Wegbeschreibungen und Hinweistafeln so verständlich, daß sich Patienten und Besucher in der Umgebung und im Gebäude zurechtfinden? Auch ein freundlich gestalteter Empfangsbereich ist von Bedeutung. Am Informationszentrum erhält das Publikum Informationen, ohne lange warten zu müssen. Der Telefondienst ist freundlich und hilfsbereit. Daß einige Krankenhäuser dazu übergegangen sind, ihre Mitarbeiter von Lufthansa-Personal schulen zu lassen, verweist auf die Bedeutung, die dem Service am Kunden eingeräumt wird (vgl. Kap. 9). Die Patientenbroschüre informiert über Ansprechpartner und Servicestellen.

Stärken-Schwächen-Profil

Aus dem Vergleich mit Selbstbild und Fremdbild ergibt sich ein bestimmtes Stärken-Schwächen-Profil. Auf dessen Grundlage kann das Unternehmen entscheiden, welche Stärken oder Kernkompetenzen ausgebaut werden und welche Schwachstellen beseitigt werden sollen. Über die Befragung können darüber hinaus weitere Impulse und Anregungen gewonnen werden, welche Leistungsangebote zusätzlich zu entwickeln sind.

Die Analyse der Stärken und Schwächen eines Unternehmens berücksichtigt darüber hinaus zukünftige Marktentwicklungen. Bei aufmerksamer Beobachtung des Marktes können Trends und Marktlücken aufgespürt werden. Sie geben Hinweise auf die zukünftige Weiterentwicklung des Unternehmens. So haben in den vergangenen Jahren Krankenhäuser im Zuge des „ambulanten Operierens" ambulante Dienste in ihr Leistungsspektrum aufgenommen, haben Modelle von Überleitungspflegen entwickelt oder Kurzzeitpflege-Einrichtungen aufgebaut. Aus dem Stärken-Schwächen-Profil, dem Vergleich zu anderen Anbietern und der Marktentwicklung ergibt sich das Alleinstellungsmerkmal eines Unternehmens, sein Profil, welches es von anderen Anbietern abhebt und unterscheidet.

Soll-Formulierung

Die Ergebnisse der Bestandsaufnahme auf dem Hintergrund zukünftiger Entwicklungstendenzen bilden die Grundlage der PR-Strategie. Das Alleinstellungsmerkmal – Unique Selling Proposition (USP) – bildet das Zentrum der Kommunikationsstrategie eines Unternehmens. Denn die Öffentlichkeit soll das Besondere, nicht Vergleichbare des Unternehmens wahrnehmen (Thill 1996). Das Alleinstellungsmerkmal kann eine hervorragende geriatrische Rehabilitation sein, für eine stationäre Altenpflegeeinrichtung eine fachlich und menschlich kompetent durchgeführte Sterbebegleitung. Sie kann, wie im Mülheimer Beispiel veranschaulicht, ein umfassendes Informations- und Kulturangebot sein. Weiteres Alleinstellungsmerkmal, das eine Gesundheitseinrichtung im Vergleich zur Konkurrenz heraushebt, können mitarbeiterbezogene Angebote, wie Kinderkrippen oder -gärten sein, flexible Arbeitszeiten, Modelle eines „Sabbat-Jahres", Jobsharing, usw. sowie Karriereberatung und -planung im Rahmen einer systematischen Personalpolitik.

PR-Arbeit richtet ihr Augenmerk auf bereits existierende Zielgruppen. Sie öffnet sich aufgrund zukünftiger Entwicklungstendenzen aber auch weiteren Gruppen. Die Mitarbeiter und Mitarbeiterinnen stellen ebenso eine eigene Zielgruppe dar. Mitarbeiter verkörpern durch den direkten Kontakt mit den Kunden die Dienstleistungsqualität eines Hauses. Mitarbeiterzufriedenheit und Kundenzufriedenheit gehören eng zusammen. Zufriedene Mitarbeiter haben eine positive Ausstrahlung. Die positive Ausstrahlung wirkt sich angenehm auf die Atmosphäre eines Hauses aus. Dies wiederum unterstützt das Wohlbefinden der Patienten. Darüber hinaus identifiziert die Öffentlichkeit die Mitarbeiter mit der jeweiligen Einrichtung, so daß Mitarbeiter aktiv das Fremdbild des Unternehmens mit prägen.

Im weiteren werden die geeigneten Kommunikationsinstrumente festgelegt. Grundsätzlich unterscheidet man zwischen Kommunikationsinstrumente zur internen Kommunikation und Instrumente (Stettler u. Falk 1997), mit denen man die externen Kunden erreicht (s. folgende Übersicht).

Kommunikationsinstrumente

Interne Kommunikation
Haus- und Mitarbeiterzeitschriften,
Jubiläen,
Betriebsfeste,
Schwarzes Brett,
Rundschreiben,
PC/Intranet,
Betriebsversammlung,
Telefon/Fax,
formelle und informelle Kommunikation,
Schulung,
Personalentwicklung und -planung,
etc.

Externe Kommunikation
Pressemappen, -artikel,
Pressekonferenzen,
Plakate,
Anzeigen,
Prospekte/Flugblätter,
Einladungskarten,
Visitenkarten,
Präsentationsmappen,
Firmenbroschüren,
Informationsveranstaltungen,
Events,
Fernseh- und Hörfunksendungen,
Internet,
Multimedia-Produkte,
Geschäftsberichte,
Messen, Kongresse, etc.

Die PR-Strategie dient zur Auswahl und Koordinierung der Kommunikationsmaßnahmen und -mittel sowie deren Inhalte. Sie bildet gleichzeitig den Orientierungsrahmen für alle am Kommunikationsprozeß beteiligten Mitarbeiter. Ein konkreter Jahresplan wird aufgestellt. Welche Veranstaltungen, Themen liegen an? Welche Kommunikationsinstrumente sollen eingesetzt werden? Wichtig ist, darauf zu achten, daß in allen Maßnahmen die CI transparent wird. Am besten beschränkt man sich auf wenige, immer wiederkehrende Botschaften. „Auftreten wie aus einem Guß!" so das CI-Anliegen.

Implementierung/Durchführung

Die Implementierung der PR-Strategie ist mit personellem und organisatorischem Einsatz verbunden. Möglicherweise müssen Kommunikationswege verändert oder neu geschaffen werden, um die Besonderheit der Dienstleistung zum Ausdruck zu bringen. Mit Hilfe von Ablaufdiagrammen kann die Reihenfolge von Informationsabläufen formal festgelegt werden. Dadurch werden Mißverständnisse, „Geheimniskrämerei" und Manipulationsspielräume begrenzt. Störungen im Informationsfluß können schneller erkannt und beseitigt werden. Dazu muß festgelegt werden, wer für die Koordination der internen und externen Kommunikationsmaßnahmen verantwortlich ist, wo die Stelle in der Aufbauorganisation angesiedelt ist und welche Aufgaben und Kompetenzen damit verbunden sind.

Controlling

Der Erfolg der Kommunikationsmaßnahmen muß kontrolliert werden. Controlling bezieht sich auf den gesamten Prozeß der PR-Arbeit, auf die Zielsetzung, die Planung, die Kontrolle von Zwischenergebnissen und die Korrekturen bei Abweichungen. Kommunikationsmaßnahmen werden im Hinblick auf Effizienz und Effektivität überprüft. Effizienz meint in diesem Zusammenhang die Frage, ob mit wirtschaftlich knappem Einsatz der best mögliche Erfolg erzielt wurde. Effektivität überprüft die Angemessenheit der eingesetzten Instrumente zum avisierten Ziel. Um Effektivität und Effizienz überprüfen zu können, muß ein Zeitrahmen abgesteckt und Kriterien für den Erfolg definiert werden. Prüfkriterien sind z.B. hausinterne Statistiken, die über die quantitative Entwicklung der Einrichtung Auskunft geben. Die qualitativen Daten ergeben sich aus Befragungen zur Kunden- und Mitarbeiterzufriedenheit. Falls Abweichungen von den geplanten Zielen festzustellen sind, muß überprüft werden, welche Ursachen dafür verantwortlich sind und welche Korrekturmaßnahmen sich daraus ergeben. Die Erfolgskontrollen werden vorher geplant, d.h. Checklisten oder Befragungsbögen, die eingesetzt werden, ebenso wie der Zeitpunkt und die Zielgruppen, die befragt werden sollen, sind im Vorfeld bekanntzugeben. Dadurch wird der Charakter von Willküraktionen vermieden. Die Akzeptanz zur Überprüfung des Erfolgs steigt.

10.4. Zusammenfassung

PR ist Arbeit an der Corporate Identity eines Unternehmens. Nach innen führt PR zur Identifikation und Bindung der Mitarbeiter an das Unternehmen. Nach außen bewirkt PR gesellschaftliches Ansehen und Vertrauenswürdigkeit – sie stärkt die Integrität eines Unternehmens. PR ersetzt keine falschen Managemententscheidungen. Sie kann nur das positiv verstärken, was bereits vorhanden ist. Sie trägt zum wirtschaftlichen Erfolg eines Unternehmens bei, insofern sie durch Maßnahmen zur Kundenbindung und -gewinnung Arbeitsplätze langfristig sichern hilft. Public Relations arbeitet im Hier und Jetzt, verweist aber auch in die Zukunft. Sie verbindet Selbstbild und Fremdbild, orientiert an den Verhaltensgrundsätzen, dem Corporate Behavior, des Unternehmens. Sie verwandelt das Ist-Image in ein Soll-Image. Im Soll-Image verbinden sich dann Ideal und Realität zu einer Einheit – einer Einheit, die herausfordert. Denn ein Unternehmen wird sich daran messen lassen müssen, wie ernsthaft es auf das Einhalten seiner eigenen Prinzipien achtet.

Ein Krankenhaus, das seinen „ganzheitlichen" Auftrag ernst nimmt, wird in der Öffentlichkeit ein positives Image genießen. Hat doch die einseitige Orientierung auf Naturwissenschaft und Medizintechnik zwar herausragende Errungenschaften in der Beherrschung von Krankheiten und körperlichen Gebrechen gebracht, die Menschen aber funktionalisiert und reduziert auf ihre Krankheit oder defekten Organe. Es gibt viele Initiativen zu einem Wieder- und Neubesinnen auf das, was Ganzheitlichkeit bedeuten kann. Das Mülheimer Krankenhaus verfolgt überzeugend seine Philosophie des Kultur- und Informationskrankenhauses. Es ist ein richtungsweisendes Modell im Rahmen des UNESCO-Projektes „Arts in Hospital". Für diese Leistung kann sich das Mülheimer Krankenhaus mit dem UNESCO-Logo schmücken. Kultur im Krankenhaus folgt der Idee, daß künstlerische und kulturelle Aktivitäten sich positiv auswirken auf Patienten und Mitarbeiter. Der Heilungsprozeß wird unterstützt. Das „Zentrum Krankheit" gerät für kurze Zeit aus dem Blickfeld, schöpferische Kräfte werden entfaltet, die wiederum den Genesungsprozeß und/oder das Wohlbefinden der Patienten fördern. Auf seiten der Mitarbeiter ermöglichen kulturelle Aktivitäten Erfahrungen, die über den zermürbenden Alltagsstreß hinausgehen. Mitarbeiter können Kollegen und Patienten in anderem sozialen Kontext und in anderen Wesenszügen und Fähigkeiten wahrnehmen. Warum sollten diese Erfahrungen nicht auch ihren Niederschlag finden in einer kreativeren und entspannteren Arbeitsatmosphäre?

Public Relations verbindet sich hier geglückt mit der humanistischen Idee, daß Menschen – auch in Not und Bedrängnis – in der Lage sind, schöpferische Kräfte und Fähigkeiten zu entfalten, die zur Heilung, letztendlich zur geistig-seelischen und körperlichen Vervollkommnung der Persönlichkeit führen.

? *Wissens- und Transferfragen*

1) Was verstehen Sie unter Corporate Identity? Finden Sie Beispiele aus Ihrem bisherigen Arbeitsbereich als Merkmale positiv gelebter Unternehmenskultur.

2) Erarbeiten Sie ein Konzept zur Öffentlichkeitsarbeit für eine Ihnen bekannte Einrichtung. Folgende Leitfragen sollen helfen, das Konzept im Sinne des Regelkreises zu erarbeiten.

   IST:
   Wie ist die Einrichtung bisher in der Öffentlichkeit in Erscheinung getreten?

   SOLL:
   Planen Sie, wie diese Einrichtung zukünftig in der Öffentlichkeit in Erscheinung treten soll!

   Verfügt das Haus über ein einheitliches visuelles Erscheinungsbild, angefangen vom Logo des Briefpapiers bis hin zur Werbebroschüre?

   In welchen Merkmalen entspricht das Corporate Behavior, das Auftreten von Leitung und Mitarbeitern den ethischen, sozialen und organisatorischen Leitsätzen – selbst wenn diese nicht ausdrücklich formuliert sind?

   Wurde in den PR-Maßnahmen das Alleinstellungsmerkmal und die CI transparent?

   Wo und mit welchen Themen ist die Einrichtung in der Öffentlichkeit präsent?

   Welche Zielgruppen sollten mit der Öffentlichkeitsarbeit angesprochen werden?

   Welche finanziellen und personellen Mittel wurden zur Verfügung gestellt?

3) Erstellen Sie für ein „Event" Ihrer Wahl eine Pressemitteilung. Beachten Sie dabei den formalen Aufbau einer Pressemitteilung.

Literatur

DIN ISO 9000 ff. Beuth, Berlin
Knauthe G (1998) Altenpflegeschulen: Ein Berufsimage und seine Prägung. PflegePädagogik 1: 27–30
Psychologie Heute (1997) Nur Tratsch und Klatsch? 3: 55
Radel W (1996) Public Relations. Unveröff. Manuskript
Schulz von Thun F (1987) Miteinander Reden: Störungen und Klärungen. Rowohlt, Reinbek
Schwalbe H (1992) Die Basis des PR-Textens. In: Manekeller: Der Textberater, Rudolf Haufe, Freiburg i. Br., S 83–94
Stettler H, Falk J (1997) Unternehmenskommunikation – ein zentraler Erfolgsfaktor für Gesundheitseinrichtungen. In: Zwierlein E (Hrsg) Klinikmanagement – Erfolgsstrategien für die Zukunft. Urban & Schwarzenberg, München Wien Baltimore, S 455–467
Thill KD (1996) Ideenhandbuch für erfolgreiches Krankenhaus-Marketing. ku-profi, Kulmbach

Kapitel 11

Wirtschaftliche Aspekte des Pflegemanagements

11

A. Marra

> **Inhaltsverzeichnis**
>
> 11.1 Die Leistungslehre als Ansatzpunkt des Pflegemanagements   293
> 11.2 Die Kundenintegration als Gestaltungsziel des Pflegemanagements   305
> 11.3 Zusammenfassung   317
> Literatur   319

Es mag zunächst verwunderlich scheinen, daß auch betriebswirtschaftliche Themen verstärkt Einzug in das Gebiet des Pflegemanagements halten. Es sind jedoch mehrere Entwicklungen zu beobachten, die auch die Betriebswirtschft mehr und mehr zu einem festen Bestandteil dieses prosperierenden Sektors der Volkswirtsschaft werden lassen. Die Gründe dafür sind vielfältig und lassen sich allgemein sowohl auf dem Gebiet der Demographie und im gesamtwirtschaftlichen Strukturwandel wie auch in der ansatzweisen Liberalisierung des Gesundheitswesens und dem gestiegenen Kostenbewußtsein ausmachen.

Als Ursache für die sich abzeichnenden Entwicklungslinien lassen sich zunächst demographische Gründe nennen, die zu einer schrittweisen Erweiterung und dem Ausbau des Bereichs der Pflege führen. Die Verschiebung der Alterspyramide hat hierbei zur Folge, daß sich ein steigender Bedarf an Gesundheits- und Pflegedienstleistungen einstellt, auf den die Politik bzw. die entsprechenden Trägerschaften reagieren müssen. Die Ausgestaltung des Angebotes unterliegt dabei nicht nur einem qualitativem Aspekt und damit der Frage nach der Qualität des Angebotes. Auch quantitative Größen und ein effizientes Management des Leistungsangebotes sind hierbei zunehmend von Bedeutung.

Aus einer gesamtwirtschaftlichen Sicht ist zudem ein einschneidender Strukturwandel in Richtung einer Dienstleistungsgesellschaft festzustellen. Wurden die wirtschaftlichen Aktivitäten zunächst durch den primären Sektor und damit durch Land- und Forstwirtschaft geprägt, rückte um die Jahrhundertwende mit der Industrialisierung der sekundäre Sektor und damit der Bereich des warenproduzierenden Gewerbes in den Brennpunkt der Wirtschaft. Heute, an der Grenze zum Millenium, sind die Dienstleistungen und damit der tertiäre Sektor die konjunkturbestimmenden Wirtschaftsbereiche. Vor dem Hintergrund, daß bereits 1990 beinahe 85% aller Beschäftigten an der Erstellung von Dienstleistungen beteiligt waren, wird deutlich, was für ein einschneidender Strukturwandel sich in der Volkswirtschaft vollzieht (vgl. Abb. 11.1). Auch der geschilderte steigende Bedarf an Pflegeleistungen läßt diese Branche zu einer konjunkturbestimmenden Größe dieser postindustriellen Gesellschaft werden und lenkt in einer

290 KAPITEL 11 Wirtschaftliche Aspekte des Pflegemanagements

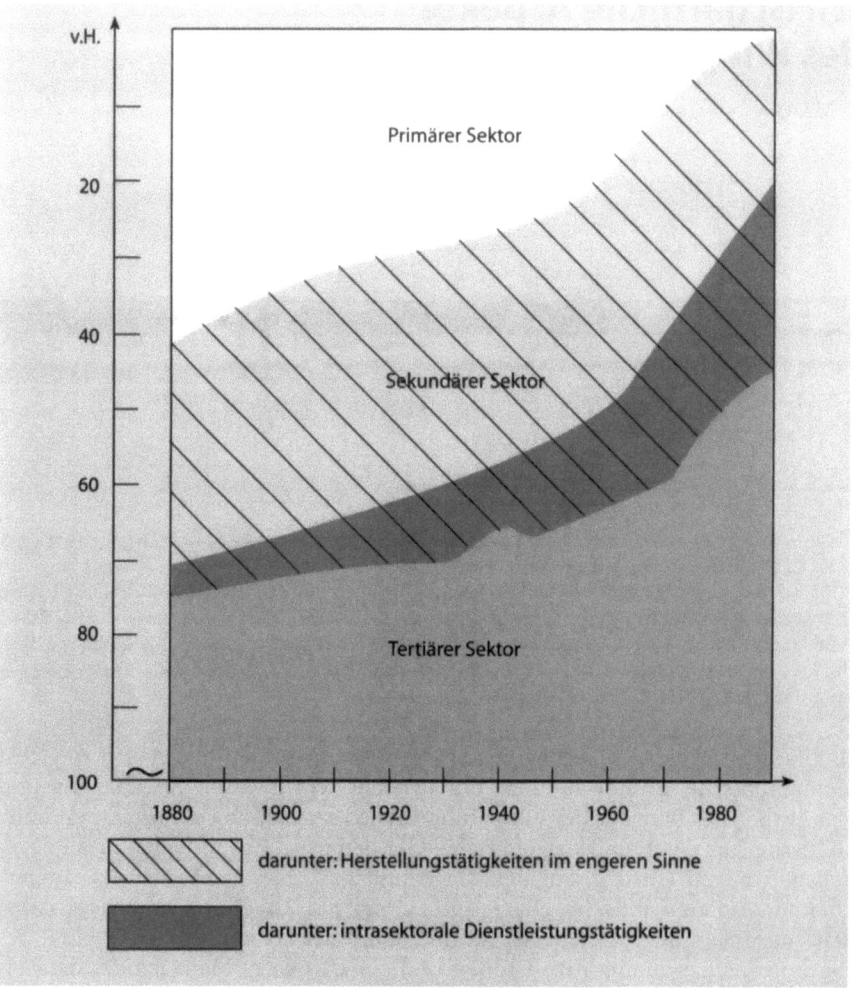

Abb. 11.1. Sektorale Erwerbsstruktur im produzierenden Gewerbe in Deutschland. (Nach Gruhler 1990, S. 10)

Zeit des wirtschaftlichen Umbruchs gesellschaftliches, arbeitsmarktpolitisches und auch erwerbswirtschaftliches Interesse auf sich.

Als letzter und ebenfalls wichtiger Einflußfaktor auf die steigende Bedeutung des Pflegemanagements lassen sich konkret betriebswirtschaftliche Beweggründe nennen, die vor allem auf den vorhandenen und notwendigen Managementbedarf im Pflegebereich abzielen. Die Ausweitung des Leistungsangebotes sowie deren Inanspruchnahme und die damit einhergehende und intensiv diskutierte Kostenexplosion bei den Trägerschaften führen ebenso dazu, daß betriebswirtschaftliche Themen Raum greifen, wie die in Ansätzen zu verzeichnende

11.1 Die Leistungslehre als Ansatzpunkt des Pflegemanagements 291

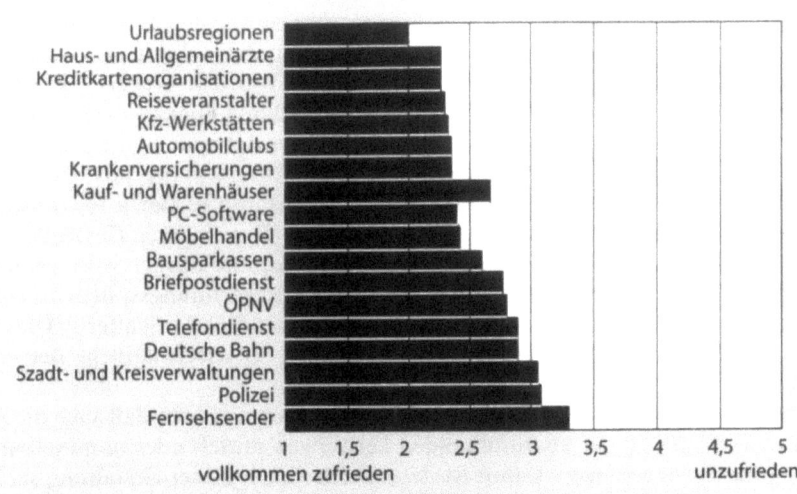

Abb. 11.2. Durchschnittswerte der Zufriedenheit (ausgewählte Bereiche des Kundenbarometers)

Liberalisierung des Gesundheitsmarktes und die damit verbundene Zunahme des Wettbewerbs zwischen den Leistungsanbietern. Kostenbewußtsein und Kostenorientierung stehen – wie in jedem anderen Unternehmen – gleichberechtigt neben den Fragen der Qualitätssicherung des Angebotes und damit der Kundenzufriedenheit im weitesten Sinne. Die größte deutsche Konsumentenbefragung, das Deutsche Kundenbarometer, hat nicht zuletzt deshalb seinen regelmäßigen Fragenkatalog auch auf das Feld des Gesundheitswesens (Ärzte und Krankenversicherungen) ausgeweitet und dokumentiert einen nur mäßigen Zufriedenheitsgrad der Patienten in diesem Bereich. Auch dies kann als Indiz für die zunehmende Bedeutung dieser Fragestellungen gewertet werden.

Zwar unterliegen die Märkte für Pflegeleistungen nach wie vor starken Regulierungen, was dazu führt, daß sich rein unternehmens- und damit erwerbswirtschaftliche Konzepte nicht in dem Maße einsetzen lassen, wie es in der freien Wirtschaft der Fall ist. Bereits ein Blick auf die Marktsituation macht dies deutlich:

- Kunden haben, wenn überhaupt, nur begrenzte Möglichkeiten, den Leistungsanbieter zu wählen.
- Kosten und Preise sowie deren Zusammensetzung sind für die Kunden in hohem Maße intransparent. Damit fehlt ein wichtiges Beurteilungskriterium bei der Auswahl geeigneter Anbieter, da Preisvergleiche nicht möglich sind. Selbst wenn dem Kunden Informationen vorliegen, können sie von ihm nur sehr eingeschränkt verwendet werden, da er mangels entsprechend notwendiger Fachkenntnisse i.d.R. nicht beurteilen kann, ob das Preis-/Leistungsverhältnis gerechtfertigt ist oder nicht.
- Die Preise und die Kosten der Anbieter unterliegen z.T. strengen Verordnungen und Richtlinien. Damit wird deren Beweglichkeit in der Ausgestaltung des

Leistungsangebotes eingeschränkt, da z.b. bestimmte Leistungen von den Trägern nicht oder nicht adäquat entgolten werden. So wurde z.b. der Einsatz der Lasertechnologie in der Medizin lange Zeit dadurch blockiert, daß weder die Anschaffung der Geräte noch die Behandlung von den Trägern akzeptiert wurden. Zwar liegen die Kosten der Laserbehandlung über denen konventioneller Methoden. Allerdings stieg die Qualität der Behandlung bedingt durch die nun punktgenauen z.T. endoskopischen Eingriffe, was den postoperativen Aufwand drastisch verminderte (Vgl. Kleinaltenkamp u. Marra 1993). Insgesamt führte die Einführung des Lasers zu deutlich geringeren Gesamtkosten der Behandlung. Die günstigere Kostenposition konnte folglich vom Anbieter der Leistung nicht erreicht werden, weil sich das Abrechnungssystem an einer einzelnen Maßnahme, statt an der gesamten Behandlung orientierte. Dies ist nur ein Beispiel dafür, wie gering der Spielraum für wirtschaftliche Betrachtungen sein kann.

- Die Eingriffe in das Preis- und Kostengefüge führen u.a. dazu, daß auch die Art und der Umfang der auszuführenden Leistungen mittel- oder unmittelbaren Regularien unterliegen. Damit ist der Anbieter auch in der Gestaltung seines Leistungsangebotes nicht derart frei in seinen Entscheidungen, wie es in anderen Zweigen der Wirtschaft der Fall ist.

Trotz der genannten Schwierigkeiten finden Management- und damit betriebswirtschaftliche Betrachtungen dennoch verstärkt Einzug in den Bereich der Pflege. Daß Heinrich von Pierer, der Vorsitzende des Zentralvorstandes der Siemens AG, den sich vollziehenden Strukturwandel auf den Gesundheitsmärkten als dramatisch bezeichnet, ist durchaus keine Übertreibung. Die Tatsache, daß Kurkliniken aufgrund akuten Leerstandes Hotels Kunden abwerben (Focus 20: 1998, S. 256) stellt an die Pflegeinstitutionen ebenso neue Anforderungen wie z.B. der bei Zahnersatz und Standardoperationen einsetzende Gesundheitstourismus in Billiglohnländer. Ein zumindest in Ansätzen marktlich geregeltes Gesundheitswesen oder „managed care" (Wirtschaftswoche Nr. 21 v. 14. 05. 1998, S. 182) sowie die erwerbswirtschaftliche Orientierung mitlerweile auch börsennotierter Pflegeeinrichtungen wie z.B. die Refugium AG (Altenpflege; vgl. SZ-Finanz v. 03. 06. 1998) haben damit auch im sensiblen Bereich der Pflege eine Bedeutung.

In dem Maße, indem damit sowohl das Ziel der effizienten, d.h. kostenorientierter als auch der effektiven, d.h. kunden- und letztlich wettbewerbsfähiger Leistungserstellung für die Anbieter relevant wird, steigt auch die Bedeutung der Management- und damit betriebswirtschaftlicher Instrumentarien, mit deren Hilfe diese Ziele erreicht werden können. Dies gilt besonders, weil gerade die Anbieter von Gesundheitsleistungen bei steigenden Leistungsanforderungen massivem Kostendruck ausgesetzt sind und sich ohne ein gewisses Maß an betriebswirtschaftlicher Methodik kaum aus dieser Zwickmühle befreien können.

Im folgenden wird dementsprechend versucht, Konzepte darzulegen, mit deren Hilfe es möglich ist, diesen veränderten und zum Teil neuen Anforderungen gerecht zu werden. Da der Bereich der Pflege hauptsächlich von der Erstellung von Dienstleistungen bestimmt wird, bilden deren Wesensmerkmale und Besonderheiten zunächst den Ansatzpunkt für die weiteren Erläuterungen. Darauf aufbauend sollen dann vor allem die Aspekte der Qualität sowie deren Qualitätssicherung im Vordergrund stehen. Bedingt durch den zumeist direkten Kontakt zum Patienten und dessen notwendige Mitwirkung während der Leistungserstellung ist Qualitätssicherung für den Anbieter ein Bereich, dem besonderes Augenmerk beigemessen werden muß.

Entsprechend dieser Vorgehensweise soll im folgenden die Leistungslehre im Vordergund der Betrachtungen stehen. Zwar ist dieser Abschnitt zugegebenermaßen recht theoretisch. Sie bietet allerdings einen geeigneten Ansatzpunkt für die Darstellung der Besonderheiten, die sich für das Management im Bereich der Pflege ergeben. Die lästige Pflicht der Theorie offenbart dabei nämlich bereits die wesentlichen praktischen Problemfelder, denen man sich im Bereich des Pflegemanagements ausgesetzt sieht, was diesen Teil unerläßlich für die weiteren Erklärungen macht.

11.1
Die Leistungslehre als Ansatzpunkt des Pflegemanagements

Egal welchem betrieblichen Problem oder welcher Branche man sich zuwendet, die Gestaltung der betrieblichen Abläufe richtet sich immer zum einen darauf, welche Leistungen nach außen überhaupt markt- und damit absatzfähig sind und aus der innerbetrieblichen Perspektive, wie diese Leistungen möglichst optimal erstellt werden können. Die Leistungserstellung läßt sich dabei grob in drei Bereiche unterteilen: Zunächst bedarf es einer sog. Bereitstellungsleistung oder auch Leistungspotentials, das den Anbieter grundsätzlich in die Lage versetzt, eine bestimmte Leistung überhaupt erbringen zu können. Gebäude, Anlagen und Maschinen, eine Praxis oder eine Pflegeinrichtung und deren Inventar, aber auch eine bestimmte Qualifikation wie z.B. die Approbation eines Arztes stellen die Voraussetzung dafür dar, daß eine Leistung überhaupt erstellt werden kann. Wird dieses Leistungspotential von einem Kunden oder Leistungsnehmer z.B. durch eine Bestellung, einen Auftrag etc. tatsächlich in Anspruch genommen, so löst dies einen Leistungserstellungsprozeß aus, der ein Leistungsergebnis und damit ein Produkt oder Dienstleistung zum Ziel hat. Dabei ist bei dieser Betrachtungsweise auf eine Besonderheit hinzuweisen, die abseits des „normalen" Sprachgebrauchs liegt. Eine Leistung liegt nach dieser Sichtweise nämlich erst dann vor, wenn der Anbieter einen vom Kunden bereitzustellenden externen Faktor in seinen Produktionsprozeß einbinden kann. Externe Faktoren zeichen sich dadurch aus, daß sich diese nicht im Verfügungsbereich des Anbieters befinden und dementsprechend auch nicht frei disponiert werden können (Vgl. Engelhardt et al. 1993, S. 406; Kleinaltenkamp 1997, S. 350). Erst mit der Einbindung dieses Produktionsfaktors in Form von Personen, Objekten, Rechten oder zumindest Informationen kann aus diesem Blickwinkel von einem Leistungserstellungsprozeß und einem entsprechenden Leistungsergebnis gesprochen werden. Dabei ist anzumerken, daß jede Leistungserbringung in mehr oder minder starkem Ausmaß von dieser Integration externer Faktoren betroffen ist. Selbst wenn das Produkt bereits vorproduziert ist und abrufbar auf Lager liegt, kann es erst dann als Leistung im hier verstandenen Sinne bezeichnet werden, wenn der Anbieter nicht mindestens die Information vom Kunden erhält, ob, wann und wo der Kunde die

Leistung erhalten möchte. Auch ein Ladenverkauf setzt voraus, daß der Kunde sich in das Geschäft begibt und, z.B. in einem Supermarkt, zudem seine Auswahlentscheidung trifft. Noch deutlicher wird dieser Zusammenhang, wenn man sich individualisierte Leistungen wie z.b. maßgeschneiderte Bekleidung vorstellt: Hier kann der eigentliche Produktionsprozeß erst einsetzen, nachdem der Kunde die gewünschte Leistung genau spezifiziert hat und im Produktionsprozeß u.a. über die Abnahme der Maße etc. aktiv im Produktionsprozeß mitwirkt. Ähnliche Beispiele lassen sich auch im Bereich der Dienstleistungen finden: So kann ein Rechtsanwalt erst dann seinen Mandanten vertreten, wenn der Mandant dem Anwalt das Vertretungsrecht erteilt. Gleiches gilt auch für den Friseur, da dessen Dienstleistung nicht nur direkt an der Person ausgeführt wird. Dessen Dienstleistung ist im rechtlichen Sinne eine Körperverletzung, da auch das Haareschneiden ein Eingriff in die persönlichen Grundrechte darstellt und deshalb die Einwilligung des Kunden ausdrücklich voraussetzt.

Hält man als Zwischenfazit fest, daß erst eine in unterschiedlichem Ausmaß notwendige Integration externer Faktoren und damit die Mitwirkung des Kunden eine Leistungserstellung möglich macht, stellt sich in einem zweiten Schritt die Frage, welche Konsequenzen dieser Zusammenhang auf den Bereich der Fragestellungen des Pflegemanagements hat. Dieser extrem dienstleistungsintensive Bereich zeichnet sich vor allem dadurch aus, daß es sich hier überwiegend um integrative Leistungserstellung handelt, die Leistungserstellungsprozesse also stark von der Beschaffung sowie dem Umfang und der Art der externen Produktionsfaktoren abhängen. Wie tiefgreifend diese Zusammenhänge für die betrieblichen Abläufe sein können und welche spezifischen Problemstellungen daraus erwachsen, soll an einigen Beispielen verdeutlicht werden. Je weniger ein Patient in der Lage ist, seine Wünsche oder Beschwerden zu äußern, desto schwieriger und zeitintensiver wird die Behandlung. Der externe Faktor „Informationen über das zu behandelnde Problem" muß vom Personal in Form einer Untersuchung bzw. Befragung erst beschafft werden. Dies setzt nicht nur besondere Fähigkeiten oder Geräte voraus, was eigene Anforderungen auf die Ausstattung der Pflegeeinrichtung bzw. die Fähigkeiten des Personals zur Folge hat. Vor diesem Hintergrund darf das Personal nicht nur darauf bedacht sein muß, die internen Abläufe zu beherrschen, sondern auch die Patienten bzw. Kunden im Sinne der Betriebsabläufe zu lenken und wesentliche Informationen bzw. die „Mitarbeit" des Kunden, der hier häufig auch als Koproduzent bezeichnet wird, in die für die Leistungserstellungsprozesse notwendigen Prozesse einzubinden. Neben dem dafür nötigen Einfühlungsvermögen gilt es hier besonders, ein Vertrauensverhältnis aufzubauen, schließlich sind die Patienten in den seltensten Fällen in der Lage, die Notwendigkeit bestimmter Maßnahmen einschätzen und beurteilen zu können, was u.U. zu Unsicherheiten seitens der Leistungsempfänger und zu weiteren Schwierigkeiten in den Abläufen führen kann. Auch die Planung der Arbeitsabläufe gestaltet sich schwierig, da nicht im vorhinein geplant werden kann, welche Abläufe wieviel Zeit in Anspruch nehmen. Davon müssen nicht unbedingt nur komplexe Prozesse wie Diagnosen betroffen sein. Auch vergleichsweise einfache Abläufe wie u.a. fehlende, vom Kunden bzw. Patienten beizubringende Unterlagen, Unpünktlichkeit oder sogar Unwilligkeit führen abseits der sowieso auftretenden Unwägbarkeiten zu ernsthaften Problemen bei der Planung der betrieblichen Abläufe.

Daß allgemein Dienstleistungen von diesem Phänomen betroffen sind, äußert sich nicht nur durch volle Wartezimmer, Verspätungen von Verkehrsmitteln, im nicht rechtzeitigen Freiwerden von gebuchten Hotelzimmern oder die alltäglichen Schlangen an diversen Schaltern. Sie sind der sichtbare Ausdruck dessen, daß es sich hier um ein generelles Planungsproblem handelt, mit dem besonders Dienstleister zu kämpfen haben.

Damit ist auch die Kapazitätsplanung davon abhängig, ob und inwieweit Kunden in der Lage sind, den Leistungserstellungsprozeß wirksam zu unterstützen. Ähnliche Effekte lassen sich auch in Hinblick auf die wahrgenommene Qualität des Leistungsergebnisses vorbringen: Dabei ist es nicht nur so, daß die nur eingeschränkt mögliche Absehbarkeit der notwendigen Ressourcen zu Wartezeiten führt, die vom Kunden als negativ beurteilt werden. Ist der Kunde nicht in der Lage, das Problem genau genug zu spezifizieren oder behindert er sogar die Leistungserstellung, kann dies durchaus zu mehr und langwierigeren Aktivitäten führen, die negativ beurteilt werden, obwohl dem Anbieter keine offensichtlichen Fehler zugeschrieben werden können. Auch die Abbildung der Vorgänge in Kostendimensionen und damit in der Kalkulation der einzelnen Leistungsbestandteile unterliegt demnach Unwägbarkeiten, die nur schwer erfaßbar und transparent gemacht werden können.

Dieser nur schlaglichtartige Aufriß der Konsequenzen, die sich aus der integrativen, d.h. von externen Produktionsfaktoren und damit von der Mitwirkung des Kunden abhängigen Leistungserstellung ergeben, macht bereits deutlich, wie wichtig und weitreichend vor allem das Management der Schnittstelle zum Kunden für die optimale Gestaltung der internen Abläufe und auch der Qualitätswahrnehmung der Kunden ist. Wurde bis hierhin nur grob charakterisiert, welche grundlegenden Unterschiede sich zwischen den Leistungserstellungsprozessen feststellen lassen, soll im folgenden genauer aufgezeigt werden, welchen konkreten Anforderungen sich Anbieter integrativer Leistungen ausgesetzt sehen und vor allem, welche Schwierigkeiten aus Sicht der Kunden bzw. Patienten als Ursache für diese Anforderungen genannt werden können. Um diesen Blickwinkel zu vertiefen, wird im folgenden näher auf die Situation der Nachfrager bzw. Leistungsempfänger eingegangen. Die Konkretisierung der Beschaffungssituation stellt nicht nur den Ausgangspunkt für die Gestaltung der Kundenzufriedenheit dar, sondern ist aufgrund der beschriebenen Zusammenhänge bereits aktives Element der Anbieterprozesse und damit ebenso der Kern für die im einzelnen noch zu beschreibenden Konsequenzen, die sich für das Management ergeben können.

11.1.1
Die Beschaffungssituation der Nachfrager als Ansatzpunkt des Managements

Versucht man, die Beschaffungssituation eines Nachfragers näher zu charakterisieren, so kann zunächst festgestellt werden, daß i.d.R. keine homogene Einzelleistung den Kern der Leistungserbringung darstellt, sondern vielmehr Leistungsbündel bezogen werden. Nimmt man einen Krankenhausaufenthalt zum Beispiel, so besteht die Behandlung nicht nur aus hochspezifischen und für den Nachfrager kaum einsichtigen Behandlungsprozeduren. Daneben stehen ebenso Leistungselemente wie die die Lage des Krankenhauses, die Unterbringung an sich, die Restauration, das Freizeitangebot, die Freundlichkeit des Personals etc., die der Nachfrager bereits im voraus oder über Erfahrungen aus der Vergangenheit und die aktuellen Erlebnisse zumindest im nachhinein beurteilen kann.

Als Anhaltspunkt für die Einteilung der Leistungselemente können hier die Kategorien der Such-, Erfahrungs- und Vertrauenseigenschaften herangezogen werden (Nelson 1970; Darby u. Karni 1973). Sucheigenschaften einer Leistung beschreiben dabei die Leistungen bzw. Leistungselemente, die der Nachfrager bereits vor der Beschaffung der Leistung beurteilen und zwischen den Anbietern vergleichen kann. Als Beispiel können hier u.a. die Lage der Pflegeeinrichtung, der allgemeine Zustand des Gebäudes etc. herangezogen werden. Als Erfahrungseigenschaften hingegen werden die Leistungsbereiche beschrieben, die erst nach dem Kauf bzw. Inanspruchnahme beurteilt werden können. Hierzu zählen z.B. das Niveau des Umgangs, die Intensität und Fürsorge während des Behandlungszeitraums, so, wie sie sich für den Patienten darstellen usf.

Vertrauenseigenschaften hingegen können weder vor noch nach der Inanspruchnahme seitens der Kunden beurteilt werden. Aufgrund der fehlenden Kenntnisse muß sich der Leistungsnehmer bei diesen Leistungsarten ganz auf den Anbieter verlassen, da er zu keiner Zeit die Möglichkeit hat, die Aktivitäten der Experten beurteilen zu können. Ärztliche Untersuchungen, die Anwendung spezieller Behandlungsverfahren oder Therapien sind weder transparent in ihrer Notwendigkeit, noch lassen sich vor der Inanspruchnahme oder danach identische Zustände herstellen, die eine Vergleichbarkeit möglich machen.

Damit steht praktisch keine Gesamtleistung im Brennpunkt des Interesses, sondern ein Bündel untschiedlicher Leistungselemente, die auch jeweils verschieden zu handhaben sind. Während die „Hotelleistung" durchaus standardisierbar und einheitlichen Qualitätsmaßstäben unterworfen werden kann, sind die Bereiche wie individuelle Beratung und Behandlung hingegen hochspezifisch und individuell abzustimmen und zu behandeln. Sie sind damit kaum standardisiert zu erbringen oder sogar zu einheitlich zu messen. Zudem sind es gerade diese zumeist den Kernbereich der Leistung bestimmenden Elemente, die hochintegrativ und damit einer engen Zusammen- und Mitarbeit des Kunden unterworfen sind, was sie zu besonders sensiblen Faktoren in der Leistungserstellung werden läßt.

Die Konsequenzen aus diesen Zusammenhängen sind vieldeutig: Wie beschrieben, richtet sich das Management nicht auf eine homogene Leistung im Ganzen, sondern sieht sich vielmehr unterschiedlichen Leistungselementen gegenüber, die jeweils gesondert zu behandeln sind. Dabei darf nicht aus den Augen verloren werden, daß vor allem der integrative Leistungsteil den Eindruck der Gesamtleistung aus Nachfragersicht prägt. Nicht nur, daß es gerade diese Bereiche der Leistung sind, die u.U. unmittelbar am Kunden bzw. Patient durchgeführt werden und damit direkt unter seiner Beobachtung stehen. Vielmehr stellen diese Leistungen zudem auch die Kernleistung an sich dar, weshalb der Kunde das gesamte Leistungspaket überhaupt in Anspruch nimmt. In vielerlei Hinsicht ist dies damit der sensibelste Leistungsbereich überhaupt. Vertrauenseigenschaften beginnen dabei z.B. nicht erst bei operativen Eingriffen, wie es zunächst den Anschein hat. Der Ausspruch des französischen Sonnenkönigs: „Der einzige Mensch, dem ich vertraue, ist mein Friseur, denn er setzt mir jeden Tag das Messer an den Hals" macht nur zu sehr deutlich, daß Vertrauenseigenschaften und die nachfragerseitig damit verbundenen Unsicherheiten bereits bei viel unkritischeren Aktivitäten relevant sein können. Gerade dieser Bereich ist es allerdings, der nur sehr schwer einheitlich organisiert werden und ablaufen kann, da er ein hohes Maß an individueller Anpassung bedarf.

Die Abbildung 11.3 verdeutlicht nochmals den Eigenschaftsraum, in dem die einzelnen Leistungselemente positioniert werden können. Bedeutsam ist die Analyse der Gesamtleistung aus Sicht des Anbieters, weil sie eine der Grundlagen für die notwendige Struktur und die Prozesse des Anbieterbetriebes gibt. Dabei spielen nicht nur Qualitäts-, sondern auch und vor allem Kostenaspekte eine Rolle. Wie noch näher zu zeigen sein wird, eröffnet die Analyse Chancen, Bereiche zu standardisieren und damit kostengünstig zu gestalten.

Welche Bedeutung einer solchen Analyse zukommt, wird vor allem dann deutlich, wenn man sich die möglichen Spannungsfelder vor Augen führt, die sich in diesem Raum ergeben können. Dabei spielen nicht nur unterschiedliche Interessen zwischen Anbieter und Nachfrager eine Rolle. Bereits auf seiten des Nachfragers können bereits Interessenkonflikte auftreten. Das Interesse an einer schnellen Behandlung tritt z.B. neben den Bedarf nach einer ausführlichen Beratung und Erklärung, die allerdings wiederum zeitintensiv sein kann. Auch zwischen Anbieter und Nachfrager divergieren die Interessen u.U. erheblich. Ruft man sich nochmals ins Gedächtnis, daß die drei Qualitätsarten der Such- Erfahrungs- und

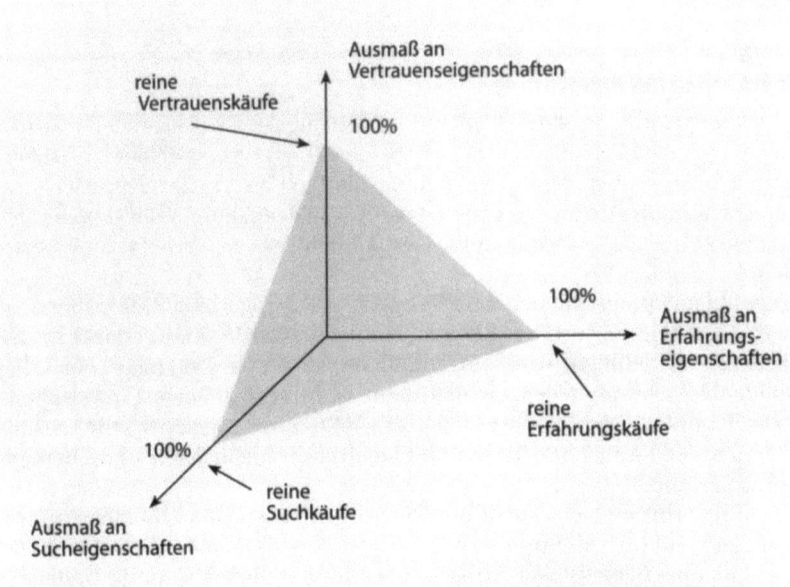

Abb. 11.3. Typologisierung von Austauschprozessen. (Nach Weiber u. Adler 1995)

Vertrauenseigenschaften die subjektive Sicht des Nachfragers beschreiben, auf die der Anbieter im Sinne einer zu schaffenden Kundenzufriedenheit eingehen sollte, stehen aller Sorgfalt in diesem Zusammenhang dennoch ebenso Kostenargumente gegenüber. Während die Kostenbetrachtung, stark übertrieben formuliert, im Extremfall eine unpersönliche Fließbandabfertigung diktiert, verbinden sich mit der Kundenzufriedenheit, verstanden als Differenz zwischen der vom Kunden erwarteten und der tatsächlich erhaltenen Leistung, im Grunde genommen kundenindividuell abgestimmte Programme. Hier den Kompromiß zu finden, ist oft schwierig: „Wo liegt die zumutbare Wartezeit?", „Wieviel Zeit darf ein Beratungsgespräch in Anspruch nehmen?", „Was bedeutet Freundlichkeit?" oder „Auf welcher Höhe werden die Aufwendungen für Ernährung festgesetzt?" sind nur einige Beispiele dafür, daß betriebliche Notwendigkeiten hier durchaus Konfliktpotential mit sich bringen. Um diese detaillierteren Entscheidungsfindungen näher zu betrachten, hat sich gerade in jüngerer Zeit ein Analyseinstrument, das sogenannte Blueprinting, etabliert, das den Anbieter bei der Entscheidung über die zuletzt aufgeworfenen Fragestellungen unterstützt.

11.1.2
Das Blueprinting als Analyseinstrument der Leistungserstellung

Vereinfacht gesagt, stellt das Blueprinting den Versuch dar, einen groben Ablaufplan eines Leistungeserstellungsprozesses bzw. der betrieblichen Abläufe aufzustellen. Die Möglichkeiten und Zielsetzungen, die mit diesem Ansatz verfolgt werden, können auf fast alle bisher angesprochenen Bereiche der betrieblichen Planung gerichtet sein.

Möglichkeiten des Blueprinting

1. Das Blueprinting macht den gesamten Leistungserstellungsprozeß transparent. Der detaillierte Einblick in die einzelnen Prozeßabläufe offenbart dabei bereits über deren Darstellung ineffiziente Verfahrensweisen. Das Blueprinting ist damit der erste Schritt für zielgenauere Analysen, die sich verstärkt auf die Ursachenanalyse und Vorschläge zur Verbesserung beziehen.
2. Das Blueprinting läßt sich ebenso einsetzen, um die Interaktionsbereiche näher festzulegen, also die Bereiche, in denen der Kunde verstärkt in den Leistungserstellungsprozeß eingebunden ist oder diesen sogar trägt. Hier entdeckte Schwachstellen können dann z.B. über genauere Einweisungen oder Laufpläne abgestellt werden. Der wie bereits ausgeführt sehr sensible Bereich der Kundenintegration läßt sich damit lokalisieren und ebenfalls aktiv gestalten.
3. Das Blueprinting bietet nicht nur den Zugang zu „Produktivitätsverbesserungen" und Kostenoptimierung. Die Prozeßanalyse und deren Dokumentation kann ebenfalls als Beitrag zu Qualitätsverbesserung und Kundenzufriedenheit dienen. Die exaktere Lenkung der Ressourcen kann dabei

11.1 Die Leistungslehre als Ansatzpunkt des Pflegemanagements 299

> stärker an den Kundenanforderungen ausgerichtet werden, da ebenfalls herausgearbeitet werden kann, wo autonome, d.h. eigenständige Maßnahmen eingeleitet werden können, ohne daß der Kunde direkten Einblick in die Abläufe hat oder wo die Wahrnehmung der Kunden direkt und unmittelbar betroffen ist. Das Blueprinting kann hier Anhaltspunkte dafür liefern, wo die Erfassung und Auswertung der Kundenwahrnehmung in die Planung der Abläufe eingebunden werden muß.

Der Ablauf des Blueprinting kann in zwei Phasen unterteilt werden. In einer Analysephase werden zunächst sämtliche Aktivitäten erfaßt und in Zusammenhang gebracht, die für die Leistungserbringung notwendig sind. Abbildung 11.4 stellt hier eine einfache Aktivität in einem Restaurant dar, wobei hier die Abläufe bereits optimal, d.h. in ihrer logischen Abfolge, verlaufen und keine Schleifen in Form von Rückfragen, Doppelarbeit festzustellen sind. Insoweit stellt dieser Blueprint bereits ein Idealbild dar, das sich in der Praxis besonders bei erstmaligem

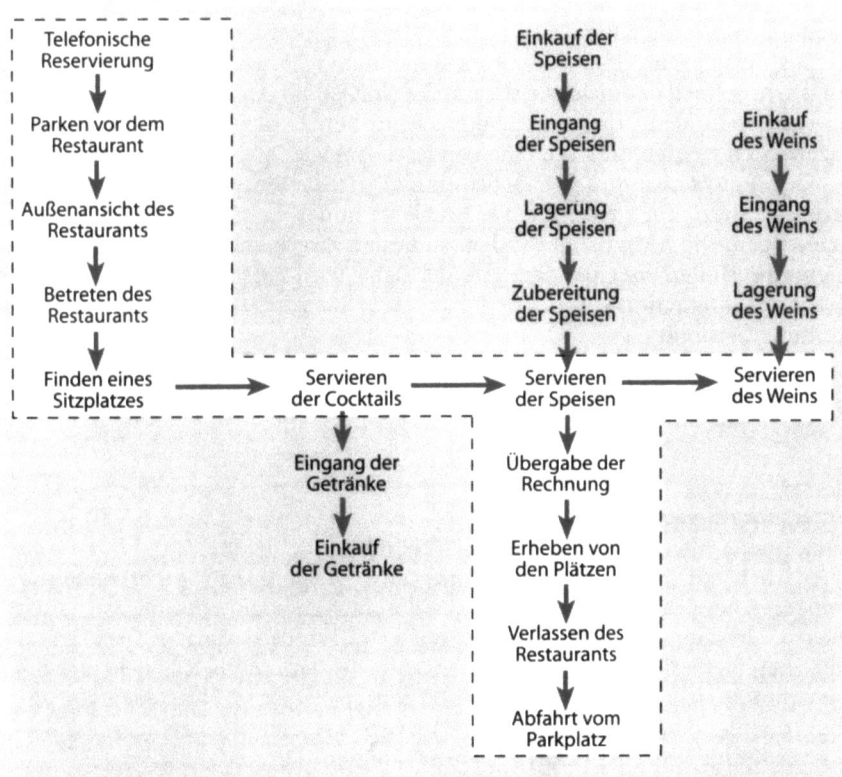

Abb. 11.4. Restaurant-Blueprint. (Nach Stauss 1995)

Einsatz dieser Methode nur selten feststellen läßt. Häufig finden sich bereits in der Darstellung der Abläufe überflüssige, zeit- und kostenaufwendige Aktivitäten, die nur wenig „wertschöpfend" sind, also keinen Beitrag zur Erstellung der Leistung liefern können. Der gestrichelte Bereich skizziert hier den Bereich, in dem das Personal Kundenkontakt hat, der Kunde also in die Leistungserstellung aktiv eingebunden ist. Diese Aktivitäten sind i.d.R. direkt und unmittelbar mit der Qualitätswahrnehmung und der Kundenzufriedenheit verbunden und haben insofern eine Sonderstellung: Während z.B. die Optimierung der Weinbeschaffung durch optimale Routenplanung des Lieferwagens vom Kunden nicht wahrgenommen wird und in dessen Leistungsbeurteilung kaum einfließen wird, wäre der Ersatz des Kellners durch einen Selbstbedienungsautomaten von einschneidender Bedeutung für die Ablaufplanung. Zwar würde der Automateneinsatz die Kosten des Anbieters u.U. erheblich senken. Er kann allerdings ebenso zu Folge haben, daß keine Kunden mehr kommen und sich die Maßnahme damit als sinnlos erweisen würde. Hier sind Änderungen entsprechend nur dann möglich, wenn Kunden- und Anbieterinteresse in Einklang gebracht oder gangbare Kompromisse zwischen den betrieblichen Interessen (Kosten, Mitarbeiterzufriedenheit, Auslastung etc.) und den Kundenanforderungen gefunden werden können. Nimmt man eine Verkürzung der Wartezeit durch Ablaufoptimierung zum Beispiel, so wäre hier ein Fall gefunden, der allen Interessen gerecht würde. Die Verwendung von verpacktem Fruchtsaft statt frisch gepreßten Säften hingegen kann hier als Beispiel für einen Kompromiß herangezogen werden. Dabei wird allerdings sehr schnell deutlich, wie schmal der Grat ist, auf dem sich der Anbieter hier bewegen muß, denn diese Maßnahme kann bereits dazu führen, daß Kunden unzufrieden werden und sich einen anderen Anbieter suchen.

Wie bereits erwähnt, läßt sich das einmal erstellte Blueprint-Modell allerdings auch erweitern, um weitergehende Einblicke in den Leistungserstellungsprozeß zu erlangen. Die Aktivitäten werden zu diesem Zweck anhand von sogenannten Interaktionslinien voneinander getrennt. Dabei wird zwischen der

- „line of interaction",
- „line of visibility",
- „line of internal interaction" und der
- „line of implementation"
- unterschieden.

Interaktionslinien
Die „line of interaction" grenzt die Aktivitäten ein, die direkt und in Zusammenarbeit mit dem Kunden, also integrativ, erfolgen. Die „line of visibility" hingegen bezeichnet die Abläufe, die zwar ohne Kundenmitwirkung vonstatten gehen, allerdings im Sichtbarkeitsbereich des Kunden erfolgen. Die „line of internal interaction" trennt die Aktionen ab, die der innerbetrieblichen Koordination zwischen verschiedenen Mitarbeitern bedürfen. Die Bedeutung für die Leistungserstellung liegt darin, daß sich hier einerseits Handlungsspielräume für die Prozeßoptimierung auftun können, ohne daß mit direkten Konsequenzen zu rechnen ist. Andererseits ist auch hier zu beachten, daß unzurei-

chendes Prozeßmanagement auf die Qualität der Leistung durchschlagen kann. Ist nicht gewährleistet, daß der Koch vom Kellner die Kundenbestellungen erhält, ist die Qualität der Leistung für den Kunden auch bedroht, obwohl sich diese Aktivitäten nicht im direkten Sichtfeld des Kunden abspielen.

Die „line of internal implementation" betrifft all jene Aktivitäten, die nicht direkt mit den konkreten Leistungserstellungsprozessen verbunden sind, sondern eher im Bereich der Verwaltung und Administration anzusiedeln sind. Sie dienen damit der Aufrechterhaltung der Betriebsbereitschaft, spielen allerdings im Zusammenspiel ebenfalls eine z.T. erhebliche Rolle für den optimalen Ablauf der Aktivitäten.

Zusammenfassend ergibt sich aus diesem Analyseschritt des Blueprinting folgendes Bild (Abb. 11.5).

Sinnvoll ist diese Schnittlegung vor allem deshalb, weil die Isolation der einzelnen Bereiche dem Management, wie in den Beispielen bereits angedeutet, Anhaltspunkte für die Planung und Organisation der einzelnen Abläufe geben kann. Besonderes Augenmerk kommt hier den Schnittstellen zwischen den Prozeßbereichen zu. Die Übergabe von einer funktionalen Einheit oder „Abteilung" in eine andere ist gerade deshalb i.d.R. kritisch, weil die einzelnen Funktionen zumeist auch zu unterschiedlichen Sichtweisen führen: Während das Pflegepersonal in direktem persönlichen Kontakt zum Patienten steht und konkret auftauchende Probleme zu lösen hat, ist derselbe Patient für die Verwaltung mehr oder weniger nur ein Verwaltungsvorgang. Den Schwierigkeiten des alltäglichen Betriebes steht aufgrund dieser Konstellation u.U. das Bemühen um vollständige Unterlagen gegenüber, was aus Sicht des Pflegepersonals im Zweifelsfall als nachrangig angesehen wird. Umgekehrt sind Verwaltungsvorgänge unabwendbar, so daß diesen Bereichen gleichfalls das Verständnis dafür fehlen kann, daß auf die Vollständigkeit der Unterlagen nicht geachtet wird. Im Sinne der optima-

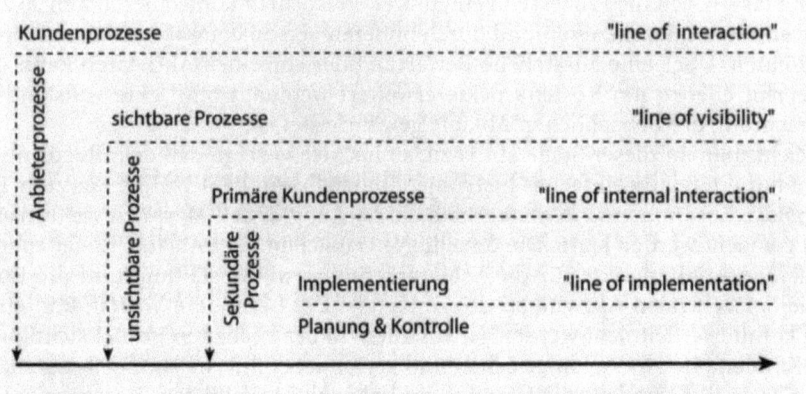

Abb. 11.5. Blueprinting nach Koordinationsbereichen

len Prozeßgestaltung kommt es an diesen Übergabepunkten häufig zu Brüchen in den Prozeßabläufen, die einen negativen Einfluß auf die Qualität der Leistung haben und zudem nur durch erhebliche Mehrarbeit wieder korrigiert werden können. Diese Probleme treten umso stärker zutage, je geringer sich die Organisation der Abteilungen an den Arbeitsabläufen orientiert, die für die Erbringung der Leistung notwendig ist. Das Blueprinting kann hier auch Mittel sein, um die negativen Effekte der Arbeitsteilung aufzuzeigen.

Eine funktionsorientierte Organisation bietet zwar den Vorteil, daß sich innerhalb der Bereiche Lerneffekte einstellen können und die Funktion im Zeitverlauf effizienter erfüllt wird. Sie weist allerdings den Nachteil auf, daß zusammenhängende Aktivitäten durch die Funktionsorientierung künstlich getrennt werden und die dort auftretenden Koordinationsprobleme innerhalb des Leistungserstellungsprozesses zum dominierenden Problem werden. Über das Blueprinting können hier die „natürlichen Prozesse", d.h. alle logisch aufeinanderfolgenden Abläufe erkannt und verbunden werden. Diese am Leistungserstellungsprozeß statt an Funktionen orientierte Sichtweise bestimmt vor allem in jüngerer Zeit die betriebswirtschaftliche Diskussion und ist als „Business Reengineering", d.h. betriebliche Prozeßneugestaltung zu einem zentralen Managementkonzept bei der Neugestaltung von Unternehmensabläufen geworden (Hammer u. Champy 1994).

Daß mit dem Blueprinting unternehmens- und kundenbezogene Aspekte gleichzeitig verfolgt werden können, soll das folgende Beispiel einer Buchbestellung herausstellen. Die Erfassung der entsprechenden Zeiten für die Aktivitäten bietet dabei nicht nur einen Einblick in die Ressourcen- und Kapazitätsanforderungen, die mit den jeweiligen Aktivitäten verbunden sind. Genaue Zeitvorgaben für interne Prozesse und Bandbreiten für die Aktivitäten an der „line of interaction", bei der der Kunde maßgeblichen Einfluß auf den Zeitbedarf ausübt, lassen zumindest eine grobe Schätzung des notwendigen Ressourceneinsatzes möglich erscheinen (in Abb. 11.6 erscheint diese Betrachtung durch die aufgeführten Soll-/Istzeiten). Dieses im Dienstleistungsbereich auch als Time-based-Management bekannte Vorgehen kann zudem durch Abweichungsanalysen ergänzt werden. Damit lassen sich die Prozesse in einem weiteren Schritt kontrollieren, um so z.B. Spitzenlasten quantifizieren und durch höheren Personaleinsatz gezielt abfangen zu können. Über eine zusätzliche Bewertung der einzelnen Aktivitäten kann der Blueprint ebenso um Kostenaspekte erweitert werden, womit eine vollständige Betrachtung der betrieblichen Abläufe gewährleistet ist.

Zieht man an dieser Stelle ein Fazit, so hat sich gezeigt, daß das Blueprinting nicht nur ein relativ einfaches Instrument darstellt, mit dessen Hilfe das zum Teil komplexe Zusammenwirken innerhalb der Leistungserstellungsprozesse transparent gemacht werden kann. Die detaillierte Darstellung der Abläufe bietet zudem vielfältige Ansatzpunkte für die Fehlererkennung, die Gestaltung und die Kontrolle der zentralen Aktivitäten des Anbieters. Der besondere Vorteil, und auch dies konnte verdeutlicht werden, ist vor allem in der expliziten Berücksichtigung der Kundenanforderungen zu sehen und verbindet damit die zum Teil gegenläufigen Ziele der Kundenorientierung und der innerbetrieblichen Kostenorientierung. Dieser Vorteil ist umso höher einzuschätzen, weil eine reine innerbetriebliche kosten- bzw. effizienzorientierte Sichtweise i.d.R. gerade nicht dazu geeignet

11.1 Die Leistungslehre als Ansatzpunkt des Pflegemanagements

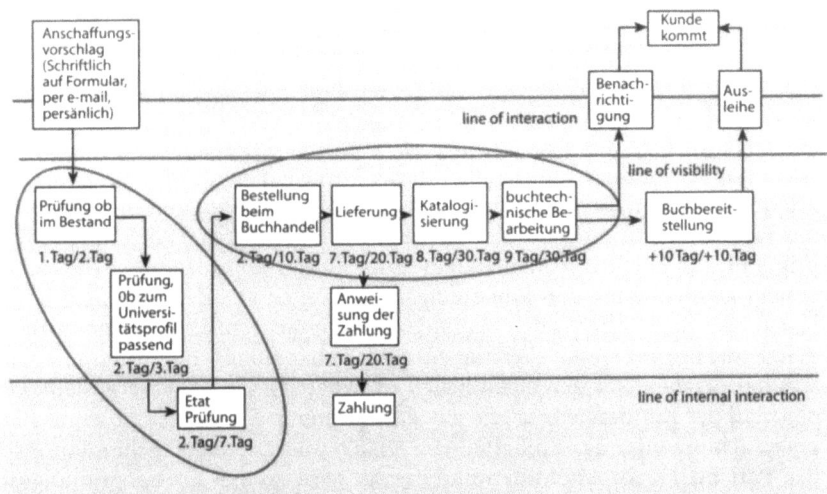

Abb. 11.6. Blueprint für den Prozeß „Bestellung eines Buches auf Kundenwunsch". Soll-Zeit 10 Tage, Ist-Zeit 38 Tage Gesamtprozeßzeit

ist, die anstehenden Managementprobleme zu lösen, da die Kunden- und zumeist auch die Qualitätsanforderungen nicht gleichzeitig betrachtet werden können. Die Aufteilung der einzelnen Aktivitäten anhand der Koordinationsbereiche gibt hingegen darüber Aufschluß, wo eine reine leistungsorientierte Betrachtung möglich und sinnvoll ist, bzw. wo diese Aspekte aufgrund von Qualitätsanforderungen und der Kundenmitwirkung nur eingeschränkt möglich sind.

Über die Prozeßdarstellung und -analyse hinaus lassen sich noch weitere Einsatzfelder anführen, für die das Blueprinting eingesetzt werden kann. Zu nennen wäre hier (vgl. Allert u. Fließ 1998, S. 202):

- Blueprint zur Einarbeitung neuer Mitarbeiter:
  Das Blueprint dient hierbei als Kommunikation- und Informationsinstrument, mit dessen Hilfe neue Mitarbeiter an die Unternehmensabläufe und die jeweiligen Aufgaben herangeführt werden können. Auch zeitweise Vertretungen oder der turnusgemäße Wechsel des Arbeitsbereiches, die sogenannte Job Rotation, nutzenbringend zu unterstützen. Minderung der Einarbeitungszeit und schnellere Orientierung innerhalb des neuen Bereiches sind hier nur einige Vorteile, die mit dem Einsatz des Blueprinting verbunden werden können.
- Blueprint als Kommunikationsinstrument mit externen Partnern:
  Als externe Partner können hier mehrere Parteien in Betracht kommen. Auf der Beschaffungsseite dienen Blueprints dazu, Zulieferern Informationen darüber zu vermitteln, welche Rolle sie innerhalb der Abläufe spielen und wie man sich deren Zuarbeit in die Prozesse vorstellt. Auf der Grundlage der Abläufe können sich die Zulieferer besser an die Erfordernisse anpassen und

somit ihr Angebot optimieren. Der Vorteil des Abnehmers liegt darin, daß zeitgenaue und bedarfsgerechte Zulieferung ohne Prozeßunterbrechungen in Form von Wartezeiten oder unnötige Lagerbestände und Lagerverwaltung sichergestellt ist. Der Zulieferer kann über diese Informationen hingegen die Position als bevorzugter Zulieferer erlangen bzw. verteidigen, so daß auch dieses Einsatzgebiet des Blueprinting als sinnvolle Ergänzung anzusehen ist. Nicht nur Lieferanten können über dieses Vorgehen enger in die Abläufe eingebunden werden. Auch Kunden als „externe Partner" können hier dichter in die Prozeßabläufe eingebunden werden. Im einfachsten Fall können Blueprints hier in Form von „Laufzetteln" zum Einsatz kommen, über die sichergestellt werden kann, daß Reihenfolgen und Zeiten von den Patienten eingehalten werden. Aber auch komplexere Zusammenhänge über größere Zeiträume hinweg lassen sich hier z.B. über Behandlungs- oder Therapiepläne sichtbar machen. Vor den eigentlichen Aktivitäten kann so sichergestellt werden, daß der Kundenbeitrag wie z.B. das nüchterne Erscheinen zu einer Blutuntersuchung oder das Einhalten von Diäten während einer Behandlung von den Patienten wahrgenommen und befolgt wird, so daß die Behandlungsabläufe optimal ablaufen können.

- Blueprint als Instrument der Qualitätssicherung:
Wohl durch kein anderes Instrument als die Qualitätssicherung wurde die Prozeßbetrachtung so in den Vordergrund gerückt, wie durch die Qualitätssicherung nach DIN/ ISO 9000 ff. Erfassung und Dokumentation der Leistungserstellungsprozesse stellt hier einen zentrales Gebiet der kontinuierlichen Qualitätssicherung und -verbesserung dar. Zwar lassen sich kaum alle Prozesse über Blueprints erfassen, allerdings sind die kontinuierlich ablaufenden Kernaktivitäten sehr wohl über dieses Instrument steurbar und stellen damit eine sinnvolle Ergänzung des Qualitätswesens dar.

Trotz der großen Vorteile, die das Blueprinting mit sich bringt, können allerdings auch Nachteile genannt werden, die mit dem Einsatz dieser Methode verbunden sein können. Besonders bei komplexen Leistungserstellungsprozessen ist der Analyseaufwand, der mit dem Blueprinting einhergeht, zumeist beträchtlich und kann mehrere Monate in Anspruch nehmen. Auch die Auswertung gestaltet sich zumeist schwierig, weil vor allem die Kundenanforderungen i.d.R. nicht geschätzt werden können, sondern einer gesonderten Erhebung bedürfen, was den Aufwand zusätzlich erhöht. Auch ist hier zu nennen, daß die betrachteten Prozesse einer gewissen Regelmäßigkeit unterliegen müssen, damit hier eine Vergleichbarkeit im Zeitverlauf sichergestellt werden kann.

Zwar lassen sich auch hochindividuelle Leistungserstellungsprozesse mit Hilfe des Blueprinting abbilden. Die Aussagen, die sich daraus ableiten lassen, können aufgrund der Einzigartigkeit dieser Prozesse i.d.R. nicht generalisiert werden, so daß diese Analysen als Entscheidungsgrundlage nur in sehr eingeschränktem Maße verwendet werden können. Gleiches gilt, wenn Kontrollziele mit dem Blueprinting verfolgt werden. Soweit die Prozesse keinen Veränderungen unterworfen sind, kann der Ressourceneinsatz wie z.B. Personal oder eine Zeitvorgabe aus einem Blueprint abgeleitet werden. Ändern sich allerdings die Prozesse, führt eine solche Fortschreibung zu fehlerhaften Ergebnissen. Damit müssen nicht nur die

Aktivitäten innerhalb des Blueprints kontrolliert werden, sondern ebenso der Blueprint an sich.

Ebenfalls schwierig gestaltet sich die Schnittstellendefinition zwischen den einzelnen Koordinationsbereichen. Eine falsche Festlegung kann hier dazu führen, daß die Planung der Prozeßabläufe u.U. nicht optimal erfolgt. Da sich keine Patentregeln für die Bestimmung nennen lassen, können die Koordinationslinien und damit die Übergabebereiche nur durch schrittweises Herantasten bestimmt werden. Diese Anpassung braucht nicht nur Zeit, sondern setzt zudem auch viel Erfahrung mit den betrachteten Abläufen voraus.

Trotz der genannten Nachteile ist das Blueprinting das geeignete Instrument, um Entscheidungshilfen für das Management zu liefern. Die universelle Verwendbarkeit und die Transparenz, die mit dem Einsatz verbunden ist, lassen zumindest plausible Annahmen über die Abläufe zu und objektivieren die Entscheidungen, die ohne das Blueprinting zumeist nur anhand von subjektiven Kriterien getroffen worden sind. Die Möglichkeit, Abläufe meßbar zu machen, eröffnet zudem die Chance der Kontrolle. Früh erkannte Abweichungen lassen Anpassungen zu, bevor massive Qualitätseinbußen eintreten oder permanente Spitzenlasten innerhalb des Personals und deren negative Konsequenzen eintreten.

Wurden bis hierhin die grundlegenden Problemstellungen sowie das Analyseinstrumentarium vorgestellt, mit dessen Hilfe die Abläufe zumindest in Grundzügen transparent gemacht werden können, damit systematische Ablaufplanungen überhaupt erst möglich werden, soll im folgenden vor allem die Schnittstelle zum Kunden bzw. Patienten eingehender betrachtet werden. Zwar konnte bis hierhin beschrieben werden, daß Dienstleistungsabläufe zum Teil äußerst komplex und schwer zu steuern sind. Mit der Betrachtung der Kundensituation können darüber hinaus vor allem die Ursachen beleuchtet werden, die für diese Komplexität verantwortlich zeichnet. Ähnlich wie in den bisherigen Abschnitten soll über den Problemaufriß auch hier wiederum das Analyseinstrumentarium aufgezeigt werden, das hier geeignet und in der Lage ist, die Managementanforderungen zielführend zu unterstützen.

11.2
Die Kundenintegration als Gestaltungsziel des Pflegemanagements

11.2.1
Die Bedeutung der Kundenprozesse bei Dienstleistern

Wie hoch die Bedeutung der Kundenintegration bzw. deren Mitwirkung für den Dienstleistungssektor im allgemeinen und im Pflegemanagement im speziellen ist, konnte bis hierhin bereits in Ansätzen herausgestellt werden. Welche Anstrengungen besonders im Bereich der Pflege unternommen werden, damit das Pflegepersonal in die Lage versetzt werden kann, die Sicht des Kunden einzunehmen, kann alleine daran aufgezeigt werden, welche Ausbildungsmethoden hier zum Einsatz kommen.

> *Die jüngste Errungenschaft bei der Ausbildung im Sektor der Altenpflege stellt der vor kurzem eingeführte „Age Simulator" dar. Mit diesem auch „Feeling 70" genannten Anzug, der bei der Münchenstift GmbH zum Einsatz kommt, wird es möglich, die alltägliche Situation älterer Menschen zu simulieren und so erlebbar zu machen. Manschetten an den Gelenken schränken dabei die Bewegungsfreiheit ein, ein spezielles Visier simuliert das im Alter häufig zu beobachtende eingeschränkte Gesichtsfeld bzw. schwindende Sehkraft. Kopfhörer schränken zudem auch das Gehör ein, so daß der Träger bzw. die Trägerin des Anzugs mit genau den gleichen Gegebenheiten umgehen müssen, mit denen ältere Menschen konfrontiert sind. Dadurch soll es dem Personal möglich gemacht werden, die Situation älterer Menschen plastisch nacherleben zu können, damit sie in ihrem späteren Beruf diese Situationen besser einschätzen und sich darauf einstellen können.*
>
> *Ein ähnliches, wenn auch nicht so eingehendes Beispiel läßt sich auch in der Industrie anführen. So haben Entwicklungsingenieure von Toyota über ein Jahr mit einer repräsentativen US-amerikanischen Familie zusammengelebt, um deren Bedürfnisse und Gepflogenheiten näher kennenzulernen, um das Leistungsangebot besser auf die Nachfrager abstimmen zu können.*

Diese Beispiele machen deutlich, wie zentral die Erfassung, Analyse und das Management der Interaktion mit den Kunden für den Anbieter ist. Wichtig ist dabei nicht nur, daß der Anbieter „eigene" Einblicke in die Abläufe erlangt. Der Dienstleistungsbereich macht es in zunehmendem Maße notwendig, die Welt „mit den Augen der Kunden" zu betrachten, damit die Planung der eigenen internen Abläufe eine entsprechende Ausrichtung erlangen kann. Bedeutsam wird diese Perspektive vor allem dann, wenn die Bereiche ermittelt werden müssen, in denen der Kunde faktisch einen Leistungsbeitrag erbringen muß, damit eine reibungslose Leistungserstellung möglich wird. Da sich diese Leistungsbeiträge gerade nicht im Dispositionsbereich des Anbieters befinden und damit nicht der eigenständigen Planung des Anbieters unterliegen, können vor allem hier ungeplante Einflüsse auf die Prozesse des Anbieters ausgehen, die auch für andere Nachfrager durchaus nachhaltige Wirkungen entfalten können. Der erste Schritt, diesen Leistungsbeitrag des Nachfragers für das Management erreichbar zu machen, liegt darin, beim Nachfrager zunächst einmal Evidenz zu schaffen, dem Kunden also zu verdeutlichen, welche Bedeutung seinem Leistungsbeitrag bzw. seiner Mitwirkung in der Leistungserstellung zukommt. Welche Ausprägungen die Nachfragerevidenz haben kann, soll deshalb im nächsten Abschnitt gesondert dargestellt werden.

11.2.2
Prozeßevidenz als Gestaltungsaufgabe bei integrativer Leistungserstellung

Die Bedeutung der Prozeßtransparenz im Leistungserstellungsprozeß

Das vordringliche Ziel besteht bei der Schaffung von Nachfragerevidenz vor allem darin, dem Nachfrager seine Rolle zu verdeutlichen, die er in dem Lei-

Abb. 11.7. Der Einfluß der Prozeßtransparenz auf den Leistungserstellungsprozeß

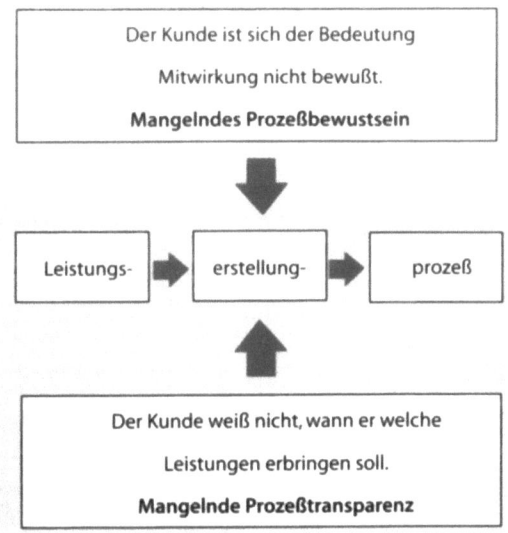

stungserstellungsprozeß einnimmt. Dabei geht es hier zunächst weniger darum, konkrete Schritte einzuleiten. Vielmehr zielen die hier zu treffenden Maßnahmen vordringlich darauf ab, die Aufmerksamkeit des Nachfragers zu wecken und herauszustellen, welche Leistungselemente aktiver Unterstützung bedürfen. Häufig wissen die Kunden nicht, wann sie sich wie zu verhalten haben oder welche Schritte im Rahmen des Leistungserstellungsprozesses aufeinander folgen. Dies behindert nicht nur den Fortgang der Aktivitäten, sondern kann über aufkommende Unsicherheiten des Nachfragers oder Unzufriedenheit bzw. Unwillen hervorrufen, was i.d.R. mit negativen Konsequenzen für die Leistungserbringung verbunden ist.

Abbildung 11.7 faßt das Problem der Prozeßtransparenz auf Seiten des Kunden nochmals zusammen.

Eine der Aufgaben, die es hier entsprechend zu bewältigen gilt, zielt auf die Prozeßtransparenz der Kunden ab, die bereits vor den eigentlichen Leistungserstellungsprozessen geschaffen werden kann. Der bereits erwähnte Blueprint der Leistung in Form von Ablaufplänen, Infobroschüren oder Vorbereitungsgesprächen kann hier dazu eingesetzt werden, dem Kunden die Leistungsbeiträge nahezubringen, die innerhalb des Leistungserstellungsprozesses von ihm erbracht werden müssen. Diese Erklärungen erfüllen gleichzeitig auch den Zweck, dem Kunden Klarheit über die Anbieterleistung zu verschaffen. Die hier geschaffene Transparenz dient dabei auch dazu, Unsicherheiten des Nachfragers abzubauen und dessen Leistungswahrnehmung zu verändern. Die Erläuterung z.B. von umfangreichen Behandlungen wird vom Nachfrager u.U. nicht nur als Zeichen besonderer Sorgfalt gewertet. Entstehen vor einer solchen Behandlung für den Kunden Wartezeiten, so kann sie der Nachfrager leichter bzw. selbst erklären. Eine höhere Toleranz bzw. ein geringeres Unzufriedenheitspotential, das mit der Prozeßtransparenz einhergeht, hat damit ebenso positiven Einfluß auf die Qualitätswahrnehmung der Nachfrager.

Die Bedeutung des Prozeßbewußtseins im Leistungserstellungsprozeß

Waren die Maßnahmen der Leistungstransparenz vordringlich darauf ausgerichtet, den Nachfrager für die anstehenden interaktiven Aktivitäten im Rahmen des Leistungserstellungsprozesses zu sensibilisieren, stehen die konkreten Aktivitäten und deren Bedeutung im Mittelpunkt des Prozeßbewußtseins, das ebenso einflußreich auf den Leistungserstellungsprozeß ist. Vereinfacht gesagt, nützt die größte Leistungs- und Prozeßtransparenz wenig, wenn der Nachfrager die Bedeutung und die Folgen nicht abschätzen kann, die das Fehlen oder die falsche Erbringung seines Leistungsbeitrages zur Folge haben können. Greift man das Beispiel der Blutuntersuchung nochmals auf, so kann hier die Tatsache eines Fehlverhalten des Kunden dazu führen, daß die Gesamtleistung nicht erbracht werden kann, weil der Patient z.B. nicht nüchtern zur Untersuchung erscheint. Der Abbruch des Leistungserstellungsprozesses führt in der Konsequenz logischerweise dazu, daß sich die angestrebten Leistungsergebnisse verzögern oder garnicht einstellen. Vor allem im Gesundheitsbereich lassen sich beliebig viele Beispiele nennen, bei denen das Kundenverhalten massiven Einfluß auf das Leistungsergebnis des Anbieters hat. Bewegungsloses Verharren vor Röntgenuntersuchungen kann hier ebenso genannt werden wie das Befolgen von Diätplänen, das Einhalten verordneter Bettruhe oder die zeitgenaue Einnahme von Medikamenten. All diese Aktivitäten, die vom Kunden erbracht werden müssen, sind tragende Elemente des Leistungserstellungsprozesses und damit notwendige Voraussetzung dafür, daß die angestrebten Ergebnisse erreicht werden. Die Notwendigkeit für Managementaktivitäten ergibt sich hierbei aus der Tatsache, daß der Anbieter nur dann eine erfolgreiche Leistungserbringung gewährleisten kann, wenn er sicherstellt, daß die notwendigen Leistungsbeiträge der Kunden auch tatsächlich erfolgen. Anders als bei Sachleistungen, bei denen die Kunden i.d.R. von der Leistungsfähigkeit der Anbieter abhängen, ergibt sich bei Dienstleistungen das Problem, daß der Anbieter aufgrund der geschilderten Zusammenhänge in ganz erheblichen Maße auch von der Leistungsfähigkeit und dem Leistungswillen seiner Kunden abhängt. Erschwerend kommt für den Anbieter hinzu, daß kundeninduzierte Leistungsstörungen zumeist nicht den Kunden, sondern dem Anbieter angelastet werden. Damit stellt sich im Extremfall nicht nur die Frage, wie die Entlohnung eines im Grunde genommen nicht oder nicht vollständig erbrachten Leistungsergebnisses erfolgen kann oder soll. Zudem können solche Ereignisse auch Außenwirkung in Form von Reputationsverlust bzw. sinkendem Ansehen verursachen.

Um diesen Problemfeldern zu entgehen, ist es angebracht, den Kunden frühzeitig in die geplanten Maßnahmen einzubinden. Dabei muß der Anbieter seine Aufmerksamkeit vor allem auch darauf richten, ob die Kunden auch tatsächlich die notwendige Leistungsfähigkeit und auch den Leistungswillen haben, um ihren Leistungsbeitrag erbringen zu können. Damit muß der Kunde nicht nur überzeugt werden, daß er bestimmte Vorschriften zu erfüllen hat. Auch die „Schulung"

11.2 Die Kundenintegration als Gestaltungsziel des Pflegemanagements

der Kunden im Falle fehlender Leistungsfähigkeit kann hier u.U. notwendig sein: Erklärungen, wie bestimmte Präparate zu verwenden sind, können hier ebenso genannt werden wie das Erlernen veränderter Bewegungsabläufe bei Rehabilitationsmaßnahmen oder die Erläuterung von gesundheitlich richtigem Verhalten (z.B. richtiges Sitzen, Heben, Sport etc.) im Bereich der Prävention.

Als Ergebnis für das Management der integrativen Leistungserstellungsprozesse, wie sie sich in der Regel auch im Bereich der Pflege vorfinden lassen, kann an dieser Stelle entsprechend festgehalten werden, daß die Situation des Kuden auch und gerade hier hohe Anforderungen an das Management stellen. Prozeßtransparenz und Prozeßbewußtsein auf seiten der Kunden stehen hier, wie gezeigt werden konnte, mindestens gleichberechtigt neben der internen Transaparenz der Abläufe, die im Rahmen des Blueprinting diskutiert wurden. Der große Einfluß, den die Kunden auf das Erreichen der Ziele des Anbieters haben, machen es notwendig, auch die Leistungsfähigkeit und den Leistungswillen in die Planungen der internen Abläufe einzubinden und aktiv zu gestalten. Die in Abb. 11.8 nochmals aufgezeigten Zusammenhänge fassen nochmals die wesentlichen Ansatzpunkte zusammen, die im Hinblick auf die Einbindung der Kunden in die betrieblichen Abläufe zu beachten sind. Wie bei allen Dienstleistungen ist auch hier darauf hinzuweisen, daß diese Aspekte nur sehr schwer allgemeingültig zu bestimmen sind, sondern vielmehr individuell auf den Kunden ermittelt werden müssen. Die schwierige Meßbarkeit der Kriterien erschwert zudem eine exakte Bestimmung der Fortschritte, die hier im Sinne der Qualitätssicherung im weiteren Sinne erreicht worden sind bzw. errreicht werden können. Befragungen als Hilfsmittel aber auch die persönliche Erfahrung des Personals spielen in diesem Bereich eine große Rolle. Die Tatsache, daß es sich hier um sehr „weiche", schwer

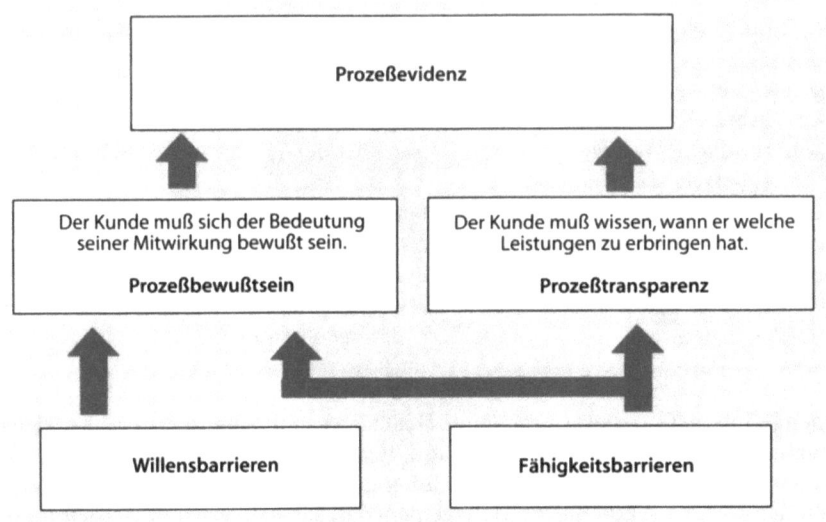

Abb. 11.8. Elemente der Prozeßevidenz. (Nach Fließ 1996)

erfaßbare Faktoren handelt, schließt allerdings nicht per se aus, daß im Rahmen des Managements versucht wird, diese Erfahrungswerte zu erfassen und zu systematisieren, um eine zielgerichtete Planung der innerbetrieblichen Abläufe zu gewährleisten. Auch hier kann wiederum auf die neuen Managementkonzepte in der Industrie verwiesen werden, bei denen versucht wird, ähnlich gelagerte Probleme über betriebliches „Wissensmanagement" zu lösen. Innerbetrieblich oder auch zusammen mit Kunden wird hier versucht, den Erfahrungsaustausch zu forcieren, damit erkannte Schwierigkeiten innerhalb der Leistungserstellung in dem hier zu diskutierenden Bereich systematisch eingegrenzt und gelöst werden können.

Wie man sich das Management hier in der Praxis vorstellen kann, läßt sich an dem einfachen Beispiel der Analyse von Wartezeiten darlegen, das bei Dienstleistern in vielfältiger Weise sowohl vom Anbieter als auch vom Nachfrager wahrgenommen wird. Zwar fehlt es in diesem Beispiel an der aktiven Gestaltung der Kundenintegration im Bereich des Prozeßbewußtseins, jedoch wird besonders aus dem Zusammenspiel von Analysephase des Anbieters und der Wirkung der damit erlangten Prozeßtransparenz für den Kunden deutlich, wie groß der Einfluß der Prozeßtransparenz auf die Kundenzufriedenheit ist.

Betrachtet man die nachfolgenden empirischen Aussagen der nachfolgenden Aufstellung genauer, so fällt auf, daß Wartezeiten entweder bei Mitwirkung des Kunden innerhalb des Leistungserstellungsprozesses oder aber zumindest bei deren Nachvollziehbarkeit durch den Kunden positiver wahrgenommen werden als bei Intransparenz. Auch die Tatsache, daß das sichtbare Bemühen des Anbieters bereits ausreicht, um Wartezeiten angenehmer erscheinen zu lassen, unterstreicht die Bedeutung, die der Prozeßevidenz im allgemeinen und im vorliegenden Fall der Prozeßtransparenz im speziellen zukommt.

Die empirischen Ergebnisse hinsichtlich der unterschiedlichen Wahrnehmung von Wartezeiten stellen sich in diesem Zusammenhang wie folgt dar:
- Leere Minuten werden als länger wahrgenommen.
- „In-Prozeß"-Minuten sind kürzer.
- Unerklärliche Wartezeiten, deren Ursache für den Nachfrager nicht ersichtlich ist, erscheinen länger.
- Bei „hochwertigen" Leistungen erscheint die Wartezeit kürzer.
- Übertriebene Versprechungen lassen selbst begründete Wartezeiten länger erscheinen.
- Sichtbare Zeitsparmaßnahmen des Anbieters lassen die Wartzeit kürzer erscheinen.

Vor dem Hintergrund dieser Ergebnisse stellt sich entsprechend die Frage, welche Maßnahmen der Anbieter ergreifen kann, um in seinem Aktionsbereich dafür Sorge zu tragen, daß negative Wahrnehmungen der Kunden im Prozeßverlauf vermieden werden können. Das Managementziel, das hier verfolgt werden muß, besteht hier darin, nicht nur die internen Prozesse auf die Kundenbedürfnisse abzustimmen. Aufgrund der Integrativität der Leistungen wird auch die Sphäre des Kunden für Managementaktivitäten erreichbar. Dies gilt besonders dann, wenn sich im Prozeßverlauf unterschiedliche Interessen zwischen Anbieter und Kunden einstellen. Dann eröffnen sich hier eben auch Möglichkeiten, den Kunden und seine Wahrnehmung direkt zu beeinflussen, um so eine positive Wahrnehmung der Leistungsprozesse zu gewährleisten.

Wie eine einfache Analyse in diesem Zusammenhang ablaufen kann, und wie dort interne effizienzorientierte Zielsetzungen mit den externen Kundenanforderungen sinnvoll kombiniert werden können, läßt sich an dem nachfolgenden beispielhaften Analyseweg beschreiben:

- Ermittlung des Zeitaufwands der Kunden,
- Untersuchung des Zeitempfindens der Kunden,
- Orientierung der Leistungsgestaltung an den Zeitempfindungen der Kunden,
- Minimierung der nicht zur eigentlichen Leistungserstellung gehörenden Zeiten,
- Abstimmung des Angebotes auf die Zeitpläne der Kunden,
- Einflußnahme auf die Zeitwahrnehmung des Kunden.

Besonders durch die Betrachtung der Zeitwahrnehmung wird deutlich, wie eng zum Teil die internen Anforderungen effizienter Leistungserstellung mit den Kundenanforderungen kombiniert werden können. Führt die Optimierung von Prozessen zu geringeren Wartezeiten, hat dies nicht nur positiven Einfluß auf die Kostensituation des Anbieters, sondern ebenso auf die Kundenzufriedenheit. Über die sich einstellenden geringeren Wartezeiten oder über eine Beschreibung der Abläufe, die die Wartezeit für die Kunden erklärbar macht, können mögliche Konflikte erkannt und ausgeräumt werden.

Die Zahl der möglichen Ansatzpunkte für das Management der Aktivitäten ist hier vielfältig und stark von der jeweiligen Komplexität der Aufgabe abhängig, die es zu lösen gilt. Entsprechend können Analysen in diesem Bereich von der einfachen Beobachtung bis zur Einsetzung von entsprechenden Projektteams reichen, die sich mit der Ablaufanalyse der Aufgabenfelder gezielt auseinandersetzen und Lösungsansätze erarbeiten sollen. Festzuhalten bleibt hier jedoch, daß der grundlegende Funktionsmechanismus der Managementaufgaben jeweils der gleiche bleibt und sich demzufolge nur in unterschiedlichem Ausmaß den hier genannten Themengebieten zuwendet.

Standen bis jetzt die grundlegenden Problemstellungen sowie die entsprechenden Analysetechniken im Vordergrund der Betrachtungen, die aufgrund der aufgezeigten Besonderheiten des Dienstleistungssektors von vordringlichem Interesse für das Management sind, soll im folgenden herausgearbeitet werden, welchen Einfluß die prozeßbezogenen Maßnahmen auf die die Qualität der Leistung an sich nehmen können. Zwar spielen die Prozeßbetrachtungen auch in diesem Bereich eine nicht zu unterschätzende Rolle. Eine eigenständige Betrachtung rechtfertigt sich hier allerdings aus der Tatsache, daß die Qualitätsbetrachtung verstärkt die Leistungergebnisse in den Mittelpunkt des Interesses rückt und deshalb eine gesonderte Betrachtung dieses Aspektes gerechtfertigt scheint.

11.2.3
Die Qualität des Leistungsergebnisses als Ansatzpunkt des Managements

Die neue Betrachtungsweise, der man sich bei der Materie der Dienstleistungserstellung zuwenden muß, hat auch bei der Betrachtung der Qualitätsmerkmale einer Leistung mittlerweile ihren Niederschlag gefunden. Wurde Qualität nach DIN 55 350 Teil 11 ergebnisbezogen als „Beschaffenheit einer Einheit bezüglich ihrer Eignung, festgelegte und vorausgesetzte Erfordernisse zu erfüllen" verstanden, rücken besonders durch die DIN/ISO 9000ff Zertifizierungsanforderungen kunden- und prozeßbezogene Betrachtungen in den Qualitätsbegriff ein. Die Philosophie, die sich hinter diesem Wandel der Betrachtung verbirgt, wird vor dem bisher gesagten relativ leicht deutlich.

Stimmen die Prozeßabläufe in einem Unternehmen und werden die Kundenbelange aktiv in die Prozeßgestaltung aufgenommen, müssen die Leistungsergebnisse zwangsläufig den definierten Anforderungen genügen. Dabei werden die definierten Anforderungen vor allem nicht mehr aus einer rein anbieterbezogenen,"technischen Sicht" betrachtet, sondern berücksichtigen ebenso die Kundenorientierung und -zufriedenheit, die somit zu einem immanenten Bestandteil des Qualitätsmanagement geworden sind.

In die Kundenzufriedenheit, die, wie bereits beschrieben, als ein vom Kunden vorgenommener Vergleich zwischen erwarteter und erhaltener Leistung verstanden werden kann (Schütze 1992), laufen alle bisherigen Bereiche der Leistungserstellung zusammen, die bisher unter dem Aspekt des Management besprochen worden sind. Neben der Bewertung der wahrgenommenen Leistungspotentiale sowie des erlebten Leistungserstellungsprozesses spielt hier vor allem das bereits diskutierte Element der Wahrnehmung der jeweiligen Bereiche eine Rolle. Aus der Bewertung der Einzelkriterien ergibt sich für den Kunden die Bewertung der gesamten Leistungserstellung. Umgekehrt heißt dies allerdings nichts anderes, als daß „Total Quality Management" vor allem und gerade bei Dienstleistern von herausragender Bedeutung ist. Nicht nur, daß Leistungspotentiale aufgrund der großen Bedeutung des Vertrauens bzw. der Reputation für den Kunden des Management bedürfen. Auch die häufig für den Kunden sichtbaren Leistungserstellungsprozesse und die Kundenintegration in diese Prozesse prägt die Zufriedenheit nachhaltig. Effizientes Management inklusive der Kundenwahrnehmung sorgt damit für eine entsprechend hohe Qualitätswahrnehmung und Kundenzufriedenheit. Die Abbildung 11.9 faßt die einzelnen Komponenten, aus denen sich die Kundenzufriedenheit zusammensetzt, nochmals auf und verdeutlicht die Wirkung, die die genannten Elemente der Leistungserstellung im Zusammenspiel auf die Kundenzufriedenheit ausüben.

Wichtig ist in diesem Zusammenhang auch, daß es ein weit hergeholter Irrglaube ist, daß Qualität ihren Preis habe. Häufig wird argumentiert, daß besondere Maßnahmen zur Qualitätssicherung kostenintensiv und daher preistreibend seien. Soweit man mehr oder weniger nur versucht, bereits festgestellte Mängel zu korrigieren, mag dies zwar stimmen, jedoch trifft dieses Vorgehen nicht das eigentliche Ziel, das ein prozeßorientiertes Management verfolgt. Hier geht es nicht darum, den Qualitätsgedanken am Leistungsergebnis festzumachen, son-

11.2 Die Kundenintegration als Gestaltungsziel des Pflegemanagements

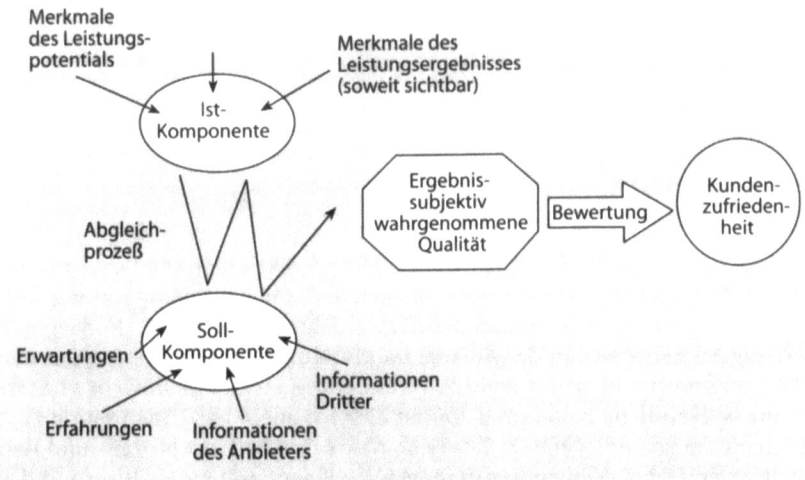

Abb. 11.9. Der Zusammenhang zwischen Qualität und Zufriedenheit. (Mod. nach Meyer u. Ertl 1996)

dern es wird davon ausgegangen, daß optimale Prozesse Fehler garnicht erst entstehen lassen. Ruft man sich das hisher Gesagte nochmals ins Gedächtnis, so haben die Beispiele fast ausschließlich dazu geführt, daß optimale Prozeßgestaltung sowohl den Anbieter als auch den Nachfrager in eine nachhaltig bessere Situation versetzt haben. Geringere Wartezeiten der Kunden gingen mit optimalem Zeiteinsatz und einem verbessertem Ressourceneinsatz des Anbieters einher.

Früh erkannte Fehlerquellen und die rasche Reaktionsmöglichkeit durch Prozeßanalysen können in der Regel verhindern, daß Qualitätsmängel an der Leistung überhaupt erst entstehen. Dieser Zusammenhang ist vor allem deshalb von Belang, weil die Kosten der Fehlerbeseitigung exponentiell steigen, je später die Fehler entdeckt werden: So haben empirische Untersuchungen am Institut für Physikalische Technik in Aachen ergeben, daß die Fehlerbehebung an der abgeschlossenen Leistung i.d.R. 1000mal kostenintensiver ist als eine Fehlerbehebung in der Planungsphase des Leistungserstellungsprozesses. Diese Tatsache wiegt um so schwerer, als ebenfalls festgestellt werden konnte, daß rund 80% aller Fehler erst nach der Produktion erkannt werden, was die Bedeutung der Prozeßplanung und Organisation nachhaltig unterstreicht. Bedenkt man zudem, daß hier vor allem Industriebetriebe untersucht worden sind, bei denen die Kundenintegration in Leistungserstellungsprozesse nicht die dominante Rolle spielt, ist es schlagend, wie wichtig die integrierte Qualitätsbertrachtung für das Pflegemangement ist. Qualität wird nicht mehr in die Leistungen „hineingeprüft", sondern unterliegt einem betriebsweiten kontinuierlichen Management, das über die Anforungen der DIN ISO 9000ff hinaus auch und vor allem den betriebswirtschaftlichen Anforderungen im Pflegebereich genügt. Wie umfassend der Wandel ist, der mit dieser Orientierung verbunden ist, tritt besonders dann hervor, wenn man die betrieblichen Konsequenzen aufzeigt, die damit einhergehen.

> **Merke**
> Prozeßorientierung und Qualitätsmanagement ist nicht als Funktion, sondern als Führungsaufgabe zu verstehen, bei der es darum geht, Qualitätsverbesserungen und Kundenorientierung als kontinuierliche Herausforderung aufzufassen und entsprechend regelmäßig zu hinterfragen, ob die jeweiligen Abläufe in Hinblick auf die tatsächlichen Bedingungen noch angemessen erscheinen und welche Maßnahmen getroffen werden können, um die optimalen Ergebnisse zu erzielen.

Diese Anforderung betrifft dabei nicht einzelne Funktionen, sondern bedarf der akiven Einbindung aller Mitarbeiter und auch der Mitarbeiterentwicklung. Damit stehen nicht kurzfristige Symptomkuren, sondern langfristige Konzepte zur nachhaltigen Verbesserung der Abläufe im Mittelpunkt des Interesses, mit deren Hilfe ein entsprechend grundsätzliche Veränderung auch tatsächlich bewirkt werden kann. Wesentliche Bedeutung kommt hier vor allem der Organisation zu. Sie stellt einen der grundlegenden Bausteine dafür dar, daß ein prozeß- und damit qualitätsorientiertes Denken und Handeln überhaupt erst möglich wird und soll deshalb im folgenden näher betrachtet werden.

11.2.4
Prozeßorientierte Organsiation als Voraussetzung für das Prozeßmanagement

Es ist fast zwangsläufig, daß die Veränderungen innerhalb der betrieblichen Abläufe sich früher oder später auch innerhalb der Aufbau- und Ablauforganisation eines Betriebes niederschlagen müssen. Schwierigkeiten ergeben sich hier allerdings in der Regel deshalb, weil die Probleme der täglichen Abläufe häufig nur recht schwerfällig über organisatorische Maßnahmen gelöst werden. So läßt sich häufig beobachten, daß das Tagesgeschäft schon mehr oder weniger außerhalb vorliegender Organisations- und Funktionspläne verläuft, weil die Tätigkeiten anders nur schwer oder garnicht mehr zu bewältigen wären. Zum Teil behindern überkommene Organisationen z.B. in Form von überflüssiger Bürokratie sogar die Abläufe, was die dann zumeist ohnehin schon vorliegenden Probleme nochmals verschärft. Die Ursache für diese Konflikte ist häufig darauf zurückzuführen, daß die operativen Aktivitäten bereits prozeßorientiert verlaufen, die eigentliche Aufbauorganisation allerdings noch eine Funktionsorientierung aufweist.

Auf den ersten Blick scheint hier kein Widerspruch vorzuliegen. Genaueres Hinsehen macht allerdings klar, daß damit zwei grundverschiedene Organisationsansätze verbunden werden müssen. Während die prozeßbezogene Organisation an kontinuierlichen durchlaufenden Aktivitäten orientiert ist, die über ergebnisbezogene Bündelung der Aktivitäten versucht, naht- und reibungslose Abläufe zu gewährleisten, basiert die funktionsorientierte Organisation auf dem Prinzip der Arbeitsteilung. Dabei steht nicht das Leistungsergebnis, sondern jeweils nur eine isolierte Teilfunktion im Blickpunkt, deren Aneinanderreihung zu einem entsprechenden Ergebnis führen. Das hat zwar den Vorteil, daß jede

Teilfunktion sehr effizient organisiert werden kann. Dem stehen allerdings die schwerwiegenden Nachteile gegenüber, daß damit zum einen das eigentliche Gesamtergebnis aus den Augen verloren wird und statt dessen nur auf die optimale Erfüllung der jeweiligen Funktion geachtet wird, die gerade betrachtet wird. Die vielen Schnittstellen führen zudem dazu, daß dieses „Bereichsdenken" bereits zwischen den Teilfunktionen zu Reibungsverlusten führt, da z.B. eine Vielzahl von Rücksprachen oder Mehrarbeit notwendig ist, damit der Fortgang der Arbeit sichergestellt werden kann. Zum anderen wird damit ignoriert, daß es auch vor allem auf die Abstimmung der Teilfunktionen auf ein bestimmtes Leistungsergebnis ankommt. Die konsequente Verfolgung der Interessen einer Funktion ohne die nötige Gesamtsicht kann in diesem Kontext durchaus dazu führen, daß deutliche Qualitätseinbußen hingenommen werden müssen.

Betrachtet man z.B. die Beschaffung im öffentlichen Dienst, so kann hier häufig festgestellt werden, daß die Beschaffungsabteilungen aus Gründen der internen Organisation und auch aus Kostenaspekten i.d.R. Sammelbestellungen aufgeben. An einem Stichtag werden die Bestände geprüft und Bestellungen ausgelöst. Steigt der Materialbedarf aus unvorhersehbaren Gründen an und werden Materialien knapp, kann es zu der Situation kommen, daß eine Nachbestellung notwendig, allerdings nicht möglich ist, weil die Bestellung nur zu benannten Stichtagen möglich ist. In der Konsequenz kann dies bedeuten, daß bestimmte Leistungen nicht mehr erbracht werden können, weil das Material fehlt. Dieses zugegeben etwas überspitzte Beispiel verdeutlicht das hier erklärte Manko der funktionsorienterten Organisation. Selbst die hier mögliche Argumentation, daß Kostenaspekte zu diesem Verhalten zwingen, ist hier nicht haltbar, denn letztlich führt ein solches Vorgehen dazu, daß die Leistungserstellung ganz ausbleiben muß. Damit steht dem Totalverlust der Umsätze eine vergleichsweise geringe Kosteneinsparung gegenüber. Eine Situation, die besonders bei der medizinischen Versorgung zum Teil undenkbar wäre.

Vor diesem Hintergrund werden auch im Bereich der Organisation zunehmend neue Wege beschritten. Das Schlagwort des „lean management" oder der schlanken Organisiation macht hier häufig die Runde. Damit ist nicht, wie häufig fälschlicherweise behauptet wird, der Abbau von Personal gemeint, sondern eine neue Organisationsform, die prozeßorientiert und auf das Notwendige konzentriert ist. Notwendig kann dabei auch heißen, daß für bestimmte Prozesse mehr Personal eingesetzt werden muß, damit eine reibungslose Leistungserstellung möglich wird. Der Kern des Ansatzes orientiert sich daran, daß die Aktivitäten um die notwendigen Prozesse und nicht mehr um Funktionen „schlank" organisiert werden. Überflüssige Bürokratie und Feedback-Schleifen sollen vermieden werden, indem die Stellenbildung entlang des Prozeßweges erfolgt, der für die Leistungserstellung als notwendig angesehen wird.

Damit entfällt die bisher vorherrschende Funktionsverantwortung und wird durch Prozeßverantwortung ersetzt. Prozeßverantwortliche sind dabei mit dem Management des gesamten Prozesses betraut. Greift man das Beispiel der Beschaffung nochmals auf, so gibt es in dieser Organisation keine Funktion mehr, die sich allein mit der Abwicklung von Bestellungen befaßt, sondern mit dem Prozeß der Materialbeschaffung, der über die Bestellung hinaus auch die Bestandskontrolle und die Bedarfsermittlung umfaßt. Die hinlänglich bekannte Antwort

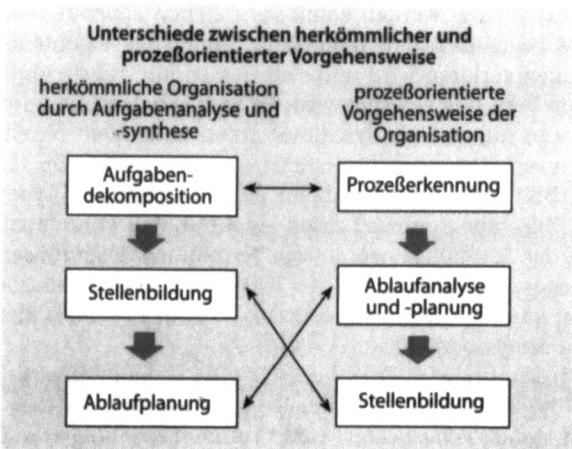

Abb. 11.10. Funktions- vs. prozeßorientierter Organisationsansatz. (Nach Pfohl et al. 1996)

des „Nichtzuständigseins" entfällt in dieser Organisation, weil die Gesamtverantwortung für einen Prozeß auf eine Person oder eine Personengruppe konzentriert ist. Die Vorteile für Mitarbeiter und Kunden sind offensichtlich. Anliegen müssen nicht mehr durch das Unternehmen „getragen" werden, bis die zuständige Instanz gefunden ist. Der Prozeßverantwortliche oder „Owner" ist dafür verantwortlich, die Anliegen an die richtigen Stellen zu leiten und die Umsetzung der Aktivität auch zu überwachen. Vor allem dort, wo das Personal Kundenkontakt hat, führte dieser Ansatz bereits zu radikalen Änderungen: Vor allem im Bereich des Beschwerdemanagements haben einige Unternehmen hier völlig neue Abläufe etabliert. So kann der Kunde eine beliebige Person ansprechen, um seine Beschwerde zu äußern. Damit wird die betreffende Person unabhängig davon, welche Aufgabe sie im Unternehmen hat, automatisch zum „Problem Owner" und ist dafür verantwortlich, daß der geäußerte Mangel geprüft, verfolgt und abgestellt wird.

Die Abbildung 11.10 verdeutlicht nochmals den Unterschied, der sich für den Organisationsaufbau aus diesem Organisationsansatz ergibt.

Anzumerken bleibt in diesem Zusammenhang, daß damit natürlich auch neue Anforderungen an das Personal einhergehen, die es ebenso zu beachten gilt. So stellt die prozeßorientierte Organisation deutlich stärkere Anforderungen an selbstverantwortliches Arbeiten. Eigeninitiative und autonomes Entscheidungsvermögen sind nur einige Voraussetzungen, die hier erfüllt sein müssen, damit solche Konzepte erfolgreich umgesetzt werden können. Vor allem im Bereich der Dienstleistungen lassen sich derartige Konzepte nur dann realisieren, wenn bereits vorlaufend Schulungs- und Weiterbildungsmaßnahmen initiiert werden, damit das Personal diesen gewandelten Anforderungen gewachsen ist. Die Chancen, die sich hier für das Unternehmen ergeben können sind dadurch kaum zu schmälern, wenn man bedenkt, daß sich für das Personal hier nicht nur Unsicherheiten ergeben können, die mit den neuen und umfangreicheren Anforderungen in Verbindung stehen. Vielmehr bieten sich hier zudem zahlreiche Chancen, daß selbständiges Arbeiten und Eigenverantwortlichkeit zu einer höheren

Mitarbeiterzufriedenheit führen kann, was die genannten Unsicherheiten durchaus aufwiegen kann.

11.3 Zusammenfassung

Will man die betriebswirtschaftlichen Aspekte des Pflegemanagements zusammenfassen, so kann vor allem herausgestellt werden, daß die Betriebswirtschaft, die häufig mit reinem Kosten-/Nutzendenken gleichgesetzt wird, auch im Bereich der Pflege sinnvolle Verwendung finden kann. Augenfällig wird dabei besonders, daß die logische Durchdringung der Abläufe in vielerlei Hinsicht Fortschritte mit sich führt. Zum einen konnte herausgearbeitet werden, welche grundlegenden Besonderheiten mit der Dienstleistungserstellung verbunden sind. Als wesentlichstes Ergebnis ist hier zu nennen, daß vor allem die Mitwirkung des Kunden bzw. die notwendige Kundenintegration einschneidende Veränderungen in der Analyse und Planung der Abläufe nach sich zieht. Insoweit unterscheidet sich der Bereich der Pflege von keiner anderen Dienstleistung.

> Die Art der Leistung, die innerhalb der Pflege erbracht wird, schreibt im Gegensatz zu anderen Diensteistungen allerdings ein besonders hohes Maß an Sorgfalt und damit eine intensive Auseinandersetzung mit der Materie vor. Insoweit ist der methodische Einsatz der Leistungserstellungsprozesse mehr als gerechtfertigt. Die hohe Bedeutung resultiert nicht zuletzt aus der Tatsache, daß die Leistung, die der Kunde hier erlangt, wesentlich von Vertrauenseigenschaften geprägt ist, weil sich der Kunde in mehr oder weniger blindem Verlaß in die Obhut des Anbieters begeben muß, damit eine Leistungserstellung überhaupt erfolgen kann. Durch diesen notwendigen Vertrauensvorschuß seitens des Kunden kommt dem Anbieter eine besondere Sorgfaltspflicht zu, die er über ein entsprechendes Management erfüllen muß.

Auch und besonders hier konnte aufgezeigt werden, daß die betriebswirtschaftlichen Methoden geeignet und in der Lage sind, die notwendige Transparenz zu schaffen. Erst Methoden wie das Blueprinting und die systematische Anwendung dieses universellen Instruments machen es möglich, gezielte und rationale Maßnahmen einzuleiten, die sowohl die Anbieter- als auch die Nachfragerinteressen in gleichem Maße berücksichtigen. Das aufgezeigte Instrumentarium bildet damit die Grundlage dafür, daß der Anbieter die geforderte Sorgfalt auch einhalten kann. Dabei ist es nicht nur wichtig, die internen Prozesse aufzudecken. Bedingt durch die Kundenmitwirkung ist es auch notwendig, die Wahrnehmung des Kunden, dessen Leistungsfähigkeit und -willen zu betrachten und die Maßnahmen darauf hin abzustimmen. Auch hier konnten die wesentlichen Zusammenhänge aufgezeigt werden. Zwar orientierten sich die Ausführungen an vielen Stellen auf die eher abstrakte Darstellung der Zusammenhänge und weniger auf konkrete Handlungskonzepte. Damit war es allerdings möglich, die tiefgreifenden

Konsequenzen umfassend darzustellen und alle Aspekte der prozeßorientierten Betrachtungsweise beschreiben zu können.

Die Anforderungen an das Management konnten zumindest ansatzweise innerhalb der Diskussion des Qualitätsmanagements näher umrissen werden. Gerade die DIN/ISO-9000-Zertifizierung und die dort vorgeschriebenen Maßnahmen zur Qualitätssicherung sind stark auf die operative Umsetzung der Prozeßorientierung ausgerichtet und können damit als deren Konkretisierung in Handlungsprogramme aufgefaßt werden. Auch dieser Abschnitt hat nochmals deutlich unterstrichen, wie einschneidend die Veränderungen sein können und z.T. auch sein müssen, damit die Prozeßorientierung mit und für den Kunden tatsächlich als Managementaufgabe verstanden und auch gelebt werden kann. Daß dies nicht zwingend mit steigenden Kosten und rigiden Personalentscheidungen einhergeht, bestärkt die Vermutung, daß das hier geschilderte Vorgehen bei richtiger Anwendung tatsächlich in der Lage ist, Kunden- und Anbieterinteressen sinnvoll miteinander zu verbinden.

Anzumerken bleibt allerdings, daß hier nur ein Überblick gegeben werden konnte, bei dem einige Bereiche nur sehr knapp diskutiert worden sind. So blieben der Themenkreis der Kostenrechnung und hier vor allem der Prozeßkostenrechnung sowie der Leistungskalkulation ebenso außen vor, wie die Betrachtung der für die Überwachung der Maßnahmen notwendigen Meßverfahren und Metriken, ohne die eine systematische Arbeit und Überprüfung kaum möglich ist. Sowohl die Kostenrechnung als auch Metriken und die damit verbundenen statistischen Verfahren stellen jedoch so umfangreiche und komplexe Themengebiete dar, daß hier auf die mittlerweile umfangreiche Literatur verwiesen werden muß. Erfreulich ist dabei allerdings, daß der Prozeßgedanke vor allem in der jüngeren Literatur starke Beachtung findet und die Diskussionen deutlich beeinflußt hat. Dies gilt vor allem für den Bereich der Kundenintegration und der Kundenzufriedenheit, deren Betrachtung insbesondere im Zusammenhang mit Dienstleistungen fast ausschließlich prozeßorientiert erfolgt. Dennoch ließen sich im Verlaufe des Beitrages Instrumente und Ansatzpunkte für das Management nachzeichnen, die es stärker als bisher möglich machen, den einleitend genannten Anforderungen im Gesundheitswesen allgemein und der Pflege im speziellen nachhaltig zu begegnen. Insoweit scheint es hier durchaus sinnvoll und berechtigt zu sein, die hier aufgezeigten betriebswirtschaftlichen Aspekte weiter zu verfolgen und umzusetzen.

> **? Wissens- und Transferfragen**
> 1. Was versteht man unter dem Stichwort des sektoralen Strukturwandels? Wodurch zeichnet sich dieser vor allem aus?
> 2. Nennen Sie Gründe, warum sich marktwirtschaftliche Kriterien im Bereich der Pflege nur eingeschränkt anwenden lassen!
> 3. Was versteht man unter einem Leistungspotential/ einem Leistungserstellungsprozeß?
> 4. Was versteht man unter „externen Faktoren"? Nennen Sie deren wesentlichste Eigenschaften.
> 5. Was bedeutet die Integration externer Faktoren? Bilden Sie ein Beispiel.

6. Welche Konsequenzen ergeben sich für den Anbieter aus der Integration externer Faktoren? Warum spielt diese Integration eine so große Rolle?
7. Was kennzeichnet einen Blueprint?
8. Für welche Einsatzfelder läßt sich der Blueprint verwenden?
9. Welche Schwierigkeiten sind mit dem Einsatz des Blueprints verbunden?
10. Was versteht man unter Total Quality Management (TQM)?
11. Welche Nachteile lassen sich im Zusammenhang mit der funktionsorientierten Organisation nennen?
12. Warum werden vor allem im Zusammenhang mit der Organisation die Schlagworte des Business Reengineering (Reorganisation) und der schlanken Organisation genannt?

Literatur

Allert R, Fließ S (1998) Blueprinting – eine Methode zur Analyse und Gestaltung von Prozessen. In: Prozeßorientierung im Technischen Vertrieb. Wiesbaden

Darby MR, Karni E (1973) Free Competition and the Optimal Amount of Fraud. Journal of Law and Economics Vol 16: 67–88

Engelhardt WH, Kleinaltenkamp M, Reckenfelderbäumer (1993) Leistungsbündel als Absatzobjekte – Ein Ansatz zur Überbrückung der Dichotomie von Sach – und Dienstleistungen. Zeitschrift für betriebswirtschaftliche Forschung 45, 5: 395–426

Fließ S (1996) Prozeßevidenz als Erfolgsfaktor der Kundenintegration. In: Kleinaltenkamp M, Jacob F, Fließ S (Hrsg) Customer Integration. Von der Kundenorientierung zur Kundenintegration. Wiesbaden, S. 25–37

Gruhler (1990) Dienstleistungsbestimmter Strukturwandel in deutschen Industrieunternehmen. Köln

Hammer M, Champy (1994) Business Reengineering – Die Radikalkur für das Unternehmen. Frankfurt a. M.; New York

Hilke W (1989) Dienstleistungs-Marketing. Grundprobleme und Entwicklungstendenzen des Dienstleistungs-Marketing

Kleinaltenkamp M (1995) Kundenorientierung und mehr. Absatzwirtschaft 8/95: 77–83

Kleinaltenkamp M (1997): Kundenintegration. WiSt-Wirtschaftswissenschaftliches Studium, Zeitschrift für Ausbildung und Hochschulkontakt, 26 Jg., 7: 350–354

Kleinaltenkamp M, Marra A (1993) Diffusion technologischer Innovationen im Spannungsfeld zwischen regulierungs- und Deregulierungsmaßnahmen – Wirkungsanalyse am Beispiel der Lasertechnik, unveröffentlicher Ergebnisbericht zum Forschungsprojekt. Berlin

Meyer A, Ertl R (1996) Nationale Barometer zur Messung von Kundenzufriedenheit. In: Grundsatzfragen und Herausforderungen des Dienstleistungsmarketing. Wiesbaden, S. 201–232.

Meyer A (1994) Dienstleistungsmarketing – Erkenntnisse und praktische Beispiele. 6. Aufl. München

Nelson P (1970) Information and Customer Behavior. Journal of political economy Vol. 78: 311–329

O.V. (1998) Bett ist Bett. Focus 20/1998: 256–258.

O.V. (1998) Refugium. SZ-Finanz/ Financial Times OnLine v. 03.06.98, S. 1

Pfohl HC, Krings M, Betz G (1996) Techniken der prozeßorientierten Organisationsanalyse. Zeitschrift für Organisation 4/1996: 246–251

Plötner O, Jacob F (1996) DIN ISO 9000–9004 und die Auswirkungen für das Marketing im Business-to-Business-Sektor. Management 9/1996: 59–63

Samuelson RJ (1998) Der Gott der kleinen Dinge. In Wirtschaftswoche Nr. 21 v. 14.05.98, S. 182

Schütze R (1992) Kundenzufriedenheit – After-Sales-Marketing auf industriellen Märkten. Wiesbaden

Stauss B (1995) „Augenblicke der Wahrheit" in der Dienstleistungserstellung. In Bruhn M, Stauss B (Hrsg) Dienstleistungsqualität. 2. Aufl. Wiesbaden, S. 379–399

Weiber R, Adler J. (1995) Der Einsatz von Unsicherheitsreduktionsstrategien im Kaufprozeß: Eine informationsökonomische Analyse. In: Kaas KP (Hrsg) Kontrakte, Geschäftsbeziehungen, Netzwerke – Marketing und neue Institutionenökonomik. Zeitschrift für betriebswirtschaftliche Forschung Sonderheft Nr. 35 (1995), S. 61–77

Kapitel 12

Pflegemanagement – rechtliche Grundlagen

A. SCHNEIDER

Inhaltsverzeichnis

12.1 Rechtliche Grundlagen 321
12.2 Arbeitsrechtliche Grundzüge 346
Literatur 357

Der Pflegedienst ist in seiner täglichen Arbeit im Patienteninteresse auf vielfache Weise funktional mit anderen Diensten im Krankenhaus vernetzt. Die Struktur des Krankenhauses bedingt eine enge Zusammenarbeit mit dem ärztlichen Dienst ebenso wie – vor allem für leitende Pflegekräfte – mit der Verwaltung.
Maßgebliche Veränderungen hat in dem Beziehungsgeflecht um den Patienten das Gesundheitsstrukturgesetz mit seiner Hinwendung zum Vorrang der nicht voll stationären Versorgungsformen für den Pflegedienst mit sich gebracht. So ist nicht nur aus ärztlicher, sondern auch aus pflegerischer Sicht die Notwendigkeit einer engen Kooperation mit Krankenhausexternen, etwa dem Hausarzt und den ambulanten Pflegediensten, entstanden. Damit kommt beispielsweise der Informationspolitik, ausdrücklich den Dokumentations- und Berichtsmaßnahmen, eine neue – auch haftungsrechtlich relevante – Bedeutung zu.

- Die Vernetzung der Pflege, ihrer Einbindung in unterschiedliche Verantwortlichkeiten, krankenhausintern wie -extern, verlangt ein Pflegemanagement, das im Interesse des Patienten auf Vermeidung von Pflichtverletzungen, Pflichtkollisionen und schließlich Haftungsschäden ausgerichtet ist.
- Um dieses Ziel zu erreichen, bedarf es neben anderem der Beachtung rechtlicher Grundlagen, die für das Pflegepersonal in ihrer täglichen Arbeit von Bedeutung sind.
- Insoweit bedeutet Pflegemanagement zugleich Kenntnis und Anwendung des pflegerelevanten Rechts.

12.1
Rechtliche Grundlagen

Als für die Pflege bedeutsame Rechtsgebiete sind u.a. zu nennen:

- das Zivilrecht (z.B. das Bürgerliche Gesetzbuch, BGB),
- das Strafrecht (z.B. das Strafgesetzbuch, StGB),
- das Arbeitsrecht (z.B. individuelles Arbeitsvertragsrecht und Kollektives Tarifvertragsrecht),

- das Sozialrecht (z.B. das Sozialgesetzbuch, SGB),
- das Sozialhilferecht (z.B. das Bundessozialhilfegesetz, BSHG),
- das Seuchen- und Hygienerecht (z.B. das Bundesseuchengesetz, BseuchG),
- das Unterbringungsrecht (z.B. die Unterbringungsgesetze der Länder),
- das Krankenhausrecht (z.B. die Krankenhausgesetze der Länder),
- das Berufsrecht (z.B. das Krankenpflegegesetz, KrPflG).

Die vorstehend genannten Rechtsgebiete können im Rahmen unserer Rechtsordnung entweder dem Bürgerlichen Recht oder dem Öffentlichen Recht zugeordnet werden.

> **! Merke**
> Das *Bürgerliche Recht*, auch Privat- oder Zivilrecht genannt, regelt die wechselseitigen Beziehungen von Privatpersonen als gleichberechtigte Partner.
> Hierzu gehören beispielsweise die Vorschriften des Bürgerlichen Gesetzbuches (BGB), in denen etwa die gegenseitigen Rechte und Pflichten festgelegt sind, die sich aus Verträgen ergeben ebenso wie die Folgen, die vertragliche Pflichtverletzungen nach sich ziehen.
> Das *Öffentliche Recht* regelt die Rechtsverhältnisse des Staates und der Träger der Öffentlichen Gewalt untereinander als auch zum einzelnen Bürger.
> Hierzu zählt u.a. das Strafrecht, das Sozialrecht und das Krankenhausrecht.

Wichtig für das Pflegemanagement ist der Hinweis, daß nicht nur die Gesetze, sondern auch eine Vielzahl von Richtlinien und Empfehlungen das Verhalten der Angehörigen des Pflegedienstes beeinflussen ebenso wie auch die Rechtsprechung Hinweise z.B. zu Sorgfaltsanforderungen in der Pflege geben.

Aus den genannten Rechtsgebieten sollen nachstehend schwerpunktmäßig ausgewählte Problemkreise dargestellt werden. Auf weiterführende Literatur wird ausdrücklich verwiesen.

12.1.1
Haftungsrecht

Die zivilrechtliche Haftung behandelt die Frage, wer für den Eintritt eines Schadens Ersatz zu leisten hat und in welchem Umfang der Ersatz zu besorgen ist. Die Verpflichtung zum Ersatz eines Schadens kann unterschiedliche Ursachen haben. In den weitaus häufigsten Fällen gründet sie sich auf Verletzungen von Vertragspflichten oder auf unerlaubte Handlungen.

Die Unterscheidung nach vertraglicher Haftung oder Haftung wegen unerlaubter Handlung (deliktische Haftung) ist nicht nur theoretischer Natur. Sie hat z.B. Bedeutung für die Frage, wer im Einzelfall einen Schaden zu ersetzen hat oder auch, ob ein Schadensersatzanspruch Schmerzensgeld mit umfaßt oder nicht und inwieweit mittelbar Geschädigte anspruchsberechtigt sind. Ebenso bestehen unterschiedliche Verjährungsfristen: in der Regel 30 Jahre bei vertraglicher Haftung und 3 Jahre ab Kenntnis von Schaden und Person des Ersatzpflichtigen bei deliktischer Haftung. Auch hinsichtlich des Einstehenmüssens für Hilfspersonen gelten unterschiedliche Regeln.

12.1.2
Vertragliche Haftung

Regelmäßig wird im Falle einer stationären Behandlung im Krankenhaus ein Vertrag geschlossen, der dem Bereich des bürgerlichen Rechts (Privat-/Zivilrecht) zuzuordnen ist. Anders verhält es sich bei den Rechtsbeziehungen zwischen einem psychiatrischen Landeskrankenhaus und den Patienten; sie gehören ihrer Natur nach dem öffentlichen Recht an. Dies gilt nicht nur für diejenigen Fälle, in denen eine behandlungsbedürftige Person aufgrund eines Unterbringungsgesetzes zwangsweise in das Krankenhaus eingewiesen wird, sondern auch dann, wenn sie sich ohne behördliche Anordnung selbst mit der Aufnahme einverstanden erklärt hat. Im Rahmen eines dem Zivilrecht zugehörigen Vertrages können die vertragsschließenden Parteien – und damit die bzw. der Anspruchsgegner des rechtswidrig geschädigten Patienten – jeweils unterschiedlich sein.

Bei vertraglich begründeten Ersatzansprüchen aus einer fehlerhaften Behandlung im Krankenhaus ist deshalb zu klären, wer Vertragspartner des Patienten ist.

Totaler Krankenhausaufnahmevertrag

Beim sogenannten totalen Krankenhausaufnahmevertrag schließen der Krankenhausträger auf der einen Seite und der Patient oder dessen Versicherung (zugunsten des Patienten, § 328 BGB) auf der anderen Seite einen Vertrag ab, der vorherrschend dienstvertragliche, aber auch miet- und werkvertragliche Elemente enthält. Aufgrund dieses Vertrages schuldet der Krankenhausträger dem Patienten zumindest bei vollstationärer Aufnahme

- Versorgung mit Arznei-, Heil- und Hilfsmitteln,
- ärztliche Versorgung,
- pflegerische Betreuung und
- sonstige „administrative" Leistungen wie Unterbringung und Versorgung,

die unter Berücksichtigung der Leistungsfähigkeit der Anstalt im Einzelfall nach Art und Schwere der Erkrankung für die medizinisch zweckmäßige und ausreichende Betreuung des Patienten notwendig sind.

Nur einen Ausschnitt der allgemeinen Krankenhausleistungen (Regelbehandlung) bildet die vor- und nachstationäre Behandlung. Als Vertragspartner des sozialversicherten Kranken begegnet ihm jedoch auch hier der Krankenhausträger.

Zur Erfüllung seiner Leistungspflicht bedient sich der Krankenhausträger in der Regel der bei ihm angestellten Ärzte, Pflegekräfte, technischen Assistenten in der Medizin, Diätassistenten, Desinfektoren, aber auch z.B. des Reinigungspersonals.

Diesen Kreis zählt der Gesetzgeber zu den sogenannten Erfüllungsgehilfen (§ 278 BGB). Da sie selbst nicht Vertragspartner des Patienten sind, richten sich die vertraglichen Ersatzansprüche wegen Vertragsverletzungen nicht gegen sie, sondern ausschließlich gegen den Krankenhausträger als vertragsschließende Partei. Jedoch gilt, daß der Träger des Krankenhauses, etwa die Kommune, der Kreis, das Land, karitative Organisationen, kirchliche Orden, gemeinnützige Vereine oder Stiftungen für ein Verschulden der Personen, derer er sich zur Erfüllung seiner Verbindlichkeit bedient, in gleichem Umfang einzustehen hat wie für eigenes Verschulden (§ 278 BGB, Haftung für Fremdverschulden).

> **Merke**
> Unter Verschulden ist Vorsatz und Fahrlässigkeit zu verstehen. *Vorsätzlich* handelt, wer bewußt und gewollt eine Vertragsverletzung begeht. *Fahrlässig* handelt, wer die im Verkehr erforderliche Sorgfalt außer acht läßt (§ 276 Abs. 1 BGB).

Mit der Formulierung der Fahrlässigkeit hat der Gesetzgeber zweierlei ausgedrückt: Indem er für den Fahrlässigkeitsbegriff die „erforderliche" Sorgfalt fordert, stellt er objektive Anforderungen dergestalt auf, daß ohne Rücksicht auf Gewohnheiten oder etwa eingerissenen Schlendrian das Mögliche zu tun ist. Das Mögliche orientiert sich an dem, was faktisch dem gegenwärtigen Stand der Wissenschaft und Praxis des jeweiligen Berufszweiges entspricht. Dies erfordert regelmäßige Information und Fortbildung. Andererseits wird mit den Worten „im Verkehr" ein Übermaß an Anforderungen ausgeschaltet und damit die Sorgfalt sozialbezogen gemacht, d.h. die Sorgfalt wird auf das erwartete Verhalten der männlichen und weiblichen Angehörigen der Gesundheitsberufe bezogen, das optimaler Rechtsgüterschutz erfordert. Wer über besondere Kenntnisse und Fähigkeiten verfügt, muß diese jedoch einsetzen.

> *Beispiele aus der Rechtsprechung*
> - *Aufgrund ihrer Garantenstellung kann von den Pflegekräften für die übernommene Behandlungsaufgabe erwartet werden, daß ein Sturz des Patienten bei einer Bewegungs- oder einer Transportmaßnahme in einer Klinik ausgeschlossen ist. Dies gilt sowohl beim Heben und Transportieren einer 60 Kilogramm schweren körperbehinderten Patientin vom Nachtstuhl auf die Bettkante durch eine Pflegeperson ohne weitere Hilfskraft (BGH, NJW 1991, S. 1540) wie auch dann, wenn das Pflegepersonal dem Patienten die Sturzgefahr aus einem Duschstuhl nach dem Baden nicht hinreichend deutlich macht (BGH, NJW 1991, S. 2960).*
> - *Zu den Sorgfaltspflichten des ärztlichen wie pflegerischen Dienstes gehört ebenso die Beachtung des hygienischen Standards, etwa die der Haut- und Händedesinfektion vor Injektionen (OLG Düsseldorf, NJW 1988, S. 2307).*
> - *Mangelnde Sorgfaltspflicht des Pflegepersonals liegt auch dann vor, wenn es entgegen der ihm bekannten Weisung der ärztlichen Leitung einen Patienten ohne vorherige schriftliche Anordnung des diensthabenden Arztes teilfixiert und es darüber hinaus unterläßt, den Arzt sofort von dieser Maßnahme zu unterrichten und dessen weitere Entschließung abzuwarten (OLG Köln, MedR 1993, S. 235).*

12.1 Rechtliche Grundlagen

- *Ähnliches gilt für eine Pflegekraft im Nachtdienst, die nach Beginn der Wehen den (Beleg-)Arzt zu spät unterrichtet und statt dessen selbst eine Therapie versucht. Das Pflegepersonal handelt insoweit pflichtwidrig, als es nicht über die erforderliche Sachkompetenz verfügt, Behandlungsmaßnahmen im weitesten Sinne zu ergreifen, die im Interesse des Heilerfolgs und der Sicherheit des Patienten dem Arzt vorbehalten sind (OLG Stuttgart, NJW 1993, S. 2384).*
- *Je nach Umständen des Einzelfalles kann es zu den Sorgfaltspflichten des Pflegepersonals zählen, Patienten auf die Möglichkeit – oder gar Notwendigkeit – der Verwahrung von Wertsachen aufmerksam zu machen, selbst wenn es „durch seine hauptsächliche pflegerische Tätigkeit noch so belastet ist" (OLG Hamburg, MedR 1991, S. 39; LG Bochum, MedR 1993, S. 147).*
- *Von einer Pflegekraft auf der Intensivstation ist zu erwarten, daß sie bei einem Risikopatienten ohne gesonderte Anweisungen aus eigener Verantwortung häufigere Kontrollen durchführt (LG Göttingen, VersR 1983, S. 1188).*
- *Zu den Sorgfaltspflichten einer Anästhesiepflegekraft zählt, den Arzt auf Veränderungen von Blutdruck und Kreislauf aufmerksam zu machen.*

Das Pflegepersonal im Operationsbereich hat für die ordnungsgemäße Bereitstellung der Instrumente und Hilfsmittel für eine Operation und deren komplette korrekte Entsorgung oder Aufbereitung zu sorgen. Wird ein Tupfer oder eine Kompresse oder ähnliches im Bauch eines Patienten vermißt, ist der Arzt darauf aufmerksam zu machen. Die reine Zählmethode zur Kontrolle ist nicht ausreichend. Es ist stets darauf zu achten, daß die jeweils bestmöglichen Sicherheitsmaßnahmen, wie Verwendung von Klemmen, Metallringen, Bleikugeln als Armierung der eingelegten Bauchtücher, Zählen der verwendeten Instrumente, Tücher, Tupfer und Kompressen vor und nach der Operation eingehalten werden. Insbesondere sind Mullkompressen bei Bauchoperationen auf geeignete Weise zu sichern.

Besondere Sorgfaltsanforderungen werden wiederum an den Anwender von medizinisch-technischen Geräten gestellt:

- *Vor Anwendung des Gerätes hat sich der Anwender von der Funktionssicherheit und dem ordnungsgemäßen Zustand des Gerätes zu überzeugen. Daß dies durch eine beteiligte und zuverlässige Pflegekraft geschehen ist, davon kann in der Regel der behandelnde Anästhesiearzt ausgehen (BGH, VersR 1975, S. 952).*
- *Die Pflicht zur Überwachung und Sicherung suizidgefährdeter Patienten besteht nur in den Grenzen des Erforderlichen und des für das Krankenhauspersonal und den Patienten Zumutbaren. Nach der Rechtsprechung erweist sich eine lückenlose Überwachung und Sicherung, die jede noch so entfernte Gefahrenquelle ausschließt, als nicht denkbar (BGH, NJW 1994, S. 794).*
- *Keine Sorgfaltspflichtverletzung des Pflegepersonals liegt vor, wenn bei einem leichten Schlaganfall, bei dem der Patient zeitlich und örtlich orientiert und bewußtseinsklar ist, zur Vermeidung einer Sturzgefahr keine*

besonderen Sicherungsmaßnahmen, wie Anbringung eines Bettgitters, eine ständige Beaufsichtigung oder eine Sitzwache getroffen werden (OLG Frankfurt, Urteil v. 28.06.1994). Zur Beurteilung einer Sorgfaltspflichtverletzung ist nicht die Betrachtung im nachhinein der Maßstab; entscheidend ist vielmehr, ob das Krankenhauspersonal vorher Anlaß zu entsprechenden vorbeugenden Maßnahmen hatte.

Leistungen der Erfüllungsgehilfen, die unterhalb des anerkannten Standards liegen, führen zum Vorwurf einer Sorgfaltspflichtverletzung und können nach den Umständen des Einzelfalles zu einer Schadenshaftung des Krankenhausträgers als Vertragspartner des Patienten führen.

> **Merke**
> Nach alledem gilt: Der Krankenhausträger als Vertragspartner des Patienten ist gemeinsam mit seinen Erfüllungsgehilfen stets verpflichtet, die größtmögliche Sorgfalt walten zu lassen und beste Vorkehrungen zum Schutz und zur Heilung des Patienten zu treffen.

Aufgespaltener Krankenhausaufnahmevertrag

Gegenüber dem totalen Krankenhausaufnahmevertrag unterscheidet sich die Haftung insbesondere bei Fehlverhalten des im Krankenhaus tätigen Personals im Rahmen eines sogenannten aufgespaltenen Krankenhausaufnahmevertrags.

Bei diesem Vertragstyp schließt der Patient zwei Verträge, nämlich zum einen mit dem behandelnden Arzt und zum anderen mit dem Krankenhausträger.

> **Merke**
> Die vertraglich zu erbringenden Leistungen sind gespalten und folgender Natur: Der Träger des Krankenhauses verpflichtet sich zur Gestellung der Unterkunft, der Verpflegung, der pflegerischen Betreuung; der Arzt dagegen übernimmt die volle ärztliche Behandlungspflicht (BGH, NJW 1990, S. 2317).

Derartige Verträge kommen in aller Regel dann in Betracht, wenn der Kranke bereits vor der Aufnahme ins Krankenhaus in der Behandlung eines Belegarztes stand, der nunmehr die Therapie stationär im Krankenhaus fortsetzt.

Das Haftungsproblem bei diesem Typ des aufgespaltenen Krankenhausaufnahmevertrages ist je nach Situation unterschiedlich zu behandeln. Unterläuft beispielsweise einer vom Krankenhausträger angestellten Pflegeperson im Rahmen ihrer pflegerischen Tätigkeit ein den Patienten schädigender Fehler infolge mangelnder Sorgfaltsbeachtung, so gilt grundsätzlich das zum totalen Krankenhausaufnahmevertrag ausgeführte: Eine vertragliche Eigenhaftung der Schwester scheidet aus, da sie nicht Vertragspartner des Patienten ist. Vielmehr haftet für sie der Krankenhausträger, als dessen Erfüllungsgehilfin die Krankenschwester gehandelt hat. Das Verschulden der Schwester hat der Krankenhausträger in gleichem Umfang zu vertreten wie ein Selbstverschulden.

Problematisch ist die Frage Haftungszuweisung, wenn einer vom Krankenhausträger angestellten Pflegeperson bei der Assistenz während der Operation des Belegarztes ein Fehler unterläuft.

Zunächst scheidet auch hier eine vertragliche Eigenhaftung der Pflegeperson aus.

Es stellt sich demnach die Frage, als wessen Erfüllungsgehilfe die Pflegeperson gehandelt hat und wer demgemäß für ihr Fehlverhalten einzustehen hat (§ 278 BGB).

Die Antworten hierauf sind unterschiedlich: Die einen wollen eine Haftung des Belegarztes bejahen, in dessen Pflichtenkreis die Pflegeperson tätig wurde (so OLG Düsseldorf, MedR 1993, S. 233 mit Hinweis auf § 2 BPflV, allerdings bezogen auf die Hinzuziehung ärztlichen Personals), die anderen ziehen das Einstehen des Krankenhausträgers als Anstellungkörperschaft der Pflegekraft vor (OLG Stuttgart, NJW 1993, S. 2384); andere wiederum befürworten eine gemeinsame (gesamtschuldnerische) Haftung des Arztes und des Krankenhausträgers.

Richtig wird wohl sein, generell die Haftungsfrage daran zu orientieren, in welchem Pflichtenkreis die Pflegeperson tätig geworden ist. Ist aber im Einzelfall wegen des komplexen Zusammenwirkens der Einzelleistungen als Hilfsvorrichtungen sowohl für den Arzt als auch für den Krankenhausträger eine Einordnung nach Pflichtenkreisen nur gekünstelt, so ist meines Erachtens einer gesamtschuldnerischen Haftung von Arzt und Krankenhausträger der Vorzug zu geben. Deshalb spricht die Komplexität eines Operationsvorganges für die gesamtschuldnerische Haftung von Arzt und Krankenhausträger bei einem Fehlverhalten der vom Träger angestellten und vom Belegarzt assistierenden Operationsschwester. Von der Haftungsproblematik für ein vorwerfbares Fehlverhalten der Pflegekraft im Rahmen eines gespaltenen Krankenhausaufnahmevertrages ist die Frage zu unterscheiden, wie weit die Organisationspflicht eines Belegkrankenhauses hinsichtlich der Bereitstellung von ärztlichem und nichtärztlichem Personal reicht.

Zu den Verantwortlichkeiten eines Belegkrankenhauses gehört auch die organisatorische Sicherstellung einer ordnungsgemäßen Patientenversorgung.

Beispiele aus der Rechtsprechung
- *Gegen die Pflicht zur Sicherstellung einer ordnungsgemäßen Patientenversorgung verstößt beispielsweise in pflichtwidriger Weise der Träger eines Krankenhauses, wenn lediglich zwei, zudem nicht hinreichend sachkundige Nachtschwestern für 88 Betten in drei Abteilungen zur Verfügung stehen. Der Krankenhausträger ist dafür verantwortlich, daß alle organisatorischen Maßnahmen im pflegerischen Bereich getroffen werden, um die ärztliche Versorgung der Patienten auch in seinen Belegarztabteilungen sicherzustellen (OLG Stuttgart, NJW 1993, S. 2384).*
- *Eine ordnungsgemäße Patientenversorgung ist ebenfalls dann nicht gewährleistet, wenn eine (examinierte) Nachtschwester auf einer gynäkologischen Belegstation mangels fachlicher Ausbildung zur Auswertung einer Kardiotopographie nicht in der Lage ist und damit auch nicht erkennen kann, ob und inwieweit die Hinzuziehung der Belegarztes geboten ist. Aus diesem Grunde muß ein Belegkrankenhaus im Rahmen seiner Organisationspflicht gegen eine Handhabung einschreiten, durch die der Belegarzt dem Pflegepersonal des Belegkrankenhauses Aufgaben überläßt, die die pflegerische Kompetenz überschreiten (BGH, NJW 1996, S. 2429).*

Totaler Krankenhausaufnahmevertrag mit Arztzusatzvertrag

Im Ausgangspunkt gelten hier die gleichen Haftungsgrundsätze wie beim totalen Krankenhausaufnahmevertrag. Jedoch bringt der Arztzusatzvertrag eine doppelte Verpflichtung hinsichtlich der ärztlichen Leistung mit sich: zu Gunsten des geschädigten Patienten kommen damit Ansprüche sowohl gegenüber dem Träger als auch gegenüber dem Arzt in Frage, der im übrigen auch für seine Assistenzpersonen haftet.

Ambulante Behandlung. Die ambulante Versorgung von Kassenpatienten ist nach geltendem Recht nicht in erster Linie Aufgabe des Krankenhausträgers, sondern der zugelassenen Kassenärzte. Deshalb tritt im Bereich der ambulanten Versorgung in einem Krankenhaus den Kassenpatienten in der Regel allein der zur Teilnahme an der vertragsärztlichen Versorgung ermächtigte Krankenhausarzt als Vertragspartner gegenüber, dem damit auch die Verantwortlichkeit für das in der Ambulanz eingesetzte nachgeordnete ärztliche wie nichtärztliche Personal obliegt (BGH, MedR 1994, 441). Eine vertragliche und deliktische Haftung des Krankenhausträgers kommt nur in den Fällen in Betracht, in denen das Krankenhaus als Institution die ambulante Behandlung übernimmt; hierher gehören namentlich die Leistungen der zur Teilnahme an der vertragsärztlichen Versorgung ermächtigten ärztlich geleiteten Einrichtungen wie Polikliniken, psychiatrische Institutsambulanzen, sozialpädiatrische Zentren sowie die nicht stationäre Notfallversorgung und die ambulante Erbringung von Maßnahmen während der Schwangerschaft sowie die Sterilisation.

Ähnliches gilt für den Privatpatienten. Läßt sich dieser im Krankenhaus ambulant behandeln, so tritt er grundsätzlich in vertragliche Beziehungen zu dem Chefarzt, der die Ambulanz betreibt und aufgrund der Abmachung mit dem Krankenhausträger liquidierungsfähig ist.

Deliktische Haftung

Während sich im Rahmen der vertraglichen Haftung ein Schadensersatzanspruch des Patienten ausschließlich gegen den Vertragspartner richten kann und nur den materiellen Schaden (Vermögensschaden) umfaßt, zielt bei der deliktischen Haftung der Anspruch unmittelbar gegen den Schädiger, der nicht notwendigerweise der Vertragspartner sein muß. Überdies wird auch Ersatz des immateriellen Schadens, d.h. Schmerzensgeld (§ 847 BGB), gewährt.

> → **Definition**
>
> Unter Schmerzensgeld versteht der Gesetzgeber eine Entschädigung in Geld für einen Schaden, der nicht Vermögensschaden ist und auf eine Verletzung des Körpers oder der Gesundheit zurückzuführen ist. Die Beeinträchtigung muß nicht notwendigerweise rein körperlich, sie kann auch geistig-seelischer Art (z.B. Schock) sein.

12.1 Rechtliche Grundlagen

Rechtsgrundlage für die deliktische Haftung (Haftung wegen unerlaubter Handlung) ist § 823 BGB, wonach derjenige, der vorsätzlich oder fahrlässig das Leben, die Gesundheit, die Freiheit, das Eigentum oder ein sonstiges Recht eines anderen widerrechtlich verletzt, zum Ersatz des dem anderen daraus entstehenden Schadens verpflichtet ist.

Jeder Angehörige eines Berufes im Gesundheitswesen kann also – auch wenn er Erfüllungsgehilfe im vertraglichen Sinne ist – von dem geschädigten Patienten auf Schadensersatz in Anspruch genommen werden, wenn er als deliktsfähige Person schuldhaft das Leben, den Körper, die Gesundheit oder das Eigentum eines anderen widerrechtlich verletzt hat (Eigenhaftung). Das Einstehenmüssen für einen infolge Körperverletzung, Eigentumsverletzung oder Gesundheitsbeeinträchtigung entstehenden Schaden setzt neben dem Tatbestand der Verletzungsverhandlung, der Verursachung und dem eingetretenen Schaden weiter die schuldhafte und widerrechtliche Verwirklichung der Verletzungshandlung voraus.

Verletzungshandlung
Eine Verletzungshandlung kann nicht nur in einem aktiven Handeln zu sehen sein, sondern auch in einem Unterlassen bestehen, etwa in einer fehlenden Desinfektion der Einstichstelle mit der Folge eines Injektionsabszesses oder in einer mangelhaften Prophylaxe mit Dekubitusfolge.

Verschulden
Weiterhin ist erforderlich, daß die Verletzungshandlung schuldhaft erfolgt. Der Begriff des Verschuldens ist im Bürgerlichen Gesetzbuch nicht definiert. Wohl aber wird von den beiden Schuldarten „Vorsatz" und „Fahrlässigkeit" gesprochen. Unter Vorsatz ist das bewußte und gewollte Verwirklichen des rechtswidrigen Erfolges zu verstehen. Fahrlässig handelt – wie oben ausgeführt –, wer die im Verkehr erforderliche Sorgfalt außer Acht läßt.

Widerrechtlichkeit
Neben einem schuldhaften Handeln oder Unterlassen setzt der deliktische Schadensersatzanspruch die Widerrechtlichkeit der Verletzungshandlung voraus.

Der Begriff der Widerrechtlichkeit – häufig ist von Rechtswidrigkeit die Rede – meint, daß die Widerrechtlichkeit eines Handelns die Verletzung eines Rechts oder Rechtsgutes darstellt, ohne hierzu ein Recht in Anspruch nehmen zu können.

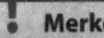
Merke
Widerrechtlich ist mithin jede Rechtsgutverletzung, es sei denn, dem Schädiger steht ausnahmsweise ein Rechtfertigungsgrund zur Seite.

Rechtfertigungsgründe
Zu den wichtigsten Rechtfertigungsgründen zählen
- die Einwilligung des Verletzten in die Verletzungshandlung sowie
- die Notwehr.

Die Einwilligung muß grundsätzlich vor dem Heileingriff erklärt werden. Ist der Patient hierzu nicht in der Lage – etwa der bewußtlose Patient – so kann die mutmaßliche Einwilligung ausreichend sein, wenn der Eingriff im Interesse des Patienten erfolgt. Im Hinblick auf den Vorrang des Selbstbestimmungsrecht des Patienten ist der Inhalt des mutmaßlichen Willens in erster Linie aus den persönlichen Umständen des Betroffenen, aus seinen individuellen Interessen, Wünschen, Bedürfnissen und Wertvorstellungen zu ermitteln.

Die Einwilligung muß von demjenigen erklärt werden, der Inhaber des verletzten Rechtsgutes und verfügungsberechtigt ist. Diese Feststellung wird vor allem schwierig zu treffen sein bei der Frage nach der Wirksamkeit der Einwilligung eines Minderjährigen. Die Verfügungsberechtigung minderjähriger Patienten wird in der Literatur und von der Rechtsprechung unabhängig von der im Zivilrecht für die Wirksamkeit von Willenserklärungen bedeutsamen Volljährigkeit in aller Regel dann bejaht, „wenn der Minderjährige nach seiner geistigen und sittlichen Reife die Bedeutung seines Eingriffs und seiner Gestattung zu ermessen vermag" (BGH, NJW 1981, S. 1321). Für diese sogenannte Einsichtsfähigkeit läßt sich eine feste Altersgrenze nicht nennen. Noch nicht Vierzehnjährige dürften generell als nicht einsichtsfähig anzusehen sein. Je mehr sich der Minderjährige dem Volljährigkeitsalter nähert, um so eher kann von seiner Einwilligungsfähigkeit ausgegangen werden. Erhebliches Gewicht kommt dabei Art, Umfang und Risiken des geplanten Eingriffs zu. Mangelt es an Einsicht, zum Beispiel bei jüngeren Patienten, so ist die Einwilligungserklärung des Minderjährigen unbeachtlich; es kommt auf die Einwilligung des gesetzlichen Vertreters, im Regelfall der Eltern, gegebenenfalls des Vormunds an. Da im Normalfall die Personensorge bei beiden Eltern liegt, müssen sie auch gemeinsam in den Heileingriff einwilligen. Von der ausdrücklichen Einwilligung durch beide anwesende Elternteile werden allerdings weiterhin Ausnahmen zugelassen. Inwieweit eine minderjährige Schwangere in einen Schwangerschaftsabbruch ohne Mitwirkung der Eltern aufgrund deren Personensorgerechts einwilligen kann, hängt von den Umständen des Einzelfalles, insbesondere der geistigen Entwicklung der Minderjährigen ab. So hat etwa das Landgericht München entschieden, daß eine Sechzehnjährige nicht der Zustimmung ihrer gesetzlichen Vertreter zum Abbruch der Schwangerschaft aus sozialer Indikation bedarf, sofern sie die Tragweite ihrer Entscheidung erfaßt (LG München NJW 1980, S. 646). Demgegenüber urteilte das Amtsgericht Celle in einem anderen Fall, daß eine siebzehnjährige Schwangere im Regelfall nicht selbständig in einen Schwangerschaftsabbruch einwilligen könne (AG Celle, NJW 1987, S. 2307).

> **! Merke**
> Die Wirksamkeit der Einwilligung setzt nicht eine Schriftform voraus. Eine Einwilligung kann auch mündlich ebenso wie durch sogenanntes schlüssiges (konkludentes) Verhalten wirksam erklärt werden.

Die Tatsache, daß von einer wirksamen Einwilligung des Patienten nur dann auszugehen ist, wenn die Bedeutung und Tragweite des Heileingriffs und seiner Gestattung ermessen kann, setzt eine entsprechende Aufklärung seitens des Arztes voraus, es sei denn, der Patient verzichtet auf eine Aufklärung (BGH, NJW 1974, S. 604).

> **! Merke**
> Ist eine gebotene Aufklärung unzureichend, führt dies zur Unwirksamkeit der Einwilligung.
> Jeder einzelne Heileingriff, sei es aus dem ärztlichen oder pflegerischen Bereich, ist mithin darauf zu überprüfen, ob er durch eine Einwilligung des Patienten nach vorausgegangener ärztlicher – grundsätzlich nicht durch das Pflegepersonal vorzunehmender – Aufklärung unterschiedlicher Intensität je nach Fallage gedeckt ist.

Dies gilt auch für die Heilbehandlung des nach bürgerlichem Recht untergebrachten psychisch Kranken. Ist im Fall der Betreuung der Kranke in bezug auf die anstehende Heilmaßnahme einwilligungsfähig, so kommt es allein auf seine Einwilligung an. Ist er nicht mehr einwilligungsfähig, so erteilt der Betreuer – vorausgesetzt, der vom Gericht bestimmte Aufgabenbereich umfaßt die Heilbehandlung – die Einwilligung; für bestimmte schwerwiegende Eingriffe bedarf es der gerichtlichen Genehmigung (§ 1904 BGB).

Für die Heilbehandlung der strafgerichtlich (§§ 63, 64 StGB) oder öffentlich rechtlich untergebrachten psychisch Kranken haben die hierfür zuständigen Landesgesetzgeber Sondervorschriften erlassen.

Neben der Einwilligung besteht der Rechtfertigungsgrund der Notwehr.

> **→ Definition**
> Notwehr ist diejenige Verteidigung, die erforderlich ist, um einen gegenwärtigen rechtswidrigen Angriff von sich abzuwehren.

Auf eine Notwehrsituation kann sich möglicherweise das Pflegepersonal berufen, wenn die Schädigung eines Patienten durch die Abwehr eines Angriffs auf das Pflegepersonal hervorgerufen wurde. In einem derartigen Fall wäre die Widerrechtlichkeit der Verletzungshandlung durch den Rechtfertigungsgrund der Notwehr ausgeschlossen, eine Ersatzpflicht für den verursachten Schaden bestünde nicht. Die Beurteilung der Notwehrsituation ist aber nicht immer leicht zu treffen; so muß beispielsweise das in einer Anstalt für psychisch Kranke tätige Pflegepersonal durchaus Angriffe auf sich nehmen, weil es zum Aufgabenbereich gehört, gewisse Gefahren hinzunehmen. Nur in äußerster Not ist es in einem solchen Fall gestattet, sich gegenüber dem Angriff eines geistig Kranken auf den Rechtfertigungsgrund der Notwehr zu berufen.

Sind die vorgenannten Voraussetzungen, also schadensstiftendes Ereignis (Verletzungshandlung), Schaden (Sachschaden und/oder Körperschaden) Ursachenzusammenhang zwischen Verletzungshandlung und eingetretenem Schaden, Schuld und Rechtswidrigkeit erfüllt, tritt grundsätzlich eine Eigenhaftung des Pflegepersonals ein.

> **Merke**
> Ist allerdings der Schadensverursacher als sogenannter Verrichtungsgehilfe (§ 831 Abs. 1 BGB) tätig geworden, so kann nach den Umständen des Einzelfalls wiederum eine Eigenhaftung zu Lasten des Geschäftsherrn ausgeschlossen sein.

Als Verrichtungsgehilfe wird diejenige Person bezeichnet, der von einem anderen (Geschäftsherrn) eine Tätigkeit übertragen worden ist, in dessen Einflußbereich sie allgemein oder im konkreten Fall steht und zudem eine gewisse Abhängigkeit gegeben ist. Dies trifft in der Regel für das Pflegepersonal zu. Gemäß § 831 Abs. 1 BGB ist derjenige, (z.B. Krankenhausträger) der einen anderen (z.B. Pflegekraft) zu einer Verrichtung bestellt, zum Ersatz des Schadens verpflichtet, den der andere (z.B. Pflegekraft) in Ausführung der Verrichtung einem Dritten (z.B. Patienten) widerrechtlich zufügt. Allerdings tritt die Ersatzpflicht nicht ein, wenn der Geschäftsherr (z.B. Krankenhausträger) bei der Auswahl der bestellten Person (z.B. Pflegekraft) die im Verkehr erforderliche Sorgfalt beachtet hat, oder wenn der Schaden auch bei Anwendung dieser Sorgfalt entstanden wäre (§ 831 Abs. 1 Satz 2 BGB, sogenannter Entlastungsbeweis).

> **Merke**
> An die Führung des Entlastungsbeweises hat die Rechtsprechung erhöhte Anforderungen gestellt.

Nach heutiger Rechtslage erstreckt sich die Sorgfaltspflicht des Krankenhausträgers nicht nur auf die ordnungsgemäße Auswahl seiner Angestellten, sondern auch auf deren ausreichende Überwachung. So werden von den Gerichten Schadensersatzansprüche auch dann geschädigten Patienten zugesprochen, wenn den Krankenhausträger bei der Auswahl des Personals keine Sorgfaltspflichtverletzung traf, aber entsprechende Kontroll- und Überwachungsmechanismen fehlten, also Organisationsmängel vorlagen oder Fehler bei der Anleitung des Personals unterliefen (BGH, NJW 1978, S. 1683).

Haftung wegen Organisationsverschuldens

Im Rahmen der deliktischen Haftung wurde von der Rechtsprechung die Haftung wegen Organisationsverschuldens entwickelt. Sie gründet sich auf die grundsätzliche Rechtspflicht, im allgemeinen Verkehr Rücksicht auf die Gefährdung anderer zu nehmen und beruht auf dem Gedanken, daß durch ausreichende Anordnung Sorge dafür getragen wird, daß durch die betrieblichen Vorgänge und Arbeitsabläufe Dritte (z.B. Patienten) nicht geschädigt werden. Werden diese Pflichten verletzt, ist eine Haftung wegen Organisationsverschuldens nicht ausgeschlossen.

An die Sorgfalt im organisatorischen Bereich eines Krankenhauses stellt die Rechtsprechung sehr hohe Anforderungen. Der Krankhausträger hat in den von ihm vollbeherrschbaren Bereichen alles Erforderliche zu tun, daß jede vermeidbare Gefährdung der Patienten ausgeschlossen ist.

Beispiele aus der Rechtsprechung

- So sind vom Krankenhausträger geeignete organisatorische Maßnahmen zu treffen, um zu verhindern, daß zur Krankenbehandlung bestimmte Chemikalien zufällig mit anderen sie zersetzenden Stoffen vermischt werden (BGH, NJW 1978, 1683).
- Ist in einem Krankenhaus nicht durch entsprechende Regelungen gewährleistet, daß bakterielle Verseuchungen der Infusionslösungen ausgeschlossen sind, liegt eine Organisationsverschulden vor. Der Organisationsbereich, in dem die Verseuchung entsteht, wird von dem Krankenhaus beherrscht, so daß alle erforderlichen Maßnahmen zu treffen sind, um solche Fehler zu vermeiden (BGH, NJW 1982, 699).
- Der verantwortliche Klinikbetreiber, der nicht selbst die Desinfektion von Geräten, etwa von Darmröhren, organisiert, muß eine Organisation aufstellen und überwachen, die den zu fordernden Hygienebedingungen entspricht (OLG München, HuR Nr. 36).
- Durch organisatorische Maßnahmen muß weiterhin sichergestellt sein, daß bei Wärmflaschen aus Gummi, die zur Verwendung in Inkubatoren bestimmt sind, zumindest das Anschaffungsdatum erfaßt wird, daß sie vor jedem Einsatz äußerlich geprüft und nach vergleichsweise kurzer Gebrauchsdauer ausgesondert werden (BGH Urteil vom 01. 02. 1994).
- Ein Organisationsfehler kann auch darin liegen, daß die Krankenhausleitung nicht verhindert, daß dritte Personen Zutritt zu Räumen haben, die gerade desinfiziert wurden (BGH, NJW 1991, S. 97).
- Entspricht die Art und Weise der Nachtdienstorganisation den Anforderungen nicht, liegt gegebenenfalls ein haftungsbegründender Organisationsmangel vor (OLG Stuttgart, VersR 1977, S. 846).
- Ein Organisationsverschulden des Belegkrankenhauses ist anzunehmen, wenn nicht gegen eine Handhabung eingeschritten wird, die es dem Belegarzt gestattet, dem Pflegepersonal des Belegkrankenhauses Aufgaben zu überlassen, die die pflegerischen Kompetenzen, z.B. die Überwachung eines CTG durch die Nachtschwester, übersteigen (BGH, NJW 1996, S. 2429).
- Zu den Pflichten des Krankenhausträgers gehört es, durch geeignete organisatorische Maßnahmen sicherzustellen, daß keine durch einen anstrengenden Nachtdienst übermüdeten Ärzte zur Operation eingeteilt werden (BGH, NJW 1986, S. 776).
- Durch geeignete organisatorische Maßnahmen muß der Krankenhausträger weiterhin Sorge dafür tragen, daß der Personalbestand auf einer Station gesichert ist. Unabhängig von etwaigen aus den Budgetverhandlungen mit den Krankenkassen herrührenden finanziellen Zwängen hat der Patient Anspruch auf die Wahrung essentieller Grundvoraussetzungen für seine Sicherheit; diese gilt insbesondere bei der Aufnahme psychisch Kranker. Als Maßnahmen, mit denen der Krankenhausträger den Personalbestand einer Station beeinflussen kann, kommen etwa eine sorgfältige Abstimmung des Urlaubsplanes, Personalverschiebungen, der Einsatz von Personalreserven oder eine Sitzwache in Frage (OLG Hamm, Urteil vom 16. 09. 1992).

• *Sofern eine ausreichende personelle Besetzung nicht gewährleistet ist, muß der Krankenhausträger nach Ausschöpfung der jeweils vorhandenen Kapazität notfalls auf die Erbringung bestimmter Leistungen verzichten und die Patienten an andere Krankenhäuser verweisen (BGH, NJW 1985, S. 2189).*

Grundsätzlich wird zu gelten haben, daß der Krankenhausträger im Rahmen seiner Organisationspflicht dafür zu sorgen hat, daß das ärztliche wie nichtärztliche Personal körperlich und geistig in der Lage ist, mit der im Einzelfall erforderlichen Konzentration und Sorgfalt zu arbeiten.

Seiner Organisationspflicht kommt der Krankenhausträger im Bereich der pflegerischen Betreuung mit Hilfe der Pflegedienstleitung nach, die u.a. die Pflicht hat, den Krankenhausträger auf Unzulänglichkeiten in der personellen Ausstattung hinzuweisen und auf Abhilfe zu dringen. Unterstützt wird die Pflegedienstleitung hierbei durch die Stationsleitungen, die diese über Gefahren zu informieren haben, die durch Mängel in der sachlichen und personellen Ausstattung ihrer Stationen resultieren können. Zu Beweiszwecken empfiehlt es sich, auf evtl. bestehende Mißstände, etwa auf einen Personalmangel während des Nachtdienstes, unter gleichzeitiger Forderung nach Abhilfe schriftlich hinzuweisen (sogenannte Entlastungsanzeige). Bleibt der Krankenhausträger hierauf untätig, so ist das Pflegepersonal von einer zivilrechtlichen Haftung und gegebenenfalls auch strafrechtlichen Verantwortlichkeit in der Regel freigestellt. Kommt es im Einzelfall dennoch zur zivilrechtlichen Verurteilung einer Pflegekraft, ist diese im Innenverhältnis vom Krankenhausträger von der Haftung freizustellen (§ 426 BGB).

! Merke

Empfehlung
Im Interesse des Krankenhausträgers, der Ärzte, wie des nicht ärztlichen Personals muß es demnach liegen,

- auf klare Dienstanweisungen und
- eindeutige Verantwortungsbereiche zu achten,
- für ausreichende Anweisungs- und Anleitungsrichtlinien zu sorgen,
- den personellen Einsatz an den Fähigkeiten, Fertigkeiten und Kenntnissen der Betroffenen auszurichten und
- Sorge für entsprechende Kontroll- und Überwachungsmechanismen zu tragen.

Haftung wegen Verletzung der Aufsichts- und Verkehrssicherungspflicht

Eine Haftung des Krankenhausträgers kann weiterhin dann begründet sein, wenn einem Dritten, beispielsweise einem Mitpatienten oder Besucher, ein Schaden zugefügt wird und zwar unter dem Gesichtspunkt der Verletzung einer Aufsichts- und Verkehrssicherungspflicht.

> **Merke**
> Nach § 832 BGB ist derjenige, der Kraft Gesetzes zur Führung der Aufsicht über eine Person verpflichtet ist, die wegen Minderjährigkeit oder wegen ihres geistigen oder körperlichen Zustandes der Beaufsichtigung bedarf, zum Ersatz desjenigen Schadens verpflichtet, den diese Person einem Dritten widerrechtlich zufügt.

Eine solche Pflicht trifft auch denjenigen, der die Aufsichtspflicht durch Vertrag übernommen hat. Dies ist in aller Regel bei Kinderkrankenhäusern der Fall, wenn die Eltern ihrer Aufsichtspflicht nicht nachkommen können und das Krankenhaus die Aufsichtspflicht über das minderjährige Kind übernimmt.

Beispiele aus der Rechtsprechung

- *So wurde beispielsweise ein Krankenhausträger wegen Verletzung der Aufsichtspflicht zum Schadensersatz verurteilt, weil er nicht verhindert hatte, daß ein siebenjähriger Junge auf der Kinderstation einem Säugling, der im Nachbarzimmer lag, erhebliche Verletzungen zufügte (BGB, NJW 1976, 1145).*
- *Wegen Verletzung der Aufsichtspflicht wurde ein Krankenhausträger verurteilt, weil eine sechsjährige Patientin jederzeit unbemerkt ihr Krankenzimmer verlassen, den Stationsflur betreten und von dort aus durch ungesicherte Türen unkontrolliert ins Treppenhaus, auf andere Stationen oder gänzlich aus dem Krankenhaus gelangen konnte. Der aufsichtspflichtige Krankenhausträger hat durch bauliche Maßnahmen, wie erhöht angebrachte Türklinken, Überwachung durch Videoanlage oder eine personell gesicherte Schleuse Vorkehrungen zu treffen, um die in die Obhut des Klinikpersonals aufgenommene Patientin vor Schaden zu bewahren. Die Bitte des Pflegepersonals an die Eltern, die Beendigung des Besuches bei ihrer Tochter anzuzeigen, um anschließend auf das Kind besonders achten zu können, erachtete das Gericht im konkreten Fall nicht als ausreichend (OLG Köln, Urteil vom 22. 12. 1993).*
- *In einer Klinik für Kinder- und Jugendpsychiatrie ist bei Minderjährigen, die zu üblen Streichen oder Straftaten neigen, eine erhöhte Aufsichtspflicht geboten. Andererseits sind in der Überwachung etwa bei älteren Jugendlichen naturgemäß Grenzen gesetzt. Wird die konkret zu fordernde Aufsichtspflicht schuldhaft verletzt, kann eine Haftung nach § 832 BGB eintreten (BGH, NJW 1985, S. 677).*

Grundsätzlich hat zu gelten, daß an die Aufsichtspflicht um so höhere Anforderungen zu stellen sind, je größer die drohenden Gefahren und das Schutzbedürfnis der anvertrauten Betroffenen sind.

> **Merke**
> Eng mit der Haftung wegen einer Aufsichtspflichtverletzung ist die Haftungsproblematik bei der Übertragung von Aufgaben auf eine Begleitperson verbunden.

Die Übertragung von Aufgaben auf eine Begleitperson sollte sich von folgenden Überlegungen leiten lassen:

- Die Begleitperson muß zur Übernahme der Aufgabe körperlich und geistig in der Lage sein. Anhaltspunkte für das Vorliegen entsprechender Erfahrungen können darin liegen, daß die zu übertragenden Verrichtungen auch zu Hause durchgeführt werden.
- Stets muß eine auf den Einzelfall abgestellte umfassende Einweisung und Einübung erfolgen, verbunden mit Hinweisen auf mögliche Gefahren sowie das Verhalten bei Zwischenfällen.
- Je geringer die Gefährdungsmöglichkeit des Patienten ist, um so eher darf eine Verrichtung zur Durchführung einer Begleitperson übertragen werden; eine Dienstanweisung des Krankenhausträgers sollte entsprechende Regeln aufstellen, vor allem darüber, wer – Arzt oder Pflegekraft – welche Aufgaben übertragen darf.
- Überwachungs- und Kontrollpflichten bleiben bestehen; je nach Eigenschaft der übertragenen Aufgabe fallen sie mehr oder weniger häufig an.
- Eine Dokumentation sollte Auskunft über die Entscheidungsfindung einschließlich der Einweisung und Beachtung der Aufsichts- und Kontrollpflichten geben.

Haftung bei Delegation ärztlicher Tätigkeiten

In der Frage der Zulässigkeit von Delegationen ärztlicher Tätigkeiten auf das nachgeordnete nichtärztliche Personal, insbesondere Pflegepersonal, besteht nach wie vor eine gewisse Rechtsunsicherheit, die vor allem darauf zurückzuführen ist, daß es an einer abschließenden gesetzlichen Regelung der Kompetenzverteilung ärztlicher und pflegerische Tätigkeiten ebenso fehlt wie an einer gefestigten höchstrichterlichen Rechtsprechung.

Sucht man zu der Frage nach Abgrenzungskriterien vor allem zwischen ärztlicher und pflegerischer Leistung, so bietet sich aus der Sicht des Pflegepersonals zunächst das Krankenpflegegesetz (KrPflG) an. Nach § 4 KrPflG soll die Ausbildung in den Krankenpflegeberufen Kenntnisse, Fähigkeiten und Fertigkeiten zur verantwortlichen Mitwirkung bei der Verhütung, Erkennung und Heilung von Krankheiten vermitteln. Soweit es Maßnahmen der Diagnostik und Therapie betrifft, soll die Ausbildung auch auf die gewissenhafte Vorbereitung, Assistenz und Nachbereitung dieser Maßnahmen gerichtet sein. Im Kontext zu dieser Bestimmung ist der Anhang zur Ausbildungs- und Prüfungsverordnung für die Berufe in der Krankenpflege (KrPflAPrV) zu lesen, in dem im Rahmen des theoretischen und praktischen Unterrichts im Bereich der Pflegetechniken auch die Injektionen, Vorbereitungen von Venenfunktionen, Infusionen und Transfusionen (für die Krankenpflegehilfe, die Mithilfe für Injektionen, Sondierungen und Spülungen) genannt sind.

12.1 Rechtliche Grundlagen

> **! Merke**
> Auch wenn damit erstmals in einer Ausbildungsverordnung die Unterrichtung in den Injektionstechniken vorgeschrieben ist, so kann daraus dennoch nicht zwingend der Schluß hergeleitet werden, daß die Durchführung von Injektionen dem Kompetenzbereich des Pflegepersonals zuzuordnen ist.

Dieser Annahme steht wohl auch der Wortlaut von § 4 KrPflG entgegen, der von Vorbereitung, Assistenz und Nachbereitung therapeutischer Maßnahmen spricht. Darüber hinaus enthält das Krankenpflegegesetz keine Ausführungen zur Berufsausübung, sondern zeigt lediglich die Voraussetzungen auf, die erfüllt werden müssen, um die Berufsbezeichnung des entsprechenden Krankenpflegeberufes zu erwerben. Nicht die Ausübung des Berufes der (Kinder-)Krankenschwester bzw. des (Kinder-)Krankenpflegers wird durch das Gesetz geschützt, sondern die Berufsbezeichnung. Trotz Änderung des Krankenpflegegesetzes nebst Ausbildungs- und Prüfungsverordnung im Jahre 1985 bleibt festzuhalten, daß sich aus den gesetzlichen Bestimmungen zum Berufsrecht für Pflegepersonen einschließlich der Pflegepersonalregelung vom 21. 12. 1992 keinerlei Anhaltspunkte für eindeutige Abgrenzungen ergeben. Auch dem Heilpraktikergesetz ist keine abschließende Kompetenzverteilung zu entnehmen, wenngleich diese Auffassung teilweise im Schrifttum anzutreffen ist. Die Diskussion aller mit der Streitfrage Befaßten läuft schließlich auf die Frage nach dem durch Aus- und Weiterbildung erworbenen Wissensstand des nachgeordneten nichtärztlichen Personals beispielsweise in der Injektions- und Infusionstechnik hinaus.

Beispiele aus der Rechtsprechung
- *Bereits im Jahre 1959 hatte sich der Bundesgerichtshof (BGH) dafür ausgesprochen, daß einer approbierten, also vollausgebildeten und geprüften Krankenschwester intramuskuläre Injektionen nur überlassen werden dürfen, wenn sich der leitende Arzt vergewissert hat, daß sie ihren Aufgaben gewachsen ist, und wenn daneben für ihre Überwachung und Beaufsichtigung durch die vorhandenen Ärzte Sorge getragen wird (BGH, VersR 1959, S. 760).*
- *Nach einer Entscheidung aus dem Jahre 1979 soll „vieles dafür sprechen, daß auch heute noch die Verabreichung von Injektionen von ausgebildeten Krankenpflegehelferinnen, die immerhin eine mehrjährige Lehrzeit zu absolvieren haben, nicht geduldet werden darf, weil die fehlerhafte Ausführung von Injektionen zu typischen schwerwiegenden Schäden führen kann" (BGH, NJW 1979, S. 1935).*
- *Famuli, also kurz vor der Abschlußprüfung stehende Medizinstudenten, die sowohl das Physikum als auch einen zweimonatigen Krankenpflegedienst hinter sich haben, dürfen mangels ausreichender Erfahrung und Qualifikation keine intramuskulären Injektionen verabfolgen (OLG Köln, MedR 1987, S. 192).*

Die Bundesärztekammer formuliert wie folgt:

Injektionen, Infusionen und Blutentnahmen sind Eingriffe, die zum Verantwortungsbereich des Arztes gehören. Der Arzt kann mit der Durchführung dieser von ihm angeordneten Maßnahme sein medizinisches Assistenzpersonal beauftragen, soweit nicht die Art des Eingriffs sein persönliches Handeln erfordert. Da Injektionen, Infusionen und Blutentnahmen nicht zum üblichen Aufgabenbereich des ausgebildeten Assistenzpersonals gehören, bleibt der Arzt in jedem Fall für die Anordnung und ordnungsgemäße Durchführung des Eingriffs sowie für die Auswahl und Überwachung der Hilfskraft verantwortlich. Der Arzt darf daher die Durchführung nur solchen Hilfskräften übertragen, die in der Punktions- und Injektionstechnik besonders ausgebildet sind und von deren Können und Erfahrung er sich selbst überzeugt hat. Die Durchführung von Injektionen, Infusionen und Blutentnahmen außerhalb des ärztlichen Versorgungsbereichs ist nur in Notfällen vertretbar, in denen ein Arzt nicht erreichbar ist.

Ähnlich äußern sich in ihrer Stellungnahme die Arbeitsgemeinschaft deutscher Schwesternverbände (ADS) und der Deutsche Berufsverband für Krankenpflege e.V. (DBfK).

Tendenziell ergibt sich daher aus Stellungnahmen, insbesondere der Berufsverbände zu Tätigkeitsmerkmalen für das Pflegepersonal, Hinweisen in der Literatur und der Rechtsprechung zu den Voraussetzungen einer zulässigen Delegation ärztlicher Tätigkeiten folgende Situation:

Grundsätzlich ist davon auszugehen, daß Injektionen – intramuskuläre, subkutane und intravenöse – ebenso wie Infusionen und Blutentnahmen zum Aufgaben- und Verantwortungsbereich des Arztes gehören. Eine Delegation dieser Aufgaben auf das nachgeordnete nichtärztliche Personal wird jedoch herrschend als prinzipiell zulässig erachtet.

Werden jedoch einer nach ihrem Ausbildungs- und Erfahrungsstand zur Vornahme bestimmter Eingriffe in die körperliche Integrität eines Patienten nicht befugten Person solche Eingriffe übertragen und diese von ihr ausgeführt, liegt ein grober Behandlungsfehler vor.

An die Zulässigkeit der Übertragung werden allerdings in mehrfacher Hinsicht Vorbedingungen gestellt.

Wie bei jeder Heilbehandlung muß der Patient in die Maßnahme einwilligen. Desweiteren hat der Arzt zu prüfen, ob die Maßnahme aus ärztliche Sicht überhaupt delegierbar ist oder nicht von ihm persönlich durchgeführt werden muß.

Im Rahmen dieser Entscheidungsfindung spielt etwa der Umstand eine Rolle, daß das zu injizierende Medikament wegen schädigender Nebenwirkung besonders gefährlich oder möglicherweise mit Komplikationen beim Patienten zu rechnen ist. Diese erste Beurteilung kann bereits zu dem Ergebnis führen, daß eine Übertragung entweder gänzlich unzulässig ist, weil die eigenhändige Verabreichung des Medikaments durch den Arzt erforderlich oder zumindest dessen Anwesenheit angezeigt ist.

Im Falle der Delegation hat ausnahmslos eine sorgfältige Prüfung dahingehend zu erfolgen, ob die Person, auf die die eigentlich ärztliche Maßnahme übertragen werden soll, die entsprechende Qualifikation mitbringt.

Je geringer die Qualifikation der beauftragten Person ist, um so höher sind die Anforderungen an die Kontroll- und Überwachungspflichten des Arztes.

Dabei hat sich der Arzt grundsätzlich im Einzelfall – also nicht nur generell – über die Qualifikation des von ihm mit der Durchführung der ärztlichen Maßnahme Beauftragten zu vergewissern.

Als Qualifikationsnachweis reicht die Erlaubnis zur Führung der Berufsbezeichnung alleine nicht aus, wie umgekehrt bestimmten Angehörigen des nachgeordneten nichtärztlichen Dienstes eine qualifizierte Befähigung nicht von vorneherein abgesprochen werden kann. Entscheidend ist stets das Wissen und Können z.B. der mit der Injektion beauftragten Pflegekraft im jeweiligen Einzelfall.

Im Rahmen dieser Prüfung ist etwa zu berücksichtigen, daß die Durchführung intravenöser Injektionen mit Punktion der Vene nach der Ausbildungs- und Prüfungsordnung für die Berufe der Krankenpflege nicht zur Ausbildung gehört – im Gegensatz zu intramuskulärer und subkutaner Injektion. Neben Injektionen wird lediglich die Vorbereitung von Venenpunktionen die Ausbildungskatalog genannt. Häufig reicht zur Übertragung auch die Kenntnis nur der technischen Voraussetzungen nicht aus, beispielsweise für intravenöse Injektionen über liegende Verweilkanülen, über einen zentralen Zugang oder über einen intravenös liegenden Infusionsschlauch. Es entfällt zwar hier die Gefährlichkeit des technischen Eingriffs; es bleibt jedoch das sich aus der schnelleren Wirksamkeit des Infusionsmittels für den Patienten ergebende Risiko, das durch nichtärztliche Mitarbeiter, deren Kenntnis- und Erfahrungsstand beispielsweise unter dem einer examinierten Krankenpflegekraft liegt, nicht genügend beherrscht werden kann.

Andererseits können die Angehörigen der Berufe im Gesundheitswesen eine erforderliche besondere Qualifikation auf der Basis des durch die vorgeschriebene Ausbildung vermittelten Wissens, durch Weiter- und Fortbildung unter ärztlicher Aufsicht und Anleitung erworben haben; über das Vorliegen dieser Voraussetzungen muß sich der Arzt vor einer Delegation Klarheit verschaffen; auch muß er von Fall zu Fall die Befähigung überprüfen.

Überträgt der Arzt nach ordnungsgemäßer Vorprüfung im vorstehenden Sinn eine ärztliche Maßnahme auf das Pflegepersonal, so trifft ihn die sogenannte *Anordnungsverantwortung*. Unter der Anordnungsverantwortung ist die Verantwortung für die fehlerfreie Auswahl des Mitarbeiters ebenso zu verstehen wie für die Richtigkeit des Anordnungsinhaltes selbst und für eine gegebenenfalls notwendige Überwachung des Mitarbeiters.

Beispiele aus der Rechtsprechung
- *Der Operateur kann einem erfahrenen Operationspfleger nach Auswahl der richtigen Lagerungsmethode deren Durchführung übertragen, wobei allerdings den Operateur die Verantwortung für Kontrolle und Überprüfung trifft (BGH, NJW 1984, S. 1403).*
- *Nicht zu den übertragbaren ärztlichen Tätigkeiten im Operationsbereich zählt dagegen das Haken-Halten, das Absaugen von Wundsekret, das Abschneiden von Fäden, die Koagulation von Gefäßen oder gar die Beachtung von Nervenschädigungen (ArbG Koblenz, Urteil vom 24. 08. 1993).*

> *Werden telefonische Anweisungen gegeben, beispielsweise durch den diensthabenden Arzt an eine Nachtschwester, die er persönlich nicht kennt, so sind die Sorgfaltsanforderungen im Rahmen der Anordnungsverantwortung deutlich höher. Im übrigen empfiehlt sich in einem solchen Fall, daß die Nachtschwester die Anordnung schriftlich niederlegt, die Notiz dem Arzt zur Vermeidung von Übermittlungen vorliest, sie abzeichnet und bei nächster Gelegenheit vom Arzt gegenzeichnen läßt.*

> **! Merke**
>
> *Empfehlung*
> Grundsätzlich sollte die ärztliche Anordnung schriftlich festgehalten und vom Arzt abgezeichnet werden. Im Falle einer Injektion sollte der Patient namentlich benannt sowie das zu verabreichende Medikament, dessen Menge, Art und Zeitpunkt der Verabreichung bestimmt sein.

Mit jeder Übernahme einer angeordneten ärztlichen Maßnahme übernimmt der Betroffene zugleich die *Durchführungsverantwortung*. Darunter ist die Verantwortung für die sachgerechte Ausführung der Anordnung zu verstehen. Infolge der Pflichten des Delegierenden, nämlich sorgfältige Auswahl, Überwachung und Überprüfung der fachlichen und persönlichen Qualifikation des nichtärztlichen Mitarbeiters sind die Grenzen naturgemäß für den Anweisenden eng gesteckt. Erfüllt allerdings der delegierende Arzt seine sogenannten sekundären Sorgfaltspflichten, so kann ihm ein Fehler seines nichtärztlichen Mitarbeiters in der Regel nicht angelastet werden.

Bedarfsmedikation
Problematisch ist die Anordnung des Arztes an das Pflegepersonal, ein Medikament „nach Bedarf" zu verabreichen. Eine Bedarfsmedikation zu verschreiben ist nur in Ausnahmefällen zulässig, etwa um einen lebensbedrohlichen Zustand rechtzeitig behandeln zu können. Dabei muß der Arzt der Dokumentation die Umstände, die eine Verabreichung der Medikamente rechtfertigen, genau definieren.

> **! Merke**
>
> Jede Anwendung der Bedarfsmedikation muß von der verantwortlichen Pflegekraft ausführlich in der Dokumentation begründet werden.

Übernahmeverschulden
Überschätzt ein Mitarbeiter mit der Übernahme der Aufgabe seine Fähigkeiten, so kann daraus der Vorwurf eines Übernahmeverschuldens resultieren. Dies ist etwa der Fall, wenn eine Schülerin im dritten Ausbildungsjahr unter – auch für sie erkennbaren – unzulänglichen Sichtbedingungen, z.B. fast dunkler Röntgenraum, einen Kontrasteinlauf vornimmt und das Darmrohr versehentlich in die Scheide der Patientin einführt.

Dem Vorwurf des Übernahmeverschuldens kann jedoch dadurch entgangen werden, daß der Angewiesene die Übernahme ablehnt, weil er sich zu einer regelgerechten Durchführung der Tätigkeit objektiv nachvollziehbar nicht in der Lage sieht. Hierzu heißt es in einer Stellungnahme der Bundesärztekammer u.a.: „daß das Hilfspersonal die Befolgung von Anforderung stets dann verweigern muß, wenn es fachlich nicht ausreichend qualifiziert ist oder sich fachlich nicht qualifiziert fühlt".

Empfehlung. Es ist deshalb dem Pflegepersonal anzuraten, den anweisenden Arzt auf eine möglicherweise vorhandene unzureichende Kenntnis zur Ausführung der angewiesenen Tätigkeit hinzuweisen. Dies gilt prinzipiell auch für Personal in den Funktionsdiensten beispielsweise der Intensivpflege, im Dialysebereich oder der Endoskopie. Allerdings wird ein Verweigerungsrecht hier nur ausnahmsweise in besonderen Situationen in Frage kommen. So dürfte in der Regel das Personal, das über einen längeren Zeitraum unbeanstandet intravenöse Injektionen durchgeführt hat, etwa als Intensivpflegekraft, nicht ohne weiteres diese Tätigkeit verweigern können, es sei denn, besondere Umstände lassen eine andere Beurteilung zu. Arbeitsrechtliche Konsequenzen, z.B. eine Kündigung, sind bei einer berechtigten Verweigerung ausgeschlossen.

Spritzenschein
Auf der Grundlage der oben geschilderten derzeitigen Haftungssituation ist abschließend noch auf folgendes hinzuweisen:
Wie immer man zur Frage der Zulässigkeit einer Injektion etc. durch das nachgeordnete nichtärztliche Pflegepersonal steht, so ist daran festzuhalten, daß ausnahmslos der Arzt zur Durchführung der Maßnahme verpflichtet ist, wenn dies der Patient verlangt. In einem solchen Fall ist das Pflegepersonal nicht berechtigt, trotz des entgegenstehenden Patientenwillens zu injizieren; die Erfüllung des rechtswidrigen Straftatbestandes der Körperverletzung (§ 223 StGB) wäre die Folge. Daran ändert auch der sogenannte „Spritzenschein" nichts, mit dem häufig ein Arzt versucht, den Aufgabenbereich des Krankenpflegepersonals auf die Verabreichung von Injektionen zu erweitern; der staatliche Strafanspruch kann nicht einzelvertraglich abbedungen werden, er ist zwingend.
Zweifelhaft erscheint mir auch die Möglichkeit, mit dem sogenannten Spritzenschein zugunsten der Pflegekräfte die zivilrechtliche Haftung auszuschließen und auf den Arzt bzw. Krankenhausträger zu übertragen, wie dies immer noch in der Literatur zum Teil vertreten wird. Die Aufsichtspflicht des Arztes besteht in jedem Einzelfall, der sich sehr unterschiedlich gestalten kann. Dementsprechend sind auch an die Qualifikation desjenigen, der als Beauftragter die Injektion durchführt, unterschiedliche Anforderungen zu stellen. Diesem Erfordernis steht meines Erachtens der Spritzenschein als Globalnachweis entgegen.

Empfehlung. Um das Haftungsrisiko des Arztes, des nichtärztlichen Personals, aber auch des Krankenhausträgers zu verringern, ist es empfehlenswert, im Wege einer Dienstanweisung die Anforderungen an die Delegation zu konkretisieren. Die Stellungnahmen der Berufsverbände und der Deutschen Krankenhausgesellschaft können hierbei dienlich sein. Aber auch bei vorhandenen Dienstanweisungen gilt, daß die Beteiligten im Einzelfall von der Beachtung der Sorgfaltspflicht nicht entbunden sind.

12.1.3 Dokumentation

Im zivilrechtlichen Haftungsprozeß hat in den letzten Jahren die Problematik der Dokumentation in den Krankenhäusern – auch unter dem Aspekt der Beweislastverteilung – eine zunehmende Bedeutung erfahren. Hinzu kommt, daß durch die mit dem Gesundheitsstrukturgesetz einhergehenden Veränderungen zur teil-, vor- und nachstationären Versorgung sowie des ambulanten Operierens auch der Dokumentation eine größere haftungsrechtlich relevante Bedeutung zuzumessen ist.

Entwicklung in der Rechtsprechung

Bis Mitte der siebziger Jahre bewertete die Rechtsprechung ärztliche Aufzeichnungen als interne Gedächtnisstützen, auf die der Patient keinerlei Recht auf Einsicht hatte. Eine endgültige Abkehr von dieser Auffassung erfolgte durch ein Urteil des Bundesgerichtshofs im Jahre 1978 (BGH, NJW 1978, S. 2337). Spätestens seit diesem Zeitpunkt ist anerkannt, daß die Dokumentation von Patientendaten zu den vertraglichen Nebenpflichten aus dem Behandlungsvertrag bzw. dem Krankenhausaufnahmevertrag zählt, die im übrigen auch standesrechtlich durch die ärztliche Musterberufsordnung insoweit für den Arzt festgeschrieben ist, als es zu seinen Pflichten zählt, über die „in Ausübung seines Berufes gemachten Feststellungen und getroffenen Maßnahmen die erforderlichen Aufzeichnungen zu machen".

In der Folgezeit haben die Gerichte häufig unter dem Gesichtspunkt der Beweislastverteilung immer wieder Orientierungspunkte für die Dokumentationspflichten gesetzt, wobei sämtliche Entscheidungen durch ärztliche Sachverständige mitgeprägt wurden. Deren Anschauungen zur Dokumentation wurden und werden durch die Gerichte einer Prüfung unterzogen, die insbesondere den Schutzrechten des Patienten einerseits und den Alltagsbelastungen des Krankenhauspersonals andererseits Rechnung trägt.

> **Beispiele aus der Rechtsprechung**
> - *Grundsätzlich sind die wichtigsten diagnostischen und therapeutischen Maßnahmen zu dokumentieren. Aus den Krankenhausunterlagen müssen sich alle bedeutsamen Punkte der Anamnese, Diagnose, Therapie und alle sonstigen Behandlungsmaßnahmen ergeben; dabei reicht eine Beschreibung mit schlagwortartigen Abkürzungen oder zeichnerischen Darstellungen – etwa bei der Patientenlagerung auf dem Operationstisch – völlig aus (BGH, NJW 1984, S. 1403).*
> - *Routinemaßnahmen müssen nicht dokumentiert werden (OLG Oldenburg, MedR 1991, S. 203), ebensowenig nebensächliche und unerhebliche Sachverhalte (BGH, NJW 1972, S. 1520).*

- *So ist beispielsweise bei gesunden Säuglingen eine Kontrolle und Dokumentation von Körpertemperaturen sowie Atemfrequenz entbehrlich (OLG Karlsruhe, VersR 1986, S. 45).*
- *Keine Dokumentationspflicht besteht bei der Weigerung des Patienten, einen Aidstest vornehmen zu lassen. Das Fehlen eines entsprechenden Vermerks bedeutet für den Patienten bei einem etwaigen Wechsel des behandelnden Arztes und der Übernahme der Behandlungsunterlagen durch diesen nicht etwa die Gefahr, daß seinetwegen gebotene diagnostische oder therapeutische Maßnahmen unterblieben (OLG Düsseldorf, MedR 1996, S. 79).*

Bestehen für eine Vielzahl von stets wiederkehrenden Behandlungssituationen schriftliche Dienstanweisungen, so ist die Dokumentationspflicht ebenfalls eingeschränkt.

- *So darf – etwa im Fall eines Dekubitusrisikos – von der Dokumentation einer angeordneten Pflegemaßnahme dann abgesehen werden, wenn eine allgemeine schriftliche Anweisung besteht, die deutlich aussagt, welche einzelnen prophylaktischen Maßnahmen in den Fällen des Dekubitusrisikos unbedingt durchzuführen sind (BGH, MedR 1986, S. 324).*

Auch kommt es nicht in erster Linie darauf an, daß der Patient selbst oder ein Jurist als medizinischer Laie die Aufzeichnungen verstehen kann.

- *Die Abfassung der Aufzeichnungen haben so zu erfolgen, daß der Aufzeichnende selbst oder ein nach ihm mit dem Fall befaßter Fachmann (Arzt, Sachverständiger) die Dokumentation sinnvoll verwerten kann (BGH, NJW 1984, S. 1403).*
- *Entscheidend ist die medizinische, am Wohl des Patienten orientierte Betrachtungsweise dahingehend, daß nachvollzogen werden kann, ob die Behandlung als vertretbar oder unvertretbar einzuschätzen ist (BGH, NJW 1985, S. 2193).*
- *Eine weitere Grenze der Aufzeichnungspflicht ist auch dann anzunehmen, wenn – in der Nachbetrachtung – vom Arzt im Zeitpunkt der Behandlung eine Dokumentationsnotwendigkeit nicht erkennbar war (BGH, NJW 1973, S. 1520).*
- *Der Dokumentation ist insbesondere auch bei Tätigkeiten von (ärztlichen) Berufsanfängern besondere Bedeutung beizumessen, weil ihr insoweit die Zweckrichtung einer Kontrolle „im Interesse der Ausbildung" beigemessen wird (BGH, MedR 1986, S. 39).*
- *Für diagnostische Maßnahmen gilt, daß sie lückenlos zu dokumentieren sind (BGH, NJW 1986, S. 2365). So gehören in die Krankenakte Laborberichte, das EEG/EKG, etwaige Patientenfotos, Tonbandaufnahmen und die Ergebnisse bildgebender Verfahren.*

In bestimmten Fällen besteht eine gesetzliche Aufzeichnungspflicht, beispielsweise nach der Röntgenverordnung, der Strahlenschutzverordnung, der Medizingeräteverordnung, dem Medizinproduktegesetz oder dem Geschlechtskrankheitengesetz.

Empfehlung. Die Dokumentation – und sei es auch nur ein kurzer handschriftlicher Vermerk – sollte unverzüglich erfolgen, also unmittelbar in einem zeitlich nahen Bezug zum Vorgang stehen. Für zulässig erachtet wird in der Literatur in diesem Zusammenhang die „Reinschrift eines Entwurfs oder sonstiger persönlicher Kürzel innerhalb eines Zeitraums von etwa einer Woche". Je nach Besonderheit des Falles – etwa bei Risikopatienten oder auch besonders schwierigen Patienten (sogenannten Querulanten) – empfiehlt es sich darüber hinaus, mit erhöhter Sorgfalt den Behandlungsverlauf zu dokumentieren.

Dokumentationspflicht des Pflegepersonals
Verschiedentlich ist die Auffassung anzutreffen, daß für die allgemeine Pflege (Grundpflege) das Pflegepersonal ausschließlich zuständig sei und für den Bereich der speziellen Pflege (Behandlungspflege) eine autonome Pflegedokumentation der ärztlichen Dokumentation gegenüberstehe.

Da es nach noch herrschender Auffassung keinen Bereich der Krankenversorgung gibt, der der ärztlichen Aufsichts- und Weisungspflicht gänzlich entzogen wäre, kann dieser Meinung nicht gefolgt werden. Würde ein Arzt pflegerische Mängel zum Nachteil des Patienten übersehen, würde er sich dem Vorwurf eines ärztlichen Sorgfaltsmangels aussetzen; er könnte sich nicht mit dem Einwand enthaften, die allgemeine pflegerische Versorgung des Patienten falle nicht in seinen Versorgungsbereich. Stationäre Krankenversorgung läßt sich zwar in verschiedene Arbeitsbereiche gliedern, dennoch stellt sie in ihrer Gesamtheit eine besonders intensive Art der ärztlichen Behandlung dar, die in allen ihren Teilen letztlich der ärztlichen Zuständigkeit und Verantwortung unterworfen ist. Jedenfalls geht die höchstrichterliche Rechtsprechung (BGH, MedR 1986, S. 324) von einer ärztlichen Gesamtverantwortung für die Patientenversorgung aus, wenn es heißt: „Die Entscheidung über das, was zu tun war, durfte nicht allein dem Pflegepersonal überlassen werden". Daß dieser Grundsatz auch für die Dokumentation im Krankenhaus gilt, wird deshalb zu Recht vertreten. Soweit das Pflegepersonal Maßnahmen sowohl der allgemeinen wie speziellen Pflege durchführt, obliegt ihm auch die damit verbundene Dokumentation.

> **! Merke**
> Die Organisation der Pflegedokumentation obliegt der Pflegedienstleitung in enger Abstimmung mit dem ärztlichen Dienst.

Auch hier gilt, daß die Behandlungspflege lückenlos nachgewiesen werden muß: Medikation und deren Wirkung, Fieber-, Puls-, Blutdruck- und sonstige Kontrollen, gleichfalls Aufzeichnungen von besonderen Hygienemaßnahmen unmittelbar nach Erkennen von Auffälligkeiten auf der Station und beim Patienten. Besondere Pflegebedürfnisse, gerade bei der Gefahr eines Durchliegegeschwürs, gehören ebenso zu den Dokumentationsinhalten einer Krankenakte wie – aus dem Bereich der allgemeinen Pflege – Ermahnungen an die Patienten, die ärztlichen Anweisungen wie Bettruhe, Diät etc. nicht einhalten. Selbstverständlich ist jedes besondere Vorkommnis, wie beispielsweise der Sturz eines Patienten aus dem Bett und die getroffene Maßnahme zur Vermeidung einer Wiederholung

(Bettgitter) sowie erforderlich gewordene Therapiemaßnahmen (z.B. Röntgen) zu dokumentieren. Erforderlich ist es dagegen nicht, ausdrücklich im Pflegebericht zu vermerken, daß der Patient nach einem Sturz nicht desorientiert war, es sei denn, es liegen Anzeichen für eine Verwirrtheit beim Patienten vor.

Soweit im Krankenhaus allgemeine schriftliche Anordnungen nicht vorhanden sind, müssen in jedem Fall die ärztlichen Anordnungen durchzuführender besonderer Pflegemaßnahmen im Krankenblatt enthalten sein. Hierzu gehören die Medikation, die Injektionen, die Vorbereitung und Überwachung von Infusionen, das Anlegen von Verbänden, Bestrahlungen und auch medizinische Bäder. Wird ausnahmsweise eine Bedarfsmedikation durchgeführt, muß diese von der verantwortlichen Pflegekraft ausführlich in der Dokumentation begründet werden. Bei der Delegation dieser oder ähnlicher Aufgaben muß der Arzt eine sorgfältige Auswahl der beauftragten Person treffen, seinen vorbeugenden Hinweis- und laufenden Kontrollpflichten nachkommen; dies hat er zu dokumentieren bzw. die delegierte Dokumentation zu überwachen.

Dokumentation als Maßnahme der Qualitätssicherung
Mit der vom Pflegepersonal geführten Pflegedokumentation steht ein kontinuierliches, dem Krankheitsverlauf des Patienten begleitendes Kontrollverfahren zur Verfügung, mit dem der gesamte Krankenpflegeprozeß nachvollziehbar und transparent wird. Ziel der Pflegedokumentation ist zum einen, den Ausgangszustand des Patienten bei der Einlieferung mit dem durch die Pflege erreichten Zustand vergleichen zu können; zum anderen können die getroffenen Behandlungsmaßnahmen besser beurteilt und überprüft werden. Des weiteren kann sie dazu dienen, notwendig werdende Veränderungen von Pflegemaßnahmen im Pflegeprozeß zu empfehlen, gegebenenfalls auch die Qualität des Pflegeprozesses zu erhöhen und schließlich – unter Kostengesichtspunkten – den notwendigen Personalbedarf zu ermitteln als auch schlußendlich Pflegekraft und Patienten rechtlich abzusichern.

Zutreffenderweise sollte deshalb die Dokumentation als willkommenes Kommunikationsmittel und als präventive Qualitätssicherung im Krankenhaus verstanden werden.

Nach Angaben der Versicherungswirtschaft sind etwa 50% der Schadensfälle im Krankenhaus auf mangelnde Aufklärung und unzureichende Dokumentation zurückzuführen. Demnach ließe sich ein großer Teil der Schadensfälle durch gewissenhafte (Pflege-)Dokumentation vermeiden.

Auch die neuen sozialgesetzlichen Versorgungsformen des ambulanten Operierens sowie der vor- und nachstationären Behandlung bergen Haftungspotentiale, denen nur bei optimaler Kooperation – etwa zwischen Hausarzt, Krankenhausarzt und Pflegedienst –, mündlicher wie schriftlicher Absprache sowie wechselseitiger Beratung wirksam begegnet werden kann. Die gesplittete Verantwortlichkeit erfordert ein funktionierendes Management und beste Organisation, die unter haftungsrechtlichen Gesichtspunkten einer ständigen Überprüfung, möglicherweise auch Ergänzung und Anpassung an die Rechtsprechung bedarf. Der Dokumentation kommt in diesem Rahmen eine – auch prozeßrechtlich – herausragende Bedeutung zu.

Dokumentation und Beweislast

Eine mangelhafte oder fehlende Dokumentation kann – je nach Einzelfall – zugunsten des Patienten eine Beweiserleichterung bis hin zur Beweislastumkehr zur Folge haben, „wenn die gebotene (ärztliche) Dokumentation lückenhaft bzw. untauglich ist und deswegen für den Patienten im Falle einer Schädigung die Aufklärung des Sachverhalts unzumutbar erschwert wird". Eine Dokumentationspflicht setzt also voraus, daß die – unterbliebene – Maßnahme geboten war, um Ärzte und Pflegepersonal über den Verlauf der Krankheit und die bisherigen medizinischen Schritte für ihre künftigen Entscheidungen ausreichend zu informieren. Eine medizinisch nicht erforderliche Dokumentation gebietet auch das Recht nicht, so daß sich aus dem Unterbleiben derartiger Aufzeichnungen keine beweisrechtlichen Schlüsse ziehen lassen.

12.2
Arbeitsrechtliche Grundzüge

Das Arbeitsrecht regelt als Sonderrecht die Rechtsverhältnisse der am Arbeitsverhältnis unmittelbar beteiligten Personen, insbesondere der Arbeitnehmer und Arbeitgeber.

> **Merke**
> Das Arbeitsrecht ist nicht in einem einheitlichen Gesetz niedergelegt, es gibt also kein Arbeitsgesetzbuch. Soweit gesetzliche Regelungen bestehen, befinden sie sich in einer Vielzahl von Einzelgesetzen. Die überwiegende Zahl einzelgesetzlicher arbeitsrechtlicher Bestimmungen gehört dem Zivilrecht an; das gilt vor allem für die Regeln, die das Verhältnis zwischen Arbeitnehmer und Arbeitgeber bestimmen.

Eine Reihe von Bestimmungen im Arbeitsrecht zählt auch zum öffentlichen Recht: Das sind vor allem solche Vorschriften, die dem Arbeitgeber besondere Pflichten auferlegen, deren Einhaltung von staatlichen Behörden (z.B. den Gewerbeaufsichtsämtern) überwacht wird. In aller Regel handelt es sich um Schutzbestimmungen zu Gunsten der Arbeitnehmer, wozu etwa das Mutterschutzgesetz, Jugendarbeitsschutzgesetz, Schwerbehindertengesetz und das Arbeitszeitgesetz zählen. Die Gesamtheit dieser Vorschriften sind dem Arbeitsschutzrecht zuzuordnen, das mit der Verabschiedung des Arbeitsschutzgesetzes im Jahre 1996 eine wesentliche Ergänzung erfuhr, um die Sicherheit und den Gesundheitsschutz der Beschäftigten bei der Arbeit zu verbessern.

Schließlich kommt hinzu, daß einige wenige Rechtssätze überhaupt nicht festgehalten, sonden „ungeschriebenes Recht" sind. Hinzu treten noch die Bestimmungen, die durch Kollektivregelungen – Tarifverträge oder Betriebsvereinbarungen – oder durch Einzelabmachungen zwischen Arbeitgeber und Arbeitnehmer individuell vereinbart sind. Darüber hinaus beeinflussen die Entwicklung des Arbeitsrechts Auslegungen bestehender Rechtssätze durch die Arbeitsgerichte und die Rechtslehre. Einen Überblick über die Rechtsquellen des Arbeitsrechts zeigt Abb. 12.1.

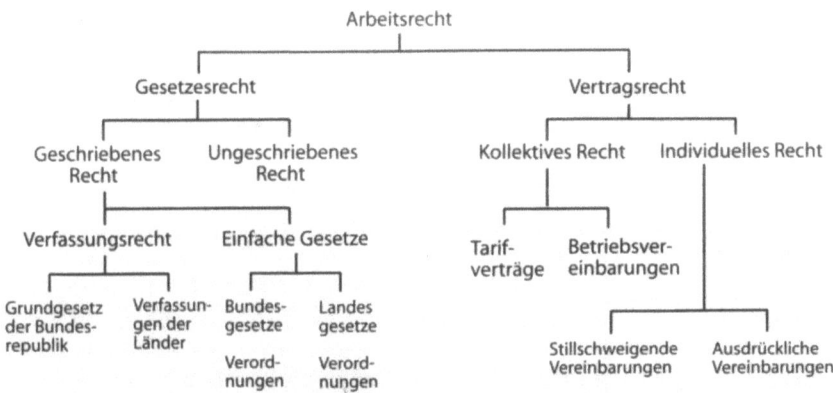

Abb. 12.1. Rechtsquellen des Arbeitsrechts

Kollektives Arbeitsrecht

Unter kollektivem Arbeitsrecht wird derjenige Teil des Arbeitsrechts verstanden, der sich mit dem Recht der Sozial- und Betriebspartner im Beruf und im Betrieb befaßt und die Gesamtvereinbarung sowie das Arbeitskampfrecht regelt.

Als Sozialpartner bezeichnet man die Gewerkschaften und Arbeitgeberverbände als Interessenvertretungen der Arbeitnehmer und Arbeitgeber, denen in unserem staatlichen Gemeinwesen bestimmte Ordnungsfunktionen zukommen. Der Staat hat diesen Interessenverbänden einen Teil seiner Gesetzgebungsbefugnis delegiert. Diese Befugnis nehmen die Sozialpartner mit dem Abschluß von Tarifverträgen wahr, die zu einem Teil mit Gesetzeskraft ausgestaltet sind; insoweit spricht man von der normativen Wirkung eines Tarifvertrages.

Mit dem normativen Teil eines Tarifvertrages werden Rechtsnormen Gesetz, die den Inhalt, den Abschluß oder die Beendigung von Arbeitsverhältnissen oder betriebliche oder betriebsverfassungsrechtliche Fragen oder gemeinsame Einrichtungen der Vertragspartner betreffen. So setzt z.B. ein Lohn- oder Gehaltstarifvertrag zwingend die Höhe der tariflichen Löhne/Gehälter, aber auch Zuschläge und Mehrarbeitsvergütungen fest; ein Manteltarifvertrag bestimmt z.B. die Dauer der Kündigungsfristen, im öffentlichen Dienst auch Tätigkeitsmerkmale und Urlaubsregelungen.

Vom normativen Teil eines Tarifvertrages ist der obligatorische Teil zu unterscheiden. Hier werden die Rechte und Pflichten der Sozialpartner untereinander festgelegt. Dazu gehören die Pflicht der Tarifvertragsparteien zur Durchführung eines Tarifvertrages, die sogenannte Friedenspflicht für die Laufdauer des Tarifvertrages, mit der in dieser Zeit Arbeitskampfmaßnahmen ausgeschlossen werden, und ferner die Regelungen über die Kündigung des Tarifvertrages.

Hinsichtlich der Inhalte kann unterschieden werden zwischen Einzeltarifverträgen und Rahmen- oder Manteltarifverträgen.

Für das Krankenpflegepersonal und Angehörige zahlreicher anderer Berufe im Gesundheitswesen gilt – etwa wenn sie in öffentlich-rechtlichen Krankenhäusern tätig sind – der Bundesangestelltentarifvertrag (BAT), der die Arbeitsbedingungen der Angestellten in Bund, Ländern und Gemeinden regelt. In karitativen Häusern gelten in aller Regel die „Richtlinien für Arbeitsverträge in den Einrichtungen des deutschen Karitasverbandes „AVR". Die Vergütungen werden dem gegenüber in gesonderten Tarifverträgen ausgehandelt.

> **Merke**
> Die Regelungen des normativen Teils eines Tarifvertrages gelten – im Rahmen der Tarifgebundenheit – unmittelbar und zwingend. Sie sind unabdingbar. Abweichende Vereinbarungen zwischen Arbeitgeber und Arbeitnehmer sind nur zugunsten des Arbeitnehmers zulässig. Dies folgt aus dem Tarifvertragsgesetz.

Während die Sozialpartner überbetrieblich fungieren, wird das gemeinsame Interesse innerhalb des Betriebes von den Betriebspartnern verfolgt. Betriebspartner sind auf der einen Seite der Arbeitgeber, auf der anderen Seite der Betriebsrat, der Personalrat oder die Mitarbeitervertretung. Bei den letztgenannten Gremien handelt es sich um die Interessenvertretung der Arbeitnehmer auf betrieblicher Ebene. Dies ist im gewerblichen, industriellen Bereich der Betriebsrat, im öffentlich-rechtlichen Bereich, im gemeindlichen Krankenhäuser oder Krankenanstalten des Landes, der Personalrat und häufig – in karitativen Einrichtungen – die Mitarbeitervertretung. Rechtsstellung und Rechte ergeben sich für den Betriebsrat ebenso wie für die Mitarbeitervertretung aus dem Betriebsverfassungsgesetz und für den Personalrat aus dem Bundespersonalvertretungsgesetz sowie dem Personalvertretungsgesetz der Länder. Allerdings ist das Betriebsverfassungsgesetz und das Personalvertretungsgesetz für Religionsgemeinschaften sowie in den von Kirchen betriebenen karitativen Einrichtungen nur beschränkt anwendbar, beispielsweise im Fall der Mitbestimmung in Arbeitszeitfragen (LAG Berlin, MedR 1990, S. 228).

> **Merke**
> Zur Regelung bestimmter innerbetrieblicher Fragen können die Betriebspartner durch vertragliche Vereinbarungen, sogenannte Betriebsvereinbarungen, in gewissem Rahmen „Betriebsgesetze aufstellen", also Rechtsnormen, die für jedermann im Betrieb wie ein Gesetz gelten.

Im Bereich der Personalvertretungsgesetze können zwischen Personalrat und Dienststelle Dienstvereinbarungen gemeinsam beschlossen werden. Das geschieht in der Regel bei Mitbestimmungstatbeständen wie der Festlegung von Beginn und Ende der täglichen Arbeitszeit, der Pausen sowie der Verteilung der Arbeitszeit auf einzelne Wochentage.

Diese Betriebs-/Dienstvereinbarungen und Tarifverträge nennt man zusammengefaßt „Gesamtvereinbarung".

Individuelles Arbeitsrecht

> **Merke**
> Dem individuellen Arbeitsrecht ist der Teil des Arbeitsrechts zuzuordnen, der nicht dem kollektiven Arbeitsrecht zuzurechnen ist. Insbesondere gehört dazu der Einzelarbeitsvertrag sowie die sich aus ihm ergebenden Rechte und Pflichten des Arbeitnehmers und Arbeitgebers, aber auch die Aufhebung des Arbeitsverhältnisses.

Nach heute herrschender Auffassung ist ein Arbeitsverhältnis ein Rechtsverhältnis, das zwischen dem einzelnen Arbeitnehmer und dem Arbeitgeber aufgrund eines Arbeitsvertrages entsteht.

Bei Abschluß des Arbeitsvertrages gilt der Grundsatz der Vertragsfreiheit, der aus Artikel 2 GG hergeleitet wird (freie Entfaltung der Persönlichkeit), wobei allerdings bestehende Gesetze sowie kollektivvertragliche Normen (Tarifvertrag und Betriebsvereinbarung) zu beachten sind, die vielfach Schriftlichkeit des Arbeitsvertrages vorsehen.

Im Zusammenhang mit der Arbeitnehmereigenschaft bereitet Schwierigkeiten die Einordnung derjenigen Personen, die mit ihrer Berufsausübung vorwiegend karitative und religiöse Zwecke verfolgen; hierzu zählen vor allem die Ordensschwestern, Diakonissen, Karitasschwestern und DRK-Schwestern.

In ständiger Rechtsprechung steht das Bundesarbeitsgericht (BAG) hinsichtlich der Rechtsstellung einer DRK-Schwester auf dem Standpunkt, daß zumindest diejenige Rot-Kreuz-Schwester, die in einem von ihrer Schwesternschaft selbst betriebenen Krankenhaus tätig ist, keine Arbeitnehmereigenschaft besitze, da sich die Rechtsbeziehung zwischen der Schwester und dem Verband ausschließlich nach vereinsrechtlichen Grundsätzen regelt. Gleiches wird man – auch ohne diesbezügliche Rechtsprechung – zur Rechtsstellung von Ordensschwestern, Karitasschwestern und Diakonissen sagen müssen. Wenn ein besonderer Arbeitsvertrag zwischen Verband und Schwester nicht geschlossen wird, liegt kein Arbeitsverhältnis vor. Nach höchstrichterlicher Auffassung gibt es keinen Rechtssatz des Inhalts, daß Dienste in persönlicher Abhängigkeit ausschließlich aufgrund eines Arbeitsverhältnisses und nicht aufgrund vereinsrechtlicher Mitgliedschaft erbracht werden können. Allerdings darf die Begründung vereinsrechtlicher Arbeitspflichten nicht zur Umgehung zwingender arbeitsrechtlicher Schutzbestimmungen führen (BAG, DB 1995, S. 2612).

Häufig werden die genannten Schwestern aufgrund von sogenannten Gestellungsverträgen tätig. Darunter versteht man eine Art Leihverhältnis, in dem sich die Schwesternschaft gegenüber einem Krankenhausträger zur Leistungserbringung der Krankenpflege gegen Vergütung verpflichtet und zur Erfüllung dieser Pflicht dem Krankenhausträger Schwestern zur Verfügung stellt (ausleiht).

Arbeitnehmereigenschaft erhalten die Schwestern allein wegen eines derartigen Gestellungsvertrages noch nicht (BAG, NJW 1986, S. 2906). Dies ist erst dann der Fall, wenn die Schwestern ihrerseits mit dem Krankenhausträger Arbeitsverträge abschießen – eine heutzutage regelmäßig geübte Gepflogenheit.

> **Merke**
> Ein Arbeitsvertrag verpflichtet wie jeder andere gegenseitige Vertrag die Vertragspartner zur Erfüllung der sich aus dem Vertrag ergebenden Pflichten.

Die *Hauptpflicht* des Arbeitnehmers liegt in der Pflicht zur Erbringung seiner Arbeitsleistung, denn um ihretwillen wird das Arbeitsverhältnis seitens des Arbeitgebers geschlossen. Der Inhalt der Arbeitsleistung besteht darin, daß der Arbeitnehmer die Tätigkeiten auszuführen hat, die seiner vertraglich übernommenen Stellung im Betrieb entsprechen.

Neben den vertraglichen Einzelabreden gelten oftmals hinsichtlich der Arbeitsleistung gleichfalls tarifliche Bestimmungen. Angehörige der Gesundheitsberufe, soweit sie in einem gemeindlichen Krankenhaus oder in einer Krankenanstalt des Landes tätig sind, stehen in aller Regel zum Krankenhausträger in einem Angestelltenverhältnis. Dementsprechend gilt für diesen Personenkreis bei einer Beschäftigung beim Bund, bei den Ländern oder Kommunen der Bundesangestelltentarifvertrag, der mit Sonderregelungen für Angestellte in Kranken-, Heil-, Pflege- und Entbindungsanstalten betreffend Arbeitszeit, Überstunden, Bereitschaftsdienst etc. den Eigenheiten dieses Bereiches Rechnung trägt. Bei der Beschäftigung in karitativen Einrichtungen wird häufig Bezug genommen auf die im öffentlichen Dienst geltenden Tarifverträge.

Im Zweifel ist jeder Arbeitnehmer verpflichtet, die versprochenen Tätigkeiten in Person zu erbringen (§ 613 BGB).

Soweit also nicht ausdrücklich etwas anderes bestimmt ist, darf der Arbeitnehmer keinen „Ersatzmann" stellen; die Pflicht zur Arbeitsleistung ist höchstpersönlich.

So kann eine Stationsschwester, die zur Frühschicht eingeteilt ist, nicht mit einer Kollegin, die Spätschicht hat, die Schicht tauschen. Sie kann dies nur, wenn der Arbeitgeber oder dessen Beauftragter (z.B. Pflegedienstleitung) damit einverstanden ist.

Die Pflicht der Leistungserbringung entfällt nur in wenigen Fällen, etwa in der Urlaubszeit, im Krankheitsfall des Arbeitnehmers, bei berechtigter Leistungsverweigerung, etwa im Falle unzulässiger Delegation ärztlicher Aufgaben an das nachgeordnete nichtärztliche Personal sowie offenstehender Vergütungsansprüche oder auch, wenn der Arbeitgeber gar nicht in der Lage ist, die angebotene Arbeitsleistung in Anspruch zu nehmen.

Von der Erbringung der Arbeitsleistung als Hauptpflicht sind die vertraglichen *Nebenpflichten* des Arbeitnehmers zu unterscheiden. Zu diesen Nebenpflichten zählen etwa die Gehorsamspflicht, die Pflicht zur Unterlassung betriebsschädigender Handlung, die Beachtung der Arbeitsschutzregeln, gegebenenfalls die Mitteilung einer Schwangerschaft sowie die Pflicht zur pfleglichen Behandlung der Arbeitsgegenstände. Für Angestellte, die dem Bundesangestelltentarifvertrag (BAT) unterliegen, gilt in besonderem Maße die Verschwiegenheitspflicht, wobei für Angestellte in Krankenanstalten und Bundeswehrkrankenhäusern bezüglich der Schweigepflicht noch Sonderregeln gelten. Die genannten Einzelverpflichtungen werden durch die Treuepflicht des Arbeitnehmers als Nebenverpflichtung aus dem Arbeitsverhältnis begründet.

12.2 Arbeitsrechtliche Grundzüge

> **Merke**
> Der Verpflichtung zur Leistungserbringung durch den Arbeitnehmer entspricht dabei die Pflicht zur Entgeltzahlung des Arbeitgebers.

Der Treuepflicht des Arbeitnehmers steht auf der Arbeitgeberseite als arbeitsvertragliche Nebenpflicht die Fürsorgepflicht gegenüber.

Hierzu zählt beispielsweise die Pflicht, vom Arbeitnehmer Gefahren abzuwenden, soweit sie im Arbeitsverhältnis begründet sind. Diese Pflicht findet ihre Grenze in der Zumutbarkeit für den Arbeitgeber. Unter anderem deshalb, aber auch wegen anderer Gründe ist die Forderung nach HIV-Testung aller Krankenhauspatienten zum Schutz vor Infektionen des Krankenhauspersonals unsachgemäß.

Wenn zuvor im Rahmen der Nebenpflichten des Arbeitnehmers von Gehorsamspflicht gesprochen wurde, entspricht dies einem Weisungsrecht des Arbeitgebers. Für bestimmte Arbeitnehmergruppen ist die Pflicht, die Tätigkeit nach Weisung des Arbeitgebers auszuführen, gesetzlich ausdrücklich geregelt. Für alle anderen Arbeitnehmer ergibt sich die Weisungsgebundenheit aus allgemein arbeitsrechtlichen Grundsätzen.

> **Merke**
> Das Direktionsrecht des Arbeitgebers beruht auf dem Arbeitsverhältnis und berechtigt ihn, Inhalt, Art, Ort und Umfang der Tätigkeit des Arbeitnehmers im einzelnen zu bestimmen sowie diejenigen Anordnungen zu treffen, die zur Aufrechterhaltung der Ordnung im Betrieb erforderlich sind (BAG, NZA 1995, S. 1088).

Im öffentlichen Dienst kann dem Arbeitnehmer grundsätzlich jede Tätigkeit zugewiesen werden, die den Merkmalen seiner Vergütungsgruppe entspricht. Es ist deshalb möglich, Arbeitnehmern, die Tätigkeiten einer bestimmten Fallgruppe einer Vergütungsgruppe verrichten, Aufgaben einer anderen Fallgruppe derselben Vergütungsgruppe zuzuweisen. Ist die Arbeitspflicht vertraglich auf eine bestimmte Tätigkeit konkretisiert, ist das Weisungsrecht eingeschränkt. Seine Grenzen findet das Direktionsrecht weiterhin dort, wo durch Gesetz, kollektiv- oder einzelvertragliche Regelungen die näheren Einzelheiten der Arbeitsleistung festgelegt sind. Daraus resultiert, daß sich der Arbeitgeber unter Berufung auf das Direktionsrecht weder über ein Gesetz noch über die tarifvertraglichen oder in Betriebsvereinbarungen getroffenen Regelungen hinwegsetzen kann. Gleiches gilt für vertragliche Abmachungen, die ebenfalls nicht durch einseitige Anordnung des Arbeitgebers beseitigt werden können. Diese wäre allenfalls durch eine Änderungskündigung möglich, da auch im Arbeitsrecht der Grundsatz gilt, daß sich jede Partei an die getroffenen Vereinbarungen halten muß.

> **Merke**
> Im übrigen gilt, daß der Arbeitgeber bei Ausübung seines Weisungsrechts den Maßstab des Zumutbaren beachten muß und das Direktionsrecht nur nach billigem Ermessen gemäß § 315 BGB ausüben darf.

So ist der Arbeitgeber nicht berechtigt, einen Arbeitnehmer an einen Arbeitsplatz zu versetzen, der wesentlich anders als der bisherige ist und wesentlich geringer vergütet wird. Andererseits kann der Arbeitgeber kraft seines Direktionsrechts Spannungen zwischen Arbeitnehmern durch Umsetzung eines der Arbeitnehmer begegnen. Als Reaktion auf Konfliktlagen ist der Arbeitgeber nicht gehalten, an Stelle einer Umsetzung eine Abmahnung auszusprechen. Im Rahmen des billigen Ermessens ist eine Abmahnung gegenüber einer Umsetzung nicht notwendigerweise das „mildere Mittel" (BAG, NZA 1995, S. 1088). Ob Mitbestimmungsrechte des Betriebs-/Personalrates oder der Mitarbeitervertretungen zu beachten sind, ist Frage des Einzelfalls.

Kündigung von Arbeitsverhältnissen

Die Kündigung ist die häufigste Form der Beendigung eines Arbeitsverhältnisses durch den Arbeitgeber oder den Arbeitnehmer. Begrifflich ist die Kündigung eine einseitige nicht annahmebedürftige Willenserklärung, die wirksam wird, wenn sie dem Vertragsgegner zugeht. Zugegangen ist eine Kündigung, wenn der Empfänger die Möglichkeit der Kenntnisnahme hat.

An bestimmte gesetzliche Formvorschriften ist die Kündigung eines Arbeitsverhältnisses nicht gebunden, so daß die mündliche Erklärung in aller Regel genügend ist.

Etwas anderes gilt allerdings, wenn Schriftlichkeit der Kündigungserklärung entweder einzelvertraglich vereinbart oder tarifvertraglich vorgesehen ist. Fehlt in einem solchen Fall die Schriftform, ist die Kündigung unwirksam. Gesetzlich vorgeschrieben ist die Schriftform bei einer Kündigung eines Berufsausbildungsverhältnisses. Unzulässig ist auch, die Kündigung unter eine Bedingung zu stellen, weil hiermit der Kündigungsempfänger in eine ungewisse Situation versetzt wird. Die Kündigungserklärung muß also unbedingt sein.

> **! Merke**
> Eine Kündigung kann ausgesprochen werden als
> - ordentliche (fristgerechte) Kündigung oder
> - außerordentliche (fristlose) Kündigung.
> Sie kann darüber hinaus als Änderungskündigung oder als Beendigungskündigung formuliert sein.

Von einer Änderungskündigung wird dann gesprochen, wenn nicht die Entlassung eines Arbeitnehmers, sondern nur die Änderung der Arbeitsbedingungen angestrebt wird. Dies geht in der Art vor sich, daß dem Arbeitnehmer im Zusammenhang mit der Kündigung zugleich die Fortsetzung des Arbeitsverhältnisses zu den beabsichtigten geänderten Bedingungen angeboten wird. Nimmt der Arbeitnehmer die angebotene Vertragsänderung an, gilt diese nach Ablauf der Kündigungsfrist. Wird das Angebot abgelehnt, endet das Arbeitsverhältnis mit Ablauf der Kündigungsfrist. Der Arbeitnehmer kann allerdings das Angebot auch zunächst annehmen, jedoch unter dem Vorbehalt, daß die Änderung der Arbeitsbedingungen nicht sozial gerechtfertigt ist. Diesen Vorbehalt muß der Arbeitnehmer dem Arbeitgeber gegenüber erklären und Kündigungsschutzklage vor dem Arbeitsgericht erheben. Stellt dann das Gericht fest, daß die Änderung der Arbeitsbedingungen sozial ungerechtfertigt ist, ist die Kündigung von Anfang an unwirksam. Erhebt der Arbeitnehmer innerhalb der gesetzlich vorgeschriebenen Frist von drei Wochen keine Kündigungsschutzklage, so bleibt es bei den geänderten Vertragsbedingungen.

Von der Änderungskündigung unterscheidet sich die (Beendigungs-)Kündigung dadurch, daß mit ihr von vorneherein die Entlassung des Arbeitnehmers und damit die Beendigung des Arbeitsverhältnisses als Ganzes bezweckt wird. Dabei ist die außerordentliche (fristlose) Kündigung von der ordentlichen (fristgemäßen) Kündigung zu trennen.

> **! Merke**
> Die Zulässigkeit einer außerordentlichen, nicht an eine fristgebundene Kündigung folgt aus § 626 BGB. Danach kann ein Dienstverhältnis von jedem Vertragsteil aus wichtigem Grund ohne Einhaltung einer Kündigungsfrist gekündigt werden, wenn Tatsachen vorliegen, aufgrund derer dem Kündigenden unter Berücksichtigung aller Umstände des Einzelfalles und unter Abwägung der Interessen beider Vertragsteile die Fortsetzung des Dienstverhältnisses bis zum Ablauf der Kündigungsfrist oder bis zu der vereinbarten Beendigung des Dienstverhältnisses nicht zugemutet werden kann.

Die außerordentliche fristlose Kündigung aus wichtigem Grund kann nur innerhalb von zwei Wochen erfolgen. Die Frist beginnt mit dem Zeitpunkt, in dem der Kündigungsberechtigte von den für die Kündigung maßgebenden Tatsachen Kenntnis erlangt. Der Kündigende muß dem anderen Teil auf Verlangen den Kündigungsgrund unverzüglich mitteilen. Zu den wichtigen Gründen, die zu einer fristlosen Kündigung berechtigen, zählen beispielsweise strafbare Handlungen, etwa Verstöße gegen das Betäubungsmittelgesetz. Auch der begründete Verdacht einer strafbaren Handlung kann zu einer fristlosen Kündigung führen. Ob im Einzelfall ein wichtiger Grund zu einer fristlosen Entlassung vorliegt, hängt von den jeweiligen tatsächlichen Umständen ab. Dementsprechend umfangreich ist auch die Rechtsprechung der Arbeitsgerichte.

In aller Regel muß einer fristlosen Kündigung eine *Abmahnung* vorausgegangen sein.

Eine derartige Maßnahme dient dem Zweck, dem Arbeitnehmer deutlich zu machen, daß der Arbeitgeber die Pflichtverstöße nicht duldet und der Arbeitnehmer im Wiederholungsfall mit der Entlassung zu rechnen habe.

Die Wirksamkeit einer arbeitsrechtlichen Abmahnung setzt demnach voraus:

- detaillierte Bezeichnung des gerügten Fehlverhaltens,
- unmißverständlicher Hinweis, daß ein wiederholter Pflichtverstoß nicht geduldet wird und
- im Falle der Wiederholung mit der Kündigung zu rechnen ist.

Von der außerordentlichen fristlosen Kündigung unterscheidet sich die ordentliche fristgemäße Kündigung dadurch, daß sie die Einhaltung einer Kündigungsfrist voraussetzt.

Als Gründe, die eine ordentliche fristgerechte Kündigung rechtfertigen können, kommen die im Kündigungsschutzgesetz genannten in Betracht. Danach ist eine Kündigung möglich durch Gründe, die in der Person oder in dem Verhalten eines Arbeitnehmers liegen oder die durch dringende betriebliche Erfordernisse bedingt sind, die einer Weiterbeschäftigung des Arbeitnehmers im Betrieb entgegenstehen.

Demgemäß werden die Kündigungsgründe als

- personenbedingte,
- verhaltensbedingte,
- betriebsbedingte

Gründe bezeichnet.

Zu den personenbedingten Kündigungsgründen zählen z.B. solche, die den Arbeitnehmer langfristig oder häufiger kurzfristig infolge Krankheit an der Leistungserbringung hindern oder zu einer Leistungsminderung führen. Krankheit schützt also – entgegen einer vielfach anzutreffenden Meinung – nicht grundsätzlich vor Kündigung, allerdings stellt die Rechtsprechung verschärfte Anforderungen an eine durch Krankheit hervorgerufene personenbedingte Kündigung.

Mit dem Auftreten der Aidserkrankungen wurden auch die Arbeitsgerichte mit der kündigungsrechtlichen Problematik konfrontiert. Zu unterscheiden ist dabei die HIV-Infizierung einerseits und Aidserkrankung andererseits.

Eine vom Arzt festgestellte Aidserkrankung kann arbeitsrechtlich erst dann bedeutsam werden, wenn sie den Arbeitnehmer hindert, die von ihm geschuldete Arbeitsleistung zu erbringen. Will der Arbeitgeber kündigen, so müssen die von der Rechtsprechung für krankheitsbedingte Kündigungen entwickelten Grundsätze beachtet werden, insbesondere nicht unerhebliche krankheitsbedingte Fehlzeiten in der Vergangenheit, eine ungünstige Zukunftsprognose und unzumutbare Störungen im Betriebsablauf. Die Tatsache einer HIV-Infizierung ist bislang nicht als Kündigungsgrund anerkannt, da nach dem bisherigen Wissensstand bei der Erfüllung arbeitsvertraglicher Pflichten in der Regel keine Gefahr der Ansteckung besteht (Sonderfälle sind allerdings denkbar, z.B. daß ein infizierter Arbeitnehmer anderen mit Ansteckung droht).

Auch für Arbeitnehmer, deren Tätigkeit mit einer Infektionsgefahr für andere oder sich selbst verbunden ist, ist nach herrschender Meinung eine Ansteckungsgefahr ausgeschlossen, wenn die erforderlichen Hygiene- und Schutzmaßnahmen beachtet werden.

Den verhaltensbedingten Kündigungsgründen sind alle diejenigen zuzurechnen, die sich aus dem Handeln und Verhalten des Arbeitnehmers am Arbeitsplatz – teilweise auch außerhalb – ergeben. Dazu gehört z.B. Bummelei, Rauferei im Betrieb, Beleidigung des Arbeitgebers oder Informationen an das Amt für Arbeitsschutz, ohne daß der innerbetriebliche Beschwerdeweg zur Abhilfe von Arbeitplatzgefährdungen ausgeschöpft ist. Als Kündigungsgrund kann in diesem Zusammenhang auch die *Arbeitsverweigerung* eine Rolle spielen. Eine Arbeitsverweigerung liegt allerdings nicht vor, wenn beispielsweise eine Pflegekraft berechtigterweise die Übernahme einer eigentlich ärztlichen Tätigkeit (Injektion, Infusion oder Blutentnahme) ablehnt. Ähnliches gilt für die Weigerung an der Mitwirkung beim Schwangerschaftsabbruch. Hat sich allerdings in letzterem Falle eine Pflegekraft bei Einstellung bereiterklärt, an durchzuführenden Schwangerschaftsabbrüchen mitzuwirken, rückt sie aber hiervon im konkreten Fall durch Verweigerung ab, so wird man dem Krankenhausträger das Recht zur Kündigung wegen Vertragsverletzung in letzter Konsequenz, allerdings als äußerste Maßnahme, nicht versagen können. Ein Arbeitsverweigerungsrecht dürfte schließlich für eine Pflegekraft auch dann bestehen, wenn sie zur Anwendung eines für sie erkennbar fehlerhaften Medizinproduktes angewiesen wird.

Abschließend soll noch auf die betriebsbedingte Kündigung eingegangen werden.

Eine betriebsbedingte Kündigung liegt vor, wenn z.B. Umorganisation, Umstrukturierung, Arbeitsmangel und ähnliches einer Weiterbeschäftigung des Arbeitnehmers entgegenstehen. Im Krankenhausbereich ist etwa an die Aufgabe bestimmter Stationen zu denken. Ist hier eine sinnvolle Weiterbeschäftigung des Arbeitnehmers nicht möglich, kann eine betriebsbedingte Kündigung in Frage kommen. Eine derartige Kündigung ist jedoch nur wirksam, wenn der Arbeitgeber zuvor eine sogenannte *Sozialauswahl* getroffen hat. Danach ist der Kündigende gehalten, nur dem sozial weniger schutzwürdigen Arbeitnehmer unter mehreren vergleichbaren Kräften zu kündigen. Als sogenannte Sozialindikatoren nennt das Kündigungsschutzgesetz:

- Dauer der Betriebszugehörigkeit,
- Lebensalter,
- Unterhaltspflichten.

Diese gesetzlichen Kriterien zur Sozialauswahl sind abschließend. Eine tarifliche Abweichung ist nicht zulässig.

Über die Reihenfolge und Wertigkeit der Indikatoren trifft das Gesetz keine Aussage. Nicht in die Sozialauswahl sind die Arbeitnehmer einzubeziehen, deren Weiterbeschäftigung, insbesondere wegen ihrer Kenntnisse, Fähigkeiten und Leistungen oder zur Sicherung einer ausgewogenen Personalstruktur des Betriebes im berechtigten betrieblichen Interesse liegt.

Arbeitsschutzrecht

Besondere Kündigungsschutzvorschriften sieht der Gesetzgeber z. B. für Schwangere und Schwerbehinderte vor. Sie sind im Mutterschutzrecht bzw. im Schwerbehindertengesetz geregelt.

Diese Vorschriften gehören zum Arbeitnehmerschutzrecht als Teil des umfassenden Arbeitsschutzrechts.

Die Vorschriften des Arbeitnehmerschutzes gehören zum Bereich des öffentlichen Rechts. Die sich aus ihm ergebenden Pflichten obliegen dem Arbeitgeber in erster Linie gegenüber dem Staat. Der Arbeitnehmer kann also regelmäßig nicht auf Erfüllung der dem Arbeitgeber obliegenden Pflichten klagen.

Die Vorschriften des Arbeitnehmerschutzrechts konkretisieren jedoch vielfach die allgemeine Fürsorgepflicht des Arbeitgebers.

Die Einhaltung des öffentlich-rechtlichen Arbeitnehmerschutzes wird vor allem durch die Gewerbeaufsicht, die Ämter für Arbeitsschutz und die Berufsgenossenschaften überwacht.

Zum Arbeitsschutzrecht zählen der gesetzliche Arbeitsschutz, der im wesentlichen durch das Arbeitsschutzgesetz und entsprechende Arbeitsschutzverordnungen konkretisiert wird, der Gefahrenschutz, der in Vorschriften der Gewerbeordnung, der Arbeitsstättenverordnung, der Verordnung über die Sicherheit medizinisch-technischer Geräte, dem Gesetz über Medizinprodukte, dem Gesetz zum Schutz vor gefährlichen Stoffen und Verordnung über gefährliche Stoffe, der Strahlenschutzverordnung, der Röntgenverordnung und den Unfallverhütungsvorschriften geregelt wird.

Zum sozialen Arbeitsschutz sind zu zählen das Arbeitszeitgesetz, das Mutterschutzgesetz, das Jugenarbeitsschutzgesetz sowie weitere Arbeitnehmerschutzgesetze.

> **?**
> **Wissens- und Transferfragen**
> 1) Welche Rechtsgebiete sind für das Pflegemanagement u.a. bedeutsam?
> 2) Worin unterscheiden sich Schadenersatzansprüche aus vertraglicher Haftung einerseits und deliktischer Haftung andererseits?
> 3) Wer kommt als Anspruchsgegner eines im Krankenhaus geschädigten Patienten in Frage?
> 4) Welche Arten des Krankenhausaufnahmevertrages werden unterschieden?
> 5) Wer haftet im Rahmen des sog. Organisationsverschuldens?
> 6) Welche Voraussetzungen sind an die Wirksamkeit einer Einwilligung des Patienten zu stellen?
> 7) Welche Pflichten obliegen der Pflegedienstleitung im Rahmen der Organisationsaufgaben des Krankenhausträgers?
> 8) Unter welchen Voraussetzungen sind ärztliche Tätigkeiten auf das Pflegepersonal delegierbar?
> 9) Welche Anforderungen stellt die Rechtsprechung an die Dokumentation und wem obliegt die Organisation der Pflegedokumentation?
> 10) Was beinhaltet das Direktionsrecht des Arbeitgebers?

Literatur

Hahn B (1981) Zulässigkeit und Grenzen der Delegierung ärztlicher Aufgaben. NJW 1977–1984

Jakobs P (1990) I.V.-Injektionen durch das Krankenpflegepersonal – erlaubt oder verboten? Bibliomed, Melsungen

Opderbecke HW, Weißauer W (1984) Ärztliche Dokumentation und Pflegedokumentation. MedR 2: 211 ff.

Reiling E (1995) Die Grundlagen der Krankenhaushaftung – Eine kritische Bestandsaufnahme. MedR 11: 443 ff.

Schneider A (1998) Rechts- und Berufskunde für die Fachberufe im Gesundheitswesen. Springer, Berlin Heidelberg New York Tokyo

Schneider A (1987) Zur Delegation von Injektionen an nicht hinreichend qualifiziertes Personal. DKZ 11: 778 ff.

Schneider A (1997) Mehr Rechtssicherheit durch Vorbehaltsaufgaben? Rechtliche Überlegungen. Heilberufe 4: 57; 5: 48 ff.

Schneider A (1997) Qualität im Gesundheitswesen per Gesetz. Qualitätsmanagement in Klinik und Praxis 1: 3 ff.

Schneider A, Bierling G (Hrsg) HuR, Hygiene und Recht (LBW). mhp, Wiesbaden

Steffen E (1996) Arzt und Krankenpflege, Konfliktfelder und Kompetenzen, Heilberufe. MedR 4: 48 ff.; 6: 265 ff.

KAPITEL 13

Zukunftsvisionen im Pflegemanagement

B. HOPPE

Inhaltsverzeichnis

13.1 Pflege/Management zwischen Geltungsanspruch und Realität   361
13.2 Was könnte passieren?   375
    Literatur   379

Eine Vision wird gemeinhin mit einem Blick in die Zukunft assoziiert, der die Kraft bzw. das Potential enthält, diese zu gestalten. Denn was man voraussieht, wird beeinflußbar: Man kann es verhindern oder befördern, mindestens sich darauf einstellen.
Im Lexikon sinn- und sachverwandter Wörter rangiert die Vision nahe an der Einbildung. Sie steht damit im Kontext von Spekulation, Theorie, Fiktion, Täuschung und Illusion. Zum Sinngehalt von Gaukelei, zur Seifenblase und schließlich zu der des Luftschlosses liegt nur ein kleiner Schritt.
Ist von Visionen in Zusammenhang mit Organisationen und ihrem Management die Rede, so werden ihnen denn auch bestimmte Prüfkriterien zur Seite gestellt, um ihre Glaubwürdigkeit zu sichern: Dazu zählen Offenheit, Kreativität, Spontaneität und nicht zuletzt Realitätssinn. Das Verhältnis von Realität und Zukunft soll also durchaus ein Gezähmtes sein: nachvollziehbar, offen für eigene Auslegung, anregend und überraschend.
Visionen im Management sind regelhaft mit positivem Sehen in die Zukunft besetzt: mit der Kraft, seiner Zeit voraus zu sein. In amerikanischen Managementphilosophien korrespondieren sie mit der Idee eines charismatischen Managements: Ein einzelner führt das Unternehmen in eine ertragreiche und produktive Zukunft, indem er seine Mitarbeiter und Mitarbeiterinnen für die eigenen Überzeugungen gewinnt.
Schließlich gibt es Visionen, die in ihrer Radikalität unerwünscht sind: Sie passen nicht in den Zeitgeist, erscheinen deplaziert und desorientiert, sie verletzen, wirken bizarr – sie werden abgelehnt. Der Überbringer dergestalter Blicke in die Zukunft vermag kaum zu steuern – allenfalls ist er Sand im Getriebe und für manche ein Warner.
Und Zukunftsvisionen im Pflegemanagement im letzten Kapitel eines Lehrbuchs – welche Rolle können und sollen sie spielen?
Sie können z.B. die Funktion eines Wunschprogramms besitzen, einer Formulierung eines Anspruchs an den Lauf der Entwicklung des Fachgebietes. Im Blick auf das Arbeitsfeld, ebenso wie auf den Status künftiger Pflegemanager und -managerinnen wäre es schön, ließe sich aufzeigen, wie in den nächsten Jahrzehnten eine stetige Qualitätsentwicklung und -steigerung zu verzeichnen sein wird: mehr Kompetenzen und mehr Geld, mehr pflegewissenschaftliche Fundierung sowie ein höherer Wirkungsgrad eigenen Handelns im Kontext von Gesundheit und Krankheit ingesamt. Schön wären vermutlich auch Aussagen, die das Tätigkeits-

spektrum auf der Grundlage absehbarer Entwicklungen relativ zukunftsnah beschreiben könnten – die Problematik ist nur: Der Wandel im Gesundheits- und Sozialwesen im Kontext der Gefährdung des Sozialstaats läßt derartige linear abgeleitete Entwürfe derzeit kaum zu. Ob es hier strukturell eher zu einer Konsolidierung und Fortschreibung der bisherigen Sicherstellung von Versorgung für alle oder zur Aufkündigung von Solidargemeinschaften kommt, ist noch nicht entschieden. Diese Entwicklung bestimmt aber, was aus der Zukunft des Pflegemanagements wird.

Das Wünschbare und das Machbare stehen also derzeit in einem derart ungesicherten Verhältnis, daß Visionen dieser Art obsolet sind. Was dann? Es bleibt nur, die Basis auf Entwicklungsfähigkeit hin zu prüfen, d.h.:

Wo sieht sich Pflege selbst zukunftsfähig – was traut sie sich zu? Schließlich ist dies ja die Richtung, die Pflegemanagement ansteuern soll. Zukunftsoptionen im Pflegemanagement werden also aus der originären Perspektive der Profession beleuchtet – nicht im Hinblick auf Weiterentwicklungen des Lean-, Zeit-, Selbstmanagements o.ä als relevante Dimensionen des Pflegemanagements.

Zum Vorgehen: Der Fokus wird darauf liegen, Fragen zu stellen, auf die die Pflege bzw. das Pflegemanagement Antworten schuldig sind bzw. in denen sie in punkto Glaubwürdigkeit oder durch den Angriff auf sogenannte Selbstverständlichkeiten absehbar gefordert bzw. entkräftet werden können.

Vor diesem Hintergrund wird der Blick ins Morgen von der Gegenwart ausgehen: In einem ersten Schritt werden Fragen zu den Visionen im Pflegemanagement aufgeworfen, die es gegenwärtig verfolgt. Gefragt wird auch, welche Konsequenzen daraus für die Zukunft erwachsen können. Der Fokus soll dabei nicht auf den Erfolgen, sondern auf den weithin nicht wahrgenommenen Schwächen liegen, aus denen für die Entwicklung gravierende Blockaden erwachsen können. Es geht zugespitzt also darum, zu überprüfen, welches Maß der Bodenhaftung die Pflege auf ihrem Höhenflug sicherstellt.

Hier bedarf es einer weiteren grundsätzlichen Vorbemerkung. Eines der offenkundigsten Defizite der akademischen Pflegelandschaft liegt in der Nichtwahrnehmung der Altenpflege als Beruf und als Arbeitsfeld in ihrem Mix aus Sozial- und Gesundheitswesen: Pflege, Gerontologie und sozialer Arbeit. Theorien der Pflege und des Pflegemanagements definieren sich derzeit noch fast ausschließlich von der Krankenpflege aus. Daher ist, wenn im folgenden von der Pflege die Rede ist, der Wissenskanon gemeint, der aus einer krankenpflegerischen Tradition bisher erarbeitet wurde. Konzepte für die Altenpflege entstammen eher sozialwissenschaftlichen Zugängen, orientieren sich an Sozialmanagementansätzen, die stark praxisgeleitet und *in Theorien und Modellen* insofern kaum konzeptualisiert sind, als wissenschaftliche Untersuchungen über die *Praxis der Integration von Pflege und Sozialmanagement* in punkto Altenpflege fast nicht existieren.

In einem zweiten Schritt wird unter verschiedenen Aspekten die Frage beleuchtet, ob ein originäres Pflegemanagement anstelle eines umfassenden Sozial- und Gesundheitsmanagements ein dauerhaft tragfähiges Konzept darstellt bzw. ob es dazu werden kann.

Den Abschluß bildet eine Skizze möglicher Zukunftsszenarien, die als Anforderungen bzw. Realitäten auf die Pflege zukommen können. Sie stellen den Horizont, vor dem sich Pflege/Management absehbar behaupten können muß. Welche Wirklichkeiten gelten werden, das wird Pflege mitsteuern. Reflektieren sollte sie jetzt, ob die bisherige Richtung stimmt bzw. wie die Instrumente für den angepeilten Kurs auszudifferenzieren sind.

13.1
Pflege/Management zwischen Geltungsanspruch und Realität

13.1.1
Ist sich Pflege des Grades ihrer Entwicklung bewußt?

Pflege wird, dafür sprechen die Strukturveränderungen im Bereich Gesundheit und Soziales, in naher Zukunft stärker in die Kritik und unter Druck geraten. Die Aufbruch- und die Schonzeiten sind wohl bald schon wieder vorbei. Darauf sind Pflegewissenschaft und Pflegemanagement derzeit aber zu wenig vorbereitet. Den Strukturwandel im Sozial- und Gesundheitswesen, der sich bereits im Sektor Altenhilfe abzeichnet, nehmen sie, vermutlich auch aus oben skizzierten Gründen, kaum wahr. Daraus leiten sich strukturelle Perspektivverengungen in der Theorie ab. Dazu kommt das Problem, daß das Ziel einer Verwissenschaftlichung der Pflege noch nicht erreicht ist. Dem gegenüber steht ein kämpferischer Geltungsanspruch, der in dieser Form der Pflegewissenschaft und dem Pflegemanagement absehbar Glaubwürdigkeitsverluste einbringen wird.

Der Wendepunkt in der Entwicklung, an dem Pflege derzeit steht, ließe sich, wenn man ihren Prozeß unter dem Gesichtspunkt der Entwicklung einer eigenständigen Identität, also der gemeinhin autobiographischen, in diesem Fall kollektiven Dimension von Managemententwicklung versteht, wie folgt pointieren. Nehmen wir dafür die Phasen in den Blick, die personenbezogen charakteristische Entwicklungsstufen im Erwerb von Managementkompetenzen, also die Übernahme von Verantwortung für die Steuerung von Prozessen ausmachen.

Nach Ragettli (1996) enthält der „Diskurs/das Reden über sich selbst" im Prozeß der Reflexion des eigenen beruflichen Handelns (so in der Supervision) regelhaft typische Erzählmuster, die als Systemdiagnose fungieren können. Am Beginn stehe die Klage über die widrigen Bedingungen der eigenen Tätigkeit, die sich kreisförmig bewegt. Der einzelne vergewissere sich in einer prekären Situation seiner selbst, um sich abgrenzen zu können. Dann folgen Rückblick und ein fiktionales Ich. Die eigene Geschichte werde aus der neu gewonnenen Perspektive überprüft und neu gedeutet. Man beschreibe sich rückwärtig als Teil des Systems, suche sich psychisch innerhalb der veränderten Koordinaten anders zu positionieren. Abgelöst werde dieses Stadium durch das euphorische Ich. Die eigene Situation/Person werde positiv verklärt, Negatives dabei ausgeklammert. Eine nächste Phase bestimme ein visionäres Ich, ein Ich, das sich durch eine radikale Rede, die verletzt und irritiert, auszeichnet. Obwohl möglicherweise zukunftsträchtig, wirken seine Entwürfe in der eigenen Zeit eher deplaziert und desorientiert. Schließlich sei da noch ein entscheidungsorientiertes Ich, das zwischen sach- und personenbezogener Rede differenziert.

Nimmt man diese Skizze zur Folie für die Entwicklung der Pflege, so würde man die akademisch etablierte Pflege und das Pflegemanagement wohl am ehesten dem euphorischen Stadium zuordnen. Denn es will fast scheinen, als sei man überzeugt, der Pflege seien in ihrer Erkenntnis keinerlei Grenzen gesetzt.

Nun läge jedoch der nächste Schritt an. Um die eigene Zukunftsfähigkeit nicht einzubüßen, müßte die Pflege die eigene Euphorie ins Visier nehmen. Das bedeutete, umgehend aus der Pflege heraus und ohne jede berufspolitisch motivierte Zurückhaltung mit einer Kritik des Geltungsanspruches zu beginnen. Gibt es Anzeichen dafür? Derzeit grundsätzlich kaum.

Aus dieser Perspektive, also der Aufforderung zur Überprüfung der eigenen Standfestigkeit, damit Pflege nicht ins Schleudern kommt, ergibt sich der Horizont der unten aufgeworfenen Fragen. Ausgangspunkt sind hierfür (1) die Pflegetheorien – als noch ungesicherte Basis für den Erfolg sog. modernen Pflegemanagements. Es folgt (2) ein kritischer Blick auf das Handlungsfeld, damit auch auf die als selbstverständlich angenommene Idee eines originären Pflegemanagements in der Identität von Beruf und Leitung.

Pflegetheorien und Ansätze im Pflegemanagement sind dabei in einem dezidierten Wirkungszusammenhang zueinander zu sehen. Dies ergibt sich schon aus der Tatsache, daß Pflegemanager Qualität theoriegeleitet steuern (sollten). Damit wird natürlich keine einfache Identität von Theorie und Praxis vorausgesetzt. Die Aussage fokussiert lediglich die Tatsache, daß (1) die jeweiligen Philosophien angewandter Pflegemodelle und -theorien sowie ihr Menschenbild in Kongruenz zur Pflegeleitung stehen (müssen) sowie (2) ein gemeinsames Pflegeleitbild für fachliches Handeln als selbstverständlich vorausgesetzt wird. Die Grenzlinien und Überlappungen zwischen Pflege im Prozeß der Verwissenschaftlichung und Managemententwicklungen sind noch wenig konturiert bzw. definiert. Daher werden im folgenden beide Bereiche gemeinsam betrachtet.

13.1.2
Beruht der (akademische) Erfolg der Pflege vorrangig auf Fachlichkeit?

Die gegenwärtig in der Diskussion befindlichen Pflegemodelle und -theorien beeindrucken derzeit in zweierlei, in ihrem Anspruch auf die Reichweite ihrer Erklärungskraft und die Annahme ihrer Realisierbarkeit: Pflege, so die zugespitzte Perspektive, vermag als Profession und Leitwissenschaft auch die schwierigsten Fragen menschlicher Existenz zu lösen. Aus der Geschichte der Pflege ist dieser Zugang leicht verständlich – doch ist er ebenso überzeugend?

Pflege hat sich in den vergangenen Jahrzehnten sehr stark aus der Bedeutung ihrer gesellschaftlichen Rolle definiert und sich in Abgrenzung zur Medizin offensiv als eigenständige Disziplin und originäre Gestalterin von Gesundheit etabliert, z.T. auch inszeniert. Pflege hat ihren öffentlichen Wert gesteigert: in Gesellschaft und Politik.

Jenseits dieser inhaltlichen Legitimierung und der daraus resultierenden Schubkraft ist ihre rasante Akademisierung jedoch vorrangig wohl einer zeitlich günstigen Akkumulation von Krisen geschuldet: einer Krise des Berufs, Stichwort Pflegenotstand, einer institutionellen Krise der Fachhochschulen, die in den klassischen Studiengängen Rückgänge zu verzeichnen hatten, und der gesellschaftlichen Umbruchssituation der Zusammenführung von Ost und West, in der arbeitsmarktpolitisch eine Qualifizierungsoffensive gestartet wurde (vgl. auch Schaeffer et al., 1997).

Die Krisenvielfalt wurde von der Pflege strategisch gut genutzt. Das letzte Jahrzehnt wurde so zur Realisierungsphase lang gehegter fach- und berufspolitischer Anliegen. Dabei wurde bekanntlich zunächst billigend in Kauf genommen, daß eine solide pflegewissenschaftliche Tradition in der BRD nicht vorhanden ist, daß also der Verwissenschaftlichungsstand der Schaffung von Studiengängen hinterherhinkt. Unter Strategiegesichtspunkten ein richtiger Weg.

Nun gälte es, die Verluste und die Realität erneut und ungeschönt in den Blick zu nehmen. Denn: Eine solche zeitversetzte Entwicklung birgt immanente Risiken, strukturell insbesondere die Gefahr, daß unter dem Druck der Positionierung in der neuen Rolle sich die neue Disziplin eine Selbstsicherheit abverlangt, die sie in ihrer wissenschaftlichen Fundierung schlechterdings nicht haben kann.

Daß Pflege als akademische Disziplin sehr stark diese Richtung beschritten hat, dafür gibt es eine Reihe von Indizien: Abgrenzung, Beschränkung und Monopolanspruch bilden hierbei die zentralen Strategien. Dies gilt für die Definition der Kompetenzdomäne des Berufs, des Arbeitsfeldes sowie des wissenschaftlichen Erkenntnisanspruches.

Der Anspruch, alles unter dem eigenen Dach anfinden und abbilden zu können, ist dabei historisch verständlich. Als Konsequenz läuft Pflegemanagement jedoch Gefahr, sich selbst zu blockieren, wenn es in diesem Zustand eines Ringens um Identität zu stark in Abgrenzungsbewegungen – wir können alles selbst – verharrt. Die derzeit verfügbaren Pflegetheorien bzw. -modelle stehen zu einem erheblichen Anteil ideologisch in dieser Tradition. Was das im einzelnen für Pflegemanagement, d. h. die Planung, Steuerung und Koordination pflegerischer Interventionen und Unterstützungsleistungen bedeuten kann, sei exemplarisch anhand der formulierten Ziele für die Person mit Pflegebedarf, die Mitarbeiter sowie am institutionellen und gesellschaftlichen Kontext skizziert.

13.1.3
Kann und darf Pflege/Management Sinnstiftung und Heilung als Ziele definieren?

Pflege definiert ihr Handeln aus dem Fehlen von Gesundheit im Sinne der WHO-Definition. Sie begreift es als ihren Auftrag, den Patienten bei der Wiedererlangung von Gesundheit zu unterstützen, ihn zu angemessenem Gesundheitsverhalten anzuhalten und ihm in existentiellen Situationen beizustehen. Soweit das Arbeitsfeld der Pflege in der Selbstsicht der Profession.

Die vordergründige Selbstverständlichkeit dieser Definition ist jedoch nur auf den ersten Blick mühelos nachzuvollziehen. Denn was Gesundheit und Krankheit für den einzelnen sind, welche Wertigkeit sie für ihn besitzen, und welche Rolle andere, Professionelle und privates Umfeld dabei spielen, ist bekanntlich in seinen Bedingungsfaktoren weit differenzierter und komplexer, als es zunächst erscheint. Und wie weit der Auftrag der Pflege überhaupt aus Sicht der Nutzer, der

Menschen mit Pflegebedarf, hier reicht, steht auf einem weiteren Blatt. Zunächst einmal richten sich doch die Heilungswünsche an die Medizin. Nach welchem Pflegemodell in einer Einrichtung gepflegt wird, ist dem Nutzer gegenwärtig zunächst einmal gleichgültig, besser gesagt als Fragestellung weitgehend unbekannt. Aus der Sicht des Patienten soll die Pflege Versorgung und Begleitung leisten, nicht die Gesundheit selbst. Bereits ihre Funktion der Sicherstellung einer fachgerechten Pflege wird dabei von außen nur mittelbar wahrgenommen. Auch die professionelle Dimension einer Personenorientierung und Wahrung der Individualität des einzelnen durch die Pflege wird seitens der Nutzer vorrangig unter dem Atmosphärischen verbucht werden. Zentrales Prüfkriterium wird dies wohl vor allem dann, wenn Langzeitbeziehungen eingegangen werden. Daß dabei Zufriedenheit des Patienten mit Fachlichkeit nicht immer deckungsgleich sein müssen, versteht sich von selbst.

Demgegenüber stehen Pflegetheorien und Managementansätze mit einem sehr viel weitergehenden Anspruch auf Heilung und existentieller Begleitung, die sich zudem durch sehr eindeutige Aussagen über ihre Wirk- und Bedingungsfaktoren auszeichnen. Im Anspruch ihrer Erklärungskraft unterscheiden sich diese kaum. Sie differieren in ihrem Fokus: also ob sie eher bedürfnis-, ergebnisorientiert oder humanistisch geprägt sind bzw. ihren Schwerpunkt auf die Interaktion, auf die Auswirkung der Qualität der Pflegebeziehung legen (vgl. Meleis, in Schaeffer et al. 1997) sowie im Maß der Präzision in der Definition ihrer Grundlagen. Als Reflexionen und Legitimierung gesellschaftlicher Wirklichkeit stehen sie zugleich für entsprechende Zeitgeistströmungen bzw. Traditionen: Sie basieren einerseits auf christlichen, humanistischen Wurzeln, andererseits auf stark pragmatischen bzw. spirituellen (New-Age)-Zugängen.

Wie nimmt Pflege nun diesen Widerspruch zur Kenntnis? Können überhaupt vereindeutigende Zugänge bei der skizzierten *Komplexität* ein fachlich angemessener und ethisch gangbarer Zugang sein? Darf Pflege über Pflegemanagement existentielle Lebenslagen nach ihren Modellen zu steuern suchen, wofür sie vom Patienten, siehe oben, keinen Auftrag haben kann?

Die Antwort der Pflege ist hierauf derzeit noch kreisförmig, in ihrem Charakter anklagend. Sie lautet verkürzt: Individualität und Ganzheitlichkeit als Leitlinien der Pflege lösen das Dilemma; *innerhalb* eines Systems, das von ihr als überwiegend hierarchisch und inhuman charakterisiert wird. Daraus legitimieren sich fachliche Intervention und Einmischung. Ein Paradoxon – Unbeteiligtsein als Beteiligte -, das strukturell nicht zur Kenntnis genommen wird. Auch dann nicht, wenn ein Paradigmenwechsel propagiert wird: weg vom vormundschaftlichen Prinzip hin zur Subjektzentrierung, wie ihn z.B. Parse beansprucht. Es gibt kein „Außerhalb". Und was konkret das Simultaneitätsparadigma Parses anbelangt, als dessen Bestimmungsgrößen für Interaktion und Kommunikation „Sinnerhellen", „Rhythmen synchronisieren", „Transzendenz mobilisieren" fungieren, so ist dies stark ideologisch gefärbt. Es bestimmt sich aus einem sehr subjektiv geprägten Menschen- und Weltbild, das den Nachweis einer Subjektorientierung schuldig bleibt.

Dieses Prinzip „ungefragter Einmischung" gilt für die pragmatischen, bedürfnisorientierten Ansätze (Henderson etc.) als überschaubare Kategoriensysteme ebenso wie für die in ihrem Anspruch umfassenden Ansätze, die den Menschen in der Welt erklären wollen. Für die Situation eines Menschen mit Pflegebedarf macht es keinen *strukturellen* Unterschied, was die ungefragte Einmischung in seine Lebenssituation anbelangt, ob er in ein Kategoriensystem gerät, innerhalb dessen allenfalls noch vermerkt werden kann, daß die individuelle und mit dem Betroffenen abgestimmte Pflegeplanung ergeben hat, daß trotz offenkundigen Bedarfs aus pflegerischer Sicht, der Mensch keine unterstützenden Interventionen in den Bereichen „Sich als Mann/Frau fühlen" oder „Sich Pflegen" etc. wünscht, oder aber ob er – am anderen Ende der Dimension – mit einem holistischen Pflegeleitbild konfrontiert wird, das Menschen als Energiefelder begreift und ein Gesundheitsverständnis hat, das „in der krankhaften Angst vor dem Krankwerden" größere krankmachende Ursachen zu erkennen glaubt als z. B. in Infektionen (Rogers, in Schaeffer et al., S. 143 f.).

Im Managementverständnis reflektieren sich dergestalte grenzüberschreitende Wege in ähnlicher Form. So sprechen Borsi u. Schröck in ihrer Darstellung „Pflegemanagement im Wandel" von der Voraussetzung einer „Rehumanisierung der Arbeitswelt der Pflegenden ... , wenn auch der Patient wieder oder überhaupt zu einer Person werden soll, deren Bedürfnisse organisatorische Strukturen und Funktionen mitbestimmen" (1995). Dabei müßten sie selbst konstatieren, daß die Pflegenden, gesetzt die These stimmt, Mitwirkende der Dehumanisierung sind, nicht nur Lindernde oder Betroffene. Schließlich kann das Zitat selbst als Auskunft dieser Beteiligung interpretiert werden, wird doch vom Patienten gesprochen als einem, der institutionell kaum als Person, d. h. auch von den Pflegenden nicht als solche wahrgenommen wird. Wer hindert sie? Die Antwort, die Borsi u. Schröck geben, überzeugt nur vordergründig. Die Institution mache auch die Mitarbeiter krank, daher sei kaum anderes Handeln möglich. Aber: Pflege*management* als Teil der Institution und des Gesundheitswesens verantwortet ebenso wie die anderen Leitungsbereiche diese Situation. Es bewirkt strukturell neben Gesundung auch Krankheit, nicht nur dort, wo institutionelle Bedingungen bzw. z.B. Fallpauschalen sich gegen den Patienten wenden. „Institutionen sind geronnene Kultur. Sie transformieren Wertorientierungen in eine normativ verbindliche Ordnung" (Eder 1997, S. 159). Werte, die von den Individuen internalisiert werden, selbst wenn sie in Konflikt zu ihnen stehen.

Die Negation dieses Faktums in Form einer einfachen Dehumanisierungslogik läßt sich wohl aus der Tradition eines Frauenberufs verstehen, als Widerspiegelung der Macht-Ohnmachts-Achse der historischen Machtverhältnisse zwischen Männern und Frauen. Man bestimmt die Defizite als von (männlichen) Klinikleitungen verursachte, in mangelnder Verantwortung für Mitarbeiter und Patienten durch die Institution. Doch ist dies auch deshalb nicht überzeugend, da es sich in der befürsorgenden Bevormundung, die als Weg zur Besserung beansprucht wird, wenn sie sich hier auch auf einem „höheren Niveau" der Begründung bewegt, bekanntlich um eine klassische negative Variante geschlechtsrollentypischer weiblicher Einflußnahme handelt.

Erschwerend in dieser Szenerie kommt hinzu, daß, zumindest als immanente Selbstverständlichkeit etabliert, – i. S. eines Leitbildes – Pflege jeweils institutionell einem einheitlichen Pflegekonzept zu folgen hat. Pflegemanagement steuert gemäß der vereinbarten Leitlinien bzw. gestaltet den Prozeß der institutionellen Selbstverpflichtung für eine spezifische Ausrichtung der Pflege.

Ist dies aber, jenseits der o.a. ethischen und fachlichen Einwände, für Pflegemanagement eine hinreichende oder eine kurzschlüssige und i. S. eines angemessenen Managements eher kontraproduktive Strategie? Wohin führt die schnelle Bereitschaft einer Setzung eines einzigen Pflegemodells als Leitbild angesichts der Vielzahl beteiligter Personen? Sie ist in jedem Fall Ausdruck einer Normierungsbereitschaft, die seitens des Patienten nicht legitimiert ist. Dieser betrachtet zuerst einmal die Pflege als Begleitkonzert seiner *individuellen* Bewältigung von Krankheit und Pflege. Zugespitzt formuliert: Die *übergreifenden* Zielsetzungen der Pflege, die aus einer Begründung fachlichen Handelns im Kontext grundlegender Aussagen zu Gesundheit und Krankheit erwachsen, dienen vorrangig der Legitimierung bzw. Begründung des *eigenen* Handelns. Zu hinterfragen wäre, *was* diese mit dem Patienten wirklich zu tun haben.

Problematisch ist also: Die Komplexität gesellschaftlicher und individueller Lebenslagen wird wohl wortreich anerkannt, als eine zentrale Herausforderung für die Profession definiert, doch schwindet diese in der Analyse des eigenen Handelns. Hier erscheint nun alles umsetzbar – und aus der Überzeugung einer guten Ethik heraus alles erlaubt.

Dabei bleiben die fachlichen Notwendigkeiten einer Systematisierung oder Standardisierung unstrittig, wenn auch behauptet werden kann, daß man sich bessere als die vorliegenden Modelle vorstellen kann. Unstrittig bleibt auch, daß die Umsetzung von Theorien in der Praxis pluralistischer oder verwässerter erfolgt, als hier vorausgesetzt wird. Daß also die impliziten Menschenbilder, die dem Patienten zugemutet werden, oft so verschieden bleiben – da subjektiv gedeutet – wie die Pflegepersonen selbst. Auch muß der Kenntnisgrad der einschlägigen Theorien in der Praxis kritisch eingeschätzt werden. Vermutlich sind diese vielfach nur dem Namen nach bzw. in ihren Instrumenten bekannt.

Dennoch: Auch wenn es diese Differenz zwischen Umsetzung und Theorie gibt, bleibt die strukturelle Problematik existent. Sie verschärft sich potentiell noch. Warum? Gerade weil die Theorien mit sehr großen, diffusen Begriffen operieren wie Ganzheitlichkeit, Transzendenz mobilisieren etc., verleihen sie der jeweils *eigenen,* letztlich potentiell willkürlichen Wahrnehmung und Diagnose des Menschen mit Pflegebedarf die scheinbare theoretische Solidität. Dieses Dilemma ist allenfalls handhabbar durch eine anspruchsvolle theoriegeleitete Reflexion, die den Normierungswert nicht leugnet. Die Konsequenz? Der Anspruch einer Lebenssinn gebenden Kompetenz als Leitorientierung, der strukturell einen Übergriff auf die Person mit Hilfebedarf impliziert, müßte umgekehrt werden in eine dezidierte Forschung über die Bedarfe von Patienten sowie eine Analyse der pflegerischen Interaktionen, die sich auf die Wirkfaktoren und die Defizite konzentriert. Solange dies nicht geschieht, bleibt man wissenschaftlich (s. oben) auf dünnem Eis. Oder – um es marktgerecht zu formulieren: Genau zu differenzieren wäre doch zwischen Angebot und Nachfrage, ganz abgesehen von der Machbarkeit des formulierten Anspruchs.

Warum ist nicht mehr Vorsicht angezeigt? Was ist die Funktion derartiger Leitbilder im Unternehmen? Braucht Pflegemanagement die vorhandenen bzw. überhaupt Pflegemodelle als Basis? Neben dem fachlich ins Feld Geführten wäre doch auch denkbar, sie vorrangig als Ersatz für eine Kommunikation zu deuten, die Differenzen in der Sicht auf menschliche Bedürfnisse und Interaktion offenlegte, über die also eine *einheitliche* Verständigung nicht möglich sein kann, bzw. ihre Funktion berufspolitisch in der Schaffung einer „kollektiven Identität" zu orten.

Hier lohnt denn auch ein Blick auf die Aufgaben, die sich Pflegemanagement gegenüber den Mitarbeitern zuerkennt. Ein Beispiel: Borsi wählt den Begriff des personenorientierten Managements, um die Personalpflege als Auftrag, nicht zuletzt auch i.S. von Effizienz und Gesundheitsförderung als wechselseitige Bedingungsgrößen zu beschreiben.

Sie beantwortet die Anforderungen der Effektivitätssteigerung im Gesundheitswesen zunächst mit einer systemorientierten Perspektive, mit dem Blick auf mehr Beteiligung und Kooperation, um dann Pflegemanagement wie folgt zu definieren: „Pflegemanagement kann hierbei für die Mitarbeiter im Pflegebereich als Orientierungsvermittlung beschrieben werden, die individuelles „sinnvolles" Leben, das Wohlbefinden der dort arbeitenden Menschen mit den Zielen der Gemeinschaft und der Gesellschaft verknüpft und verbindet und so zu einer stabilen *kollektiven Identität* führt, die den gesamtgesellschaftlichen Aufgaben des Gemeinwohls gerecht wird. Pflegemanagement muß in dieser Betrachtungsweise ein Selbstbild, eine eigene Identität entwickeln, die „bewußt" die eigene Sinn- und Systembildung reflektiert" (S. 20).

Auch hier wird die Widersprüchlichkeit offenkundig: Dabei widerlegt die Aufforderung zur Reflexion und die später von Borsi konstatierte Vielzahl von „richtigen" Pflegetheorien und -philosophien nur auf den ersten Blick die oben konstatierte normative Selbstverständlichkeit: Denn schließlich wird auch hier die Legitimierung der Einmischung – „Pflegemanagement als Orientierungsvermittlung für ein sinnvolles Leben" – nicht bezweifelt, lediglich wird konstatiert, daß es viele „richtige" Wege zu dieser „kollektiven Identität" geben kann. Die Berechtigung wird per Inanspruchnahme des – vorgeblich – höchsten Guts des Menschen reklamiert, der Gesundheit, sowie eines proklamierten Anspruches auf die Potenz zur Sinnstiftung formuliert.

Der implizite Bruch in der Beschreibung des anderen, des Menschen im allgemeinen in Differenz zum Selbst, inthronisiert in der Instanz „Pflegemanagement-Identität", enthält eine Norm: eine unzumutbare und unhaltbare. Diese Asymmetrie dient einer Professionalisierung keineswegs. Sie steht ihr im Weg. Wozu dann?

Sie ist wohl nur verständlich im Streben um die Etablierung einer kollektiven Identität innerhalb der Profession, die Normen setzen und sie verbindlich machen soll. Es kann vermutet werden, daß dieses Anliegen, wie oben bereits für die übergreifenden patientenorientierten Ziele angedeutet, evtl. wichtiger ist, als die beabsichtigte Fürsorge für Mitarbeiter und Patienten: eine Verpflichtung auf die sprachliche Vereinheitlichung von Interventionen über die Proklamation von Fürsorge. Derzeit formulieren Managementansätze diese Perspektive offensiv.

Dabei muß davon ausgegangen werden, daß ein derartiges Unternehmen langfristig mißlingen wird. Dafür spricht, daß Menschen offenkundig ihnen vorgegebene Standardisierungen und Ordnungen regelhaft subjektiv, dabei mehr oder minder unmittelbar augenfällig, umdeuten. Ihnen ihr eigenes System implementieren, das von außen dann erneut als Standardfehler interpretiert würde usf. Entsprechend formuliert Wimmer (1996) als eine der entscheidenden Aufgaben von Führungskräften bei Veränderungsprozessen – in denen sich Pflege derzeit unstreitig befindet –, „persönliche Sicherheit im Umgang mit Unsicherheit zu gewinnen" (S. 53). „Entheroisierung von Führung" ist angesagt. „Wir müssen aufhören," so Wimmer, „Führung und Selbstorganisation als Gegensätze zu sehen. Diese Entgegensetzung stammt aus der Zeit als Hierarchie für Fremdbestimmung stand und die Gruppe als Ort der Emanzipation von diesen Fremdbestimmtheiten gegolten hat. Für die heutigen Organisationsverhältnisse sind die Denkmuster ... zu einfach gestrickt." (S. 55)

Daraus ergibt sich zwangsläufig als eine dritte Frage: (1) Wenn die Pflegetheorien noch sehr wenig differenziert sind und zugleich in ihrem Erklärungsanspruch sehr weitreichend und (2) wenn die Pflege sich auch über diesen Weg in Abgrenzung zu anderen Bereichen des Systems in eine kollektive Berufs-/Identität einbetten will, (3) wie verträgt sich dieses dann mit dem systemischen bzw. ganzheitlichen Ansatz oder anders formuliert: Darf es ein Pflegeleitbild geben, das im Widerspruch zu Teilen oder zur Institution insgesamt agiert – in Abgrenzung zu anderen Berufsgruppen, insbesondere der Medizin? Schließlich wird hier ein Konflikt innerhalb der Institution potentiell auf Kosten des Patienten ausgetragen. Oder sind statt auf „den Menschen" zielenden Pflegeleitbildern, so sie denn Kommunikation ersetzen und einheitliche Zielsetzungen verbindlich machen sollen, nicht eher *Unternehmens*leitbilder gefragt, die dann auch alle Mitarbeiter dazu animieren, sich als Akteure eines gemeinsamen Anliegens zu identifizieren und zu definieren? Unter dieser Option wären auch „überbordende Menschenbilder" weniger normativ: Sie wären lesbar als offengelegte Zielsetzung bzw. Imagepflege der Institution – jenseits eines Anspruchs auf ein vorgeblich wissenschaftlich abgesichertes Menschenbild.

13.1.4
Ist Pflegemanagement ein Innovationsmodell für das Sozial- und Gesundheitswesen?

„Pflege ist eine Kunst und eine Wissenschaft ..." (Pflege im Wandel, WHO, zit. nach Borsi 1995, S. 29): Derartige Definitionen fördern die potentiell selbstgerechte Beschränkung auf das eigene Praxisfeld, das als Nabel der Welt mißverstanden, eine Lebens- und Arbeitswelt jenseits der Klinik nur beschränkt und fachlich völlig unzureichend zur Kenntnis nimmt.

Die Ausblendung der eigenen Begrenztheiten des gegenwärtigen Kenntnisstands kennzeichnet gegenwärtig die Mehrzahl der Publikationen in der Pflege. Dies gilt auch für die wohl bisweilen konstatierte, aber nicht grundsätzlich reflektierte Einengung derzeit marktwirksam agierender Pflegewissenschaft auf die Perspektive Gesundheitswesen durch das Fenster Krankenhaus. Die Komplexität teilstationärer und ambulanter Angebote ebenso wie Tätigkeitsfelder, die im Kontext von Pflege stehen, deren Mittelpunkt aber nicht Pflege ist, wie z.B. in der Multidimensionalität der Altenpflege, werden entweder überwiegend nicht zur Kenntnis genommen oder aus dem gegenwärtigen Erklärungshorizont ableitbar behauptet. Die offenkundige Diskrepanz zwischen den praktischen Tätigkeitsfeldern und ihrer theoretischen Reflexion ist dabei nicht nur Ausdruck des Entwicklungsstandes einer noch jungen Wissenschaft. Sie ist – so muß man zumindest die Hauptlinien der Diskussion interpretieren – Programm.

Da Pflege sich im „Außerhalb" der Institution sieht, nimmt sie ihre institutionelle Beschränkung nicht wahr und blockiert sich damit im Anspruch, Betreiberin von Innovationen zu ein.

„Pflegemanagement muß ... aus der umfassenderen, „ganzheitlichen" Sicht einer *ökopsychosozialen Konzeption der Gesundheitsförderung* im Sinn der WHO-Definition gesehen und interpretiert werden, die seine Einbettung und Vernetzung in das Gesundheitssystem Krankenhaus sowie in das bundesdeutsche Gesundheitswesen ganz allgemein reflektiert" (Borsi 1995, S. 24).

Pflege versäumt es, indem sie in den Theorien überwiegend aus der Perspektive des Krankenhauses auf die Wirklichkeit blickt und sich aus ihm bestimmt, zu sehen und zu fragen, was Pflegemanagement *jenseits* der Pflege als Basis zur Kenntnis nehmen müßte, sofern es sich als Gesundheits- und Sozialmanagement – im Rahmen des von der Pflege eingeforderten Kontexts – definiert: im Umgang mit Menschen mit Behinderungen, alten Menschen mit Hilfebedarf etc. Zuständigkeit wird reklamiert, ohne dezidert die Wissensbestände der Gerontologie, der Heilpädagogik oder der Sozialarbeit etc. systematisch und gleichgewichtig zur Kenntnis zu nehmen. Ein „Erkenntnisvakuum", das sich auch auf universitärer Ebene weitgehend fortsetzt! Die behauptete Expertenschaft bleibt, was curricular ihre faktische fachliche Fundierung anbelangt, fast bedeutungslos.

Vielleicht ist dies aber fachlich angemessen, da dieser Zustand darauf verweisen könnte, daß Pflege trotz anderslautender Erklärungen für diese Felder nicht zuständig sein kann und sollte.

Ob also der Anspruch eines Pflegemanagements von institutionellen Angeboten für alte Menschen und Menschen mit Behinderungen Sinn macht, also als zukunftsweisend erachtet werden könnte, sei im folgenden anhand der aus der Tradition der Institution Krankenhaus agierenden Perspektive des Pflegemanagements und ihrer Leitorientierung der Gesundheitsförderung näher beleuchtet.

Zurück zum Ausgangsort und der Zielsetzung der Pflege per definitionem: der Gesundheit. Pflegewissenschaft weist, wie oben schon skizziert, in ähnlicher Form wie die Gesundheitswissenschaften ein Selbstverständnis auf, das sich der Zielsetzung einer Steuerung von Gesundheit im Sinne von Ganzheitlichkeit und Förderung angemessenen Gesundheitsverhaltens verpflichtet fühlt. Gesundheit wird – als höchstes individuelles Gut – als Idealzustand, gleichsam als wünschenswerte Form der Normalität verstanden. Bereits an dieser Stelle ergeben sich nun erste Bruchstellen hinsichtlich der Brauchbarkeit und Angemessenheit eines solchen Zugangs für Alter und Behinderung.

Für die Schärfung der Perspektive macht es Sinn, zunächst weiter das spezifische Verständnis von Gesundheit und ihrer Förderung weiter auszubreiten.

Indem die Pflege sich auf die Ottawa-Charta der WHO bezieht, definiert sie ihre Aufgaben der Förderung von Gesundheit in den Dimensionen „Interessen vertreten", „Befähigen und Ermöglichen", „Vermitteln und Vernetzen" (Knapp 1997). Die Charta bezeichnet dabei als „Weg in die Zukunft": „Gesundheit entsteht dadurch, daß man sich um sich selbst und für andere sorgt, daß man in die Lage versetzt ist, selber Entscheidungen zu fällen und eine Kontrolle über die eigenen Lebensumstände auszuüben sowie dadurch, daß die Gesellschaft, in der man lebt, Bedingungen herstellt, die allen ihren Bürgern Gesundheit ermöglichen ..." (zit. nach Knapp 1997, S. 193).

Die Zukunftsvision der WHO ist dabei global – sowie als Zielsetzung weder jetzt, noch wohl in der Zukunft einlösbar. Sie kann vielmehr als moralische Selbstverpflichtung verstanden werden, die durch ihre Niederschrift immer wieder neu zitiert, ins Gespräch gebracht, zum Maßstab gemacht werden kann.

Als Maßstab wird sie so, insbesondere in der Gesundheitssystemforschung, zur Meßlatte einer Fehldiagnose, die, da sie die Fiktion einer Realisierung von globaler Gesundheit als *Mißverständnis* nahelegt, zu einer Beschreibung von Strukturdefiziten in den Segmenten Vernetzen, Vermitteln, Befähigen, Ermöglichen, Interessen vertreten führt, die insofern kurzschlüssig ist, als es ihr nicht gelingt, etablierte Strukturen innerhalb dieser Dimensionen differenziert wahrzunehmen und zu würdigen. Als exemplarisch mag die folgende Vision des AK Soziale und Gesundheitsdienste im Rahmen des vom BMFuT initiierten Programms „Dienstleistungen 2000plus" (Badura et al. 1998) herangezogen werden.

Im Vergleich heutiger und zukünftiger, also anzustrebender personenbezogener Dienstleistungen kommt die Expertenrunde zu folgendem Schluß (s. Tabelle 13.1).

Ihr Fokus liegt dabei auf den von ihnen als zentral erachteten Zielen:

1. „Neuüberdenken der Prioritäten",
2. „Verbesserung der Managementpotentiale",
3. „partizipative Weiterentwicklung, d.h. mehr Einfluß der Konsumenten auf Planung und Erbringungen einzelner Leistungen und ganzer Sektoren" (Badura et al. 1998, S. 15).

Tabelle 13.1. Vergleich heutiger und künftiger personenbezogener Dienstleistungen

	Ist-Situation	Zukunftsszenario
Wissenschaftliche Grundlagen	Naturwissenschaftlich und sozialwissenschaftlich	Soziopsychosomatisch
Denkstil	Monokausal	Systemisch
Versorgungskonzepte	Kurzfristig, somatisch, objektive Indikatoren, fachspezifisch	Längerfristig, ganzheitlich, auch subjektive Indikatoren, fächerübergreifend
Rollenverständnis (Personalentwicklung)	Berufsgruppenorientiert	Aufgabenorientiert
Leistungen	Technikintensiv	Problembezogener Mix (technik- und interaktionsintensiv, Person- und umweltbezogen
Arbeitsorganisation (Organisationsentwicklung; Entwicklung soziotechnischer Systeme)	Hierarchisch, hochspezialisiert	Gruppenarbeit (z.B. Reha-Team, Gesundheitszirkel, Projektgruppen)
Produktionskette	Fragmentiert (hospitalzentriert)	Vernetzt (Ambulatorienzentriert)
Transparenz	Gering	Hoch
Qualitätskontrolle	Gering	Hoch
Wachstumsmodus	Quantitativ	Qualitativ

Die Schlüsse, die sie aus ihrer Problemanalyse zieht, ihre Zukunftsszenarien für das Sozial- und Gesundheitswesen lautet: Zu entwickeln sind präventive Prioritäten, die u.a. zur Vermeidung chronischer Krankheit beitragen; integrierte Konzepte der Rehabilitation; eine Diversifizierung der Versorgungskette; funktionsübergreifendes Management; interdisziplinäre Gruppenarbeit und Qualitätssicherung auf allen Ebenen; Ergebnis- und Prozeßorientierung als Selbstverständlichkeit in den Sozial- und Gesundheitsdiensten; überwundene Gräben zwischen den Professionen und Tätigkeitsfeldern; neue Unternehmensleitbilder i.S. einer „gesunden Organisation"; sowie nicht zuletzt die Erkenntnis, daß der Nutzer die zentrale Person, Koproduzent der Dienstleistung ist (S. 15f.).

Deutlich wird in dieser Perspektive die wissenschafts*politische* Dimension gesundheitswissenschaftlicher Analysen, die diese Disziplin mit den Pflegewissenschaften gemeinsam hat (Mühlum et al. 1997). Schließlich besticht das skizzierte Anforderungprogramm durch zweierlei: Erstens, es wird der Eindruck genährt, daß Kooperation, Anerkennung des Konsumenten als Gegenüber und in einem umfassenden Sinn Verantwortlicher für die eigene Gesundheit sowie präventive Zielsetzungen derzeit überhaupt nicht angestrebt werden. Eine differenzierte Darstellung des gegenwärtigen Realisierungsgrades fehlt: Die Darstellung verharrt so in einer Schwarz-Weiß-Optik. Zum zweiten nährt es die Annahme, die hehren Ziele seien erreichbar, obwohl es sich um die gleichen Menschen, von der Politik über den Bürger bis zur Fachkraft, handelt, die jetzt handelnd die fachliche Richtung bestimmen – z. T. bereits in die für die Zukunft als wesentlich erachtete, z. T. in andere Richtungen steuern. Natürlich überzeugt fachlich das Einfordern von Prävention und Rehabilitation, der Fokus auf essentielle psychosoziale Gesundheitsaspekte. Allerdings bleibt unerwähnt, daß diese von der Politik immer stärker ins Abseits geschoben werden. Umso wichtiger wäre es, die vorhandenen Zugänge und Ansätze von Vernetzung und Koordinierung i. S. von Prävention und Rehabilitation in einem umfassenden Sinn darzustellen. Indem dies nicht geschieht, erfolgt implizit eine Diskreditierung. Gegenwärtige Strukturen werden als Auslaufmodell abgestempelt. Die Autoren stellen sich also weder der Frage, ob es eine dergestalte fehlerlose Welt gibt, noch welche Funktion ihre „Beschwörung" in Zeiten des Abbaus gesellschaftlich besitzt. Die Machbarkeit derartiger Qualitätssicherung überaus komplexer Sachverhalte, sei es auf wissenschaftlicher Ebene (z. B. Effektivitätsüberprüfungen etc.) oder in der Praxis (z. B. auf der Ebene der Umsetzbarkeit sowie personeller Ressourcen) wird schlicht vorausgesetzt.

Die Pflegewissenschaften finden über den Fokus auf die Gesundheit und den als monokausal diskreditierten Natur- und Sozialwissenschaften hier in den Gesundheitswissenschaften einen Bündnispartner, der ihr Professionalisierungsanliegen unterstützt. Ein in dieser Form für die fachliche Entwicklung riskanter Schulterschluß. Denn: Auf diesem Weg duplizieren sich einerseits negative Aspekte von Professionalisierung wie „Interessengebundenheit, Statussuche, quasi-ständische Organisation, normative Regulation, die im Extrem als fachliche Engstirnigkeit, und spezifische Wichtigtuerei auftreten und in Vernebelungsaktivitäten münden, gebündelt in Paradoxien wie Autonomie des Klienten versus Expertenmacht, ethischer Anspruch versus Berufsrealität" (Mühlum et al. 1997, S. 307) usw. Andererseits kann sich die Pflege mit Rekurs auf die Gesundheitswissenschaften der Notwendigkeit entziehen, sich mit den etablierten Disziplinen jenseits eines umfassenden Dezifiturteils differenziert auseinander- und in Beziehung zu setzen. Die Gesundheitswissenschaften werden, pointiert formuliert, so zum Angebot einer gereinigten Sozialwissenschaft und Medizin, auf der Ebene der Gemeinsamkeiten vereinigt in Vorstellungen von „gelingendem Leben", wie Mühlum et al. konstatieren (Mühlum et al. 1997, S. 309).

Dieser Fokus mag wissenschafts- und berufspolitisch verständlich sein. Doch eine hinreichende Basis für eine theoretische Fundierung ist er nicht. Schließlich liegt auf der Hand, daß die Anerkennung und das Verständnis komplexer Sachverhalte durch die hohe Akkumulation und Ausdifferenzierung von Wissensbeständen so schwierig geworden ist, daß es einer einzelnen Disziplin nicht gelingen wird, das Ganze zu erfassen; auch dann nicht, wenn die Disziplin für sich in Anspruch nimmt, die relevanten Wissenschaften sämtlich integriert zu haben und für die Perspektive einer „Humanwissenschaft zweiter Ordnung", wie dies Mühlum et al. als Zukunftsziel postulieren, neu kodieren zu können.

Diese Aussage ist dabei keineswegs so banal, wie sie auf den ersten Blick erscheinen mag. Enthält sie doch die grundsätzliche Infragestellung aller Zugänge im Pflegemanagement, die eine globale Zuständigkeit und Fähigkeit in der „ökopsychosozialen Gesundheitsförderung" behaupten. Für die Aufgabe und Möglichkeit eines Managements von Pflege und Gesundheit folgt daraus, daß geradezu konträr zu gängigen Vernetzungs- und Generalisierungsdiskursen die Beschränkung des eigenen Handlungsfeldes dezidiert zur Kenntnis genommen werden muß, damit Vernetzung i. S. einer Delegation und Interdisziplinarität ermöglicht wird: ein Paradoxon. Zugespitzt formuliert: Nur unter der Maßgabe einer sehr genauen Kenntnis der eigenen Unwissenheit in punkto sozialer, psychologischer, medizinischer etc. Dimensionen von Gesundheit und Krankheit kann die Qualität der eigenen Arbeit klar umrissen und damit bestimmt werden. Nur durch klare Kenntnis der eigenen Kompetenz und wo sie endet, entstehen Vernetzungen, die nicht von strategischen Abgrenzungsbemühungen regiert werden.

Nach diesem Exkurs nun zurück zu der oben aufgeworfenen Frage nach der künftigen Zuständigkeit eines Kranken-Pflegemanagements auch für die Institutionen der Alten- und Behindertenhilfe, für das gegenwärtig keine fachliche Befähigung, ein weitgehendes Wissensvakuum zu konstatieren ist. Die Antwort lautet: Pflegemanagement kann weder jetzt noch künftig zuständig sein für ein Management von sozialen Institutionen; derartige Zukunftsvisionen wären obsolet. Sie beruhen auf einer kurzschlüssigen Strategie notwendiger Verzahnung von Sozial- und Gesundheitsdiensten. Das Managament sozialer Organisationen verlangt vom Zuschnitt her eine Integration von Wissensbeständen, die als Regelfall, ohne entscheidende Qualitätsverluste gegenüber einer originären beruflichen Anbindung des Managements an die jeweiligen sozialwissenschaftlichen, heilpädagogischen Berufe etc., die ggfs. gemeinsam die Leitungsverantwortung tragen, als Qualifikationsspektrum der Krankenpflege nicht vertreten sein kann. Alter und Behinderung sind nicht gleichzusetzen mit Pflegebedarf oder Krankheit. Sie sind vielmehr dauerhafte Bedingungen individueller menschlicher Existenz, die von Pflegebedürftigkeit gekennzeichnet sein kann. Notwendige Pflege kann und darf jedoch nicht identisch gesetzt werden mit dem Herzstück des

Bedarfs oder ihn gar bestimmen. Wie fatal sich derartige Zuschreibungen auf die Wohn- und Lebenswelt auswirken, läßt sich gegenwärtig an den Einrichtungen der Altenhilfe ablesen, in denen der Pflegeauftrag mit dem Betreuungsauftrag als identisch angesehen wird. Auch der Altenpflegeberuf – und eine evtl. sich entwickelnde Altenpflegewissenschaft – mit seiner spezifischen „Bündelung pflegerischer, psychosozialer, rechtlicher und hilfeplanungsspezifischer Komptenzen, die sich fall- und aufgabenbezogen gewichten" (Stellungnahme des DV 1996, S. 48 ff.), stellt als Qualikation keine hinreichende Basis für die geforderte Vielfalt dar. Im Sinne von Qualität braucht es klare Zuständigkeiten unter den Bedingungen von Interdisziplinarität.

Nimmt die Pflege anderes für sich in Anspruch, so müßte sie sich einer grundsätzlich veränderten Standortbestimmung unterziehen. Ob die Schere der Qualifikation, die dann aufgrund der erforderlichen Kompetenzbreite aufgehen würde, sich fachlich und personell bewähren würde, kann bezweifelt werden. Auch stehen überzeugende Argumente für eine derartige Anstrengung noch aus – es sei denn, man begnügte sich argumentativ mit Berufsstandsinteressen.

Anders formuliert: Solange Studiengänge auf Managementqualifikationen für die Pflege ausgerichtet sind, können sie auch nur die Qualifizierung für präzise dieses Tätigkeitsfeld leisten. Wäre an eine berufs- und arbeitsfeldbreite Qualifikation gedacht, so müßte sich diese Ausrichtung curricular ebenso wie in den Zugangsvoraussetzungen wiederspiegeln. Das heißt, es handelte sich dann auch um Qualifizierungen für das Sozial- und Gesundheitsmanagement, die nicht Pflegemanagement genannt werden könnten. Ob diese unter der oben skizzierten Perspektive sinnvoll sind, müßte sich erst erweisen.

13.1.5
Macht ein originäres Pflegemanagement als akademischer Abschluß Sinn?

Die Frage zielt nicht auf eine Diskussion der Ansiedelung der Qualifikation auf dem Niveau der Fach-/Hochschulen, sondern vielmehr auf die Kombination von Pflege und Management in der gegenwärtigen Fassung.

Zu klären wäre:

1. Wieviel professionsspezifische Fachlichkeit brauchen Manager und Managerinnen des Sozial- und Gesundheitswesens?
2. Kann man Leitung studieren?
3. Macht es Sinn, Managementqualifikationen auf akademischer Ebene auf eine Profession hin auszurichten? Also Managementqualifikationen zu schaffen wie: Pädagogikmanagement, Medizinmanagement, Sozialarbeitsmanagement, Erziehungsmanagement etc.
4. Sollen Managementqualifikationen grundständig – also ohne die Voraussetzung eines einschlägig vorhandenen Berufs und entsprechender Berufserfahrung – auf Fach-/Hochschulebene vermittelt werden?

Schnell zu beantworten ist wohl nur die letzte Frage: „Leitung" an sich zu studieren, ohne berufliche Erstqualifikation, muß wohl als eine wenig angemessene „Zwei-Fliegen-mit-einer-Klappe"-Qualifizierung angesehen werden, die zum

Ergebnis schwerlich mehr als einen halbgaren Zustand an fachlicher und Managementqualifikation haben kann.

Vertraut schiene auch ein Ja zur Lösung einer Verquickung von Berufsausbildung und Managementqualifikation für die Pflege – wenn die konsequente Übertragung auf andere Berufe nicht befremdlich wirkte und daher zögern ließe. Ob also dieser Weg für die Pflege Bestand haben kann und sollte, müßte kritisch überprüft werden. Schließlich handelt es sich bei den Pflegemanagement*studiengängen* mit ihrer dezidierten Ausrichtung auf ein spezielles Tätigkeitsfeld um ein Novum in der bundesrepublikanischen Landschaft. Erklärbar ist dies zunächst nur aus der Weiterbildungstradition in Kombination mit der berufspolitischen Schubkraft, die die Pflege als Profession in den letzten Jahren gewinnen konnte. Schließlich war es erklärtes Ziel, Pflegedienstleitungen unter tariflichen und Image-Gesichtspunkten auf ein höheres berufliches Bildungsniveau zu setzen. Ob dieser eher strukturpolitisch als inhaltlich begründete Weg langfristig überzeugen wird, muß sich erst noch erweisen.

Doch auch wenn man diesen Einwand zur Seite stellt, bleiben strukturell und curricular Zweifel. Zwar handelt es sich bei den Managementstudiengängen um klassische Weiterbildungsqualifikationen, jedoch unterliegen sie der besonderen Spezifik eines doppelten Auftrags. Durch die Gleichzeitigkeit der Etablierung von Pflegewissenschaften und Pflegemanagement an den Fachhochschulen obliegt es den Managementstudiengängen nicht nur originäres Managementwissen zu vermitteln, sondern auch bei dieser Gelegenheit die Pflegewissenschaft gleich mit. Eine problematische Variante, da eine Vermischung von Aus- und Weiterbildungszielen stattfindet, die das Niveau der Managementqualifikation ebenso wie der pflegewissenschaftlichen Qualifikation unklar läßt.

Denn die Relevanz der Pflegewissenschaften für Pflegemanagementaufgaben ist im Rahmen der Ansiedelung der Studiengänge auf der gleichen Qualifikationsstufe derzeit noch nicht deutlich definiert. Im Kontext der oben skizzierten Zweiläufigkeit könnte momentan auch von einer impliziten Abwertung der Pflegewissenschaften als Voraussetzung für Managementaufgaben gesprochen werden. Dies wirft erneut die Frage nach der Bedeutung einer fundierten Kenntnis der originären Wissensbestände der Disziplin Pflege*wissenschaft* für Managementqualifikationen auf. Darf Management mit dem Fokus auf Pflegewissenschaft letztlich als Qualifikation grundständig sein? Falls dies verneint würde, müßte Pflegemanagement an das Studium der Pflegewissenschaft anschließen. Ob dies aber vom „Markt", also von den Einrichtungsträgern abgerufen und bezahlt werden würde, kann wohl mit Recht bezweifelt werden.

Hier steht eine klare Konturierung noch aus, die über ein klareres Profil zukunftsweisend bzw. -sichernd wirken könnte.

Nimmt man den wahrscheinlichen Fall an, daß Pflegemanagementstudiengänge bleiben, wo sie sind, dann spräche wohl aus jetziger Sicht im Anschluß an die Diskussion um theoriegeleitetes Arbeiten in Einrichtungen der Pflege einiges für die Schlußfolgerung, daß die Etablierung von pflegewissenschaftlich orientierten Pflegeleitbildern nicht Aufgabe und Auftrag des Pflegemanagements sein kann. Es sei denn, daß man den Kanon pflegewissenschaftlicher Kenntnisse in einem Nebenstrang des Studiums als mit vermittelbar hält. Das wäre zu evaluieren.

Diese kritische Dimension der bisher entstandenen Studiengänge wird offenkundig auch von den ersten Absolventen pflegepädagogischer/-wissenschaftlicher Studiengänge erkannt. Erste Diskussionen über die personelle Trennung administrativer und fachlicher Leitungsaufgaben als Voraussetzung, um pflegewissenschaftlich fundierte fachliche Steuerung zu ermöglichen, sind dafür Indizien.

Unter einer solchen Entwicklung würde die Relevanz einer pflegewissenschaftlichen Kompetenz des Managements in jedem Fall an Überzeugungskraft verlieren.

Wie auch immer: Wieviel professionsspezifisches Wissen für Managementaufgaben in der Pflege erforderlich ist, ob die Verquickung von Profession und Management als originäres Studienangebot zwingend ist, ist derzeit kaum zu entscheiden. Schließlich müssen mit diesem ungewöhnlichen Qualifikationsweg erst Erfahrungen gesammelt werden.

Gleiches gilt für die Studierbarkeit von Management insgesamt an Fach-/Hochschulen. Können Hochschullehrer leiten lehren – oder können sie vorrangig fachspezifische Grundlagen vermitteln, nicht aber personenbezogene Kompetenzen? Erlauben dies die Rahmenbedingungen überhaupt? Sollte Pflegemanagement hier einen grundlegenden Kurswechsel vollziehen, indem die personenbezogenen Qualifikationen, wie sie Managementanalysen als zentral erachten, offensiv in den Mittelpunkt der Ausbildung gestellt werden? Mit anderen Worten eine Richtung einschlagen, in der der obsolet gewordenen Auffassung „wer fachlich gut ist, ist auch eine gute Leitung" nicht mehr gefolgt wird?

Die wissenschaftliche Überprüfung des derzeit als machbar angenommenen akademischen Unterfangens einer Kombination von Pflege und Management muß im Hinblick auf die Führungsverantwortung, die Pflegemanagement in der Steuerung der fachlichen Entwicklung im Gesundheits- und Sozialwesen zukommt, jetzt beginnen.

13.2
Was könnte passieren?

13.2.1
Optionen zwischen Wünschbarem, Machbarem und Denkbarem

Zum Abschluß seien einige der Szenarien skizziert, die der Pflege als Profession und damit dem Pflegemanagement widerfahren könnten. Diese sind auf der Folie der oben erfolgten Skizze gegenwärtiger pflegetheoretischer Zugänge und ihrer immanenten Schwächen und damit Risiken zu lesen.

Szenario 1. Pflege etabliert ihren zentralen Stellenwert als Profession in der Gesundheitsförderung und Gesundheitserziehung. Sie tritt an die Stelle anderer Professionen. Pflegemanagement steuert (in) diesen Prozeß.

Die Gefahren dieser Entwicklung erweisen sich als strukturell weitergehend, als es auf den ersten Blick erscheint. Ungewollt führt dieser Schritt strukturell zu einer Absenkung von fachlichen Standards, indem er auf Kosten der Interdisziplinarität geht und z. T. Aufgaben „teurer" Professionen (Medizin, Psychologie, Sozialarbeit usw.) „ersetzt" und damit gravierende Qualitätseinbrüche erzeugt. Die Verengung auf den Faktor Gesundheit als zentraler Fokus hat strukturelle Defizite in der Unterstützung von Menschen mit differenziertem Hilfebedarf zur Folge.

Szenario 2. Pflege gerät aus ihrem momentanen Aufwind in den Abwind. Benachbarte Disziplinen nehmen sie in die Kritik. Andere Professionen behaupten ihren Anspruch auf fachlich fundiertes Management. Pflegemanagement behält seine traditionelle Position und Rolle in den Institutionen der Gesundheitsversorgung.

Die Aufbruchsphase von Studiengängen und ihre Nichtwahrnehmung durch die etablierten Disziplinen, ihre „Probezeit" in der Fach-/Hochschullandschaft ist vorüber. Sozialwissenschaften und Medizin starten eine fundamentale Kritik an den Theorien der Pflege und ihrer Reichweite. Die Studiengänge verlieren so schnell an Wert, wie sie ihn erlangt haben. Ein Übriges tut der Konkurrenzdruck zwischen den Disziplinen, die aufgrund der Krise des Arbeitsmarktes die eigenen Kompetenzdomänen wirkungsvoll behaupten.

Szenario 3. Die Absolventen der Pflegestudiengänge werden vom Markt nicht angenommen. Sie kehren allenfalls in ihre alte Position und Bezahlung zurück. Qualifikationen des Pflegemanagements auf Fachhochschulebene werden rückwirkend als nicht bedarfsgerecht diagnostiziert.

Die entstandenen Studiengänge werden in ihrer Zahl stark reduziert, da ihre Absolventen vom Markt aufgrund der Krise des Gesundheits- und Sozialwesens nicht abgenommen werden. Aufgrund der nur geringen Aussicht, mit einem Studienabschluß auch eine höhere Dotierung zu erlangen, sinken die Bewerberzahlen. Pflegemanagement konzentriert sich auf modulare Weiterbildungen mit klassischen Managementinhalten anstelle von Fachtheorie.

Szenario 4. Eine Laisierung der Pflege infolge politischer Entscheidungen tritt ein. Fachkräfte sind in der Minderzahl, Assistenten und Laien bilden die Mehrzahl im Arbeitsfeld Pflege. Pflegemanagement erfährt eine Anforderungsverdichtung in punkto Kontrolle und Koordination (Fachaufsicht und fachliche Steuerung).

Der Prozeß der Absenkung von Qualifizierungsstandards um eine Stufe auf allen Ebenen der Berufsbildung, der gegenwärtig in der Diskussion ist, setzt sich durch. Die Folge ist für den Sektor dreijährig qualifizierter Fachkräfte, damit auch für die Pflege, daß wenige Fachkräfte mit einer Mehrzahl auf Assistentenniveau ausgebildeten oder ungelernten Kräften zusammenarbeiten müssen. Den Fachkräften obliegt die fachliche Aufsicht, ohne daß sie für die Anleitung über die notwendigen Kapazitäten oder Kompetenzen verfügen. Die Versorgungspolitik richtet sich auf einen Mindeststandard, zu dem sich solvente Kunden weitere Leistungen hinzukaufen. Das Management schwankt in seiner Zielsetzung zwischen klassischer Fürsorge und klassischer Dienst-/Serviceleistung. In beiden Fällen spielen fachtheoretische Gesichtspunkte eine untergeordnete Rolle. Eine umfassende fachliche Supervision bzw. Kontrolle, vor allem im ambulanten Bereich, erweist sich als nicht realisierbar. Fachgerechte Pflege kann nicht mehr sichergestellt werden.

Szenario 5. Pflegemanagement definiert sich zum einen als Steuerungsinstrument für die konkrete pflegerische Arbeit. Zum anderen werden Kooperationen mit anderen Professionen und Institutionen systematisch hergestellt. Beide Zielsetzungen des Managements werden als gleichwertig erachtet.

Als Ergebnis gut qualifizierter Absolventen der Pflegestudiengänge sowie einem sich verdichtenden Handlungsbedarf in der Veränderung von Dienstleistungsstrukturen gehen von der Pflege innerhalb der Profession starke Impulse aus, sich selbst offensiv als interdisziplinären Partner mit einer klar definierten Kompetenzdomäne zu bestimmen. Hieraus erwächst ein Pflegemanagement, das gezielt nach Kooperationspartnern, sei es im Kontext der Berufe oder des sozialen Umfelds, sucht und Kooperationsbeziehungen herstellt. Management der Pflege versteht seinen Auftrag als Koordinator und „Animateur" in diesem Feld.

Szenario 6. Pflegemanagement i. S. einer Leitung des Pflegedienstes existiert nicht mehr. Die einzelnen Pflegeteams arbeiten selbständig. Es existieren lediglich Teamleitungen. Die fachliche und administrative Steuerung erfolgt aus einer Hand für die gesamte Institution durch akademisch qualifizierte Fachkräfte mit (einschlägigen) Studienabschlüssen aus den Natur-, Sozial- oder Gesundheitswissenschaften.

Die Idee des „Lean Management" hat sich vollständig umgesetzt. Flache Hierarchien machen auf spezifische Tätigkeitsfelder ausgerichtete Managementaufgaben überflüssig. Entsprechend existieren in den Institutionen unterschiedliche Pflegeleitbilder. Voraussetzung ist lediglich, daß diese dem anerkannten Kanon fachtheoretischer Wissensbestände folgen. Pflegemanagementqualifikationen, die der traditionellen Orientierung der Pflegeleitung geschuldet waren, werden überflüssig.

Szenario 7. Für Managementfunktionen im Sozial- und Gesundheitswesen spielt die berufliche Qualifikation eine untergeordnete Rolle. Im Mittelpunkt stehen vorhandene Schlüsselqualifikationen. Pflegemanagement in der Koinzidenz von Fachlichkeit und Steuerung hat sich überlebt.

Die Komplexität der Anforderungen, denen sich Leitende von Einrichtungen des Sozial- und Gesundheitswesens gegenübersehen, wird mit einer Auflösung traditioneller Anknüpfungen an einschlägige Berufe als Voraussetzung für die Leitung beantwortet. Abgelöst wird die klassische Managementfunktion von einem Management, das dem Bild der lernenden Organisation folgt. Der Leitung kommt wesentlich die Rolle der Moderation, Koordination, Vernetzung, des Impulsgebers zu. Die dafür notwendigen Qualifikationen werden als personenbezogene verstanden und vermittelt. Eine einschlägige fachliche Fundierung, noch dazu in Form eines Berufsabschlusses, spielt für die Leitung eine allenfalls unterstützende, nicht aber essentielle Rolle.

Szenario 8. Infolge des demographischen Wandels wird Pflege das Jahrhundertthema. Pflegemanagement übernimmt administrative Stabsfunktionen in Bund und Ländern für die Steuerung des Sozial- und Gesundheitswesens.

Durch Einbrüche in der Sozial- und Gesundheitsversorgung, die zu einem weitgehenden Stopp präventiver und rehabilitativer Angebote führt sowie die medizinische Versorgung auf einem reduzierten Standard festschreibt, wird Gesundheit für den Großteil der Bevölkerung ein schwer zu erhaltendes Gut. Insbesondere bei chronischer Krankheit oder Multimorbidität wirken sich die Einschränkungen dergestalt aus, daß es zu ausschließlichen Versorgungsszenarien kommt. Pflege erhält den Auftrag, einen Mindeststandard sicherzustellen, und ist als Profession für den Pflegeversicherungsfall in Gänze zuständig. Medizinische Leistungen werden nicht mehr angefordert. Auf administrativer Ebene findet in der politischen Steuerung ein Paradigmenwechsel vom Fokus Gesundheit auf die Pflege statt.

Szenario 9. Der Vorrang ambulant vor stationär setzt sich in einem großem Ausmaß um. Pflegemanagement gewinnt als neues Berufsfeld das Case-Management hinzu. Es steht in Konkurrenz zu anderen Berufen, insbesondere der Sozialarbeit, die dieses Feld traditionell besetzt.

Durch den Handlungsdruck im Sozial- und Gesundheitswesen, der politisch und wirtschaftlich erzeugt wird, entsteht ein Wohlfahrtsmix an Dienstleistungen, der in seiner Vielfalt für den Nutzer nicht mehr zu überschauen ist. Akademisch qualifizierte Pflegemanager und -managerinnen ergreifen diese Chance und etablieren hier ein weiteres Feld für den Beruf.

Szenario 10. Die europäische Integration und die weitere Entwicklung einer multikulturellen Gesellschaft machen die kulturelle Begrenztheit der bisher im bundesrepublikanischen Raum angewandten Pflegekonzepte deutlich. Die Pflege muß sich als Profession und Disziplin neu definieren, wesentliche, als selbstverständlich vorausgesetzte, Zielstellungen revidieren.

Dies hat zum einen Auswirkungen auf die fachliche Fundierung von Pflegemanagement. Der Fokus auf interkulturelle Perspektiven macht normative Sichtweisen von Lebenszusammenhängen und Krisenbewältigungsmustern unhaltbar. Derartige vor allem in den Anfängen der Disziplin vertretene pflegetheoretische Zugänge werden nun als Ausdruck einer „Kolonialisierung von Lebenswelt" verstanden. Zum anderen „erzwingt" eine multikulturelle Mitarbeiterschaft andere Leitungskonzepte für ein Management von Organisationen. Die bisherigen Zugänge und Analysen von Institutionen und ihrer Entwicklung werden in einem kulturellen Kontext überprüft und konzeptuell erweitert.

Szenario 11. Die Pflegestudiengänge an den Fach-/Hochschulen bekommen Konkurrenz. Aus der Perspektive der Altenpflege entsteht eine Kooperation vor allem mit der Sozialarbeitswissenschaft und der Gerontologie, in die pflegewissenschaftliche Zugänge als ein Aspekt integriert werden.

Die kurzschlüssige Ausgrenzung von psychosozialen und sozialarbeiterischen Perspektiven in der Pflege alter Menschen infolge der Pflegeversicherung erweist sich überaus kostenintensiv. Die Politik nimmt dies zur Kenntnis und steuert zugunsten eines aufgaben- und situationsspezifischen Zugangs in der Altenpflege. Der Altenpflegeberuf, vorübergehend aufgrund *dieses* mehrgleisigen Zuschnitts in seinem Handlungsfeld beschränkt, bekommt Aufwind. Es entsteht auf wissenschaftlicher Ebene eine neues Gebiet interdisziplinärer Untersuchungen zur Pflege alter Menschen. Fachkräfte, die alte Menschen pflegen, insbesondere Altenpfleger und -pflegerinnen, sehen ihre Auftstiegswese nicht mehr vornehmlich in den Pflegewissenschaften, sondern im Studium der Sozialarbeit bzw. Gerontologie.

Zum Schluß. Die skizzierten elf Szenarien sollen unkommentiert bleiben. Einen Anspruch auf Vollständigkeit besitzen sie nicht. Sie können eine mögliche Folie sein, um Entwicklungstendenzen in der Pflege zu antizipieren. Die Zukunftsaufgabe von Pflege/Management ist zu entscheiden, wohin es steuern will, damit es nicht gesteuert wird. Für eine eigene Richtung bleibt noch viel zu tun.

Literatur

Badura B, Hungelung G, Evers A (1998) Arbeitskreis 11: Soziale und Gesundheitsdienste. In: Bullinger HJ (Hrsg) Dienstleistungen 2000plus, Zukunftsreport Dienstleistungen in Deutschland (CD-ROM). Fraunhofer IRB, Stuttgart

Borsi GM, Schröck R (1995) Pflegemanagement im Wandel, Perspektiven und Kontroversen. Springer, Berlin Heidelberg New York

Boskamp P, Knapp R (Hrsg) (1996) Führung und Leitung in sozialen Organisationen. Handlungsorientierte Ansätze für neue Managementkompetenz. Luchterhand, Neuwied

Cook A, Klein B (1997) Bewohner sehen vieles anders. Altenheim 12: 16–25

Dibelius O, Habermann M (1997) Zur Theoriediskussion in der Pflegewissenschaft. Rückblick auf die „1st International Conference on Nursing Theories". PflegePädagogik 5: 9–11

Eder K (1997) Institution. In: Wulf C (Hrsg) Vom Menschen. Handbuch Historische Anthropologie. Beltz, Weinheim, S 159–168

Knapp R (1997) Gesundheitsförderung nach dem WHO-Konzept (Ottawa-Charta von 1986) und pädagogische Konsequenzen für das Feld Sozialer Arbeit. In: Jahrbuch für Jugend-Sozialarbeit, XVIII. Köln

Marriner-Tomey A (1992) Pflegetheoretikerinnen und ihr Werk. Reinhardt, Basel

Meleis A (1997) Die Theorieentwicklung der Pflege in den USA. In: Schaeffer et al. (Hrsg)

Moers M, Schaeffer D, Steppe, H (1997): Pflegetheorien in den USA – Relevanz für die deutsche Situation. In: Schaeffer et al. (Hrsg)

Mühlum A, Bartholomeyczik S, Göpel E (1997) Sozialarbeitswissenschaft, Pflegewissenschaft, Gesundheitswissenschaft. Lambertus, Freiburg im Breisgau

Ragettli G (1996) Reden über sich selbst. Sprachsysteme in der Supervision. Unveröffentlichte Diplomarbeit am Institut für angewandte Psychologie, Zürich

Schaeffer D; Moers M; Steppe H; Meleis A (Hrsg) (1997) Pflegetheorien, Beispiele aus den USA. Huber, Bern

Schröck R (1997) Des Kaisers neue Kleider? Bedeutung der Pflegetheorien für die Entwicklung der Pflegewissenschaft in Deutschland. Mabuse 107: 39–45

Stellungnahme des Deutschen Vereins zum Entwurf des Bundesrates zu einem Gesetz über die Berufe in der Altenpflege (1996). Nachrichtendienst des Deutschen Vereins 2: 48 ff.

Wimmer, R (1996) Die Zukunft von Führung. Brauchen wir noch Vorgesetzte im herkömmlichen Sinn? Organisationsentwicklung 4: 46–57

Sachverzeichnis

A

Ablauf 303, 305, 306
- betrieblicher 314
- Transparenz 309
Ablaufdiagramm 191
- stellenorientiertes 191
Ablauforganisation 171, 314
Abmahnung 353
AEDL (s. Aktivitäten und existentielle Erfahrungen des Lebens)
Aktivitäten und existentielle Erfahrungen des Lebens (AEDL) 47
Akzeptanzprinzip 177
Alleinstellungsmerkmal 282, 283
Alltaghandeln 3
Altenpflege 360
- als Beruf 360
ambulantes Operieren 345
Anbieter 297, 306
Änderungskündigung 352
Anerkennung 145
Anforderungssituation 139
- berufliche 139
Angebot 366
angemessene Pflege 170
Angst 138
Angstforschung 139
Ängstlichkeit 139
Angstmessung 139
Angstreaktion 138
Anordnungsverantwortung 339
Arbeiten 316
- selbstverantwortliches 316
Arbeitgeber 346, 356
Arbeitnehmer 346
Arbeitsablauf 294, 302, 332
Arbeitsprozeß 148, 171
Arbeitsrecht 346
- individuelles 349
- kollektives 347

Arbeitsschutzgesetz 346
Arbeitsschutzrecht 346, 355
Arbeitsteilung 314
Arbeitsverhältnis 352
- Kündigung 352
Arbeitsvertrag 349
Attribution 75
Attributionsneigung 135
Audit 33
- internes 33
Aufbauorganisation 151, 314
aufgespaltener Krankenhausaufnahmevertrag 326
Aufklärung 331
Aufsichtspflicht 335
- Verletzung 334
Ausbildung 148
außerordentliche Kündigung 353

B

Bedarfsmedikation 340
Bedürfnispyramide 250
Behandlung von Fehlern 34
benchmarking 279
Bereichsdenken 315
berufliche Anforderungssituation 139
Berufsausbildungsverhältnis 352
- Kündigung 352
Berufsrecht 337
Beschaffung 34
Beschwerde 253
Beschwerdemanagement 253, 316
Besprechungsmanagement 116
betrieblicher Ablauf 314
betriebsbedingte Kündigung 355
Betriebsorganisation 169, 176
Betriebspartner 348
Betriebsvereinbarung 346
Betriebsverfassungsgesetz 348

Betriebswirtschaft 289
betriebswirtschaftlicher Inhalt 151
betriebswirtschaftliches Instrumentarium 292
Beurteilung der Dienstleistungsqualität 34
Bezugsnorm 157
blueprinting 298
Bundespersonalvertretungsgesetz 348

C

CI 284
coach 88
Controlling 95, 284
- internes 151
corporate behavior 273, 274
corporate communication 273, 275
corporate design 262, 273, 274
corporate identity 272, 273, 280, 285
corporate relations 260, 262
Customer Care Management 249

D

Delegation ärztlicher Tätigkeit 336
- Haftung 336
Delegationsprinzip 170
deliktische Haftung 328
Demographie 289
Denken 148
- positives 148
deskriptive Ethik 5
deutsche Pflegelandschaft 170
Dienstleistung 51, 89, 292, 294, 316
Dienstleistungsentwicklung 33
Dienstleistungserbringung 34
Dienstleistungsgesellschaft 289
Dienstleistungsgewerbe 207
Dienstleistungsqualität 20, 87, 247
- Beurteilung der 34
Dienstleistungsstatus 34
Dienstplangestaltung 4
DIN EN ISO 9000ff 25, 174, 304, 312, 313
Diskurs 2
- ethischer 2
Dissonanzreduktion 135
Dokumentation 342
Dokumentationspflicht 344
- des Pflegepersonals 344
Dokumentelenkung 35
Donabedian 23
Durchführungsverantwortung 340
durchschnittliche Leistung 146

E

Echtsein 62
Einrichtung 35
- Wartung und Instandhaltung 35
Einstellungsverfahren 190
Einwilligung des Verletzten 329
Emotion 75
Empathie 62
Entlastungsanzeige 334
Erfolgserwartung 140
Ergebnisqualität 25
Erwartungshaltung 145
Ethik 1, 9, 366
- als Führungsinstrument 8
- deskriptive 5
- in der Pflege 6
- Medizinethik 3
- Metaethik 5
- normative 4
ethische Grundhaltung 2
ethische Reflexion 2
ethischer Diskurs 2
ethischer Grundsatz 267
European Quality Award 9
Euthanasie 3
event 262
externer Kunde 280

F

Fachkompetenz 81, 90
Fahrlässigkeit 324
feedback 58
Fehler 34
- Behandlung 34
Frauenberuf 365
Fremdeigentum 34
fristgemäße Kündigung 353
fristlose Kündigung 353
Führung 79
- visionäre 86
Führungsaufgabe 146
Führungsverständnis 79
- Grundsätze zum 79
Funktionsstörung 314
Fürsorgepflicht 351
- des Arbeitgebers 356

G

Gehorsamspflicht 351
Geräte 35
- Wartung und Instandhaltung 35

Geräteüberwachung 35
Gerontologie 369
Gesamtorganisation 172
gesellschaftspolitische Rahmenbedingung 206
Gesprächseröffnung 120
Gesprächsführung 47
- kundenorientierte 51
- mitarbeiterorientierte 51
Gesprächsführungskompetenz 254
Gesprächsverlauf 120
Gestaltung der internen Abläufe 295
Gestellungsvertrag 349
Gesundheit 49, 363, 369
Gesundheitsförderung 49, 369
Gesundheitsreformgesetz 18
Gesundheitswissenschaft 371
gewachsene Sozialstruktur 172
Globalisierung 45
Grundhaltung 2
- ethische 2
Grundlage 321
- rechtliche 321
Grundsatz der Vertragsfreiheit 349
Grundsätze zum Führungsverständnis 79

H

Haftung 323-336
- bei Delegation ärztlicher Tätigkeit 336
- deliktische 328
- vertragliche 323
- wegen Organisationsverschuldens 332
- wegen Verletzung der Aufsichts- und Verkehrssicherungspflicht 334
Haftungsrecht 322
Haloeffekt 141
Handbuch 35
Hirntod 3
human relations 260, 261

I

Identifikation 34
image 259, 266, 275
Imagination 75
Indikator 139
- verbaler 139
Individualisierung 45
individuelles Arbeitsrecht 349
Information 294
Informationsfluß 281
Informationsmanagement 144

Informationspolitik 321
Instrumentarium 292
- betriebswirtschaftliches 292
integrierte Visite 122
Interaktion 366
Interaktionslinie 300
Interessenvertretung 347
interne Kundenorientierung 280
internes Audit 33
internes Controlling 151
Internet 144
Intranet 144
intrapsychischer Prozeß 138
ISO 9001 282

K

Kann-Projekt 209
Karriereplanung 91
Kernkompetenz 149
Kernprozeß 148
klassische Organisationspolitik 171
kollektives Arbeitsrecht 347
Kommunikation 3, 47, 56, 99, 268, 366
Kommunikationsinstrument 280, 283, 303
Kommunikationsmaßnahme 278, 280
Kommunikationsmodell 268, 269
Kompetenz 90
- soziale 90
Komponente 136
- soziale 136
Konjunkturzyklus 127
Konstanz-Variabilitäts-Problematik 138
kontinuierliche Qualität 173
Kontrolle 305
Kontrollinstrument 218
Koordinationsverantwortung 213
Körperhaltung 56
Korrekturmaßnahme 33
Kostenbewußtsein 289
Krankenhausaufnahmevertrag 238, 326
- aufgespaltener 326
- totaler, mit Arztzusatzvertrag 238
Krankenpflegegesetz 336
Krankheit 363
Kunde 20, 291-296, 304, 306
- externer 280
Kundenanforderung 247
Kundenerwartung 250
Kundenintegration 305
kundenorientierte Gesprächsführung 51
Kundenorientierung 246
- interne 280

Kundenprozeß 305
Kundenservice 21
Kundenzufriedenheit 291, 298, 300, 312
Kündigung 352-355
- außerordentliche 353
- betriebsbedingte 355
- eines Berufsausbildungsverhältnisses 352
- fristgemäße 353
- fristlose 353
- ordentliche 353
- von Arbeitsverhältnissen 352
Kündigungsgrund 354
- personenbedingter 354
- verhaltensbedingter 354
Kündigungsschutzklage 353

L

lean management 315
Leistung 293, 296
- durchschnittliche 146
- überdurchschnittliche 146, 147
Leistungsangst 139, 141
Leistungsbewertung 154
Leistungsempfänger 295
Leistungsergebnis 293
Leistungserstellung 298
Leistungserstellungsprozeß 293, 300
Leistungspotential 293
Leistungssteigerung 145
Leitungsposition 3
Lernzielkontrolle 152
Lob 145

M

managed care 292
Management
- Beschwerdemanagement 253, 316
- Besprechungsmanagement 116
- Informationsmanagement 144
- Pflegemanagement 170
- Prozeßmanagement 26, 314
- Qualitätsmanagement 9, 17, 54, 247, 282, 318
- Selbstmanagement 131
- time-based management 302
- Total Quality Management (TQM) 39, 53, 79, 247, 312
Management-Informations-System 94
Managementkompetenz 80, 92
marketing 33, 262
Marktforschungsinstrument 253

Material 35
- Handhabung und Lagerung 35
Matrix 211
Matrix-Organisation 187
Medikamente 35
- Handhabung und Lagerung 35
Medizinethik 3
Meilenstein 218
Metaethik 5
Methode 33
- systematische 33
Methodenkompetenz 12, 90, 150
Minderjähriger 330
Mißerfolgserwartung 140
Mitarbeiter 303
- Einarbeitung 303
Mitarbeiterführung 79
mitarbeiterorientierte Gesprächsführung 51
Motivation 74
Motivationsprinzip 177
Motivationsverlust 281
Motivationszustand 141
Motorik 75
Multimedia 111
Multimediasystem 111
- zur Kommunikation 101
Muß-Projekt 209
Mutterschutzrecht 355
Mythos Projektmanagement 237

N

Nachbetreuung 34
Nachfrage 366
Nachfrager 295, 297, 306
natürliches System 178
Non-profit-Unternehmen 131
normative Ethik 4
Notwehr 329, 331
Nurse's Dilemma 6

O

OE (s. Organisationsentwicklung)
offenes System 178
Öffentlichkeit 259
Öffentlichkeitsarbeit 262
Operieren 345
- ambulantes 345
ordentliche Kündigung 353
Organigramm 211
Organisation 170, 314
- projektadäquate 211

Organisationseinheit 172
Organisationsentwicklung (OE) 173, 193, 259, 282
Organisationsform 151
Organisationslehre 169
Organisationsmangel 332
Organisationspolitik 171
- klassische 171
Organisationsverschulden 332
- Haftung wegen 332
Organtransplantation 3
Ottawa Charta 49

P

Partizipationsmöglichkeit 173
Patientenorientierung 245, 246
Personal 33
- Schulung 33
Personalauswahl 89
Personalentwicklung 88, 261
Personalentwicklungsarbeit 151
Personalführung 12, 116
personenbedingter Kündigungsgrund 354
persönliche Strategie 142
persönliche Wertvorstellung 137
Persönlichkeitsdisposition 136
Persönlichkeitsentwicklung 173
Persönlichkeitsforschung 133
Pflege 2, 170
- angemessene 170
- in der NS-Zeit 2
Pflegedokumentation 345
Pflegekasse 47
Pflegekonzept 170, 365
Pflegelandschaft 170
- deutsche 170
Pflegeleitbild 170
Pflegemanagement 170
Pflegemitarbeiter 170
Pflegemodell 364
Pflegepersonal 344
Pflegeprozeßmodell 17
Pflegequalität 19
Pflegestandard 171
Pflegetheorie 362, 368
Pflegevisite 121
Pflegewissenschaft 361, 374
Pflegeziel 170
Phasenmodell 210
Physiologie 75
Pilotphase 226
positives Denken 148

PR (s. public relations)
PR-Arbeit 280
PR-Manager 261
PR-Strategie 282, 284
Prävention 309
Pressearbeit 262, 269
Produkthaftung 18
projektadäquate Organisation 211
Projektarbeit 208
Projektauftrag 208
Projektbedingung 215
Projektdefinition 215
Projektgruppe 223
Projektleitungsteam 211
Projektmanagement 206
Projektorganisation 172
Projektplanung 217
Prozeß 138
- intrapsychischer 138
Prozeßablauf 302
Prozeßbewußtsein 308
Prozeßmanagement 26, 314
Prozeßmanager 148-150
Prozeßorientierung 318
Prozeßqualität 25
Prozeßtransparenz 306, 310
Prüfungskandidat 140
Prüfungsleistung 155, 157
psychisch Kranker 331
public relations (PR) 259
- PR-Arbeit 280
- PR-Manager 261
- PR-Strategie 282, 284

Q

Qualifikation
- zusätzliche 151
Qualität 19, 292
- der Leistungserbringer 18
- kontinuierliche 173
Qualitätsaufzeichnung 35
- Lenkung der 35
Qualitätsentwicklung 259, 359
Qualitätsgewinn 175
Qualitätskultur 52, 54
Qualitätsmanagement 9, 17, 54, 247, 282, 318
- umfassendes 247
Qualitätsphilosophie 17
Qualitätssicherung 17, 53, 291-293, 304, 345
Qualitätsverlust 175
Qualitätswahrnehmung 300
Qualitätszirkel 161

R

Rahmenbedingung 206
- gesellschaftspolitische 206
rationales System 177
Rechtfertigungsgrund 329
rechtliche Grundlage 321
reengineering 302
Reflexion 2, 4
- ethische 2
- systematische 4
Regelinstrument 218
Regressionseffekt 141
Reihenfolge-Effekt 141
Reklamation 253
Reorganisationsprozeß 174
Rollenerwartung 172
Rückverfolgbarkeit 34

S

Schadensersatzpflicht 18
Schlüsselqualifikation 12
Schmerzensgeld 328
Schnittstelle 301
Schwerbehindertengesetz 355
Selbstaufmerksamkeit 134, 135
- subjektive 134, 135
Selbstbestimmung 49
Selbstentwicklung 136
Selbsterkenntnis 136, 137
Selbstkompetenz 12
Selbstkonzept 132, 138
Selbstmanagement 131
selbstverantwortliches Arbeiten 316
Selbstwahrnehmung 134
Selbstwertbeeinträchtigung 135
Selbstwertverlust 135, 136
Selbstzweifelgedanken 141
Serviceangebot 251
- spezifisches 251
Servicemanagement 243
Servicequalität 246
Sorgfaltspflicht 324
soziale Kompetenz 90
soziale Komponente 136
Sozialkompetenz 12
Sozialpartner 347
Sozialstruktur 172
- gewachsene 172
spezifisches Serviceangebot 251
Stärken-Schwächen-Profil 282
State-Messung 138

Stellenbeschreibung 187
Stellenbildung 184
stellenorientiertes Ablaufdiagramm 191
Steuerungspyramide 95
Strategie 79
- persönliche 142
Strategiekonzept 279
Streßbewältigung 138
Strukturqualität 24
subjektive Selbstaufmerksamkeit 134, 135
Subteamleiter 212
System 100
- natürliches 178
- offenes 178
- rationales 177
systematische Methode 33
systematische Reflexion 4

T

TA (s. Transaktionsanalyse)
TAQ (s. Test-Anxiety-Questionnaire)
Tarifvertrag 346, 347
Team 80
Teamkultur 234
Teamprozeß 80
Teamstruktur 80
Test-Anxiety-Questionnaire (TAQ) 139
themenzentrierte Interaktion (TZI) 106
- Axiome 106
- TZI-Methode 73
Theorie-Praxis-Transfer 206
time-based management 302
Total Quality Management (TQM) 39, 53, 79, 247, 312
- TQM-Konzept 279
totaler Krankenhausaufnahmevertrag
- mit Arztzusatzvertrag 328
TQM (s. Total Quality Management)
Trait-Skala 138
Transaktionsanalyse (TA) 71, 103
Transaktionskette 138
Transferprozeß 208
Transparenz der Abläufe 309
Treuepflicht 350, 351
TZI (s. themenzentrierte Interaktion)
TZI-Methode 73

U

überdurchschnittliche Leistung 146
Übernahmeverschulden 340
Überstellungsverhältnis 182

umfassendes Qualitätsmanagement 247
Unfähigkeitsattribution 136
unique selling proposition (USP) 283
unterdurchschnittliche Leistung 147
Unternehmenskommunikation 281
Unterstellungsverhältnis 182
USP (s. unique selling proposition)

V

verbaler Indikator 139
Vergütungssystem 91
verhaltensbedingter Kündigungsgrund 354
Verhaltensqualität 87
Verkehrssicherungspflicht
- Verletzung 334
Verletzungsbehandlung 329
Verrichtungsgehilfe 332
Verschulden 329
vertikale Zusammenarbeit 185
vertragliche Haftung 323
Vertragsfreiheit 349
- Grundsatz der 349
Vertragsprüfung 33
Vision 79, 81, 359
visionäre Führung 86
Visionsentwicklung 82

Visite 122
- integrierte 122
Vorbeugemaßnahme 33

W

Weisungsrecht 351
Weiterbildung 148
Werbung 259
Wertschätzung 62
Wertvorstellung 137
- persönliche 137
Widerrechtlichkeit 329
Wissensmanagement 310

Z

Zeiteinteilung 143
Zertifizierung 38
Zertifizierungsaudit 37
Zielformulierung 125, 222
Zielgruppe 283
Zielvereinbarung 125
Zielvereinbarungsgespräch 123
Zusammenarbeit 185
- vertikale 185
zusätzliche Qualifikation 151
Zustandsangstmessung 139

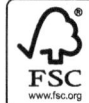

MIX
Papier aus verantwortungsvollen Quellen
Paper from responsible sources
FSC® C105338

If you have any concerns about our products,
you can contact us on
ProductSafety@springernature.com

In case Publisher is established outside the EU,
the EU authorized representative is:
**Springer Nature Customer Service Center GmbH
Europaplatz 3, 69115 Heidelberg, Germany**

Printed by Libri Plureos GmbH
in Hamburg, Germany